Krebsforschung heute

Berichte aus dem
Deutschen Krebsforschungszentrum

1998

Springer-Verlag Berlin Heidelberg GmbH

Umschlagfoto:

Tumorzelle aus einem Lungentumor, die Ausläufer gebildet hat, um in umgebendes gesundes Gewebe eindringen zu können. Rekonstruktion dieses Vorgangs mit einem Computerprogramm, das es ermöglicht, eine Reihe von aufeinanderfolgenden Schnittaufnahmen zu einem dreidimensionalen Bild zusammenzufügen (Darstellung: Prof. Dr. Helmut Acker, Dr. Torsten Porwol, Max-Planck-Institut für Molekulare Physiologie, Dortmund, Prof. Dr. Eberhard Spiess, Anja-Rose Strohmaier, Arbeitsgruppe Biomedizinische Strukturforschung, Deutsches Krebsforschungszentrum)

ISBN 978-3-7985-1105-7 ISBN 978-3-642-87241-9 (eBook)
DOI 10.1007/978-3-642-87241-9

Herausgeber:

Deutsches Krebsforschungszentrum
Im Neuenheimer Feld 280
D-69120 Heidelberg
Tel.: 06221/42-0
Telex: 461562 dkfz d
Telefax: 06221/42-2995
http://www.dkfz-heidelberg.de

Gesamtredaktion:

Presse- und Öffentlichkeitsarbeit
Hilke Stamatiadis-Smidt, M. A.

Koordination:

Elisabeth Hohensee, M. A.

Mitarbeit in Redaktion, Fotoredaktion und Herstellung:

Dipl.-Biol. Dagmar Anders
Ulrike Hafner
Christine Hesse
Dipl.-Biol. Dr. Sibylle Kohlstädt
Dipl.-Biol. Ulrike Nell
Dipl.-Biol. Renate Ries
Margit Roth-Fein
Prof. Dr. Gustav Wagner
Dipl.-Biol. Dr. Claudia Walther

Layout:

Heidi Hnatek

Gestaltung:

Stefan Bieck, Büro für Öffentlichkeitsarbeit, Köln

Fotos:

Josef Wiegand

Photos in den Ergebnisberichten von den Autoren beziehungsweise von Mitarbeitern der jeweiligen Abteilungen.

Abb. 10 Copyright Kindler Verlag Zürich 1968; Abb. 11 freundlicherweise zur Verfügung gestellt von Daniel Stoffler, Biozentrum Basel; Abb. 12 Monika Brettel, Abteilung Zellbiologie; Abb. 13 Cäcilie Kuhn, Abteilung Zellbilogie; Abb. 14, 15 Dr. Herbert Spring, Arbeitsgruppe Biomedizinische Strukturforschung; Abb. 16 aus: Normal Table of Xenopus Laevis (Daudin), herausgegeben von P. D. Nieuwkoop und J. Faber, North-Holland Publishing Company, Amsterdam, Nachdruck durch Garland Publishing Inc., New York 1994, mit freundlicher Genehmigung von Dr. J. Faber; Abb. 26 freundlicherweise zur Verfügung gestellt von der Universitäts-Hautklinik, Heidelberg; Abb. 27 mit freundlicher Genehmigung der BASF Aktiengesellschaft, Ludwigshafen; Abb. 28 mit freundlicher Genehmigung der Boehringer Ingelheim GmbH; Abb. 32, 33, 34 freundlicherweise zur Verfügung gestellt von evi, Arbeitskreis Ernährungs- und Vitamin-Information e.V., Frankfurt; Abb. 52, 53 Dr. Claus-Wilhelm von der Lieth, Zentrale Spektroskopie; Abb. 71, 72 Dr. Sibylle Kohlstädt, Abteilung Presse- und Öffentlichkeitsarbeit; Abb. 77 freundlicherweise zur Verfügung gestellt von Doros Panayi, Europäisches Laboratorium für Molekularbiologie, Heidelberg; Abb. 78 freundlicherweise zur Verfügung gestellt von Priv.-Doz. Dr. Peter R. Galle, Medizinische Universitätsklinik, Abteilung Gastroenterologie, Heidelberg; Abb. 82 freundlicherweise zur Verfügung gestellt von Dr. Michael Schwarz, Heidelberg; Abb. 120 freundlicherweise zur Verfügung gestellt von Foto Studio Gärtner, Heidelberg; Abb. 137 Brigitte Engelhardt, Arbeitsgruppe Foto, Abb. S. 253 Luftbild Krug, Heidelberg

Kapitel | Seite

Kapitel			Seite

Krebsbekämpfung in Deutschland – einige kritische Überlegungen

von Harald zur Hausen

In Deutschland müssen wir von 330 000 Krebsneuerkrankungen jährlich ausgehen. Über 210 000 Krebstodesfälle pro Jahr allein in diesem Land rechtfertigen nicht nur die hohe Aufmerksamkeit, die diese Krankheit in der Öffentlichkeit findet, sondern auch die enormen Anstrengungen, die weltweit unternommen werden, um Auftreten und Folgen dieser Krankheit zu verhindern oder die letzteren zumindest abzumildern.

Zunächst zur Bestandsanalyse: Nach meiner Schätzung hat die Krebsgrundlagenforschung in Deutschland durchaus eine sehr gute Basis. Neben dem nationalen Krebsforschungszentrum haben wir eine größere Zahl universitärer und außeruniversitärer Einrichtungen, die effiziente Krebsforschung betreiben. Besondere Schwerpunkte sind in der Zell- und Tumorbiologie, in der Tumorimmunologie und in der Tumorvirologie auszumachen, die auch im Ausland als herausragende Aktivitäten dieses Landes betrachtet werden. Die Molekularbiologie hat in breitem Umfang Einzug in die Krebsforschung gehalten und beeinflußt nachhaltig ihre Entwicklung.

Trotz einer Reihe von vielversprechenden Ansätzen ist die Krebsgenetik – und hier meine ich weniger die funktionelle molekularbiologische Analyse von Veränderungen am Erbgut von Krebszellen als vielmehr die molekulare Epidemiologie und das Mapping von Krebsgenen – bei uns langsamer zum Start gekommen als andernorts, insbesondere in den Vereinigten Staaten, was ebenso auch für die epidemiologische Forschung gilt. Die Ursachen hierfür dürften neben der in diesem Land besonders belasteten Vergangenheit der Genetik auch im Fehlen eines konsequenten Konzepts für die Humangenomforschung gelegen haben. Es ist eine erfreuliche Entwicklung, daß die Finanzierung eines deutschen Genomprogramms durch das Bundesministerium für Bildung, Wissenschaft, Forschung und Technologie ein deutliches Signal gesetzt hat und erste positive Auswirkungen auf die Krebsforschung bereits heute erkennbar sind.

Bedenklich sind die Entwicklungen im Bereich der deutschen Pharmaindustrie, die durch Abwanderung wesentlicher Anteile anwendungsbezogener gentechnischer Entwicklungen ins Ausland den im Grundlagenforschungsbereich überwiegend hervorragend ausgebildeten jungen Wissenschaftlern kaum noch Anstellungsmöglichkeiten bietet. Dies hat zweifellos – als einzige positive Komponente – zu einer enormen Kompetition für akademische Positionen auf diesem Sektor geführt, gibt jedoch der großen Mehrzahl des begabten Nachwuchses keine Entwicklungschance. Wir sehen heute schon, daß gerade die talentiertesten Wissenschaftler zunehmend langfristige Auslandsaufenthalte – wiederum vorwiegend in den Vereinigten Staaten – suchen.

Dabei hat gerade der vielzitierte Technologietransfer von der Grundlagenforschung in den Anwendungsbereich in der Krebsforschung bei uns auch schon früher stattgefunden: Eines der bedeutsamsten Chemotherapeutika wurde in Deutschland entwickelt, das Endoxan; die Entwicklung diagnostischer Marker für eine Reihe von Krebsformen über reexprimierte fötale Antigene, über den Nachweis löslicher Keratine oder anderer Zellskelett-Bestandteile haben zu

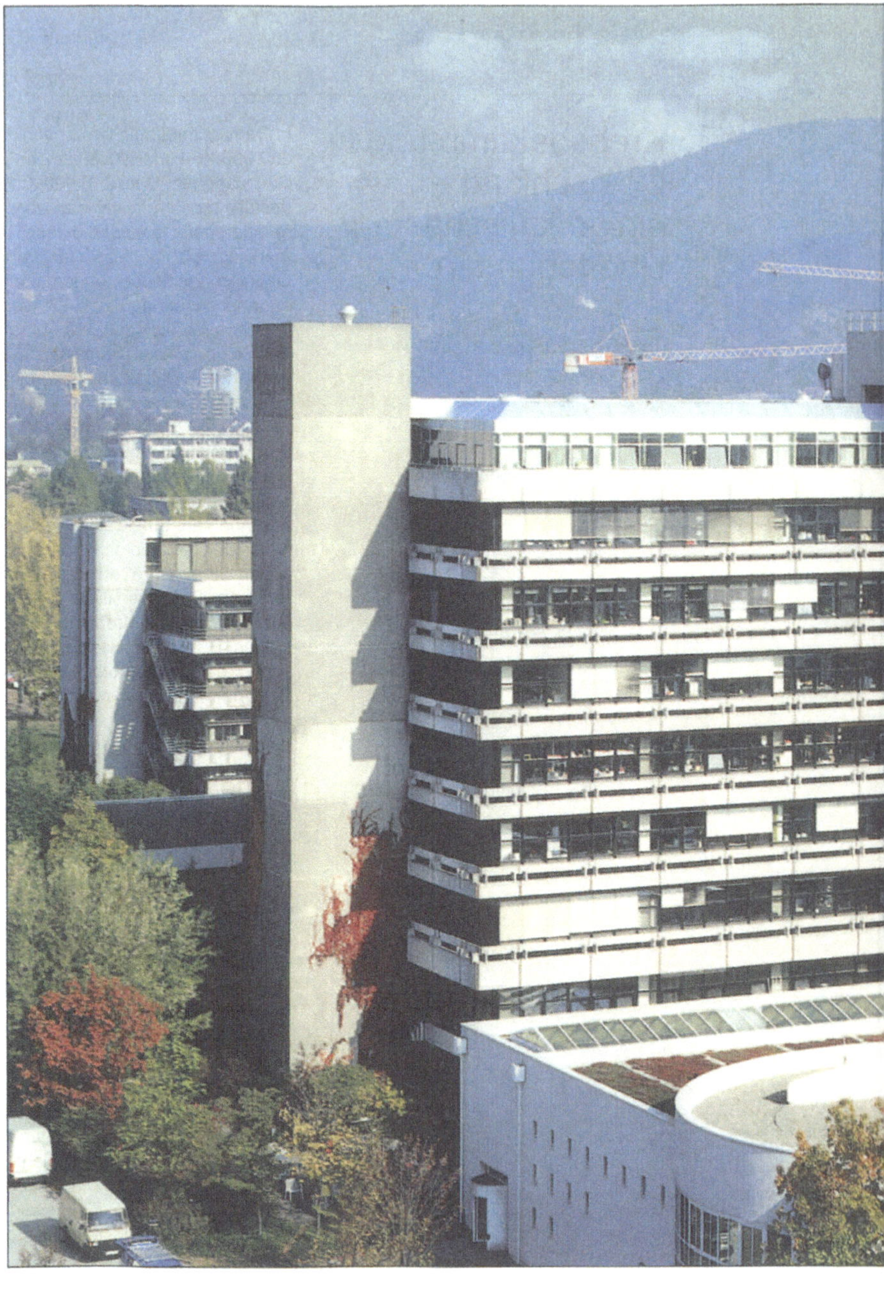

Abb. 1
Das Deutsche Krebsforschungszentrum mit seinem Kommunikationszentrum für Tagungen, Kongresse und Ausstellungen im Vordergrund. Ende 1997 wurde ein achtes Stockwerk fertig, mit dem das Gebäude aufgestockt wurde. Hinter dem Hauptgebäude befindet sich das 1992 in Betrieb genommene Laborgebäude für die Angewandte Tumorvirologie. Das Deutsche Krebsforschungszentrum ist mitten im Universitätscampus angesiedelt in unmittelbarer Nachbarschaft von Kliniken und naturwissenschaftlich-biowissenschaftlichen Instituten sowie dem Technologiepark der Stadt Heidelberg

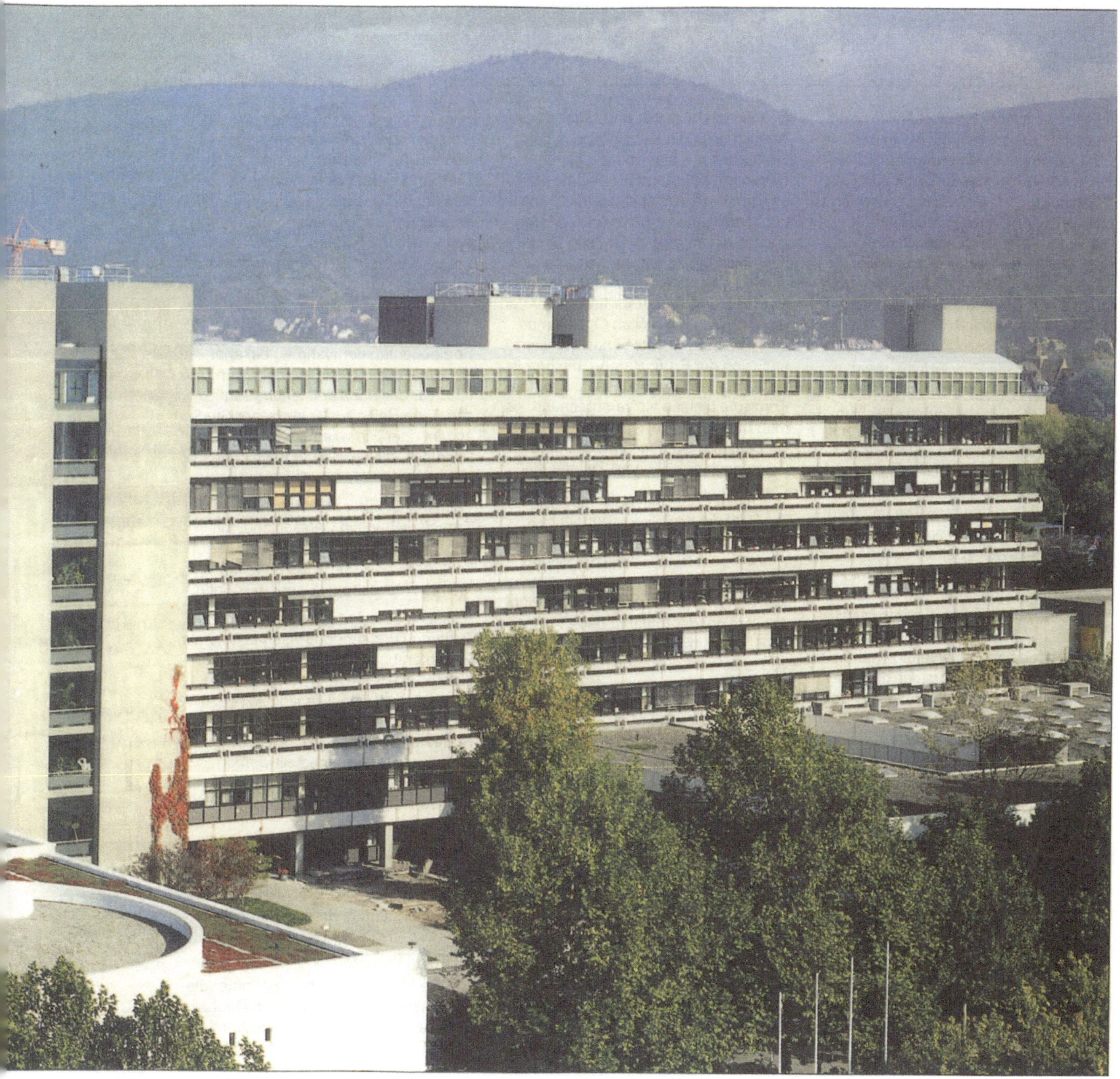

deren weltweiter Routine-Anwendung geführt. Tumorviren, die heute mit über 10 Prozent der weltweit auftretenden Krebserkrankungen in Verbindung gebracht werden, wurden in Deutschland entdeckt, der Mechanismus ihrer tumorinduzierenden Eigenschaften zumindest partiell aufgeklärt und die Basis dafür gelegt, daß Impfprogramme in großem Umfang anlaufen oder in Vorbereitung sind.

Heute spielt die Entwicklung neuer Konzepte der Tumortherapie neben denen präventiver Ansätze eine herausragende Rolle. Auch wenn gerade der gentherapeutische Bereich mehr durch die öffentliche Diskussion über dessen Möglichkeiten oder Unmöglichkeiten zum bevorzugten Thema geworden ist, ist es nicht in erster Linie dieser Sektor, der in der Krebsforschung neue Perspektiven eröffnet. Die Kenntnis molekularer Strukturen von Proteinen und anderen Molekülen, deren Modifikation zum Wachstum bestimmter Krebsarten beiträgt, erlaubt zunehmend mit Hilfe des Computers den maßgeschneiderten Entwurf hemmender oder aktivierender Substanzen, deren chemische Synthese ihren Einsatz auch in der Krebsbehandlung in Zukunft erlauben dürfte. Die Kombination immunologischer und gentherapeutischer Verfahren übt derzeit eine große Faszination aus, auch wenn die vorliegenden Ergebnisse noch keinen Anlaß zu besonders großem Optimismus bieten. Die Gentherapie selbst ist zweifellos zu früh in die Diskussion für die Krebsbehandlung gekommen, solange jedenfalls noch grundsätzliche Fragen, wie die Entwicklung geeigneter Trägersysteme von Genen, die Zellspezifität der Trägermoleküle, die Genpersistenz und die Regulation der Genexpression noch weitgehend ungelöst sind. Schließlich ist auch noch die Kenntnis geeigneter Treffsysteme – also von Zielgenen – wesentlich fragmentarischer, als man es beim Lesen entsprechender Fachliteratur vermuten möchte. Hier ist also noch in einem großen Umfang Grundlagenforschung zu leisten, wozu bei uns eine gute Basis existiert. Nach meiner Überzeugung sollten wir uns weder von dem überschwenglichen Optimismus, der die ersten Ansätze charakterisierte, noch von der Ernüchterung, die bereits eingesetzt hat, entmutigen lassen. Die Konzepte bleiben vielversprechend, es muß nur die nötige Vorarbeit geleistet werden, und die benötigt ohne jede Frage noch eine längere Zeitspanne.

Aus meiner Sicht ein entscheidender Punkt ist die Krebsvorbeugung: Hier liegt zur Zeit großer Handlungsbedarf vor. Auf dem Sektor der Entwicklung von Impfstoffen gegen Virus-bedingte Krebsarten gibt es zweifellos sehr gute Ansätze bei der Impfung gegen Hepatitis-B, die vermutlich die Entwicklung von Leberzellkrebs verhindern kann. Da diese Tumorart in Deutschland keine dominante Rolle spielt, wird der präventive Charakter dieses Programms bei uns in erster Linie als Modell für die grundsätzliche Möglichkeit einer „Krebsimpfung" dienen.

Beim Gebärmutterhalskrebs, an dem in Deutschland jährlich rund 15 000 Frauen neu erkranken, ist die Situation anders: Nachdem die Rolle spezifischer Papillomviren für die Entstehung dieses Krebses feststeht, zeigen Untersuchungen tierischer Papillomvirusinfektionen, daß ihre Verhinderung durch Impfung mit hoher Effizienz erreicht werden kann. Zur Zeit laufen in verschiedenen Ländern Bemühungen, entsprechende Impfungen auch gegen menschliche Papillomvirusinfektionen zu entwickeln – sie befinden sich schon in ersten klinischen Tests. Sollten sie erfolgreich sein, wird hiermit wohl nicht nur eine wirksame Prävention gegen Gebärmutterhalskrebs möglich sein, sie dürften dann auch die Bildung von behandlungsbedürftigen Vorstufen verhindern.

Chemopräventive Maßnahmen stehen erst am Anfang ihrer Entwicklung. Zu wenig sind bisher zum Beispiel die Komponenten der Nahrung bekannt, die zur Krebsentwicklung beitragen oder vor der Krebsentstehung schützen. Eine Reihe erster klinischer Studien gibt aber Hinweise auf Erfolgsmöglichkeiten, die vermehrte Forschungsarbeit initiieren sollten.

Wie steht es aber mit der klinischen Krebsforschung in Deutschland, mit den Projekten und Programmen, die konkret insbesondere die Situation von kranken Menschen verändern können?

Klinische Forschung als Forschung am Patienten und für den Patienten und als Patienten-bezogene Forschung im Laboratorium in Prävention, Diagnostik, Therapie und Rehabilitation soll dazu beitragen, daß das Auftreten von Krankheiten vermieden, deren Diagnose früh und präzise gestellt werden kann, die Therapie optimiert und Krankheitsverlauf und Rekonvaleszenz verkürzt werden.

Heute verliert die klinische Forschung zunehmend ihren empirischen Charakter und erfordert in vielen ärztlichen Berufen mehr und mehr eine naturwissenschaftlich-molekularbiologische Grundausbildung.

Hat die klinische Forschung – unter dieser Perspektive betrachtet – in Deutschland das Niveau angelsächsischer Länder? Die Deutsche Forschungsgemeinschaft, die Max-Planck-Gesellschaft, die Deutsche Krebshilfe und sicherlich eine Reihe von weiteren Organisationen haben insbesondere in den vergangenen zwei Jahrzehnten erkennbare Anstrengungen unternommen, über Ausbildungsstipendien im Ausland, über die Gründung klinischer Forschergruppen und über die gezielte Förderung klinischer Forschungsprojekte zur Verbesserung der Situation beizutragen. Zweifellos auch mit einem meßbaren Erfolg, der sich dennoch im internationalen Umfeld vergleichsweise gering ausnimmt.

Lassen sich für die insgesamt wenig befriedigenden Ergebnisse Strukturen der deutschen Forschungslandschaft verantwortlich machen? Ich glaube ja – und will im folgenden einige aus meiner Sicht wichtige Punkte aufzuzeigen versuchen.

Für die jungen Mediziner fehlt in Deutschland ein breitgefächertes Ausbildungsprogramm und die Möglichkeit, etwa mit einem Dr. rer. nat. analog zu angelsächsischen M.D., Ph. D.-Programmen (Medical Doctor, Philosophical Degree) diese Ausbildungszeit abzuschließen. Erst in jüngster Zeit werden Anstrengungen sichtbar, ein solches Programm aufzubauen. Eine solide naturwissenschaftlich-molekularbiologische Ausbildung kann in der Postdoktorandenzeit nur unter größten Schwierigkeiten nachgeholt werden. Die Einstellung von Naturwissenschaftlern im Klinikbereich löst diese Ausbildungsmisere ebenfalls nicht, da ihnen in der Regel der unmittelbare Zugang zum Patienten verwehrt ist, sie Benachteiligungen in der Besoldung unterliegen und vielfach im Gehäuse der gastgebenden Klinik in „splendid isolation" forschen und dann ein zwar räumlich integriertes Institut mit allerdings geringer thematischer Kohärenz bilden.

Eine Auflage an unsere Universitäten, fakultätsübergreifend sorgfältig entwickelte Studienprogramme mit dem Ziel einer naturwissenschaftlichen Promotion für interessierte Mediziner zu entwickeln, würde in Deutschland eine andere Basis für die klinische Forschung schaffen und würde vermutlich als zusätzlicher Effekt den derzeit sinkenden Studentenzahlen etwa in der Chemie und Physik deutlich entgegenwirken.

Graduierten-Förderprogramme der Deutschen Forschungsgemeinschaft sind sicherlich ein Schritt in die richtige Richtung; sie reichen nach meiner Überzeugung jedoch nicht aus. Hier ist die Kultusministerkonferenz der Länder gefordert, zu einer gemeinsamen Initiative zu kommen.

Es ist viel darüber gesprochen und geschrieben worden, daß die Doppelbelastung deutscher Universitätskliniken durch die klinische Routine und die Lehre wenig Zeit für konkrete Forschungsprojekte hergäben. Auch wenn heute die Struktur der Universitätskliniken gründlich verändert wird, indem die Ausgaben für Forschung und Lehre von der Krankenversorgung getrennt ausgewiesen werden – sind dies Maßnahmen, die bei uns der klinischen Forschung Auftrieb geben werden?

Vielleicht ja. Die Verminderung der Bettenzahlen, die Verkürzung der Krankenhausaufenthalte könnten Zeit für wissenschaftliche Aufgaben freisetzen. Der parallele Wunsch nach Personalverminderung und Kosteneinsparung, die geringere Zahl verfügbarer Patienten und die verringerten Möglichkeiten einer sorgfältigen Langzeitkontrolle werden aber vermutlich eher den gegenteiligen Effekt bewirken.

Ausbildung auf der einen Seite, Forschungszeit und Forschungsmöglichkeit auf der anderen lassen sich hier als wichtige Faktoren für Probleme der klinischen Forschung identifizieren. Wie aber steht es darüber hinaus mit den Perspektiven der wissenschaftlich orientierten Ärzte?

Eine nicht unbeträchtliche Zahl der in den Universitätskliniken tätigen Ärzte arbeitet wissenschaftlich mit dem Ziel, sich in absehbarer Zeit zu habilitieren, darüber später noch eine außerplanmäßige Professur zu erwerben, um damit die Qualifikation oder bessere Ausgangsbasis dafür zu haben, im Land eine angemessen dotierte Position als Klinikdirektor oder Abteilungsleiter zu übernehmen. Leider wird von dem Zeitpunkt an die Wissenschaft an den Nagel gehängt.

Das Fazit ist nicht selten eine unter immensem Zeitdruck zusammengetragene Habilitationsleistung, unter Einbeziehung zu weniger betreuter Doktoranden und gelegentlich naturwissenschaftlicher Postdoktoranden. Der Wettbewerb um geeignete Habilitationsthemen und um die Förderung durch Klinikdirektoren ist enorm, führt gelegentlich zu wenig fundierten Aussagen und im schlimmsten Fall sogar zu frisierten Ergebnissen.

Hier sind allerdings Extreme geschildert. Viele der ausscheidenden Oberärzte und außerplanmäßigen Professoren würden gern wissenschaftlich weiterarbeiten, erhalten dazu an der ausbildenden Klinik aber keine Langzeitchance, bleiben im Berufungskarussell erfolglos und werden durch die Verträge mit Versicherungsanstalten, Lan-

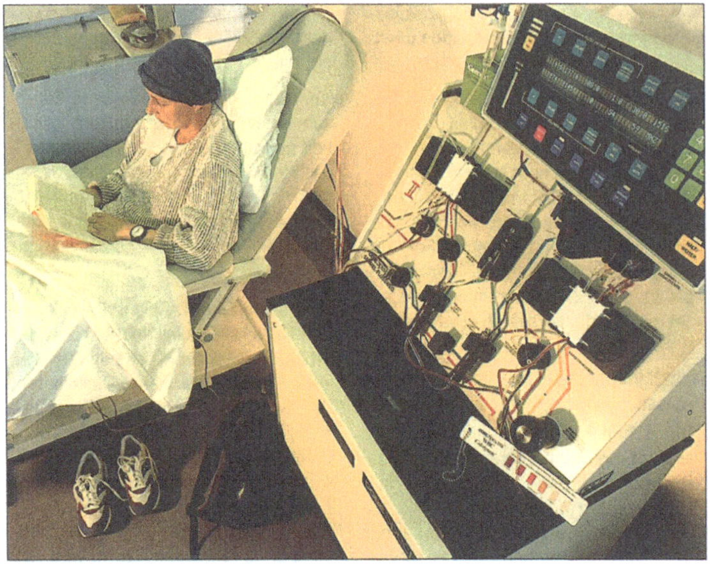

Abb. 2
Die neue Bettenstation der Klinischen Kooperationseinheit Molekulare Hämatologie/ Onkologie des Deutschen Krebsforschungszentrums in der Medizinischen Klinik und Poliklinik wurde 1996 eingerichtet, damit Forscher und Arzt am Bett des Patienten Hand in Hand arbeiten und neueste Entwicklungen in der Forschung schnell in die Praxis umsetzen können

des- und Kreiskrankenhäusern oder Städtischen Kliniken dazu gezwungen, auf die weitere wissenschaftliche Arbeit zu verzichten.

Die Auslese der Besten für die Leitung unserer Universitätskliniken ist wohl unbestreitbar ein zwingendes Konzept, aber bleiben nicht auf diesem Wege viele Talente zurück, die sich nicht unmittelbar für die Leitung unserer vielleicht etwas zu konventionellen universitären Klinikstrukturen anbieten – die den Weg in die Praxis als die eine Alternative sehen; die andere ist möglicherweise der steinige Weg einer Karriere im Ausland? Wenn man heute gerade forschungsorientierte Kliniken in den Vereinigten Staaten, in England oder Kanada besucht, warum findet man dort unter den „Senior Physicians", aber auch unter den Klinikdirektoren besonders häufig deutsche Ärzte?

Hier liegt nach meiner Überzeugung ein weiteres, besonders wichtiges Strukturproblem vor – die vergleichsweise geringen Forschungsmöglichkeiten für Kliniker in nicht-universitären klinischen Einrichtungen.

Naturwissenschaftlich und technisch ausgebildete Talente finden – selbst bei der augenblicklich bedrückenden Stellensituation – neben dem universitären Bereich eine Reihe von Forschungsinstitutionen vor – angefangen von der Max-Planck-Gesellschaft über die Großforschungseinrichtungen der Helmholtz-Gemeinschaft, die Forschungsinstitute der Fraunhofer-Gesellschaft oder die der Blauen Liste, der Ressort-Forschung des Bundes, der Industrieforschung und einer Reihe von Landesinstituten –, in denen sie eine ihrer Berufsausbildung entsprechende Tätigkeit aufnehmen können.

Anders die von den Naturwissenschaftlern so vielfach beneideten klinikorientierten Mediziner. Natürlich können sie auch in einer Reihe der genannten Einrichtungen in Forschungsstellen unterkommen, aber für die ihnen naheliegende klinische Forschung bestehen außerhalb unserer Universitäten nur ganz wenige Alternativen: die Max-Planck-Gesellschaft betreibt die klinische Forschung eher peripher, das Max-Delbrück-Centrum in Berlin und das Deutsche Krebsforschungszentrum in Heidelberg weisen gewisse klinische Aktivitäten aus, einzelne Institute der Blauen Liste, etwa in Magdeburg, in Hamburg und in Düsseldorf, sind in erkennbarem Umfang in der klinischen Forschung aktiv, darüber hinaus jedoch nur noch vereinzelt weitere Institutionen (zum Beispiel in Freiburg, Mannheim und Berlin), die über andere Quellen finanziert werden.

Der Fehlbedarf ist hier definierbar: Es fehlt in Deutschland eine Organisationsform im außeruniversitären klinischen Bereich, die sich gezielt die klinische Forschung auf die Fahne schreibt. Ich glaube, daß die Gründung einer Dachorganisation für klinische Forschung zum Beispiel im Sinne eines „Medical Research Councils" – unter Berücksichtigung besonders stringenter Qualitätskriterien – eine strukturbildende

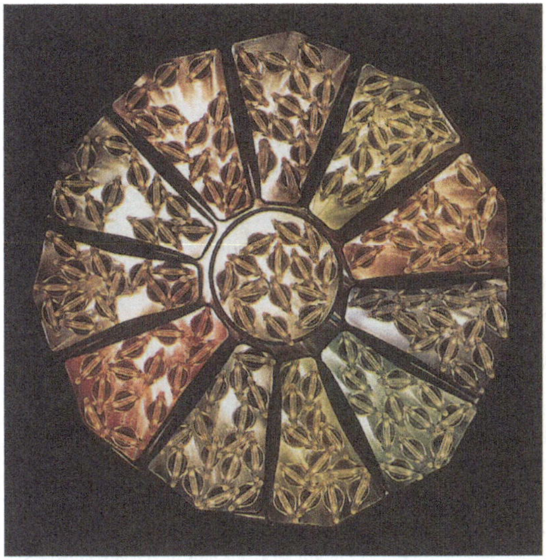

Abb. 3
Eine Studie des Krebsforschungszentrums, die einen Teil eines größeren europäischen Rahmenprojekts darstellt, untersucht die Zusammenhänge zwischen Ernährung, Lebensgewohnheiten und Krebs. Dazu werden in Heidelberg rund 30000 Menschen befragt. Eine konservierte Blutprobe soll helfen, etwaige, erst in der Zukunft deutlich werdende Zusammenhänge zwischen genetischen Faktoren oder Ernährungsinhaltsstoffen und Krebs abklären zu können. Was auf den ersten Blick wie ein Kaleidoskop aussieht, ist ein Zylinder mit Röhrchen voller Blutproben von Studienteilnehmern

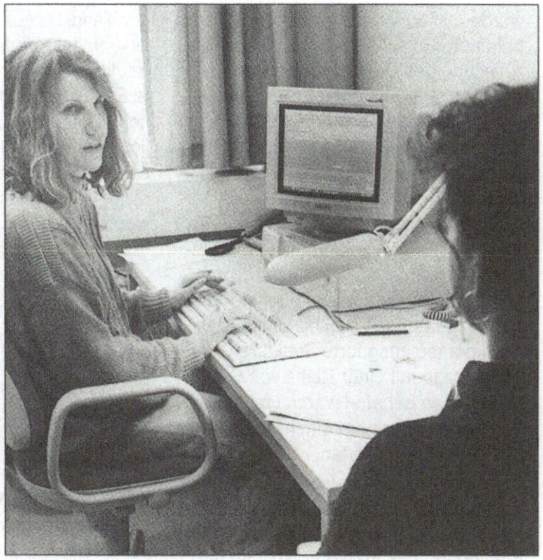

Abb. 4
Wer zuhause einen Fragebogen zu seinen Eßgewohnheiten ausgefüllt hat, wird anschließend nach seinen Lebensgewohnheiten befragt. Die Antworten werden sofort in den Computer eingegeben. Die Studienteilnehmer bekommen am Schluß als kleines Dankeschön eine Analyse der Zusammensetzung ihrer täglichen Ernährung mit Empfehlungen für eine gegebenenfalls notwendige Umstellung ihrer Eßgewohnheiten

Maßnahme wäre, die langfristig unserer klinischen Forschung entscheidenden Auftrieb gäbe. Dies kann keine Maßnahme sein, die gegen die universitäre Forschung gerichtet ist – sie muß diese ergänzen, flankieren und befruchten. Sie muß den zusätzlichen Spielraum bieten, den die begrenzte Stellensituation unserer Universitäten nicht hergibt, um den nachwachsenden Talenten auch in der klinischen Forschung den nötigen Entwicklungsrahmen zu geben.

Ich bin davon überzeugt, daß eine solche Strukturmaßnahme – wenn sie den nötigen politischen Rückenwind bekommt – mit zunächst keinen oder nur geringen Mehrkosten durchsetzbar ist: Es hat sich bereits ein Verbund der Klinisch-Biomedizinischen Forschung (KBF) formiert, der als Keimzelle für die hier projizierte Entwicklung dienen könnte.

Sozusagen die kleinere Lösung ist die Schaffung interaktiver Strukturen zwischen klinischer universitärer und außeruniversitärer Forschung. Jeder, der sich damit konkret befaßt hat, weiß jedoch, mit welchen Schwierigkeiten dies verbunden ist.

Das Deutsche Krebsforschungszentrum in Heidelberg hat zum Beispiel gemeinsam mit der Universität Heidelberg-Mannheim klinische Kooperationseinheiten gegründet; im Jahr 1997 ist die fünfte Einheit ins Leben gerufen worden. Hier handelt es sich um zeitlich befristete Forschungseinheiten, die als Abteilung des Deutschen Krebsforschungszentrums unter Leitung eines ausgewiesenen Klinikers im Bereich der Universitätskliniken untergebracht sind. Drei dieser Abteilungen sind mit eigenen Betten ausgestattet. Gleichzeitig werden gut ausgestattete Laboratorien im Forschungszentrum für die Einheiten eingebracht. Ein Kooperationsvertrag regelt die Finanzierung der Einheiten. Es handelt sich hier um in den Klinikbetrieb integrierte Strukturen, die ohne Frage mit einer Reihe von Geburtswehen behaftet waren und bei beiden Vertragspartnern einen längeren Lernprozeß erforderten.

Schwierigkeiten bereiteten in der Initialphase die Stellung des Leiters der Einheit in Bezug zum Klinikdirektor, die Einbindung des für die Forschung finanzierten Personals in klinische Aktivitäten – wie etwa Nachtdienst und Wochenenddienst –, die Anerkennung der Tätigkeit in solchen Einheiten für die Facharztausbildung wie noch viele weitere Details. Der unterschiedliche Finanzierungmodus und Probleme des Nebentätigkeitsrechts in diesen unterschiedlichen Strukturen trugen weiter zu den Schwierigkeiten bei. Dennoch haben sich diese Fragen – bei erkennbar gutem Willen auf beiden Seiten – einigermaßen lösen lassen und nach mehrjähriger Verhandlungsphase zur Etablierung der ersten Einheiten geführt, von denen die älteste inzwischen seit drei Jahren arbeitet.

Die Leitung der bestehenden Kooperationseinheiten wurde – zum Teil auch kommissarisch – jungen talentierten Ärzten übertragen, die gleichzeitig einen hohen wissenschaftlichen Ehrgeiz aufwiesen. Daß der Leiter der ersten Einheit bereits nach gut zweijähriger Tätigkeit auf einen Lehrstuhl einer Universität berufen wurde, ist eine erfreuliche und durchaus wünschenswerte Entwicklung, die allerdings mit dem kohärenten Aufbau der Einheiten deutlich interferiert. Dabei wird die Labilität solcher Strukturelemente sehr augenfällig, die zusätzlich durch Leitungswechsel in den entsprechenden Universitätskliniken belastet werden können.

Klinische Kooperationseinheiten sind dennoch ein Element, das der Strukturschwäche der klinischen Forschung in Deutschland in einem gewissen Umfang entgegenwirken kann – ähnlich den klinischen Forschergruppen der Max-Planck-Gesellschaft und der Deutschen Forschungsgemeinschaft.

Der umgekehrte Weg – die Einrichtung von Forschungsmöglichkeiten für universitäre klinische Gruppen im Bereich der außeruniversitären Forschung – wird ebenfalls in zunehmendem Umfang beschritten und erweist sich lokal durchaus als erfolgreich. Nach meinen Erfahrungen ist hier die zeitliche Verfügbarkeit der klinischen Partner häufig ein Problem. Hastig in den Abendstunden angesetzte Experimente sind nicht immer gut überlegt, Ergebnisse werden nicht immer mit dem notwendigen Tiefgang weiterverfolgt und in einigen Fällen auch zu rasch und kritiklos akzeptiert.

Die bisherige Diskussion hat sich auf Aspekte des Zusammenwirkens universitärer und außeruniversitärer Strukturen beschränkt und die sicherlich wichtigen Interaktionen zwischen klinischer und Grundlagenforschung innerhalb der Universitäten selbst außer acht gelassen. Dies ist ja auch Gegenstand der Gründung von neuen universitären Interdisziplinären Zentren für Klinische Forschung, die in ihrer Bedeutung hoch eingeschätzt werden müssen.

Heute wird viel über die Verbesserung des Technologietransfers von der Forschung in die Praxis gesprochen. Das Bundesministerium für Bildung, Wissenschaft, Forschung und Technologie in Bonn hat gerade in jüngster Zeit eine Reihe von strukturbildenden Initiativen entwickelt: Das Bio-Regio-Programm erwies sich als ein großer Erfolg und führte vielerorts zu verstärkter Zusammenarbeit zwischen wissenschaftlichen Einrichtungen und Industrie und zur Neugründung kleinerer Unternehmen. Leitprojekte sollen zusätzlich diese Entwicklung beschleunigen. Eine offensive Patentierungspolitik und Werbung für das Einbringen von „Risikokapital" unterstützen diese Maßnahmen.

Wie steht es zur Zeit mit dem Transfer von Forschungsergebnissen aus der biomedizinischen Forschung in die klinische Praxis? Hat er die notwendige Effizienz, um dem berechtigten Anliegen von Steuerzahlern und Patienten entgegenzukommen, für die aus ihrer Sicht hohen Forschungsausgaben auch Ergebnisse in Vorbeugung, Diagnostik und Therapie von Krankheiten zu sehen? Hier sind aus meiner Sicht zusätzliche Anstrengungen notwendig, um bestehende Strukturen zu verändern und zu verbessern.

Der Transfer läuft in einer Richtung fast zu gut: im Einsatz neuer Diagnostik in die Praxis. Monoklonale Antikörper, die Polymerasekettenreaktion, Hybridisierungs-Kits, enzymatische Reaktionen finden oft schneller den Weg in die diagnostische Routine, als es eine sorgfältige Vorprüfung rechtfertigen würde. Die Gründe hierfür sind einleuchtend und einfach: Das Einbringen neuer Testverfahren führt schnell zu Ergebnissen, ist in der Regel finanziell lukrativ und hebt das Renommee des betroffenen klinischen Laboratoriums. Wenn hierdurch über eine verbesserte Frühdiagnose auch die therapeutische Phase erleichtert und abgekürzt werden kann, wird man eine solche Entwicklung nur begrüßen können.

Die Kehrseite der Medaille ist aber auch die vorschnelle Aussage über Krankheitsdispositionen, etwa bei Modifikationen der beim Brustkrebs beteiligten Gene BRCA 1 und BRCA 2, die zu ungerechtfertigten Präventionsmaßnahmen führen können, und die Beunruhigung der Patienten mit Testergebnissen, deren prognostische Bedeutung nicht hinreichend abgeklärt ist. In einzelnen Fällen werden sogenannte „moderne Verfahren" auch zur Unterstützung von unwissenschaftlichen und unsauberen Aussagen benutzt – wenn etwa behauptet wird, daß solche Verfahren die generelle Krebsdiagnose aus dem Blut zu stellen erlauben.

Der Transfer von Verfahren für die Krankheitsvorbeugung und Therapie vollzieht sich dagegen in der Regel eher schleppend und träge. Auch hierfür sind die Gründe leicht auszumachen: Die Herstellung eines geeigneten Impfstoffs etwa für die Krankheitsvorbeugung erfordert vor ihrem klinischen Einsatz klinische Tests, die ihre Unschädlichkeit und ihre Wirksamkeit demonstrieren und dazu Herstellungsbedingungen, die die üblichen Laboratoriumsstandards weit übersteigen. Die Kosten für Herstellung und klinische Testung sind enorm, sie liegen regelmäßig im acht- bis neunstelligen Zahlenbereich und müssen gegenüber dem zu erwartenden Gewinn sorgfältig vorkalkuliert werden. Hier kann der Transfer nur über die pharmazeutische Industrie in die Klinik erfolgen. Die erforderlichen Zeiträume sind oft bestürzend lang: Ein Impfstoff gegen bestimmte Papillomvirustypen, der gute Chancen hat, das Auftreten eines hohen Anteils von Veränderungen am Gebärmutterhals und von Gebärmutterhalskrebs zu verhindern, wird voraussichtlich erst zu Beginn des kommenden Jahrtausends eingesetzt werden können, obwohl die hierfür notwendigen Grundlagen etwa 20 Jahre früher entdeckt wurden.

Ähnlich verhält es sich mit dem Transfer von neuen Therapieansätzen in den klinischen Einsatz, auch wenn die notwendigen Zeitphasen hier nicht immer so lange Spannen umfassen wie bei dem zuvor geschilderten Impfstoff. Dennoch erfordern Herstellungsvoraussetzungen, Qualitätskontrolle und vorklinische und klinische Testung einen finanziellen Aufwand und Zeitrahmen, den sich staatliche geförderte wissenschaftliche Einrichtungen kaum leisten können, und der die Zusammenarbeit mit der pharmazeutischen Industrie zwingend erforderlich macht.

In dieser Zusammenarbeit hat sich in den vergangenen Jahren ein spürbarer Wandel ergeben: Neben den zuvor genannten staatlichen Initiativen führt die Reorganisation der Industrieunternehmen mit deutlichem Personalabbau und der Reduktion von eigenen Forschungsaktivitäten fast zwingend zu verstärkten Beziehungen zur staatlich geförderten Forschung in Universitäten und außeruniversitären Einrichtungen. Dies ist zur Zeit ein zweifellos besonders belebendes Element im Transfer von Ergebnissen der klinikorientierten Grundlagenforschung in die klinische Praxis.

Da die pharmazeutische Industrie auf den Patentschutz ihrer Produkte angewiesen ist, erfordert die Zusammenarbeit eine Änderung in der Erfindungsschutz-Politik der beteiligten wissenschaftlichen Institutionen. Insbesondere die Universitäten haben vielfach ihren Professoren die Verwendung von Patenten freigestellt, was aufgrund der schnell anwachsenden Patentgebühren und Anwaltskosten insbesondere bei internationalen Anmeldungen und beim Fehlen geeigneter Kontakte zu potentiellen industriellen Partnern sehr schnell die persönliche Leistungsgrenze der Erfinder überschreitet und – im Hinblick auf hierdurch bedingte zusätzliche Verzögerungen beim Veröffentlichen wissenschaftlicher Erkenntnisse – zu einem weit verbreiteten Desinteresse an Patentierungen führte.

Dies beeinflußt auch die Entwicklung der klinischen Forschung nachhaltig und kann nur durch eine Änderung der Patentierungspolitik der betreffenden Institutionen auf den richtigen Weg gebracht werden. Es ist aus meiner Sicht zwingend erforderlich, daß nicht nur Technologietransfer-Stellen innerhalb der Universitäten eingerichtet werden, sondern daß die Universität auch die Patente selbst in Anspruch nimmt, damit auch das Risiko der Anmeldung trägt und den Erfinder später in angemessener Weise an auftretenden Gewinnen beteiligt. Drittelregelungen wie etwa bei der Max-Planck-Gesellschaft und anderen außeruniversitären Einrichtungen, die zu je einem Drittel die Institution, die Abteilung und den Erfinder beteiligen, mögen hier als Vorbild dienen.

So sehr auch der Handlungsbedarf in der Vergangenheit vorwiegend in einer Änderung unserer klinischen Strukturen gesehen wurde und wohl auch dort liegt – mehr noch besteht die Notwendigkeit, unser Ausbildungssystem zu ändern, das Spektrum klinisch orientierter Forschungsmöglichkeiten zu vergrößern und erhebliche Veränderungen in der Patentierungspolitik und im Transfer von Ergebnissen in die Klinik und die Industrie vor allem aus dem Hochschulbereich zu erreichen. Dieses mittelfristige

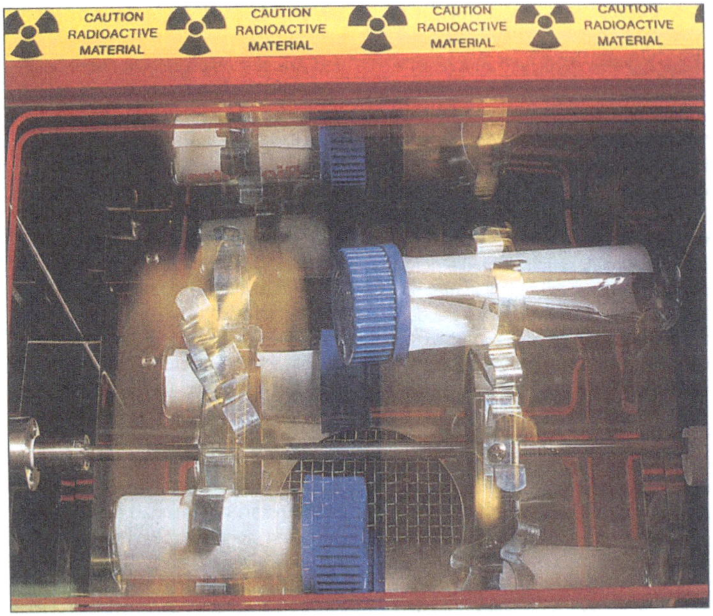

Abb. 5

Ein wichtiger, neuer Programmschwerpunkt des Deutschen Krebsforschungszentrums wird in Zukunft die Krebspräventionsforschung sein. Ziele sind unter anderem die Identifikation krebsfördernder und vor Krebs schützender Inhaltsstoffe in der Nahrung und die Behandlung von Krebsvorstufen, so daß diese sich nicht zu einer Geschwulst weiterentwickeln. In dieser Geräteanordnung kann zum Beispiel nach einer chemopräventiven Behandlung die Aktivität von Genen, die auf die Wirksamkeit einer Behandlung hinweist, nachgewiesen werden (Hybridisierungsexperimente)

bis langfristige Ziel, das aus meiner Sicht dringend der politischen Unterstützung durch sich der augenblicklichen Defizite bewußter Persönlichkeiten in Lehre, Forschung, Klinik, in Legislative und Exekutive bedarf, darf jedoch nicht davon ablenken, daß insbesondere im Bereich der Krebsbekämpfung durch andere politische Maßnahmen bereits jetzt und heute zig-tausende von frühen Erkrankungs- und Krebstodesfällen verhindert werden könnten.

Unser größtes und zugleich tragischstes Versagen ist hier zu konstatieren: bei den Bemühungen, den Tabakverbrauch in unserem Land einzudämmen. Etwa 70 000 Menschen sterben pro Jahr in Deutschland an durch Tabakrauch bedingten Krebserkrankungen. Die World Health Organization schätzt die Gesamttodeszahlen für Deutschland durch das Tabakrauchen unter Einschluß von Atemwegs- und Herzerkrankungen auf 112 000 pro Jahr. Das sind 0,14 Prozent der Gesamtbevölkerung von Deutschland! Man muß sich diese Zahlen vor Augen halten, um das Ausmaß dieser Tragödie zu begreifen. Jeder dieser Menschen verliert im Durchschnitt mehr als acht Lebensjahre – wie vom britischen Epidemiologen Richard Peto berechnet wurde. Daß ausgerechnet Deutschland sich unter den wenigen europäischen Ländern befindet, die sich gegen ein europaweites Werbeverbot für die Tabakerzeugnisse wehren, ist wohl nur vor dem Hintergrund zu verstehen, daß die Steuereinnahmen aus der Tabakindustrie die Summe von 20 Milliarden DM pro Jahr übersteigen. Auf jeden Tabaktoten kommen also pro Jahr etwa 180 000 DM Steuereinnahmen – eine Rechnung, die wir unseren politisch Verantwortlichen vorhalten müssen. Diese Summe muß den Belastungen gegenübergestellt werden, die Krankenkassen, andere soziale Einrichtungen, die Familien und die Betroffenen selbst durch tabakbedingte Erkrankungen tragen müssen.

Die Krebsgrundlagenforschung ist in den letzten Jahren zweifellos in Deutschland aufgeblüht, auch wenn sich noch Defizite definieren lassen. Für die Verstärkung klinischer Krebsforschung bedarf es Veränderungen des Umfeldes, die in den nächsten Jahren angegangen werden müssen. Im präventiven Bereich sind wir nur auf bestimmten Sektoren erfolgreich weitergekommen – es fehlen immer noch wirksame politische und Kommunikationsstrategien zur Bekämpfung des wichtigsten erkannten Krebsrisikofaktors.

Prof. Dr. Dr.h.c.mult. Harald zur Hausen
Vorsitzender und Wissenschaftliches Mitglied des Stiftungsvorstands des Deutschen Krebsforschungszentrums

Forschungsbedingungen und -strukturen

von Josef Puchta

Das Deutsche Krebsforschungszentrum hat in den vergangenen Jahren seinen internationalen Ruf als Kompetenzzentrum auf dem Gebiet der Krebsforschung kontinuierlich ausgebaut. Davon zeugt der Anstieg der Zahl der Publikationen, die weit überwiegend in hochrangigen Journalen publiziert werden; der hohe Citation Index der Publikationen ist ein weiterer Ausdruck dafür, aber auch eine Reihe von Auszeichnungen, die in den letzten Jahren an Wissenschaftler des Krebsforschungszentrums verliehen wurden, wie beispielsweise der Leibniz-Preis der Deutschen Forschungsgemeinschaft, der Karl-Heinz-Beckurts-Preis für Technologietransfer und der Behring-Kitasato-Preis. Außerdem wurden seit dem Jahr 1990 über 25 junge Wis-

Abb. 6
Die obere Gafik zeigt die Anzahl der von Wissenschaftlern des Krebsforschungszentrums veröffentlichten Beiträge in Zeitschriften, die untere die Zahl der Zitierungen in Zeitschriften (aus: Institutional Citation Report des Deutschen Krebsforschungszentrums, Heidelberg 1996)

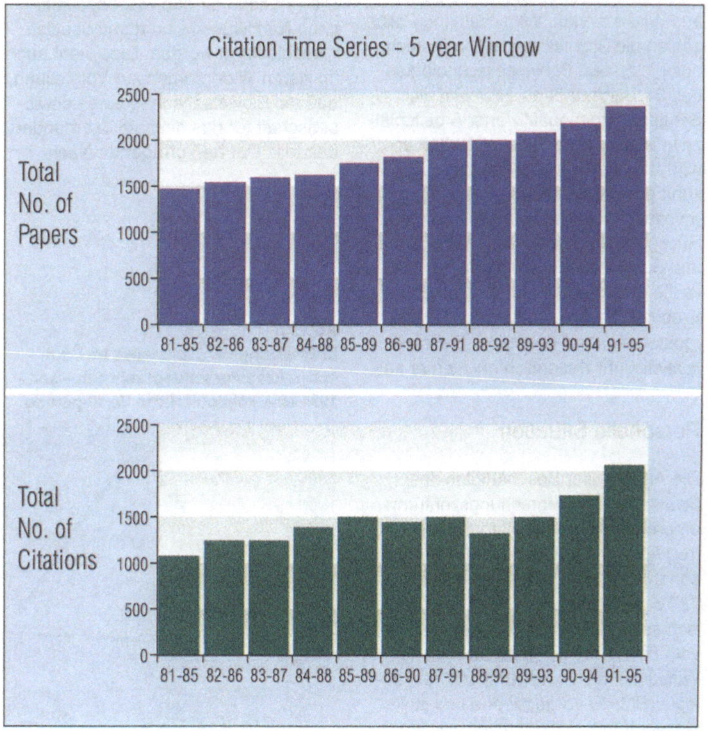

senschaftler aus dem Krebsforschungszentrum auf Professorenstellen wegberufen.

Erstmalig in diesem Jahrhundert läßt sich seit Beginn der neunziger Jahre in der Bundesrepublik Deutschland ein Rückgang der Sterblichkeit an Krebs feststellen. Die im Herbst 1997 erschienene Neuauflage des Krebsatlas der Bundesrepublik Deutschland gibt hierzu detailliert Auskunft. Obwohl sich solche Erfolge kaum auf einzelne Einrichtungen zurückführen lassen, zeigen sie doch, wie langfristig angelegte Forschung zum Ziel führen kann.

Nach übereinstimmenden Aussagen aus Wissenschaft, Wirtschaft und Politik zählen die Biowissenschaften/Biotechnologie zu den Schlüsseltechnologien des 21. Jahrhunderts. Hier wird die Schaffung hochqualifizierter Arbeitsplätze in Wissenschaft und Wirtschaft erwartet und eine Investition in die Zukunft gesehen. Die Konstellation aus wissenschaftlichen Erfolgsparametern, Rückgang der Mortalitätsrate bei Krebs und Schlüsseltechnologie müßten, so wollte man glauben, für das Deutsche Krebsforschungszentrum den Beginn „goldener Jahre" bedeuten. Die Wirklichkeit sieht wesentlich nüchterner aus.

Personelle Situation

Die Anzahl aller Beschäftigten des Deutschen Krebsforschungszentrums, umgerechnet in Vollzeitäquivalente, betrug Anfang 1998 insgesamt 1385 Personenjahre. An Planstellen stehen 727,5 zur Verfügung. Diese Zahl hat sich seit 1995 um 34,5 verringert. Die vom Bundesministerium für Bildung, Wissenschaft, Forschung und Technologie (BMBF) vorgegebene und strikt einzuhaltende eineinhalbprozentige Kürzung des Stellenplans pro Jahr bei allen Forschungseinrichtungen der Hermann von Helmholtz-Gemeinschaft Deutscher Forschungszentren (HGF) bedeutet, daß das Krebsforschungszentrum zwischen 1995 und 1999 etwa 60 Planstellen (einschließlich KW-Stellen) verlieren wird. Dies entspricht mehr als acht Prozent der vorhandenen Planstellen. Rechnet man die deutliche Kürzung der personellen Mittel aus dem Hochschulsonderprogramm für das Krebsforschungszentrum noch hinzu, können darüber hinaus zukünftig etwa 50 Positionen für Nachwuchswissenschaftler nicht mehr besetzt werden. Die Chancen für den wissenschaftlichen Nachwuchs sind damit deutlich verschlechtert worden. Dies steht auch im klaren Widerspruch zur Vorstellung, daß die Biowissenschaft eine Leitwissenschaft für das nächste Jahrhundert darstellt. Der hervorragende Nachwuchs wandert schon heute vielfach in das außereuropäische Ausland, insbesondere die USA, ab.

Abb. 7
Entwicklung der Planstellen im Deutschen Krebsforschungszentrum – seit 1994 eine kontinuierliche Verringerung

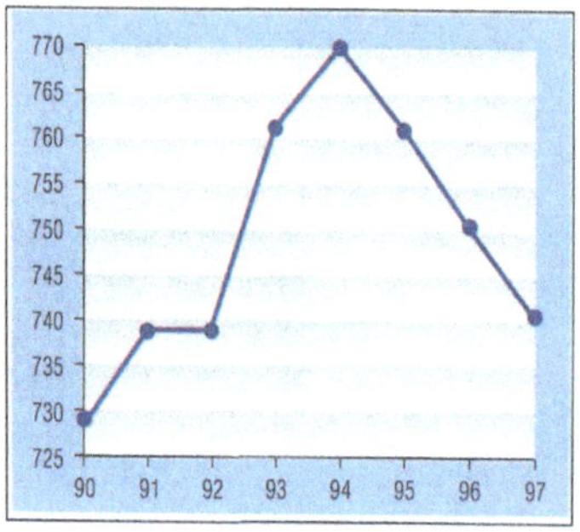

Das Krebsforschungszentrum hat sich bereits in der Vergangenheit bemüht, bei der personellen Besetzung von Planstellen für Wissenschaftler möglichst flexibel zu verfahren, das heißt, einen deutlichen Anteil an zeitlich befristeten Stellenbesetzungen vorzusehen. Unbefristete Stellen werden erst nach hinreichender Bewährung und strenger Prüfung durch eine „Tenure Commission" vergeben. Die bestehenden gesetzlichen Regularien für befristete Arbeitsverhältnisse und die herrschende Arbeitsrechtsprechung erleichtern die flexible Handhabung des Stellenplans gewiß nicht; darüber hinaus ist der Konflikt mit der Personalvertretung hier vorprogrammiert.

Um der Vorgabe des Stellenabbaus durch die Zuwendungsgeber nachzukommen, müssen freiwerdende Stellen grundsätzlich eingespart werden mit der Konsequenz, daß die erforderliche Flexibilität des Stellenplans weiter eingeschränkt wird.

Welche wesentliche Bedeutung die Ressource Personal für eine Forschungseinrichtung besitzt, braucht hier nicht weiter ausgeführt zu werden. Trotz der zu erwartenden Einschränkungen wird das Krebsforschungszentrum bemüht sein, weiterhin hervorragende Forscher zu gewinnen und die Leistungsträger im Zentrum zu halten. Angesichts der genannten Rahmenbedingungen, Abbau des Stellenplans, Verringerung der Flexibilität, Gewinnen und Halten von exzellenten Wissenschaftlern und der Gründung neuer Abteilungen ist dies letztlich ein klassisches betriebswirtschaftliches Optimierungsproblem.

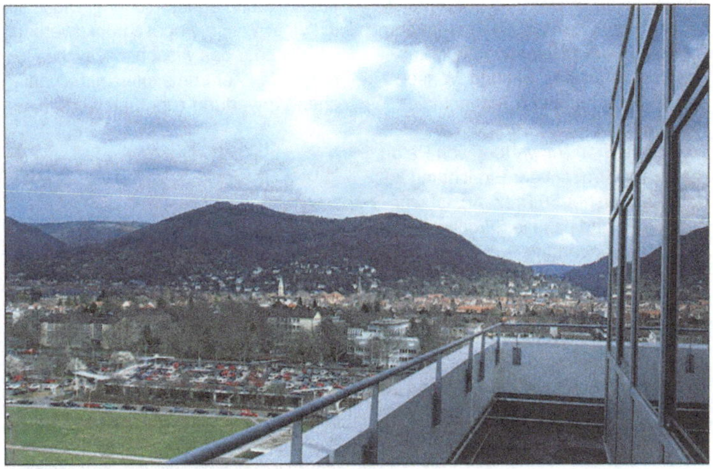

Abb. 8
Blick vom achten Stock des Deutschen Krebsforschungszentrums, in dem alle Verwaltungsabteilungen zusammengeführt worden sind, auf Heidelberg und das Neckartal

Finanzielle Situation

Die Haushaltsentwicklung des Zentrums war in den letzten Jahren durch eine reale Absenkung des Haushalts geprägt. Inflationsausgleich und tarifliche Steigerungen werden nicht mehr in den Haushalt eingestellt, sondern sind vom Zentrum zu erwirtschaften. Um die Enge im Haushalt abzumildern und das Forschungsprogramm aufrechtzuerhalten, müssen verstärkt Drittmittel eingeworben und die Kooperation mit der Industrie verstärkt werden. Im Jahr 1997 wurden im Krebsforschungszentrum mit einem Finanzvolumen von über 34 Millionen DM über 300 Forschungsprojekte durchgeführt. Die Hauptzuwendungsgeber waren hier die Deutsche Forschungsgemeinschaft, die Europäische Union, der Bundesforschungsminister sowie die Wirtschaft. Die Höhe der eingeworbenen Drittmittel ist Ergebnis harter wissenschaftlicher Arbeit und qualitativ sehr guter Anträge – und dies auf einem Drittmittelmarkt, der immer stärker kompetitiv wird. Erfreulich ist auch die Entwicklung bei den wissenschaftlichen Kooperationen mit der Industrie, die deutlich zugenommen haben. Dies manifestiert sich auch im Finanzvolumen aus solchen Kooperationen, das 1997 rund fünf Millionen DM betrug.

Um die Stagnation in der Grundfinanzierung einigermaßen kompensieren zu können, sind neben den intensiven Bemühungen um die Einwerbung von Drittmitteln auch zunehmend das Aufkommen an privaten Spenden und die Widmung von Nachlässen von Bedeutung. Im Rahmen seiner verstärkten Bemühungen zur Prävention von Krebserkrankungen hat das Krebsforschungszentrum das Projekt „Unternehmer für Gesundheit" begonnen, mit dem der Präventionsgedanke in Unternehmen der Privatindustrie getragen werden soll, die ihrerseits den Aufbau eines neuen Schwerpunkts „Krebspräventionsforschung" unterstützen sollen.

Patentsituation

Hohe Priorität wird neben der grundlagenorientierten Forschung im Krebsforschungszentrum verstärkt auch auf die Verwertung der Forschungsergebnisse gelegt. Die Patentinitiative des Bundesforschungsministers aus dem Jahr 1996 hat hier die richtigen Weichen gestellt. Der Technologietransfer schlägt die Brücke zwischen Forschung und gewerblicher Anwendung. Die verstärkte Zusammenarbeit zwischen Forschung und Industrie soll Synergien freisetzen, die die Innovationskraft und Wettbewerbsfähigkeit des Standorts Deutschland sichern helfen und zukünftig neue Arbeitsplätze schaffen sollen. Vor diesem Hintergrund ist Technologietransfer eine Managementaufgabe und somit ein wichtiger Teil der Policy einer Forschungseinrichtung.

Das Krebsforschungszentrum hat im Frühjahr 1997 damit begonnen, die Technologietransferstelle wieder aufzubauen. Diese Stabsstelle ist unmittelbar dem Stiftungsvorstand unterstellt. In der Anlaufphase hat sich diese Stelle insbesondere darum bemüht, das Bewußtsein für den Wert von Schutzrechten bei den Wissenschaftlern des Zentrums zu schärfen, über die Möglichkeiten und rechtlichen Rahmenbedingungen einer Patent- und Schutzrechtsanmeldung zu informieren, als „Scout" frühzeitig schutzwürdiges Know-how und Erfindungen aufzuspüren und die entsprechenden Kontakte zu Industrieunternehmen herzustellen. Ziel jeder Patentierung ist es letztlich, das Know-how beziehungsweise die Erfindungen einer Verwertung zuzuführen, üblicherweise in Form eines Lizenzvertrags.

Die heute mögliche Praxis, Publikation und Anmeldung in enger zeitlicher Nähe vornehmen zu können, läßt kaum Raum für Argumente gegen eine Patentanmeldung. Im Klartext heißt dies: Patentieren und Publizieren schließen sich nicht mehr wechselseitig aus. Eine Anmeldung läßt sich heute innerhalb von wenigen Tagen realisieren, womit die Schutzrechte gesichert werden – unabhängig davon, ob das Patent später erteilt wird oder nicht.

Das Krebsforschungszentrum hat mit seiner Entscheidung im Jahr 1992, Erfindungen von Mitarbeitern grundsätzlich für das Zentrum in Anspruch zu nehmen, die Anzahl der Patentanmeldungen wesentlich gesteigert. Das Zentrum übernimmt die Kosten der Anmeldung und Aufrechterhaltung der Patente. So summierten sich die Kosten für Anmeldung und Aufrechterhaltung von Patenten im Jahr 1997 auf über eine Million DM; erst im Jahr 1998 werden die Rückflüsse aus der Patentverwertung deutlich höher sein als die Ausgaben. Gerade für Unternehmen, die auf dem weltweit vernetzten Gebiet der Biotechnologie tätig sind, ist es entscheidend, nicht nur eine deutsche Anmeldung lizenziert zu bekommen, sondern möglichst eine internationale Anmeldung. Für das Krebsforschungszentrum bedeutet dies, daß die Kosten für Patentanmeldungen und Patentaufrechterhaltungen in den nächsten Jahren vermutlich weiter steigen werden.

Das Krebsforschungszentrum beteiligt die Erfinder mit 30 Prozent an den Lizenzerträgen. Weitere 30 Prozent verbleiben der Abteilung, 40 Prozent dem Zentrum. Die Entscheidung des Bundesministeriums für Bildung, Wissenschaft, Forschung und Technologie vom Frühjahr 1997, Erträge aus der wirtschaftlichen Verwertung von Patenten zu 100 Prozent der Einrichtung zu belassen (bisher 60 Prozent), ist eine erfreuliche und richtige Stimulation für die Patentverwertung.

Anfang des Jahres 1998 verfügt das Krebsforschungszentrum über knapp 200 Patente. Im Durchschnitt wurden 1997 1,2 Patente pro Woche angemeldet, was einen deutlichen Zuwachs gegenüber den Vorjahren darstellt. Materielle Rückflüsse aus der Lizenzierung von Patenten benötigen im biowissenschaftlichen Bereich eine geraume Zeit, weil in vielen Fällen die Vorschaltung langwieriger und kostenaufwendiger klinischer Studien erforderlich ist – anders als zum Beispiel im Maschinenbau. Zwischen der Lizenzierung eines Patents an ein Unternehmen und der Markteinführung des darauf basierenden Produkts vergehen in der Regel mehrere Jahre.

Ein Hemmnis bei der Lizenzierung von Patenten ist nach wie vor die Bestimmung in Anlage IV des Finanzstatuts der HGF-Einrichtungen, derzufolge Lizenzen grundsätzlich nicht exklusiv vergeben werden dürfen (eine exklusive Lizenz muß auf Einzelantrag vom Zuwendungsgeber (Bundesforschungsminister) genehmigt werden). Angesichts der langen Zeitdauer bis zur Amortisation der Entwicklungs- und Patentierungskosten ist hier Handlungsbedarf gegeben.

Um nicht mißverstanden zu werden: Das Krebsforschungszentrum ist nach wie vor eine Einrichtung der zielorientierten Grundlagenforschung. Diese soll in keiner Weise eingeschränkt werden. Es soll aber das wissenschaftliche Potential des Zentrums einer wirtschaftlichen Verwertung zugeführt werden.

BioRegio

Im Herbst 1996 ging die BioRegion Rhein-Neckar-Dreieck als eine von drei Siegerregionen (17 Bewerberregionen) aus dem vom Bundesforschungsminister ausgelobten Wettbewerb hervor. Das Krebsforschungszentrum hat am gemeinsamen Antrag der Region intensiv mitgearbeitet und die Umsetzung des Konzepts stark unterstützt. Der BioRegio-Wettbewerb entwickelt eine starke Katalysatorfunktion zugunsten der Biotechnologie; Vertreter von Wissenschaft und Wirtschaft haben sich zusammengesetzt, die Sprache des anderen gelernt und eine Vielzahl von gemeinsamen Projekten formuliert. Die Fördermittel des Bundes fließen in diese gemeinsamen Projekte, der Industriepartner trägt bis zu 60 Prozent der gesamten Projektkosten. Neben bereits erfolgten Firmengründungen mit Dutzenden hochqualifizierter Arbeitsplätze sind weitere Ausgründungen, auch aus dem Krebsforschungszentrum, zu erwarten. Neben der Beratung und der Vermittlung von Kontakten wird den potentiellen Firmengründern im Rahmen der vorhandenen Möglichkeiten des Zentrums entgegengekommen (zum Beispiel Beurlaubung, Überlassung von Forschungsergebnissen, Nebentätigkeit).

Die drei Säulen des BioRegio-Konzepts, die Non-Profit-Organisation („BioRegion Rhein-Neckar-Dreieck e.V."), die Profit-Organisation („Heidelberg Innovation GmbH"), und der Seed-

Capital-Fonds („Seed Capital Rhein-Neckar GmbH & Co. KG") sind etabliert und viele Projekte bereits in der Förderung. Die nächsten Jahre müssen zeigen, wie gut die Vernetzung zwischen Wissenschaft und Wirtschaft wirklich geworden ist und ob sich die spürbare Trendwende zum Biotechnologiestandort Deutschland weiter fortsetzt und vermehrt Arbeitsplätze schafft.

Richtlinien des Bundes

Mit den Richtlinien zur strategischen Neuausrichtung der deutschen Forschungslandschaft hat der Bundesforschungsminister im Sommer 1996 eine Diskussion angestoßen, die nicht ohne Nachhall bei den HGF-Forschungseinrichtungen geblieben ist. Kerngedanke ist ein verstärkter Wettbewerb zwischen den Forschungseinrichtungen und damit auch um die für die Forschungseinrichtungen verfügbaren Haushaltsmittel. Bei einem Gesamtbudget von knapp drei Milliarden DM für 16 HGF-Forschungseinrichtungen sollen schrittweise bis zu 150 Millionen DM (Strategiefonds) aus den Haushalten der HGF-Einrichtungen abgezogen werden und im Wege der Projektbeantragung (Stichwort: Leitprojekte) kompetitiv wieder eingeworben werden können. Für das Krebsforschungszentrum bedeutet dies, daß mehrere Millionen DM Haushaltsmittel zunächst nicht zur Verfügung gestellt, sondern erst kompetitiv eingeworben werden müssen. Die zusätzliche Belastung bei der Antragstellung ist evident. Ob es mit dem Strategiefonds zu einer Verschiebung zugunsten der Schlüsseltechnologien des 21. Jahrhunderts kommen wird, bleibt abzuwarten. Kritisch ist anzumerken, daß das Junktim, bestehend aus Strategiefonds – und damit Abzug von Haushaltsmitteln – und dafür gewährter Flexibilisierung der Haushalte noch nicht erfüllt ist. Die vom Bundesforschungsminister gewährten Flexibilisierungsinstrumente für die Haushaltsbewirtschaftung entsprechen nicht den Erwartungen der Forschungseinrichtungen. Forderungen wie beispielsweise Globalhaushalt, Abschaffung des Stellenplans, Übertragbarkeit der Mittel auf das nächste Haushaltsjahr sind bisher nicht hinreichend erfüllt worden. Diese Instrumente werden aber dringend erforderlich, um die eingangs erwähnten haushalts- und personalmäßigen Restriktionen, die sich für die nächsten Jahre abzeichnen, bewältigen zu können. Hier müssen alle Bemühungen daran gesetzt werden, die politisch Verantwortlichen von der Notwendigkeit dieser Flexibilisierungsinstrumente zu überzeugen.

In den nächsten Jahren wird es darum gehen, die administrativen und wissenschaftlichen Rahmenbedingungen für das Krebsforschungszentrum weiter zu verbessern. Hierzu ist folgendes zu formulieren:

- Analog zu Unternehmen der Privatwirtschaft sollte der Gestaltungsspielraum für Policy-Entscheidungen von Forschungseinrichtungen deutlich vergrößert werden. Die Kontrolle der Einrichtungen sollte über die Gremien (Aufsichtsräte, Kuratorien) gesteuert werden, nicht über restriktive Auslegung diverser Vorschriften.
- Im Rahmen von Globalhaushalten sollten die Forschungseinrichtungen selbst entscheiden können, wie und für was die Haushaltsmittel eingesetzt werden.
- Der Bundesangestelltentarif (BAT) ist von seiner Grundstruktur wenig für eine Forschungseinrichtung geeignet. Es sollten die Überlegungen forciert werden, einen spezifischen Forschungstarifvertrag zu erarbeiten.
- Die Verfahrensdauer bei der gemeinsamen Berufung von Professoren zwischen Forschungseinrichtung und Universität ist zu schwerfällig. Die Vakanz von bis zu zwei Jahren – bis die Berufungsverhandlungen abgeschlossen sind – sollte deutlich verringert werden auf einen angemessenen Zeitraum von wenigen Monaten.
- Eine über fünf Jahre hinausgehende zeitlich befristete Beschäftigung insbesondere junger Wissenschaftler sollte möglich werden. In vielen Fällen wäre damit ein sinnvoller Abschluß von Forschungsarbeiten oder eine Weiterqualifikation (zum Beispiel Habilitation) möglich, oder es wäre der Übergang in die Privatwirtschaft beziehungsweise eine eigene Firmengründung leichter zu realisieren.

Für das Krebsforschungszentrum bedeuten die nächsten Jahre eine Gratwanderung zwischen der Aufrechterhaltung und Verbesserung des hohen wissenschaftlichen Leistungsstandes einerseits und schwierigen administrativen Rahmenbedingungen andererseits. Darüber hinaus muß das Krebsforschungszentrum Antwort auf die Frage geben, ob die sich abzeichnenden positiven Entwicklungen bei der Vorbeugung und Therapie von Krebserkrankungen die prognostizierte Wirkung zeigen und damit den Menschen zugute kommen.

Dr. Josef Puchta
Administratives Mitglied
des Stiftungsvorstands des Deutschen Krebsforschungszentrums

Auftrag und Struktur des Deutschen Krebsforschungszentrums

Das Deutsche Krebsforschungszentrum (DKFZ) wurde 1964 auf Initiative des 1978 im Alter von 86 Jahren verstorbenen Heidelberger Chirurgen Prof. Dr. Dr. h.c. K. H. Bauer und durch Beschluß der Landesregierung Baden-Württemberg als Stiftung des öffentlichen Rechts gegründet. Seit 1975 ist es Großforschungseinrichtung und wird vom Bund (Bundesministerium für Bildung, Wissenschaft, Forschung und Technologie) und vom Land Baden-Württemberg (Ministerium für Wissenschaft, Forschung und Kunst) nach dem Schlüssel 90:10 auf der Grundlage des § 91b Grundgesetz finanziert.

Nach seiner Satzung hat das Zentrum die Aufgabe, „Krebsforschung zu betreiben". Bei dieser allgemeinen Formulierung liegt es nahe, daß man sich im Zentrum immer wieder die Frage stellen muß, ob alle Forschungsprojekte „Krebsforschung" beinhalten, – ein Begriff, den jede Fachdisziplin aus ihrer Sicht anders definiert. Dies bedeutet, daß die Diskussion um die Inhalte des Forschungsprogramms in einem multidisziplinär strukturierten Zentrum niemals aufhört und das „Gleichgewicht der Kräfte" immer wieder neu gefunden werden muß. Dieser Vorgang der immer wieder neuen Ausbalancierung von Gewichten ist ein kontinuierlicher Prozeß. Er wird getragen von neuen Entdeckungen, deren Bedeutung und Gewichtung im Kontext des Satzungsauftrags bestimmt werden müssen.
Er besteht in einem notwendigen Ausgleich der Interessen von Wissenschaftlern, die das Krebsproblem von verschiedenen methodischen Ansätzen her sehen und diesen verschiedene Priorität im Wettbewerb um finanzielle Ressourcen zuordnen. Der Gewinn, den andererseits Wissenschaftler für die Lösung ihrer Forschungsprobleme aus der Beratung und Zusammenarbeit mit einer Vielzahl von Experten aller für die Krebsforschung relevanten Gebiete in einem Zentrum ziehen, ist außerordentlich groß und durch keine andere Organisationsform vermittelbar.

Seit 1991 besteht im Deutschen Krebsforschungszentrum eine neue Struktur, die die Organisation nach Instituten abgelöst hat. An Stelle der Institute sind programmorientierte Forschungsschwerpunkte getreten, die von einem Sprecher vertreten werden und in der Regel auf sechs Jahre befristet sind. Sie können erfolgsabhängig verlängert werden. Neben bestehenden unbefristeten Abteilungen sind befristete Abteilungen etabliert worden, die auf eine Dauer von in der Regel fünf Jahren angelegt sind. Dies soll Wissenschaftlern etwa im Alter von 30 bis 35 Jahren die Möglichkeit geben, bereits früh verantwortungsvolle Aufgaben in der Leitung einer selbständigen Forschungseinheit zu übernehmen. So wird den raschen Entwicklungen in der Krebsforschung besser Rechnung getragen. Wird die Arbeitsrichtung zu einem wesentlichen Element des Forschungsprogramms, kann der Abteilungsleiter unbefristet berufen werden.

Die flexible Struktur des Deutschen Krebsforschungszentrums unterstützt auch den Erfahrungsaustausch unter Wissenschaftlern verschiedenster Disziplinen. Sie schafft zudem Möglichkeiten für die schnellere Umstellung auf neue Aufgaben, wenn Arbeitsprogramme als erfüllt zu gelten haben.

Die komplexen Probleme der Krebsforschung und Krebsbekämpfung berühren viele Gebiete der Biowissenschaften, der Naturwissenschaften wie auch der Sozialwissenschaften. Sie können mit Aussicht auf Erfolg nur in

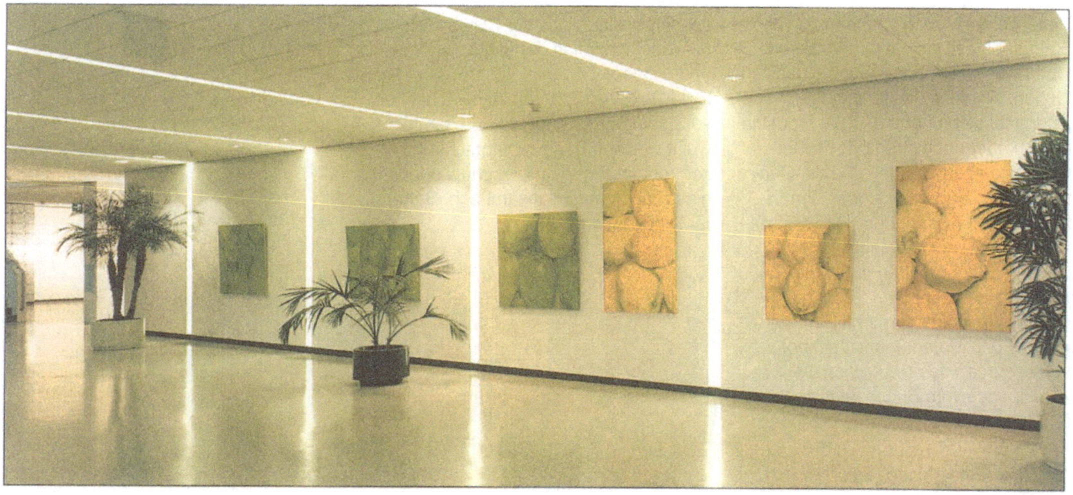

Abb. 9
Das neu gestaltete Foyer des Zentrums mit Werken von Brigitte Bergamotte

enger Zusammenarbeit von Wissenschaftlern aller Disziplinen auf nationaler und internationaler Ebene und durch Konzentration vorhandener Forschungskapazitäten in Angriff genommen werden.

Ziel des Forschungsprogramms des Deutschen Krebsforschungszentrums ist es, einen spürbaren Beitrag zum Verständnis der Krebsentstehung, zur Erfassung von Krebsrisikofaktoren, zur Vorbeugung, Diagnose und zur Therapie des Krebses zu leisten.

Die Vielzahl unterschiedlicher Krebsarten, die beim Menschen auftreten können, deutet die Schwierigkeiten der wissenschaftlichen Analyse an.

Das Programm des Zentrums konzentrierte sich seit 1994 auf acht multidisziplinäre Schwerpunkte:

- Krebsentstehung und Differenzierung
- Tumorzellregulation
- Krebsrisikofaktoren und Krebsprävention
- Diagnostik und experimentelle Therapie
- Radiologische Diagnostik und Therapie
- Angewandte Tumorvirologie
- Tumorimmunologie
- Genomforschung und Bioinformatik.

1996 ist der Forschungsschwerpunkt Bioinformatik um den Aspekt der Genomforschung erweitert worden.

Zukünftig wird die Identifizierung von Genen, deren Veränderungen oder Funktionsausfälle zur Fehlsteuerung des Zellwachstums führen, eine besondere Rolle in der Forschung des Krebsforschungszentrums spielen. Das thematisch orientierte Forschungsprogramm spiegelt die Entwicklung zu einer molekularbiologisch orientierten Krebsforschung wider und belegt die Hinwendung zur Analyse menschlicher Tumoren.

Im Jahr 1996 hat der Aufbau des Ressourcenzentrums im Deutschen Genomprojekt in Heidelberg unter der Leitung von Dr. Annemarie Poustka, Leiterin der Abteilung Molekulare Genomanalyse, und in Berlin unter der Leitung von Prof. Dr. Hans Lehrach, Max-Planck-Institut für Molekulare Genetik, begonnen. Die Heidelberger Gruppe hat die Herstellung und Qualitätskontrolle von Genbibliotheken übernommen, einer möglichst vollständigen Sammlung von Genen, die auf speziellen Filtern konserviert werden.

Diese werden Arbeitsgruppen zur Verfügung gestellt, die sie für die Suche nach bestimmten Erbanlagen einsetzen können. Wissenschaftler aus Forschungseinrichtungen und der Industrie können aber auch ihre DNS-Proben nach Heidelberg senden und die Genbibliotheken dort nach einem Gen durchsuchen lassen, das sie identifizieren möchten. Auch kleinere Forschungslabors erhalten durch die Etablierung eines zentralen Ressourcenzentrums in Heidelberg und Berlin Zugang zu den Material- und Technologieressourcen des Deutschen Genomprojekts, das vom Bundesministerium für Bildung, Wissenschaft, Forschung und Technologie gefördert wird.

Die Weiterentwicklung klinischer Kooperationseinheiten hat neben den bereits etablierten Gruppen für Molekulare Onkologie/Pädiatrie in der Universitätskinderklinik Heidelberg und Molekulare Hämatologie/Onkologie in der Medizinischen Universitätsklinik und Poliklinik Heidelberg zu der Berufung des Leiters einer dritten dermato-onkologischen Forschungseinheit in Zusammenarbeit mit dem Klinikum der Stadt Mannheim geführt. 1997 folgte die klinische Kooperationseinheit „Strahlentherapie" in Zusammenarbeit mit der Radiologischen Universitätsklinik. Die klinischen Forschergruppen werden im Klinikum auf jeweils fünf Jahre eingerichtet. Dabei übernimmt das Deutsche Krebsforschungszentrum die ärztliche Behandlung wie ein Belegarzt. Das Klinikum stellt die notwendigen Betten und die klinischen Grundlagen zur Verfügung. Das Krebsforschungszentrum trägt die Kosten, soweit sie nicht aus der Krankenversicherung gedeckt werden. Ziel der klinischen Kooperationseinheiten ist der schnelle Transfer von Erkenntnissen aus der Grundlagenforschung in die Praxis der Klinik. 1996 ist die Krankenstation der klinischen Kooperationseinheit „Molekulare Hämatologie/Onkologie", deren Räumlichkeiten vollständig umgebaut wurden, eingeweiht worden. Das Krebsforschungszentrum verfügt damit erstmals über eine Station mit insgesamt acht Betten für Krebspatienten.

Forschung

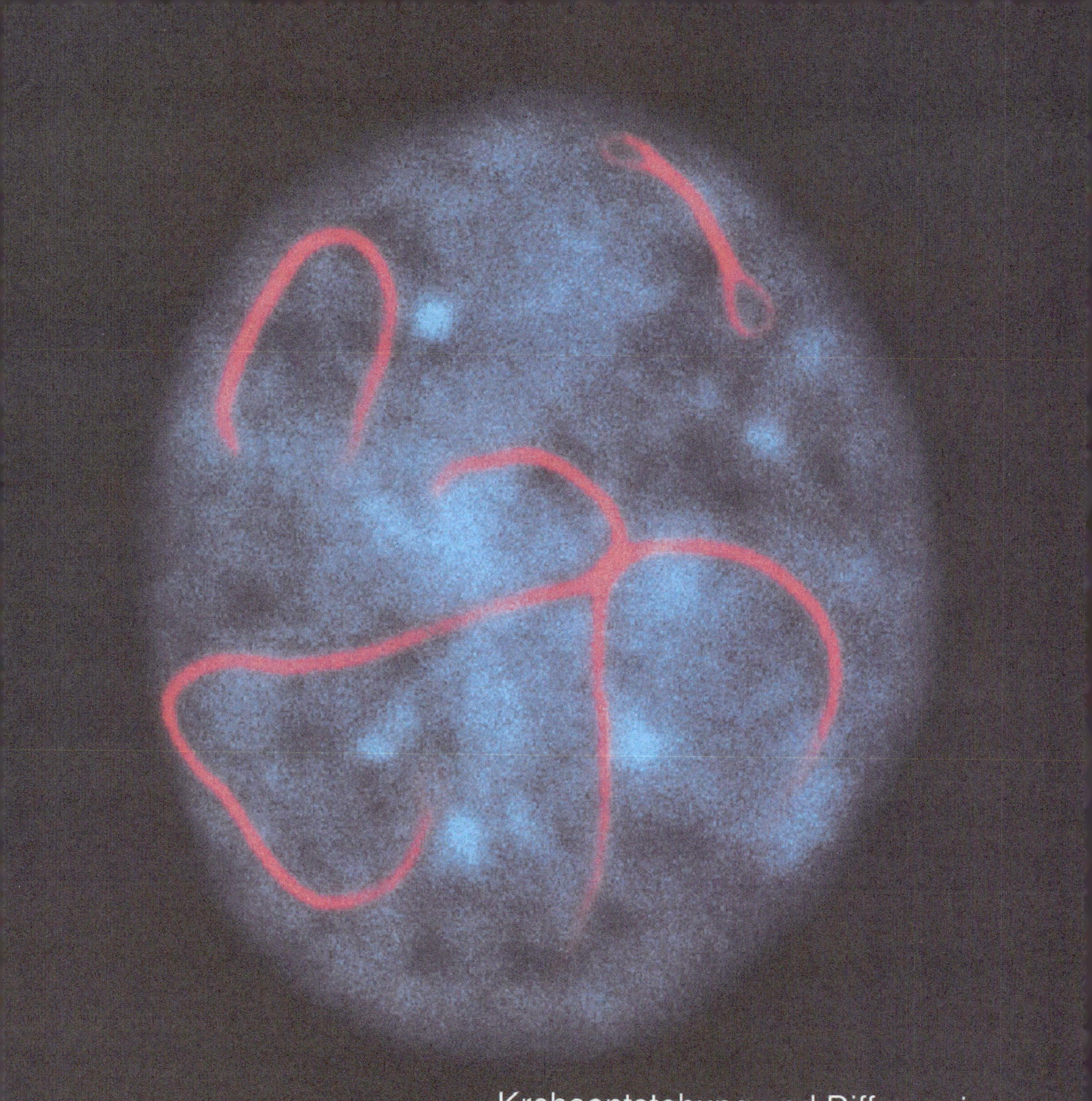

Krebsentstehung und Differenzierung

2

Krebsentstehung und Differenzierung

Die Konfrontation der Wissenschaftler in der Grundlagenforschung mit dem Krebsproblem hat in den letzten Jahren zu einer Fülle neuer Erkenntnisse und zu neuen Denk- und Forschungsansätzen geführt. Während die Auswahl der erfolgversprechenden Forschungsansätze früher eher ungerichtet und zufällig erfolgte, das heißt von einzelnen Beobachtungen von Unterschieden normaler und maligner Zellen ausging, können seit einigen Jahren die Tumoren nun auch gezielt nach bestimmten grundlegenden zell- und molekularbiologischen Prinzipien erforscht werden.

Oft sind Veränderungen der Erbsubstanz oder eine Störung beim Ablesen von Genen in einzelnen Zellen für die frühen Ereignisse bei der Krebsentstehung verantwortlich. Tiefgreifende Störungen im Sozial- und Wachstumsverhalten von Zellen sind die Folge. Ein Tumor kann dabei auf zwei funktionell unterschiedliche Arten entstehen. Zum einen kann eine verstärkte Aktivität der Onkogene zu Zellwucherung führen, zum anderen kann der Ausfall von Tumor-Suppressorgenen, die die Zellentartung unterdrücken, ein unkontrolliertes Wachstum hervorrufen. Besonderes Interesse gilt im Forschungsschwerpunkt Krebsentstehung und Differenzierung daher der Lokalisation und Analyse von Genen und ihren Produkten, die bei der Krebsentstehung eine Rolle spielen könnten. Mit Hilfe zellbiologischer und molekularbiologischer Techniken können genetische Sonden für spezifische chromosomale Veränderungen gefunden und für die Tumordiagnostik und gegebenenfalls die Krebsverhütung, zum Beispiel zur Erkennung von Krebsrisikopatienten, eingesetzt werden. Diese Sonden weisen Gene – auch virale – nach, die bei der Krebsentstehung aktiv sind.

In einem weiteren Forschungsprojekt werden Störungen, die beim Ablesen von Genen und bei der Synthese der Genprodukte auftreten, untersucht. Mit entsprechenden Nukleinsäure-Sonden oder mit monoklonalen Antikörpern gegen die Genprodukte kann man so normale Zellen von entarteten, ruhende von aktiven und die verschiedenen Differenzierungszustände der Zellen unterscheiden. Die "Zelltypisierung" unterstützt die Diagnostik von Tumoren und ermöglicht in vielen Fällen den Nachweis und die Identifizierung des Ausgangstumors von Metastasen. Außerdem werden im Forschungsschwerpunkt die biologische Funktion der beim Ablesen der Gene beteiligten Proteine und die grundsätzlichen Prinzipien der Genexpression untersucht, ebenso die bei der Tumorentstehung und -ausbreitung beteiligten Auslöser der Genexpression sowie bestimmte Hormone und Wachstumsfaktoren.

Die Embryonalentwicklung eines Organismus mit den Kontrollen über Zellteilung und übergeordnete Zellstrukturen ist beispielhaft für das reibungslose Funktionieren eines Zellverbandes. Das Verständnis dieser elementaren Lebensvorgänge kann daher richtungweisende Ergebnisse für die experimentelle Krebsforschung liefern. Im Forschungsschwerpunkt ist deshalb vor kurzem eine Abteilung gegründet worden, die sich mit Fragen zu den Grundvorgängen der Embryonalentwicklung beschäftigt.

Sprecher des Forschungsschwerpunkts:
Prof. Dr. Werner W. Franke

Abteilungen und ihre Leiter:

Zellbiologie:
Prof. Dr. Werner W. Franke

Molekularbiologie der Zelle I:
Prof. Dr. Günther Schütz

Molekularbiologie der Zelle II:
Prof. Dr. Ingrid Grummt

Entwicklungsgenetik:
Prof. Dr. Bernard M. Mechler

Molekulare Embryologie:
Priv.-Doz. Dr. Christof Niehrs

Aktivitäten des Forschungsschwerpunkts Krebsentstehung und Differenzierung

Zytoskelett normaler und transformierter Zellen zur Tumordiagnostik (Grundlagen der Tumordiagnostik mit Antikörpern gegen zelltypspezifische Proteine)

Das Karyoskelett und die Struktur und Funktion von Chromatin und Nukleolus

Molekulare Determinanten der Bildung von Membranspezialisierungen

Kontrolle der Genfunktion durch Steroidhormone

Molekulargenetische Analyse der hormonabhängigen und zellspezifischen Genexpression: perinatale Aktivierung glukoneogenetischer Gene

Charakterisierung von Expressionsdomänen in transgenen Mäusen durch Injektion von künstlichen Hefechromosomen (YAKs)

Die Rolle der cAMP-abhängigen Signalkette in der Steuerung der Genaktivität

Molekulargenetische Analyse der Entwicklung des Endoderms

Genregulation durch Wachstumsfaktoren

Mechanismus der Transkriptionstermination

Tumor-Suppressorgene bei Drosophila

Tumor-Suppressorgene beim Menschen

Mechanismen der Mesodermentwicklung im Frosch

Strukturelle Genanalyse

Modellversuche zur Invasion und Metastasierung von Tumorzellen

2

2.1 Das Zytoskelett – ein komplexes System dynamischer Strukturelemente

von Harald Herrmann-Lerdon

Die Struktur des Zytoplasmas

Einzellige Tiere wie die Radiolarien können äußerst komplizierte Gestalten mit Hilfe innerer mineralischer Skelette verwirklichen. Andere Einzeller geben ihrer Zelle durch feste Gehäuse Form. Amöben dagegen scheint jedes Gerüst zu fehlen. Ihre Form verändert sich ständig. Dennoch zerfließen sie nicht und können in Einzelfällen sehr groß werden. Elektronenmikroskopische Untersuchungen legten nahe, daß ein komplexes Netzwerk fibrillärer und filamentbildender Proteine diese Formveränderung ermöglicht. Die zell- und molekularbiologische Forschung der letzten 20 Jahre hat gezeigt, daß dieses Netzwerk oder Zytoskelett in allen eukaryontischen Zellen, den Zellen höherer Organismen, aus den prinzipiell gleichen Molekülen besteht.

Die filamentösen Komponenten des Zytoskeletts

Hauptbestandteil des Zytoskeletts sind drei verschiedene, unabhängige Filamentsysteme:
1) Mikrofilamente mit einem Durchmesser von 7 Nanometer (nm), 2) Mikrotubuli, röhrenförmige Filamente mit 25 nm Außendurchmesser, und 3) Intermediärfilamente, die ihren Namen erhielten, weil ihr Durchmesser mit 10 nm zwischen dem von Mikrofilamenten und Mikrotubuli liegt.
Jede eukaryontische Zelle enthält Mikrofilamente und Mikrotubuli, und selbst für einfache Organismen wie Hefe sind beide lebensnotwendig. Intermediärfilamente sind dagegen bisher nur in tierischen Organismen, nicht in Pflanzen, Einzellern oder einfachen Vielzellern gefunden worden.

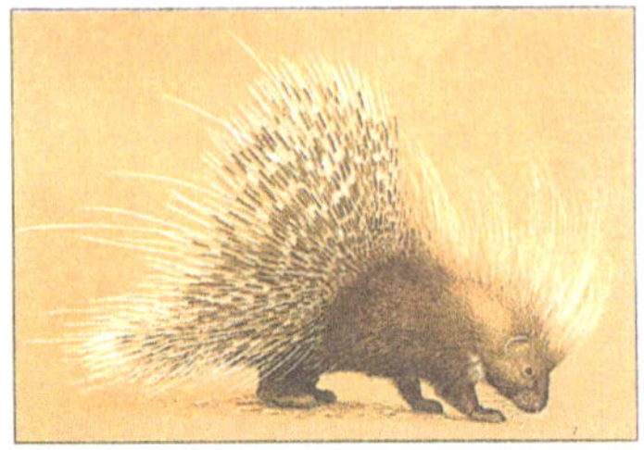

Abb. 10
Eine außergewöhnliche Bildung der Natur sind die langen Stacheln der Stachelschweine. Sie bestehen hauptsächlich aus parallel angeordneten und vernetzten, quasi kristallinen Intermediärfilament-Bündeln. Mit ihrer Untersuchung begann die Röntgenstrukturforschung von Proteinen in den dreißiger Jahren

Wladimir Engelhardt charakterisierte im Jahr 1938 mit Myosin das erste Zytoskelettprotein und dessen Funktion eindeutig. Es ist das Muskelprotein, und es wurde 1972 von Dorothy Needham „kontraktiles Enzym" genannt. Zur Verblüffung einer ganzen Generation von Biochemikern befand sich das gesuchte „Motorprotein" nicht im „Zellsaft", sondern war, in Form unlöslicher Strukturen, als Zentrifugationsniederschlag immer weggeworfen worden.

Bewegung wird im Muskel dadurch hervorgerufen, daß Myosinfilamente an den aus Aktin gebildeten Mikrofilamenten „entlanggleiten". Dieses ursprünglich als muskelspezifisch angenommene „Mechanoenzym-System" wurde in den letzten Jahren in fast jeder Zelle nachgewiesen, und es zeigt sich immer deutlicher, daß fast jede Bewegung von Zellen sowie Transportvorgänge innerhalb der Zelle an Filamente gebunden sind. Auch die Bewegung von Zellen mit Hilfe von Geißeln und Zilien, der

Transport von Vesikeln in Nervenzellen oder die Bewegung der Chromosomen bei der Zellteilung oder dem mitotischen Spindelapparat zu beobachten ist, beruhen auf der Wechselwirkung zwischen ATP(Adenosintriphosphat)-spaltenden Motorproteinen und Filamenten. Es ist leicht vorstellbar, daß solch eine komplexe Mobilität, äußere Bewegung mit gleichzeitig ablaufenden vielfältigen inneren Transportvorgängen, sehr schnell in einem kompletten Chaos enden könnte. Wo sind die „Ruhepole"?

Struktur der Intermediärfilamentproteine

Die histochemische Analyse vieler Zelltypen, insbesondere beim Menschen, erbrachte in den siebziger Jahren die Erkenntnis, daß die Gewebe der höheren Wirbeltiere in fast jeder Zelle zusätzlich zu den Mikrofilamenten und Mikrotubuli ein drittes Filamentsystem, die Intermediärfilamente, enthalten. Diese bilden keine polaren Strukturen und können deshalb nicht von Motorproteinen für gerichtete Bewegungen genutzt werden. Mit Hilfe immunologischer Methoden erkannte man, daß Intermediärfilamente in ihrer Zusammensetzung äußerst heterogen sind, obwohl sie äußerlich selbst im Elektronenmikroskop nicht voneinander zu unterscheiden sind. Der Mensch hat etwa 50 verschiedene Intermediärfilamentproteine, die sich in ihrem Bau gleichen und eine ähnliche biologische Struktur aufbauen. Ihre Primärsequenz, das heißt die genetisch bestimmte Abfolge von Aminosäuren im Protein der verschiedenen Intermediärfilamente, ist jedoch sehr unterschiedlich. Die Wissenschaftler schließen daraus, daß die aus ihnen gebildeten Filamente sehr unterschiedliche Eigenschaften haben können und deshalb in der Regel auch keine Mischkomplexe bilden. Dies ist auch der Grund dafür, daß in einer Zelle zwei verschiedene, voneinander unabhängige Intermediärfilament-Systeme vorkommen können.

Zur Intermediärfilamentprotein-Familie gehören ganz unterschiedliche Proteine: die Lamine, die – als Besonderheit – in den Zellkern transportiert werden und dort die Kernmembran sowie die sie durchbrechenden Kernporen stabilisieren, die Neurofilamentproteine, die in Nervenzellen die langen axonalen Fortsätze ausfüllen, das Vimentin in Bindegewebszellen und der Augenlinse sowie die Zytokeratine, die in inneren Epithelien, Deckgeweben, das Zytoplasma von der äußeren Kernhülle bis zur Plasmamembran durchziehen und die in der Epidermis das Hauptprotein sind. Die Zytokeratine bilden, zusammen mit den sie vernetzenden Proteinen, nach Absterben der sie produzierenden Zellen die Hornschuppen, Haare, Federn oder Nägel. Eine außergewöhnliche Bildung der Natur sind die langen Stacheln des Stachelschweins, die aus parallel angeordneten und vernetzten, quasi-kristallinen Intermediärfilamentbündeln bestehen.

Eine derartige Vielfalt mag den Nicht-Spezialisten verwirren und ihm unbedeutend erscheinen, für den Histologen und Pathologen hat sie sich als ungeheuer fruchtbar erwiesen, denn bösartig veränderte Zellen behalten in der Regel "ihr" Intermediärfilamentprotein bei. Damit ist es möglich, die Herkunft eines Zweittumors mit Hilfe des immunologischen Nachweises des Intermediärfilament-Proteintyps zu bestimmen. Sehr kleine Tumoren und Mikrometastasen können dank ihres Intermediärfilamentprofils ebenfalls schnell identifiziert werden. Dies ist inzwischen ein zentraler Ansatz in der Tumordiagnostik. Allein im Deutschen Krebsforschungszentrum sind mehr als 50 verschiedene monoklonale Antikörper hergestellt worden, die weltweit für die Diagnostik von Tumoren entsprechend des von Roland Moll und Werner W. Franke, Abteilung Zellbiologie, aufgestellten Expressionskatalogs der Zytokeratine routinemäßig eingesetzt werden. Eine unabdingbare Voraussetzung für den Einsatz der Zytokeratine als Diagnostika ist die detaillierte Kenntnis des jeweiligen durch den Antikörper erkannten Proteins hinsichtlich seiner biochemischen Eigenheit sowie seiner gewebsspezifischen Expression. Das heißt, es gilt auch eng verwandte Intermediärfilamente voneinander zu unterscheiden. Dies ist oft schwierig, da einige der identifizierten Zytokeratine ursprünglich von einer Vielzahl von Forschern als Abbauprodukte eines häufig

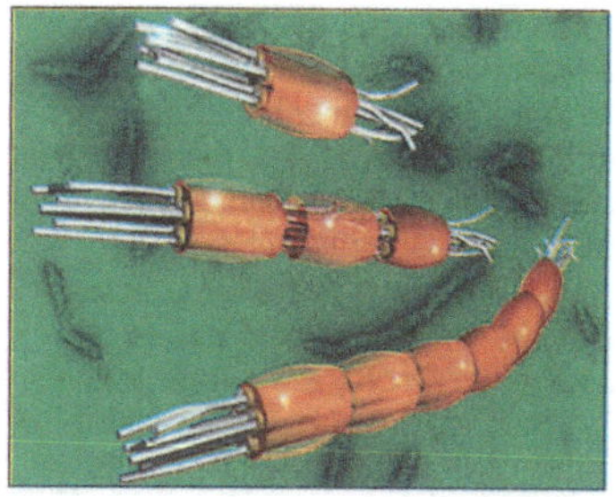

Abb. 11
Das Computermodell veranschaulicht, wie die langen „Fäden" der Intermediärfilamente enstehen. Zunächst bilden sich standardisierte, einheitliche Minifilamente (oben), die sich anschließend tandemartig zu langen Strängen zusammenlagern wie in der Mitte und unten

vorkommenden Zytokeratins der Haut angesehen wurden. Christine Collin konnte in unserem Labor zeigen, daß es sich jedoch zum Beispiel bei CK2e und CK2p um eigenständige Zytokeratine handelt. Überraschend war die „späte" Klonierung des Gens für das Zytokeratin 20, zu einer Zeit, als man allgemein glaubte, alle menschlichen Zytokeratine zu kennen. Dieses wird nur in sehr wenigen Zelltypen synthetisiert, ist jedoch von unschätzbarem Nutzen in der Tumordiagnostik. In der Kombination mit Antikörpern gegen andere Zytokeratine werden Antikörper gegen CK20 für die Differentialdiagnose von Adenokarzinomen eingesetzt.

Ein wesentlicher Fortschritt beruht auf der Erkenntnis, daß Intermediärfilamentproteine beim Zerfall von Tumorzellen relativ stabile Bruchstücke (die α-helikalen coiled coils) freisetzen und diese mit immunologischen Mitteln leicht und in sehr geringen Mengen nachweisbar sind. Von Zytokeratin 19 (CK19), das Bernhard Bader in unserem Labor klonierte, finden sich in frühen Stadien bestimmter Lungentumoren Fragmente im Blut. Eine Krebsfrüherkennung ist in diesem Fall durch eine einfache Blutentnahme mit anschließender Serodiagnostik möglich. Dieser „CYFRA 21-1-Test" wird inzwischen weltweit zum Nachweis von nicht-kleinzelligen Lungentumoren eingesetzt.

Funktion der Intermediärfilament-Proteine

Worin besteht für einen organ- und gewebebildenden Vielzeller der Vorteil oder die Notwendigkeit, eine derart große Zahl unterschiedlicher Proteine zu synthetisieren und sie in solch komplexer Vielfalt zelltypspezifisch zu regulieren, um schließlich doch nur ein System anscheinend gleichartiger Filamente in den Zellen zu erhalten? Und was geschieht, wenn die Synthese dieser Filamente gestört ist oder die Proteine genetisch bedingte „Fehler" enthalten?

Den Organisationsstrukturen in den Zellen steht eine außerhalb der Zellen liegende komplexe Struktur gegenüber, die der inneren an Vielfalt in nichts nachsteht. Diese sogenannte extrazelluläre Matrix wird zum Beispiel in Epithelien hauptsächlich von Fibroblasten ausgeschieden. In einem „Selbst-Assoziierungs"-Prozeß bilden sie ein System unlöslicher Fibrillen, die aus mehreren Filamenten bestehen. Transmembranproteine, unter anderem vom Integrin-Typ, verbinden die extrazelluläre Matrix über bestimmte Proteinkomplexe mit dem inneren Zytoskelett. Zwischen einzelnen Zellen übernehmen andere Transmembranproteine, die Cadherine, die Kopplung der Zytoskelette. Auf diese Weise durchzieht ein transzelluläres Zytoskelett das ganze Gewebe. Zytoskelett- und Matrixproteine haben eine Besonderheit, die sie von vielen anderen Zellproteinen unterscheidet: Schon in relativ geringen Mengen bilden sie Gele. Während viele globuläre Proteine auch in hohen Konzentrationen eine Lösung kaum "andicken", machen fibrilläre Proteine wie die Intermediärfilamente schon bei einem Anteil von nur einem Tausendstel Lösungen hochviskös.

Biophysikalische Untersuchungen der drei Filamentsysteme haben gezeigt, daß sie sich in einem Parameter grundsätzlich unterscheiden: in der Viskoelastizität. Unter Belastung, zum Beispiel einem Torsions-Stress, nimmt die Fähigkeit der Intermediärfilamente, elastisch zu reagieren, zu. Ursache sind wahrscheinlich Umlagerungen der Mo-

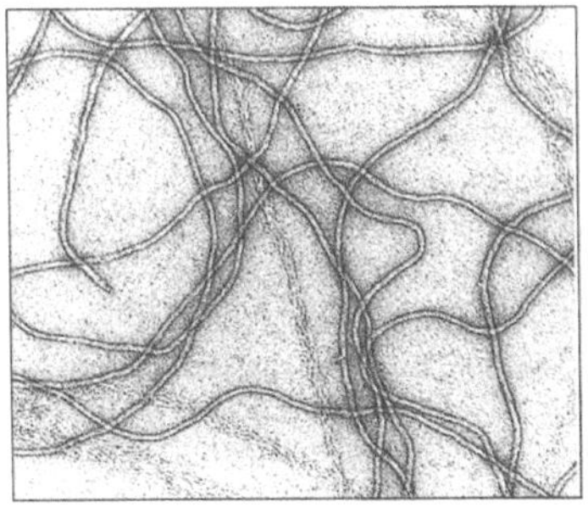

Abb. 12
In Bakterien hergestelltes Vimentin, „Standardvertreter" der Intermediärfilamente, das sich zu langen Eiweißfäden zusammenlagert (elektronenmikroskopische Aufnahme mit 160 000facher Vergrößerung)

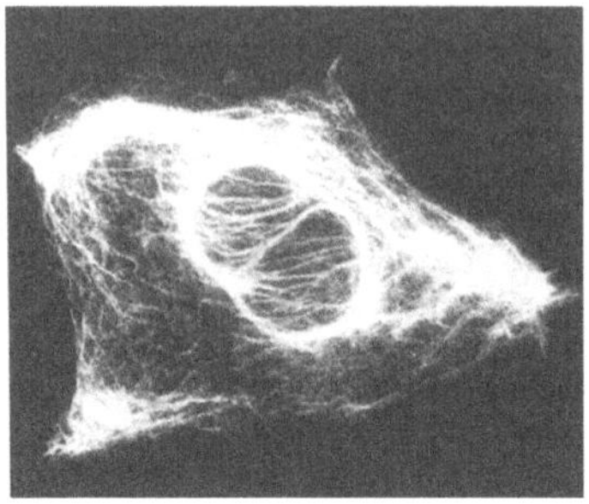

Abb. 13
Das Netzwerk von Vimentin-Intermediärfilamenten in einer menschlichen Zelle, mit Hilfe von Antikörpern sichtbar gemacht

leküle im Filament. Mikrofilamente und Mikrotubuli zerbrechen dagegen unter solchen Bedingungen. Dies bedeutet, daß Intermediärfilamente in idealer Weise Scherkräfte elastisch „abpuffern". Innerhalb der Intermediärfilament-Proteine bestehen relativ große Unterschiede in Bezug auf ihre viskoelastischen Eigenschaften, die zusätzlich von den mit ihnen assoziierten Proteinen beeinflußt werden. Die spezifische „Zellelastizität" hängt damit von den in der Zelle vorkommenden Intermediärfilament-Typen ab.

Diese Befunde aus Untersuchungen an Gewebekulturzellen legten die Vermutung nahe, daß Intermediärfilamente auch im lebenden Organismus etwas mit der Stabilisierung von Zellen gegenüber Zugspannungen zu tun haben könnten. Die Klärung der Ursache einer bestimmten genetisch bedingten Hautkrankheit (Epidermolysis bullosa simplex) hat das eindrucksvoll bestätigt: Bei betroffenen Patienten löst sich schon bei geringster Druckbelastung der Haut die basale Zellschicht der Epidermis auf, anschließend bilden sich Blasen. Diesen Patienten fehlt ein ausgebreitetes Intermediärfilament-System in der Basalzellschicht. Statt dessen finden sich die Intermediärfilamente in Aggregaten in der Nähe des Zellkerns. Die Ursache für die Verklumpung liegt in einer Veränderung des Erbmaterials, die zum Austausch einer Aminosäure an einer bestimmten Stelle im Zytokeratin 5 oder 14 führt. Wie kann eine scheinbar derart geringe Veränderung solch drastische Effekte haben? Ähnlich wie die dynamischen Filamentsysteme der Mikrofilamente und Mikrotubuli sind auch die eigentlichen Zytoskelettelemente, die Intermediärfilamente, keine statischen, starren Zellbestandteile. Sie bilden sich mit ungeheurer Geschwindigkeit aus ihren löslichen Bestandteilen durch Fusion kurzer „Standardfilamente". Schon geringe Veränderungen im Molekül können dazu führen, daß keine Filamente, sondern flächige oder klumpenförmige Aggregate gebildet werden.

Hieraus ergibt sich die Frage, welche Folgen solche Fehlbildungen eines Filamentsystems für die Zellen und das Gewebe im lebenden Organismus haben können. Humane Neurofilamentproteine führen in Nervenzellen der Maus zur Aggregation von Neurofilamenten im Zellkörper und der Abnahme ihrer Zahl im Axon, dem „Fortsatz" der Nervenzelle. Anschließend sterben die Nervenzellen ab. Die zusätzliche mengenmäßig vergleichbare Synthese entsprechender Maus-Neurofilamente wird dagegen in den Nervenzellen der Mäuse ohne erkennbare Probleme toleriert. Da die beiden Proteine von Mensch und Maus sehr ähnlich sind, folgt daraus, daß auch schon geringe Unterschiede zu einem völlig gegensätzlichen Verhalten der jeweiligen Proteine in Nervenzellen führen können. Besonders das Auftreten „falsch" gefalteter Proteine könnte dazu führen, daß für die Funktion der Zelle wichtige lösliche Proteine in solchen Aggregaten eingefangen werden und so die Regelkreise in der Zelle beeinflußt werden.

Die „falsche" Umgebung kann für ein Protein bedeuten, daß es in ein ganz anderes Kompartiment der Zelle als üblicherweise transportiert wird. Solche Fehler in der Topogenese (Ortsbestimmung) können wie im Fall der Synthese von Frosch-Vimentin in Säuger-Gewebekulturzellen ohne große Folgen sein. Dieses Protein wird in bandförmigen Aggregaten im Zytoplasma abgelagert. Eine leicht veränderte Version dieses

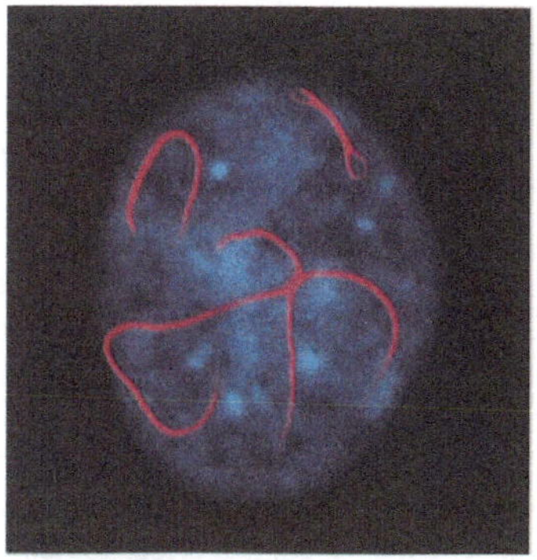

Abb. 14
Rot leuchtendes, künstlich in einen Zellkern eingebrachtes Vimentin. Mit dieser Methode ist es erstmals gelungen, Freiräume, in denen sich das Vimentin ausgebreitet hat, im Zellkern sichtbar zu machen

Proteins wird dagegen in den Zellkern transportiert und bildet dort, nach Erniedrigung der Temperatur von 37°C auf 28°C (wegen der Temperaturempfindlichkeit des Amphibienproteins), ausgedehnte Intermediärfilament-Bündel. Dagegen erwies sich die Synthese eines epidermalen Zytokeratins in den Inselzellen des Pankreas einer transgenen Maus als fatal. In diesem Fall bewirkte allein die Synthese in der „falschen" Zelle, daß ein in der Haut typisches zytoplasmatisches Protein in den Zellkern transportiert wurde. Die Mäuse entwickelten innerhalb weniger Wochen nach der Geburt eine schwere Diabetes, da die Inselzellen starben. Eine ektopische („am falschen Ort" stattfindende) Synthese kann unter Umständen schwerere Auswirkungen haben als der komplette Ausfall eines Intermediärfilament-Proteins.

Letzteres fand man mit Hilfe von Gen-„knock-out"-Experimenten heraus. Unter Einsatz gentechnologischer Methoden kann ein bestimmtes Gen in der Keimbahn einer Maus gezielt ausgeschaltet werden. Als Folge wird das entsprechende Protein in dieser „knock-out"-Maus nicht mehr synthetisiert. Die Inaktivierung von Vimentin hatte zum Beispiel keinen sichtbaren Einfluß auf die Embryonalentwicklung dieser Maus. Dies war insofern verblüffend, als die Wissenschaftler bisher angenommen hatten, daß dieses Protein eine zentrale Rolle bei der Mesodermentwicklung der Maus spielt. Die Inaktivierung des Gens des „Schwestermoleküls" des Vimentins, Desmin, das ausschließlich im Muskel synthetisiert wird, führte dagegen zu schweren Schädigungen des Herzmuskels dadurch, daß Kontraktionen des Herzens nur ungenügend elastisch/mechanisch abgefangen wurden. Die Untersuchungen zeigten, daß das Desmin-System eine entscheidende Rolle für die mechanische Stabilität dieses Organs spielt.

Die ursprüngliche Annahme, daß Intermediärfilamentproteine nur bei höheren Vertebraten verbreitet seien, läßt sich heute nicht mehr halten: Selbst ein kleiner Rundwurm wie Caenorhabditis elegans, mit seiner konstanten Anzahl von nur 959 Zellen einer der Modellorganismen für die Arbeit über Zelldifferenzierung, enthält eine Vielfalt von Intermediärfilament-Proteinen mit zum Teil hoher Sequenzähnlichkeit zu den entsprechenden Säugerproteinen. Man kann davon ausgehen, daß die Forschung mit diesem „Modell" in Zukunft interessante Hinweise auch auf die Funktion von Intermediärfilamenten im Menschen geben wird.

Integration der Filamente in das Zytoskelett

Die drei Filamentsysteme kommen in den etwa 200 verschiedenen Zellarten des Menschen immer gemeinsam mit einer Vielzahl assoziierter Proteine, die meist ebenfalls gewebsspezifisch synthetisiert werden, vor. Zu diesen gehören zum Beispiel die Proteine der Desmoplakin-Familie, langgestreckte, α-helikale Proteine, die Molekülketten bilden und größere Strecken in der Zelle überbrücken können. Desmoplakine lassen sich zum Teil mit nichtionischen Detergentien extrahieren und entsprechen daher streng genommen nicht den Kriterien für ein Zytoskelettprotein. Da diese Moleküle jedoch die Filamentsysteme koordinieren und damit Teil der Zytomatrix sind, zeigt sich daran, daß der Begriff „Zytoskelett" ein operationaler Terminus ist, der nur die Stabilität einiger Komponenten des Zellplasmas gegenüber bestimmten Extraktionsmitteln beschreibt, nicht jedoch die funktionelle, dynamische Einheit der wechselwirkenden Systeme. Eines dieser Moleküle, Plektin, ein riesiges Protein, das aus etwa 5000 Aminosäuren besteht, ist je nach Zelltyp in der Lage, Intermediärfilamente mit Mikrotubuli, mit Mikrofilamenten oder mit Fodrin, einem fibrillären Protein des Plasmamembranskeletts, zu verbinden. Zellgifte wie das Kolchizin, das Mikrotubuli auflöst und zu einer Reorganisation des Vimentin-Intermediärfilamentsystems führt, lassen das Plektin-Netzwerk im wesentlichen unverändert. Ein gewisser Teil der Plektine lagert sich jedoch mit den Intermediärfilamenten um, woraus folgt, daß verschiedene Plektine oder Plektinformen funktionell in einer Zelle vorliegen.

Ein anderes Protein aus der Desmoplakin-Familie, das BPAG1n, verbindet in Nervenzellen Neurofilamente mit Mikrofilamenten und ist damit ein weiteres Verknüpfungsprotein für die zellulären Filamentsysteme untereinander. Desmoplakin, das der Familie den Namen gab, ist dagegen fast ausschließlich auf der Zellinnenseite von Desmosomen, speziellen Zell-Zell-Verbindungsstrukturen, zu finden. Es rekrutiert, vornehmlich in Epithelien – aber auch im Herzmuskel -, allein oder mit Hilfe zusätzlicher Komponenten, Intermediärfilamente an die Zellmembran. Auf diese Weise verbinden diese Zell-Zell-Verbindungskomplexe die Intermediärfilamentsysteme einzelner Zellen in einem Epithel oder Organ zu einem das ganze Gewebe durchziehenden, elastischen Stützsystem. Die Vielzahl dieser Protein-Protein-Wechselwirkungen ist nicht unabänderlich festgelegt, sondern auf vielseitige Weise regulierbar. Dies erst macht es auch möglich, daß sich Zellen aus einem Gewebeverband heraus oder durch ihn hindurch bewegen können.

Letzteres ist von entscheidender Bedeutung bei der Entstehung von Tumoren und deren Verbreitung im Körper durch Metastasierung. Die Mechanismen, die bei der Auswanderung von Zellen aus einem Epithel wirken und unter anderem zur Voraussetzung haben, daß sich die Desmosomen, die die Zellen verbinden, lösen, sind bislang ungeklärt. Vor kurzem konnten Wissenschaftler jedoch zeigen, daß Proteine, die in den Zell-Zell-Verbindungsstrukturen lokalisiert sind, Bestandteile von Signalketten sind oder selbst in den Zellkern transportiert werden und dort möglichweise an der Genaktivität beteiligt sind. Dadurch erscheint es möglich, den direkten Ein-

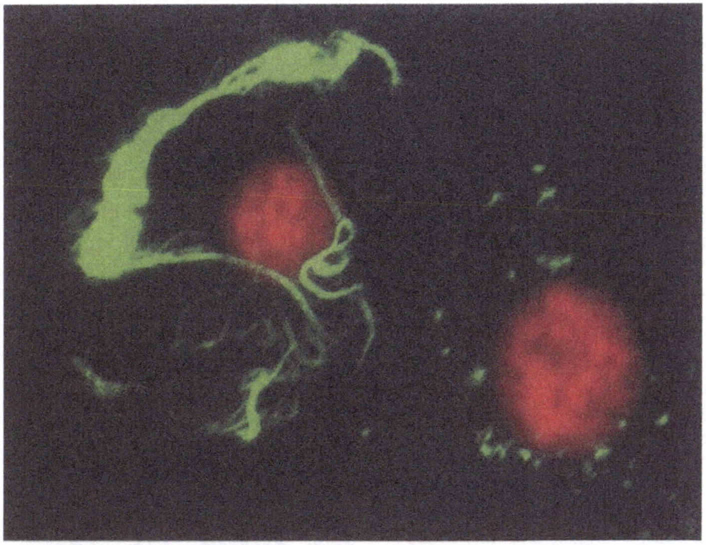

Abb. 15
Colcemid, eine mit dem Kolchizin der Herbstzeitlosen verwandte Substanz, zerstört die Anordnung der Vimentinfasern, Bestandteilen des Zellskeletts. Die Erbsubstanz in den Zellkernen ist rot gefärbt, die „verklumpten" Vimentinfäden sind grün. Immunfluoreszenzfärbung mit dem Laser-Scanning-Mikroskop aufgenommen

fluß der Komponenten des Zellskeletts auf die Regulation der Genaktivität zu untersuchen. Diese Arbeiten könnten es in Zukunft ermöglichen, in jene molekularen Mechanismen, die es Zellen in Primärtumoren erlauben, sich aus dem Zellverband zu lösen und in anderen Geweben Tochtergeschwülste zu bilden, gezielt einzugreifen.

Priv.-Doz. Dr. Harald Herrmann-Lerdon
Abteilung Zellbiologie

Beteiligte Mitarbeiterinnen und Mitarbeiter

Monika Brettel
Prof. Dr. Werner W. Franke
Christine Grund
Dr. Ilse Hofmann
Cäcilia Kuhn
Dr. Kevin R. Rogers
Dr. Herbert Spring

In Zusammenarbeit mit

Dr. Joanna Bridger
Priv.-Doz. Dr. Peter Lichter
Abteilung Organisation komplexer Genome,
Deutsches Krebsforschungszentrum

Prof. Dr. Jörg Langowski
Abteilung Biophysik der Makromoleküle,
Deutsches Krebsforschungszentrum

Prof. Dr. Ueli Aebi
Biozentrum, Universität Basel, Schweiz

Prof. Dr. Jürgen Markl
Institut für Zoologie, Universität Mainz

Prof. Dr. Manfred Schliwa
Institut für Zellbiologie,
Universität München

Ausgewählte Publikationen

Moll, R.: Cytokeratine als Differenzierungsmarker. Expressionsprofile von Epithelien und epithelialen Tumoren. Gustav Fischer Verlag, Stuttgart, Jena, New York, 1–197 (1993)

Herrmann, H., Eckelt, A., Brettel, M., Grund, C., Franke, W.W.: Temperature-sensitive intermediate filament assembly: Alternative structures of Xenopus laevis vimentin in vitro and in vivo. J. Mol. Biol. 234, 99–113 (1993)

Schmidt, A., Heid, H.W., Schäfer, S., Nuber, U.A., Zimbelmann, R., Franke, W.W.: Cell type-specific desmosomal components and epithelial differentiation. Eur. J. Cell Biol. 65, 229–245 (1994)

Herrmann, H., Häner, M., Brettel, M., Müller, S.A., Goldie, K.N., Fedtke, B., Lustig, A., Franke, W.W., Aebi, U.: Structure and assembly properties of the intermediate filament protein vimentin: the role of its head, rod and tail domains. J. Mol. Biol. 264, 933–953 (1996)

Herrmann, H., Münick, M.D., Brettel, M., Fouquet, B., Markl, J.: Vimentin in a coldwater fish, the rainbow trout: Highly conserved primary structure but unique assembly properties. J. Cell Sci. 109, 569–578 (1996)

Leube, R.E., Kartenbeck, J.: Molekulare Komponenten der Intermediärfilamente und ihrer Verankerungsstrukturen in Epithelzellen: Differenzierungsmarker in der Gewebe- und Tumordiagnostik. In: Onkologie. Hrsg.: Zeller, W.J., zur Hausen, H., Ecomed Verlagsgesellschaft 1995, Supplement II–1, 1–32 (1996)

2

2.2 Gene, die die Entwicklung kontrollieren – ihre Identifizierung und Funktion

von Christof Niehrs

Die Grundlage für das Verständnis von krankhaften Vorgängen ist die genaue Kenntnis der normalen Anatomie des Organismus und seiner Substrukturen. Um die molekularen Grundlagen der Krebsenstehung zu untersuchen, muß man zunächst einmal verstehen, wie die Differenzierung gesunder Zellen reguliert wird. Genau dies ist das Ziel der molekularen Embryologie. Sie beschäftigt sich mit der Frage, welche Gene in der Erbsubstanz die Entwicklung von der befruchteten Eizelle bis zur Ausbildung des erwachsenen Organismus regulieren. Solche regulatorischen Schlüsselgene bezeichnet man als Entwicklungskontrollgene. Man weiß heute, daß Entwicklungskontrollgene nicht nur eine wichtige Rolle bei der Entstehung des Embryos (Embryogenese), sondern auch in der Krebsentstehung spielen. Darüber hinaus haben sich Entwicklungskontroll- und Krebsgene in der Evolution unverändert erhalten. So ist zum Beispiel die Funktion des sogenannten ras-Entwicklungskontrollgens in der Taufliege während der Augenentwicklung und in Fröschen unter anderem bei der Ausbildung der Anlagen für Blut und Muskel notwendig. Bei Mensch und Maus weiß man, daß ein defektes ras-Gen zu Krebs führen kann. Die Bedeutung der Entwicklungskontrollgene für die Medizin liegt also darin, daß sie potentielle Krebsgene sind.

Die evolutionäre Konservierung der Entwicklungskontrollgene erlaubt es, niedere Organismen als Modellsystem für die experimentelle Arbeit zu verwenden. In der Abteilung Molekulare Embryologie des Deutschen Krebsforschungszentrums wird mit Fröschen gearbeitet, genauer gesagt mit dem südafrikanischen Krallenfrosch. Diese Frösche werden speziell für die Forschung gezüchtet. Froschembryonen eignen sich besonders gut für die Untersuchung der frühen Entwicklungsprozesse, da sich die zu Hunderten erhältlichen Keime außerhalb der Mutter entwickeln und daher leicht zugänglich für Untersuchungen sind. Im Froschembryo lassen sich Entwicklungskontrollgene technisch leichter als beim Menschen oder der Maus identifizieren, und ihre Funktion kann im Keim experimentell analysiert werden. Der Froschembryo dient daher als Modellsystem für den Menschen, um Entwicklungskontrollgene zu erforschen, die für die Krebsentstehung von Bedeutung sein können.

Der südafrikanische Krallenfrosch kann im Gegensatz zu europäischen Amphibien das ganze Jahr hindurch durch hormonelle Behandlung zur Eiablage gebracht werden. Eier werden im Reagenzglas befruchtet und entwickeln sich synchron. Die Entwicklung vom Ei bis zur schwimmfähigen Larve benötigt nur zwei Tage, und nach einer Woche nehmen die Larven bereits selbständig Nahrung zu sich.

Funktion von Entwicklungskontrollgenen

Es gibt zahlreiche bekannte Entwicklungskontrollgene, die in verschiedenen Stadien der Embryogenese und in vielen verschiedenen Geweben aktiv sind. Diese Gene kodieren für Proteine mit vielfältigen biochemischen Funktionen. Zu ihnen gehören zum Beispiel Hormone, Hormonrezeptoren sowie direkte Regulatoren der Genaktivität. Häufig beschränkt sich die Aktivität eines einzelnen Entwicklungskontrollgens auf nur wenige Regionen im Embryo. So reguliert zum Beispiel das Entwick-

Abb. 16
Stadien der Embryogenese beim südafrikanischen Krallenfrosch

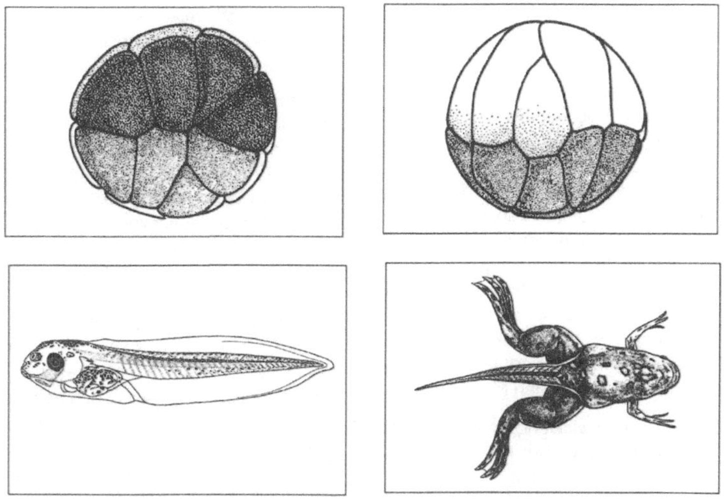

lungskontrollgen Brachyury die Differenzierung von Mesodermzellen, aus denen sich später Blut, Bindegewebe und Muskel entwickeln. Das Gen ist selektiv in der Mesodermanlage angeschaltet oder exprimiert. Die selektive Expression in wenigen Geweben oder Zellen ist eine Eigenschaft, die man bei Entwicklungskontrollgenen häufig findet. Dies ist wahrscheinlich ein bedeutender Faktor in der Regulation ihrer Aktivität.

Im allgemeinen testet man die Funktion eines potentiellen Entwicklungskontrollgens im Frosch, indem man das Gen per Mikroinjektion in einer Region im Keim aktiviert, in der das Gen normalerweise nicht exprimiert ist. Hierzu wird die genetische Information des Gens im Reagenzglas in sogenannte Boten-Ribonukleinsäure (mRNS) überschrieben. Man inkubiert die zu testende Genmatritze mit den vier Nukleinsäurebasen, aus denen mRNS besteht, zusammen mit einem speziellen Enzym und erhält so künstliche mRNS. Diese synthetische mRNS kann nun per Mikroinjektion in jede beliebige Region des frühen Embryos injiziert werden. Dadurch wird das zu testende Gen dort künstlich exprimiert. Stellt man nun ungewöhnliche Gewebebildungen in diesen Regionen fest, so ist dies ein wichtiger Hinweis auf eine Funktion des Gens in der Regulation der Zelldifferenzierung.

Dutzende von Entwicklungskontrollgenen wurden auf diese Weise im Frosch identifiziert. Es gibt Entwicklungskontrollgene, deren Mikroinjektion die Ausbildung siamesischer Zwillinge bewirkt, die zwei Köpfe und Rümpfe haben und am Schwanz verwachsen sind. Diese Gene stehen sehr weit oben in der Hierarchie der Entwicklung des Embryos und dienen quasi als Hauptschalter, der die Embryogenese auslösen und organisieren kann. Je später Entwicklungskontrollgene während der Embryogenese wirken, desto beschränkter sind ihre Funktionen. Während die früh exprimierten Entwicklungskontrollgene noch siamesische Zwillinge hervorrufen, sind die spät wirksamen nur noch in der Lage, Zellen zum Beispiel zu Muskel differenzieren zu lassen. Die gesamte Embryogenese wird also durch eine Serie von hierarchisch gegliederten Entwicklungskontrollgenen reguliert, die zunehmend speziellere Funktionen erfüllen.

Entdeckung neuer Entwicklungskontrollgene

Die ersten Entwicklungskontrollgene wurden in der Taufliege entdeckt, in der gezielt nach veränderten Genen gesucht wurde. Gleichartige Gene (Homologe) wurden in den vergangenen Jahren in Wirbeltieren systematisch identifiziert. Um Entwicklungskontrollgene zu entdecken, für die noch kein Homolog in der Fliege bekannt ist, haben wir einen neuen Screening-Test entwickelt. In diesem Projekt werden in unserem Labor gegenwärtig Hunderte von Genen im Froschembryo mit dem Ziel untersucht, unbekannte Entwicklungskontrollgene in Wirbeltieren zu entdecken. Wollte man dieses Screening mit Mäusen durchführen, müßten etwa 600 trächtige Weibchen geopfert werden. Beim Frosch benötigt man für die Untersuchung ein Zehntel dieser Zahl, da ein einzelnes Tier mehrere hundert Eier legen kann. Darüber hinaus müssen die Tiere nicht geopfert werden, da sie die unbefruchteten Eier ableichen.

Um neue Entwicklungskontrollgene zu identifizieren, werden willkürlich Gene aus einer Genbibliothek ausgewählt und die Verteilung ihrer Genprodukte (mRNS) im Embryo mit spezifischen Färbetechniken nachgewiesen. Gene, die besonders interessante Färbemuster zeigen, werden dann experimentell näher unter die Lupe genommen.

In Zusammenarbeit mit Dr. Hajo Delius von der Arbeitsgruppe Oligo-Sequenzierung im Forschungsschwerpunkt Angewandte Tumorvirologie des Deutschen Krebsforschungszentrums wird die Sequenz der Desoxyribonukleinsäure (DNS) dieser Gene ermittelt und mit bekannten DNS-Sequenzen in Gendatenbanken verglichen. Häufig werden dabei Gene entdeckt, für die bereits im Rahmen des Humangenomprojekts ein menschliches Homolog identifiziert wurde, über das man aber außer der DNS-Sequenz nichts weiß. Das Färbemuster der Genprodukte des homologen Froschgens in bestimmten Geweben des Embryos gibt hier wertvolle Anhaltspunkte für eine mögliche Funktion auch des menschlichen Gens. So kann gezielt nach der Beteiligung des Gens bei bestimmten vererbten Krankheiten oder Krebsarten gesucht werden.

Auf diese Weise wurden von unserer Abteilung 200 neue Gene identifiziert, unter denen auch viele Entwicklungskontrollgene sind. Der nächste Schritt wird sein, die Entwicklungskontrollgene durch Mikroinjektionsexperimente zu identifizieren und einige ausgewählte zu studieren. Die vielen Daten dieses Screenings, insbesondere die Photos der Färbemuster der Genprodukte, werden Wissenschaftlern weltweit über das Internet in Form einer Genexpressionsdatenbank zugänglich gemacht. In Zusammenarbeit mit Hans Lehrach vom Max-Planck-Institut für Molekulare Genetik in Berlin soll dieses Screening in Zukunft noch ausgeweitet werden, um systematisch die embryonale Genexpression zu studieren und neue Entwicklungskontrollgene entdecken zu können.

Priv.-Doz. Dr. Christof Niehrs
Abteilung Molekulare Embryologie

Beteiligte Mitarbeiter

Dr. Volker Gawantka
Rebecca Nitsch

In Zusammenarbeit mit

Dr. Hajo Delius
Arbeitsgruppe Oligo-Sequenzierung, Deutsches Krebsforschungszentrum

Dr. Hans Lehrach
Max-Planck-Institut
für Molekulare Genetik,
Berlin

Ausgewählte Publikationen

Niehrs, C., De Robertis, E. M.: Vertebrate axis formation. Curr Opin Genet Dev 2, 550–555 (1992)

Gawantka, V., Delius, H., Hirschfeld, K., Blumenstock, C., Niehrs, C.: Antagonizing the Spemann organizer: role of the homeobox gene Xvent-1. Embo J 14, 6268–6279 (1995)

Niehrs, C.: Mad connection to the nucleus. Nature 381, 561–562 (1996)

Onichtchouk, D., Gawantka, V., Dosch, R., Delius, H., Hirschfeld, K., Blumenstock, C., Niehrs, C.: The Xvent-2 homeobox gene is part of the BMP-4 signalling pathway controling dorsoventral patterning of Xenopus mesoderm. Development 122, 3045–3053 (1996)

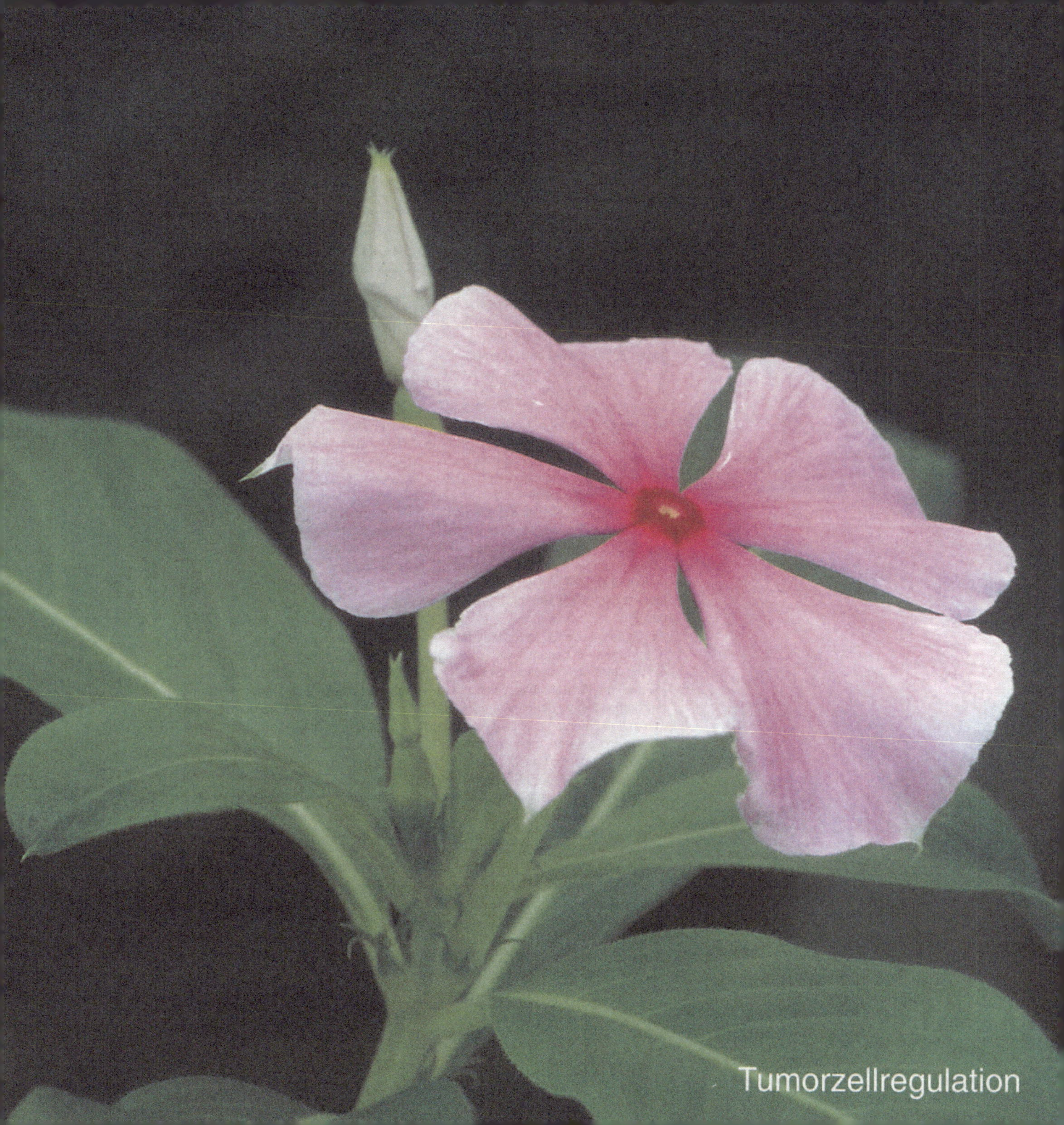

Tumorzellregulation

3

Tumorzellregulation

Krebs ist eine Störung der Kommunikation zwischen Zellen sowie zwischen Tumorgewebe und Gesamtorganismus. Sie kommt durch eine Ansammlung von genetischen Schäden zustande, die zufällig oder aufgrund äußerer Einflüsse entstanden sind, und äußert sich als chaotische und zerstörerische Vermehrung und unangepaßte Funktion von Zellen. Die Kommunikation zwischen Zellen beruht im wesentlichen auf einem dauernden Austausch von chemischen Signalen, die man je nach ihrem Entstehungs- und Wirkort zum Beispiel als Hormone, Neurotransmitter, Zytokine, Mediatoren oder Wachstumsfaktoren bezeichnet. Jede Zelle unseres Körpers ist in der Lage, derartige Signale auszusenden und zu empfangen und steht so mit allen anderen Zellen in dauerndem Kontakt. Dieses Kommunikationssystem garantiert, daß sich die Bestandteile unseres Körpers so kohärent und kooperativ verhalten, als folgten sie einem abgesprochenen Plan.

Ein Grundprinzip der interzellulären Kommunikation besagt, daß das Medium mit der Botschaft nicht identisch ist. Mit anderen Worten: Das gleiche Kommunikationssignal kann in verschiedenen Zellen unterschiedliche Verhaltensweisen provozieren (zum Beispiel Vermehrung, spezielle Funktionen, Bewegung oder Tod). Jedem Signal wird also von der Empfängerzelle eine eigene Bedeutung zugewiesen. Diese Interpretationsarbeit wird durch ein hochkomplexes System von Wechselwirkungen zwischen Proteinmolekülen geleistet. Dabei entstehen spezifische molekulare Aktivitätsmuster, zum Beispiel von Genen und Enzymen, die eine adäquate Antwort der Zelle auf äußere Einflüsse ermöglichen. In seiner Arbeitsweise ist dieses kognitive Netzwerk am ehesten mit dem Nervensystem zu vergleichen, daher auch die Metapher vom "Gehirn der Zelle". Für das Verständnis von Krankheiten ist es wichtig zu wissen, daß der kognitive Apparat einer Zelle nicht nur auf körpereigene Signalmoleküle, sondern auch auf Streßfaktoren aus der Umwelt reagiert, zu denen Mikroorganismen, Strahlung sowie krebserzeugende Substanzen und andere toxische Substanzen gehören. Auch bei diesen Schutz und Notfallreaktionen werden die Aktivitäten bestimmter Gene und Enzyme in spezifischen Mustern moduliert. Angesichts der Tatsache, daß Kommunikation und Kognition grundlegende Lebensprozesse sind, ist es verständlich, daß die zelluläre Signalverarbeitung mit großem Nachdruck erforscht wird, zumal man erkannt hat, daß sich die zu Krebs führenden genetischen Defekte, aber auch viele andere Krankheiten, als Störung in diesem Bereich manifestieren.

Hier liegt das Hauptgewicht der Arbeiten im Forschungsschwerpunkt Tumorzellregulation. So versuchen mehrere Gruppen, die krankhaften Veränderungen der zellulären Datenverarbeitung zu identifizieren, welche den verschiedenen Stufen der fortschreitenden Tumorentwicklung entsprechen. Von großem Interesse sind dabei Signalmoleküle, mit denen sich Tumorzellen selbst stimulieren können, wodurch sie eine gewisse Unabhängigkeit vom Organismus erlangen. Es handelt sich dabei um verschiedene Wachstumsfaktoren sowie um die sogenannten Eicosanoide, zu denen die Prostaglandine, Thomboxane, Leukotriene, Lipoxine und viele andere kurzlebige aber hochaktive Wirkstoffe gehören. Sie sind an der Kontrolle nahezu aller Gewebe und Körperfunktionen beteiligt. Ihre Rolle bei Krankheitsprozessen einschließlich Krebs wird zunehmend klarer.

Bei den Signalverarbeitungsmechanismen im Inneren der Zelle nimmt der biochemische Prozeß der Proteinphosphorylierung mit den daran beteiligten Enzymen (Proteinkinasen und Phosphatasen) eine Schlüsselstellung ein. In der Tat stellt diese Reaktion - vergleichbar dem elektrochemischen Impuls im Nervensystem - einen universellen binären Kode für die zelluläre Datenverarbeitung dar. Innerhalb des Schwerpunkts befassen sich mehrere Arbeitsgruppen mit der Isolierung und Charakterisierung derartiger Enzyme sowie ihrer Einordnung in physiologische und pathophysiologische Vorgänge.

Über die Proteinphosphorylierung werden auch die Gene reguliert. In der Tat spielt die Anpassung der Genaktivität, das heißt der Proteinsynthese, an äußere Gegebenheiten eine zentrale Rolle im Verhalten von Zellen. Die hierfür erforderlichen regulatorischen Proteine, wie zum Beipiel die Transkriptionsfaktoren, sind Bestandteile des kognitiven Netzwerks der Zelle. Wie dabei ihre Funktion - unter anderem unter Phosphorylierung - gesteuert wird und krebserregende Faktoren diese Steuerung beeinflussen und welche Konsequenzen dies für die Zelle hat, wird am Beispiel des Transkriptionsfaktors AP1 im Detail untersucht.

Zusammen mit den Enzymen der Proteinphosphorylierung sind die sogenannten G-Proteine als molekulare Schaltelemente notwendig für die zelluläre Signalverarbeitung und die Bildung von Aktivitätsmustern. Eine krankhafte Überaktivierung des G-Proteins Ras gehört zu den häufigsten Störungen bei Krebs. Im Rahmen des Schwerpunkts werden die zur gleichen Familie gehörenden Ran-Proteine untersucht, die den Stoffaustausch zwischen Zellkern und Zytoplasma kontrollieren. Dieser für das Leben der Zelle fundamentale Vorgang ist unter anderem wichtig für die Zellteilung oder Mitose. Auf ein besseres Verständnis der Zellteilung zielen auch Untersuchungen über Proteine des mitotischen Apparates und der Chromosomen.

Sowohl bei der Kommunikation zwischen Zellen als auch bei der Abwehr von Giftstoffen spielen Transportproteine in der Zellmembran eine wichtige Rolle, weil über sie Substanzen ausgeschleust werden. Werden solche Transportprozesse überaktiviert, kommt es unter anderem zu der gefürchteten Resistenz gegen Antikrebsmittel (Zytostatika-Resistenz). Diese für die Krebstherapie äußerst wichtigen Zusammenhänge werden von mehreren Gruppen des Schwerpunkts erforscht.

Angesichts der Komplexität der Materie erfordern die im Schwerpunkt durchgeführten Arbeiten einen kombinierten Einsatz mikroskopischer, zellbiologischer, biochemischer und molekularbiologischer Methoden und damit eine intensive Zusammenarbeit zwischen den einzelnen Abteilungen sowie mit anderen Bereichen des Zentrums. Darüber hinaus ist dem Forschungsschwerpunkt eine sehr leistungsfähige Abteilung für Spektroskopie angegliedert, die über modernste analytische Methoden verfügt. Das gemeinsame Ziel aller Bemühungen ist es, unser Wissen über den molekularen "Datenverarbeitungsapparat" der Zelle so zu erweitern, daß neue Wege zur Krebsvorbeugung und -heilung eröffnet beziehungsweise bestehende Ansätze verbessert werden können. Eine vielversprechende Möglichkeit bietet die sogenannte Chemoprävention. Hierbei geht es darum, Krebs durch geeignete Mittel zu verhindern oder die Tumorentwicklung zum Stillstand zu bringen oder sogar rückgängig zu machen, bevor das bösartige Stadium erreicht ist. Voraussetzung ist allerdings, daß man die zellulären Prozesse, die man manipulieren möchte, kennt. Ein zur Zeit viel diskutiertes Beispiel für Chemoprävention liefern Aspirin und verwandte Arzneimittel, die beim Menschen die Entwicklung von Darmkrebs hemmen. Diese Wirkstoffe greifen gezielt in die Kommunikation zwischen Zellen ein, indem sie die Bildung bestimmter Signalsubstanzen, nämlich der bereits erwähnten Prostaglandine, verhindern. Weniger zur Vorbeugung als zur Krebsbehandlung werden derzeit Zellgifte eingesetzt. Nahezu alle zeigen schwere Nebenwirkungen, die zusammen mit der Resistenzentwicklung ihre Anwendung begrenzen. Auch hier eröffnen sich inzwischen Möglichkeiten, solche Nebenwirkungen durch gezielte Beeinflussung der interzellulären Signalübertragung besser als bisher zu beherrschen und damit die Erfolgsaussichten für bestehende Krebstherapien zu verbessern.

3

Sprecher des Forschungsschwerpunkts:
Prof. Dr. Friedrich Marks

Abteilungen und ihre Leiter:

Pathochemie:
Prof. Dr. Volker Kinzel

Biochemie der Zelle:
Prof. Dr. Dieter Werner

Biochemie gewebsspezifischer Regulation:
Prof. Dr. Friedrich Marks

Differenzierung und Carcinogenese in vitro:
Prof. Dr. Norbert Fusenig

Tumorbiochemie:
Prof. Dr. Dietrich Keppler

Molekulare Biologie der Mitose:
Prof. Dr. Herwig Ponstingl

Signaltransduktion und Wachstumsregulation:
Dr. Peter Angel

Aktivitäten des Forschungsschwerpunkts Tumorzellregulation

Proteinkinasen und Substrate der Zelloberfläche

Bioregulation der katalytischen Untereinheit cAMP-abhängiger Proteinkinase

Kontrolle des Zellzyklus durch extrazelluläre Faktoren

Strukturdeterminanten von Proteinen

Biochemie, Molekularbiologie und -physiologie der Proteinkinase CK2 und des Östrogen-Synthese-Cytochroms P450 XIX (Aromatase)

Strukturen und Funktionen des entchromatinisierten Zellkerns

Genomveränderungen mutierter Tumorzellen

Mechanismen der Mitose

Differenzierung normaler und neoplastischer Epidermis

Eicosanoide und Tumorentwicklung

Proteinkinase C und Tumorentwicklung

Karzinogenese von Keratinozyten in vitro und genetische Mechanismen der Haut-Karzinogenese

Epithel-Mesenchym-Wechselwirkungen bei Differenzierung und Malignität

Zytostatika-Resistenz durch Konjuga-tion und ATP-abhängigen Membrantransport

Expression und Funktion primär-aktiver Plasmamembran-Transportproteine in normalen und neoplastischen Geweben

Funktion und Regulation von Transkriptionsfaktoren und deren Zielgenen in der Signaltransduktion durch extrazelluläre Faktoren

3.1 Forschung ohne Tierversuche: Entwicklung eines Zellkulturtests für hautreizende Chemikalien

von Karin Müller-Decker
und Friedrich Marks

Ersatzmethoden für den Tierversuch werden von der Öffentlichkeit und dem Gesetzgeber mit großem Nachdruck gefordert. Wir haben einen Zellkulturtest zur Prüfung von hautreizenden Chemikalien entwickelt, bei dem ein zentraler Auslösemechanismus von Hautentzündungen gemessen wird. Es handelt sich um die Freisetzung der primären Entzündungsmediatoren Interleukin-1α und Arachidonsäure aus menschlichen Keratinozyten. Diese Reaktion stellt eine generelle Antwort der Zellen auf die Einwirkung von hautreizenden Substanzen dar.

Die Aussagekraft des Tests wurde durch Untersuchungen am Menschen abgesichert. Klinische Entzündungssymptome wie Rötung und Störung der Barriereeigenschaften der Haut sowie die lokale Ausschüttung von Arachidonsäure und ihren Folgeprodukten korrelieren gut mit den in der Zellkultur gemessenen Daten.

Aufgrund dieser Befunde scheint uns das Verfahren als Ersatzmethode für bestimmte Tierversuche geeignet zu sein. Eine Weiterentwicklung des Tests zur Erfassung bestimmter Aspekte der krebserzeugenden Wirkung ist möglich.

Vom Tierversuch zum Zellkultur-Test

Jedes Jahr werden in der Pharma-, Kosmetik-, Nahrungsmittel- und chemischen Industrie Tausende von neuen Chemikalien entwickelt. Bevor solche Stoffe angewendet werden können, müssen sie auf schädliche Wirkungen überprüft werden, zum Beispiel ob sie Entzündungen verursachen, ätzend wirken, zu Mißbildungen führen oder Krebs auslösen. Dazu dienen verschiedene vom Gesetzgeber vorgeschriebene Tierversuche. Obgleich auf solche Tests nach dem heutigen Stand des Wissens noch nicht verzichtet werden kann, wird ihr Wert doch zunehmend kritisch beurteilt. Hier kommt nicht nur eine starke Sensibilisierung der Öffentlichkeit für den Schutz und die Lebensrechte von Tieren zur Geltung, sondern es werden zusätzlich wirtschaftliche und wissenschaftliche Argumente ins Feld geführt.

Als Beispiel mag die Testung von bestimmten Chemikalien auf hautreizende Wirkung dienen. Sie wird auch heute noch nach einem bereits 1944 von John Draize entwickelten Verfahren durchgeführt. Dabei werden die Testsubstanzen auf die Haut oder auf das Auge von Kaninchen aufgebracht und die Symptome einer akuten Reizung über mehrere Tage hinweg beobachtet und nach ihrem Schweregrad abgeschätzt. Solche Symptome sind die Hautrötung (Erythem), die auf einen verstärkten Blutfluß in den oberflächennahen Gefäßen zurückzuführen ist, und die Schwellung (Ödem), die sich einstellt, wenn die Gefäßwände durchlässig werden und Blutplasma in das Gewebe austritt. Obwohl die Symptome nach einem festgelegten Schlüssel bewertet werden und der Test weltweit den Anforderungen der Behörden genügt, bestehen durchaus Zweifel an seiner Zuverlässigkeit, zum Beispiel was die Reproduzierbarkeit in verschiedenen Laboratorien und die Übertragbarkeit der Ergebnisse auf den Menschen betrifft. Die im Test gemessenen Entzündungsreaktionen können zudem für das Tier sehr belastend sein, zumal sie gewöhnlich mit Schmerzen einhergehen. Daher steht der Draize-Test auch in der Öffentlichkeit und bei Tierschutzorganisationen im Kreuzfeuer der Kritik. Vielen leuchtet insbesondere eine Überprüfung von Körperpflegemitteln im Tierversuch nicht mehr ein.

Diesem Druck der Öffentlichkeit hat die Europäische Union mit ihrer sechsten Änderung der EU-Kosmetikrichtlinie nachgegeben. Sie sieht ab 1.1.1998 ein generelles Verbot von Tierversuchen für die Testung von Bestandteilen kosmetischer Mittel vor, allerdings mit dem Vorbehalt, daß dann wissenschaftlich abgesicherte Ersatzmethoden zur Verfügung stehen müssen. Der Gesetzgeber wird solche Ersatzmethoden nur dann anerkennen, wenn sie dem ‚goldenen Standard' des Draize-Tests entsprechen.

Die Entwicklung von Ersatzmethoden wird dadurch erschwert, daß der Entzündungsprozeß eine komplexe Reaktion des Körpers ist, bei der zahlreiche Zelltypen zusammenwirken und die in ihrem Verlauf noch dazu von der Natur des Reizstoffes abhängt. So ein Vorgang kann in der Zell- und Gewebekultur nicht in allen Einzelheiten nachgeahmt werden. Eine Möglichkeit, diesem Dilemma zu entkommen, besteht darin, daß man biochemische Reaktionen aufspürt, die allen Entzündungsreaktionen gemeinsam sind und gewissermaßen „im Reagenzglas" gemessen werden können. Dieses erfordert die Aufklärung von molekularen Wirkungsmechanismen.

Wir glauben, derartige Grundprozesse der Entzündungsreaktion speziell für die Haut identifiziert zu haben. Auf dieser Basis haben wir einen Zellkulturtest für hautreizende Chemikalien entwickelt, der herkömmliche Tierversuche zumindest teilweise ersetzen kann. Da Entzündungsprozesse in der Haut und in anderen Geweben die Entstehung von Krebs wenn auch nicht auslösen, so doch fördern können, dürfte ein derartiger Test auch bestimmte Aspekte von krebserregenden Wirkungen erfassen. In der Tat hat sich das Konzept für den Test aus langjährigen Forschungen über die Entstehung von Hautkrebs entwickelt.

Die Antwort der Haut auf Reizstoffe

Als Schutzorgan des Körpers reagiert die Haut sehr empfindlich auf schädigende Einflüsse aus der Umwelt. Eine wirksame Barriere besteht in der Hornschicht auf der Hautoberfläche, die aus toten Epidermiszellen oder Keratinozyten gebildet wird, die mit fettähnlichen Substanzen verschweißt sind. Auf Reizstoffe, die diese Barriere durchdringen, antworten die tieferliegenden Hautzellen mit Reaktionen, die nicht nur die Schutzfunktion der Haut selbst verstärken, sondern auch die Körperabwehr alarmieren. In diesem Szenario kooperieren zahlreiche Zelltypen, so die Keratinozyten der Oberhaut und die Langerhans- und Mastzellen (die zum Beispiel bevorzugt auf Allergien auslösende Stoffe reagieren), die Fibroblasten aus dem Bindegewebe der Unterhaut sowie die Zellen der Blutgefäße. Im nächsten Schritt werden weiße Blutzellen (Leukozyten) sowie Abwehrzellen des Immunsystems angelockt. Sie alle kommunizieren über hormonartige Signalmoleküle, die man als Entzündungsmediatoren bezeichnet. Dadurch kommt es zu den charakteristischen Entzündungssymptomen, also Rötung, Schwellung, Hitzegefühl, Schmerz und gegebenenfalls Eiterbildung. Außerdem wird die Oberhaut (Epidermis) durch beschleunigte Zellvermehrung und Verhornung verstärkt (Hyperplasie). Bei der Auslösung dieser Reaktionslawine scheinen die Keratinozyten der Epidermis eine Schlüsselrolle zu spielen. Diese Zellen sind als eine Art Interface zwischen Körper und Umwelt besonders darauf spezialisiert, auf Reize hin Entzündungsmediatoren auszuschütten und damit die Schutz- und Abwehrmechanismen in Gang zu setzen. Einige dieser Signalstoffe werden innerhalb weniger Sekunden freigesetzt, andere mit einiger Verzögerung. Zu den sofort ausgeschütteten „primären" Entzündungsmediatoren zählen das Proteinhormon Interleukin-1α(IL-1α) und Arachidonsäure (AA), eine Fettsäure, die in der Zelle als Ausgangsprodukt für eine große Zahl von Wirkstoffen dient, die Eicosanoide genannt werden. Mitglieder der Eicosanoidfamilie sind zum Beispiel die Prostaglandine, die Leukotriene und die Hydroxyeicosatetraensäuren. Gemeinsam ist den primären Entzündungsmediatoren, daß sie von der Zelle gespeichert werden, um bei Bedarf sofort freigesetzt werden zu können. Typisch ist auch, daß sie allein oder zusammen mit anderen Wirkstoffen in allen Phasen des Entzündungsprozesses auftreten. Ihre Rolle besteht vor allem darin, Keratinozyten und andere Zelltypen zur Biosynthese und Ausschüttung weiterer Mediatoren zu stimulieren und damit die Lawine der Schutz- und Abwehrreaktionen in Gang zu setzen.

Die Freisetzung von Entzündungsmediatoren in Zellkulturen ist ein Maß für hautreizende Wirkung

Die Freisetzung von Interleukin-1α und Arachidonsäure aus Keratinozyten ist ein Prozeß, der bei der Entzündungsreaktion in der Haut eine zentrale Rolle spielt. Darüber hinaus ist er in der Gewebekultur leicht zu messen. Ist es möglich, auf diese Weise die hautreizende Wirkung von Chemikalien zu ermitteln? Um diese Frage zu beantworten, mußte zuerst sichergestellt werden, daß eine Behandlung von Zellkulturen mit hautreizenden Substanzen zur Freisetzung der genannten Mediatoren führte. Um von vornherein das Problem der Unterschiede zwischen Mensch und Tier auszuklammern, wählten wir für diese Untersuchungen menschliche Keratinozyten (HPKII-Zellen), die das Erbgut von humanen Papillomviren beinhalten. Diese Zellen antworteten auf 15 strukturell verschiedene Testsubstanzen in der Tat mit der Ausschüttung von Interleukin-1α, Arachidonsäure und Eicosanoiden. Arachidonsäure und Eicosanoide wurden durch radioaktive Markierung bestimmt. Zu diesem Zweck ließen wir die Zellen vor dem Test in Gegenwart von (^{14}C) Arachidonsäure wachsen, die dabei aufgenommen und in die Lipide der Zellmembranen eingebaut wurde. Nach Behandlung der Zellen mit der Testchemikalie wurde die in die Nährflüssigkeit abgegebene Arachidonsäure (und die Eicosanoide) mit organischen Lösungsmitteln extrahiert, anschließend durch Dünnschichtchromatographie abgetrennt und schließlich hinsichtlich ihrer Radioaktivität quantifiziert. Parallel dazu wurde die Freisetzung von Interleukin-1α durch einen Enzym-Immuntest gemessen, bei dem ein mit einem spezifischen Antikörper gekoppeltes Enzym eine Farbreaktion katalysiert, die ein Maß für die Menge an Interleukin ist. Eine zellschädigende Wirkung ließ sich schließlich durch einen Vitalitätstest erfassen, der darauf beruht, daß nur lebende Zellen die farblose Substanz MTT in einen unlöslichen, violett-schwarzen Farbstoff (Formazan) umwandeln können. Die Menge des Farbstoffs entspricht dem Anteil an lebenden Zellen.

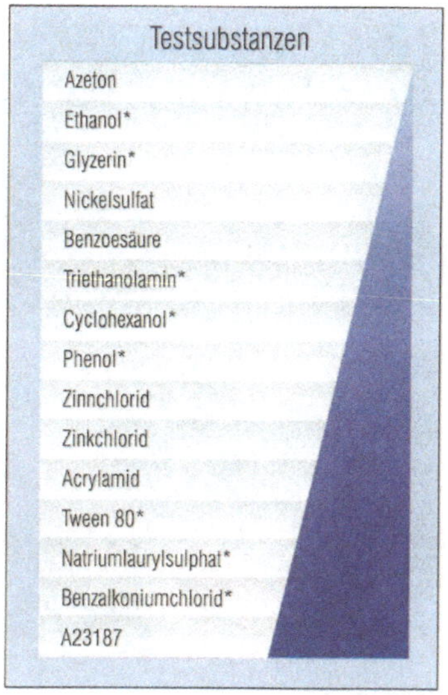

Abb. 17
Chemische Substanzen, die mit dem neuen Verfahren „im Reagenzglas" getestet wurden. Beim Test an Tieren nimmt ihre Reizwirkung von oben nach unten zu. Die mit einem Stern markierten Substanzen wurden auch am Menschen getestet, um die Ergebnisse der neuen Methode auf Zuverlässigkeit überprüfen zu können

Die Freisetzung von Interleukin-1α und Arachidonsäure hing von der Art und Menge der Testsubstanz ab, das heißt je stärker die Reizwirkung und Dosis einer Chemikalie war, desto größer war die Menge der von den Zellen ausgeschütteten Entzündungsmediatoren. Dabei zeigten sich deutliche Unterschiede im zeitlichen Verlauf: Je nach Substanz beobachtete man entweder eine rasche, eine verzögerte oder eine späte Freisetzung. Eine rasche Arachidonsäure-Antwort war nicht immer mit einer raschen Interleukin-1α-Antwort gekoppelt. Auch waren die Auslöser einer schnellen Zellantwort nicht immer die wirksamsten Reizstoffe. Daher war es wichtig, die Freisetzung der Mediatoren über einen längeren Zeitraum zu messen, um die Reizwirkung einer Chemikalie sicher erfassen zu können.

Als Maß für die Wirksamkeit einer Testsubstanz gibt man üblicherweise die Menge an, die eine halbmaximale Antwort hervorruft. Dabei fiel auf, daß die Zellen empfindlicher mit Arachidonsäure- als mit Interleukin-1α-Freisetzung reagierten. Das dürfte daran liegen, daß die Zellen bereits relativ stark durch die Testsubstanz geschädigt sein müssen, bevor sie Interleukin-1α abgeben, während für die Arachidonsäure-Antwort eine deutlich schwächere Reizung genügt. Dessen ungeachtet lieferten beide Meßgrößen zusammen die zuverlässigsten Informationen.

Bestätigung der Methode am Menschen

Sind die mit der Zellkultur erzielten Ergebnisse ein ausreichendes Maß für die Wirkung von Chemikalien auf die intakte Haut? Auf den ersten Blick glaubten wir diese Frage mit „Ja" beantworten zu können. Eine genauere Analyse der einschlägigen Literatur zeigte aber rasch, daß die vorhandenen Daten, die vor allem aus dem Draize-Kaninchentest stammen, für eine exakte Bewertung der Methode völlig unzureichend waren, vom Problem der Übertragbarkeit auf den Menschen ganz abgesehen. Nach Genehmigung durch eine Ethikkommission und die Behörden und in Zusammenarbeit mit der Pharmakologischen Abteilung der Schering AG haben wir daher eine Studie zur Bewertung unserer Ergebnisse beim Menschen durchgeführt. Da die Empfindlichkeit für hautreizende Chemikalien von Mensch zu Mensch sehr stark schwankt, wurde zuerst in einem sogenannten Patchtest die „individuelle Reizdosis" für jede Testchemikalie ermittelt. Zu diesem Zweck wurden die jeweiligen Substanzen in verschiedenen Konzentrationen auf der Innenseite des Unterarms aufgetragen und die behandelten Hautareale einen Tag lang mit Spezialkammern abgedeckt. Ein Arzt beurteilte anschließend über drei Tage hinweg die sichtbaren Symptome der Hautreizung, also vor allem die Rötung und Schwellung. Zusätzlich wurde der Grad der Hautschädigung gemessen. Ein besonders empfindliches Maß dafür ist die Durchlässigkeit der Oberhaut für Gewebewasser, der sogenannte transepidermale Wasserverlust. Er wurde mit einer Methode erfaßt, die unter Hautärzten als nicht-invasive Evaporimetrie bekannt ist. In einer zweiten Behandlungsrunde wurde die Freisetzung von Arachidonsäure, Eicosanoiden und Interleukin-1α in der Haut quantitativ analysiert. Hierzu wurden den nach dem Zufallsprinzip ausgewählten Versuchspersonen die Testsubstanzen in Mengen, die der zuvor ermittelten individuellen Reizdosis entsprachen, auf die Haut aufgetragen. Per Unterdruck wurden dann Hautblasen über den Testfeldern erzeugt. Die sich mit der Zeit darin ansammelnde Gewebsflüssigkeit enthielt die von den Hautzellen produzierten Entzündungsmediatoren. Sie wurden aus der Blasenflüssigkeit extrahiert, angereichert und chemisch derart modifiziert, daß sie mit Hilfe der Gaschromatographie/Massenspektrometrie, einer besonders empfindlichen Meßmethode, nachgewiesen werden konnten. Dabei wurde neben Arachidonsäure ein ganzes Spektrum an Eicosanoiden (PGD_2, PGE_2, $PGF_{2\alpha}$, 6-koto-$PGF_{2\alpha}$, LTB_4, 5-, 12-, 15-HETE) quantitativ erfaßt. Es stellte sich heraus, daß eine hautreizende Wirkung von Testchemikalien stets mit einem deutlich erhöhten Eicosanoidspiegel in der Blasenflüssigkeit korrelierte. Barrierestörungen der Haut, erkennbar an einer erhöhten Wasserdurchlässigkeit, wurden nur durch starke Reizstoffe hervorgerufen. Besonders wichtig ist, daß die Reizwirkung auf die intakte Haut weitgehend mit den in der Zellkultur gemessenen Daten übereinstimmte, wie ein Vergleich von acht Chemikalien zeigte. Bei Interleukin-1α schwankten die Konzentrationen von Versuchsperson zu Versuchsperson allerdings so stark, daß hier ein statistisch abgesichertes Ergebnis nicht zu erzielen war.

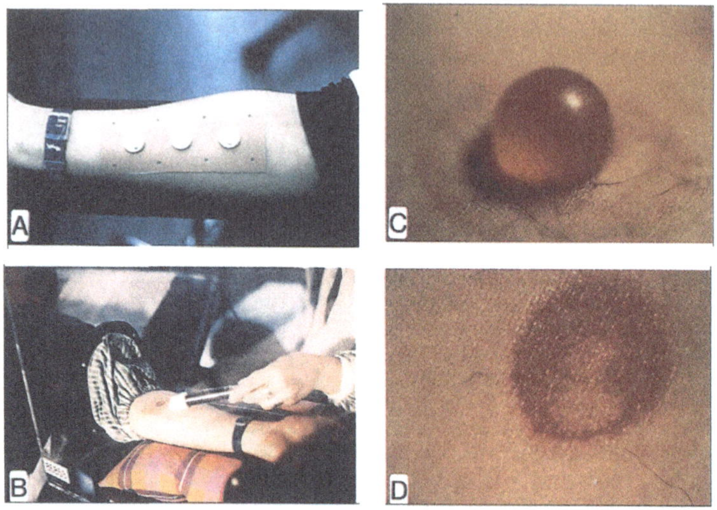

Abb. 18
Ermittlung der individuellen Reizdosis für eine Testchemikalie beim Menschen. Verschiedene Testfelder werden auf dem Unterarm einer Versuchsperson angebracht (A). Um eine Schädigung der Hautbarriere festzustellen, wird der Wasseraustritt aus der Oberhaut gemessen (B). In der künstlich erzeugten Saugblase auf der Oberhaut sammeln sich Entzündungsbotenstoffe, die von den Hautzellen freigesetzt wurden (C). Die Substanz Natriumlaurylsulfat, die in Reinigungsmitteln enthalten ist, verursacht eine Hautrötung (D)

Schlußfolgerung

Wir verstehen unsere Untersuchungen als einen Schritt hin zu einem Zellkulturtest für die entzündliche Wirkung von chemischen Substanzen. Dabei gehen wir von einer genaueren Kenntnis der

Hauptverwendungszwecke von Zusatzstoffen in verschiedenen Produkten					
Chemikalien	Kosmetik	Arzeneimittel	Lebensmittel	Reinigung/ Desinfektion/ Haushalt	andere Industrien
Ethanol	✓	✓	✓	✓	✓
Glyzerin	✓	✓	✓	✓	✓
Cyclohexanol	✓		✓		✓
Triethanolamin	✓		✓		✓
Tween 80	✓	✓	✓		✓
Phenol	✓	✓		✓	✓
SDS	✓	✓		✓	✓
Benzalkonium-chlorid	✓	✓		✓	✓

Abb. 19

zugrundeliegenden molekularen Mechanismen aus, statt wie in herkömmlichen Verfahren mehr oder weniger unspezifische Symptome zu messen.
Die von uns verwendete Keratinozyten-Zellinie HPKII ist einfach und problemlos in der Zellkultur zu halten. Sowohl der Enzym-Immuntest als auch die Methode der Isotopenmarkierung sind Standardverfahren, die in jedem modernen Labor durchgeführt werden können. Allerdings würden die Wirtschaftlichkeit und Handhabbarkeit des Tests noch deutlich verbessert werden, wenn man auf die Verwendung von radioaktiven Substanzen verzichten könnte, zum Beispiel durch die Entwicklung eines Immuntests für Arachidonsäure.

Hält man sich die Komplexität des Entzündungsprozesses und die vermutlich sehr unterschiedlichen Wirkungsweisen von entzündlichen Chemikalien vor Augen, so mag die relativ hohe Aussagekraft eines so einfachen Testansatzes auf den ersten Blick überraschen. Man bedenke jedoch, daß die Freisetzung von primären Entzündungsmediatoren aus einem Zelltyp, der die vorderste Front des Körpers gegenüber der Außenwelt bildet, eine sehr allgemeine Antwort auf alle Arten von äußeren Reizen sein dürfte. Der von uns entwickelte Zellkulturtest kann wohl für sich allein den Draize-Tierversuch noch nicht vollständig ersetzen, sondern sollte in eine Batterie weiterer Tests eingebunden werden, die teilweise schon zur Verfügung stehen, teilweise noch entwickelt werden müssen.

Dr. Karin Müller-Decker
Prof. Dr. Friedrich Marks
Abteilung Biochemie der gewebsspezifischen Regulation

Beteiligte Wissenschaftler

Dr. Gerhard Fürstenberger
Thomas Heinzelmann

In Zusammenarbeit mit

Prof. Dr. Werner Raff
Dr. Andrei Kecskes
Dr. Wolfgang Seibert
Ines Zimmer
Abteilung Klinische Pharmakologie, Schering AG, Berlin

Prof. Dr. Wolf-Dieter Lehmann
Zentrale Spektroskopie, Deutsches Krebsforschungszentrum

Ausgewählte Publikationen

Draize, J. H., Woodard, G., Calvery, H.O.: Methods for the study of irritation and toxicity of substances applied topically to the skin and mucous membranes. J. Pharmacol. Exp. Ther. 82, 377–390 (1944)

Barker, J.N., Mitra, R.S., Griffiths, C.E.M., Dixit, V.M., Nickoloff B.J.: Keratinocytes as initiators of inflammation. Lancet 337, 211–214 (1991)

Müller-Decker, K., Fürstenberger, G., Marks, F.: Keratinocyte-Derived Proinflammatory Mediators and Cell Viability as in Vitro Parameters of Irritancy: A Possible Alternative to the Draize Skin Irritation Test. Tox. Appl. Pharmacol. 127, 99–108 (1994)

Marks, F., Fürstenberger, G., Heinzelmann, T., Müller-Decker, K.: Mechanisms in tumor promotion: guidance for risk assessment and cancer chemoprevention. Toxicology Letters 82/83, 907–917 (1995)

Gruber, F.P., Spielmann, H.: Alternativen zu Tierversuchen. Wissenschaftliche Herausforderungen und Perspektiven. Spektrum Akademischer Verlag, Berlin-Heidelberg-Oxford (1996)

3.2 Resistenz gegenüber Krebsmedikamenten – Überwindung durch Erkennung der Ursachen

von Dietrich Keppler

Die Resistenz von Tumoren gegenüber wirksamen Krebsmedikamenten (Zytostatika) ist ein vorrangiges Problem der klinischen Onkologie. Viele bösartige Tumoren sprechen zunächst auf eine Behandlung mit Zytostatika an und entwickeln anschließend eine Resistenz gegenüber strukturell verschiedenen Antitumor-Medikamenten. Dieses Phänomen wird als Mehrfachresistenz oder Multidrug Resistance bezeichnet. Die molekularen Mechanismen, welche einer Multidrug Resistance zugrunde liegen, und die Entwicklung von Medikamenten, welche die Resistenz gegenüber Zytostatika überwinden, stehen weltweit im Mittelpunkt des Interesses von Arbeitsgruppen in Forschungsinstitutionen, Kliniken und der pharmazeutischen Industrie.

Verschiedene Mechanismen können zur Resistenz von Tumorzellen gegenüber Zytostatika führen

Im Lauf der letzten zehn Jahre wurde eine zunehmende Anzahl von Mechanismen, die eine Zytostatika-Resistenz auslösen, erkannt. Hierzu zählen Adenosin-5'-triphosphat (ATP)-abhängige Membranpumpen, wie das P-Glykoprotein, das ein Produkt des MDR1-Gens ist, oder das Multidrug Resistance-Protein, das ein Produkt des MRP1-Gens ist. Diese Membranpumpen haben die Aufgabe, Substanzen über die Zellmembran in den extrazellulären Raum zu transportieren. Die hier genannten Membranpumpen haben sehr verschiedene Aminosäuresequenzen und eine unterschiedliche Spezifität für die Substanzen, die aus Tumorzellen heraustransportiert werden können. Andere Mechanismen der Zytostatika-Resistenz gehen zurück auf eine vermehrte Inaktivierung der Zytostatika durch deren Kopplung an Glutathion, oder aber auf eine Resistenz der Tumorzellen gegenüber der Auslösung des programmierten Zelltodes (Apoptose).

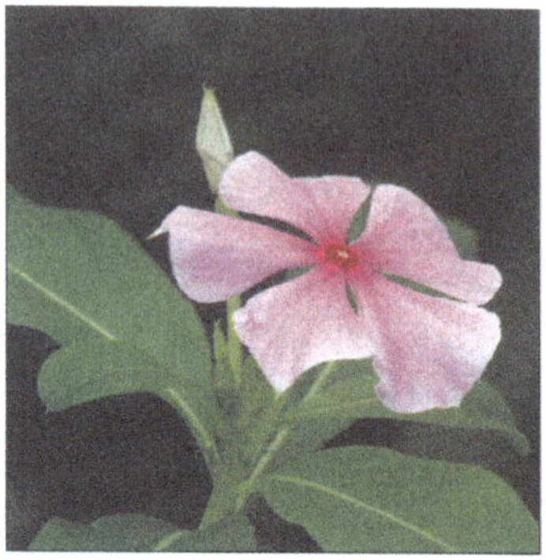

Abb. 20
Aus dem Madagaskar-Immergrün, Catharanthus roseus, kann man Krebsmedikamente gewinnen. Ein solches Produkt ist das Vincristin, das zusammen mit ATP und Glutathion durch das Multi-Drug-Resistance-Protein (MRP1) aus der Tumorzelle heraustransportiert werden kann

Resistenz gegenüber strukturell verschiedenen Zytostatika durch ATP-abhängigen Transport aus der Tumorzelle

Am Beispiel des MDR1-P-Glykoproteins wurde gezeigt, daß diese ATP-abhängige Membranpumpe mit einer Molekülmasse von etwa 170 Kilodalton so verschiedenartige Medikamente wie die Anthrazyklin-Zytostatika, die Vinca-Alkaloide, oder auch den Mitosehemmstoff Taxol (Paclitaxel), über die Plasmamembran der Tumorzelle in den extrazellulären Raum transportieren kann. Diese Krebsmedikamente zählen zu den am häufigsten eingesetzten Substanzen bei der Behandlung von Leukämien, Eierstockskrebs und Brustkrebs. Durch die Wirkung des MDR1-P-Glykoproteins werden wirksame Zytostatika-Konzentrationen in der Zelle verhindert. Heute ist bekannt, daß das MDR1-P-Glykoprotein eine große Anzahl strukturell verschiedener körpereigener fettlöslicher Verbindungen ebenso wie körperfremde Gifte und Zytostatika in den extrazellulären Raum transportiert.

Im Jahr 1992 hat eine kanadische Arbeitsgruppe ein weiteres Membranprotein aus Lungenkrebszellen kloniert und sequenziert, das Resistenz gegenüber verschiedensten Zytostatika vermittelte und strukturelle Eigenschaften einer ATP-abhängigen Membranpumpe aufwies. Dieses Membranprotein tritt häufig in Tumoren auf, welche resistent gegenüber Zytostatika sind, aber keine Zunahme des MDR1-P-Glykoproteins aufweisen. Diese Membranpumpe wurde Multidrug Resistance-Protein (MRP1) genannt, es hat eine Molekül-

Abb. 21
Dieses Schema zeigt die Lokalisation und Funktion der Konjugat-Exportpumpen Multidrug-Resistance-Protein 1 und 2. Krebsmedikamente, krebserzeugende Substanzen und Gifte, die von der Zelle aufgenommen werden (rechts), können an zelleigene Substanzen gekoppelt werden (Konjugate) und durch ATP-abhängige Pumpen aus der Zelle transportiert werden

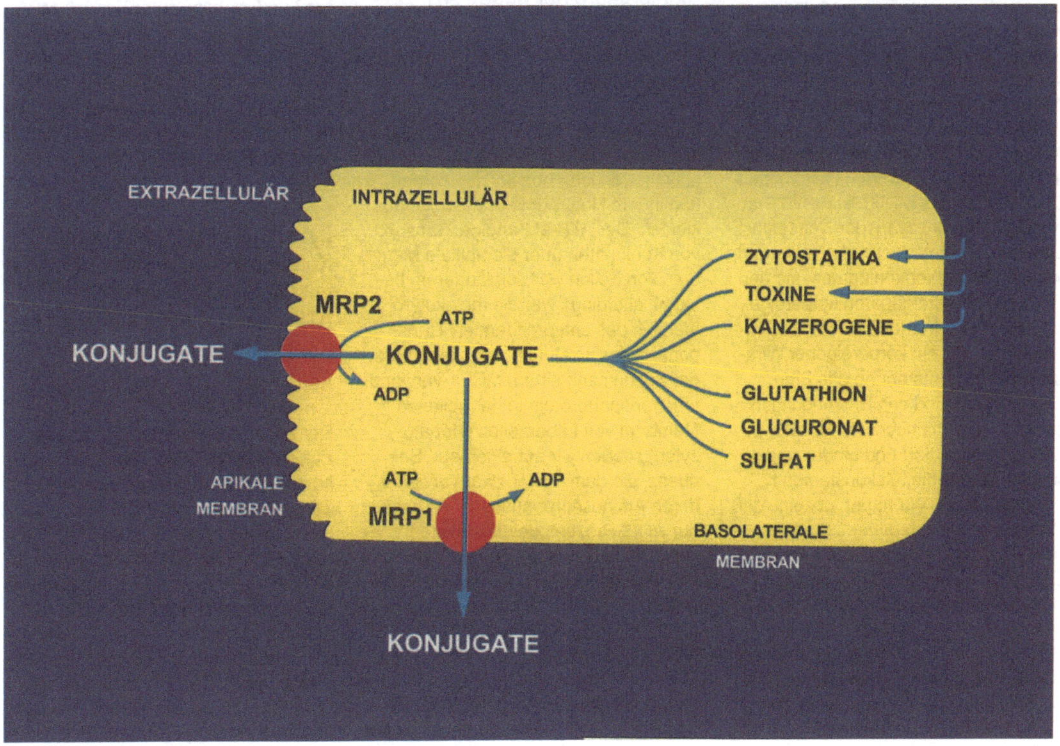

masse von etwa 190 Kilodalton, seine Aminosäuresequenz ist nur zu 15 Prozent identisch mit derjenigen des MDR1-P-Glykoproteins.

Das Multidrug Resistance-Protein (MRP1) ist eine ATP-abhängige Exportpumpe für konjugierte Verbindungen

Konjugierte Verbindungen oder Konjugate entstehen in der Zelle, wenn eine schlecht wasserlösliche Substanz mit einer wasserlöslichen negativ geladenen Substanz, wie dem Glutathion oder der Glucuronsäure, verbunden wird. Die Aufklärung der Funktion und Substratspezifität des Multidrug Resistance-Proteins (MRP1) gelang uns Anfang 1994 während der Suche nach dem Membranprotein, welches den ATP-abhängigen Transport des Glutathionkonjugats Leukotrien C_4 vermittelt. Die Funktion des MRP1 ist der ATP-abhängige Membrantransport von fettlöslichen negativ geladenen Verbindungen, wie den Glutathionkonjugaten und den Glucuronsäurekonjugaten körpereigener und körperfremder Verbindungen. Leukotrien C_4, ein körpereigener Wirkstoff, der zur Entstehung des Bronchialasthmas und von Entzündungen beiträgt, wird mit höchster Affinität von MRP1 transportiert und bindet an dieses mit einer Affinitätskonstanten K_m von 100 nmol/l. Wir haben gezeigt, daß Konjugate verschiedener Zytostatika mit Glutathion oder mit Glucuronsäure Substrate des MRP1-Transporters in der Plasmamembran menschlicher Tumorzellen sind. Ein weiteres Substrat des MRP1 ist das Glutathion-Disulfid (GSSG), das unter Bedingungen einer nicht-kompensierten oxidativen Belastung von Zellen und Geweben (oxidativer Stress) in den extrazellulären Raum transportiert werden muß. Diese Ergebnisse zeigen, daß MRP1 als ein Membranprotein, das mit Zytostatika-Resistenz assoziiert sein kann, entdeckt und kloniert wurde, daß aber erst die Aufklärung seiner Funktion ein lange gesuchtes ATP-abhängiges Transportprotein für Glutathionkonjugate und Glucuronide identifiziert hat. Im Hinblick auf die Fähigkeit von MRP1, strukturell verschiedene Konjugate zu transportieren, haben wir dieses als Konjugat-Exportpumpe bezeichnet.

Klonierung einer neuen ATP-abhängigen Membranpumpe: Das apikale Multidrug Resistance-Protein (MRP2)

Manche Zellen haben besondere Bereiche ihrer Oberflächenmembran, die als apikale Bereiche bezeichnet werden und innere Hohlräume und Gänge auskleiden. Der ATP-abhängige Transport von Konjugaten über die apikale Membran von Zellen war seit längerem bekannt, allerdings war die molekulare Identität des entsprechenden Transportproteins im Dunkeln geblieben. Bei der Suche nach einem MRP1-verwandten Transportprotein in der apikalen Membran von Leberzellen (Hepatozyten) stießen wir auf eine neue Sequenz, die dem MRP1 zwar verwandt, deren Aminosäurebausteine mit diesem nur zu 49 Prozent identisch waren. Dieses apikale Multidrug Resistance-Protein wird als MRP2, oder von manchen Autoren als apikaler multispezifischer organischer Anionentransporter (cMOAT), bezeichnet. Das MRP2 des Menschen ist ein Glykoprotein mit einer Molekülmasse von etwa 190 Kilodalton, es enthält 1545 Aminosäuren. Trotz der ausgeprägten Unterschiede der Aminosäuresequenzen von MRP1 und MRP2 ist die Substratspezifität beider Transportproteine sehr ähnlich. Die unterschiedliche Lokalisation von MRP1 und MRP2 in polarisierten Zellen weist auf eine unterschiedliche Spezialisierung dieser beiden Konjugat-Exportpumpen hin. MRP2 kommt überwiegend in der apikalen Membran der Leberzellen, aber auch in apikalen Membranen bestimmter Zellen der Niere vor, wo es am Transport von Konjugaten körpereigener und körperfremder Substanzen in die Galle beziehungsweise in den Urin beteiligt ist. Es ist nun von großem Interesse zu prüfen, ob MRP2 von primärem Leberkrebs und bei Nierenzellkrebs zur Resistenz gegenüber Medikamenten beiträgt. Diese beiden Krebsarten kommen weltweit sehr häufig vor und sind besonders resistent gegenüber Krebsmedikamenten.

Zytostatika-Resistenz durch Konjugation oder Komplexbildung mit Glutathion ist mit dem ATP-abhängigen Transport der Konjugate aus der Tumorzelle verbunden

Der Zusammenhang zwischen einer Zytostatika-Resistenz einerseits und erhöhten Glutathionspiegeln und einer Zunahme der Aktivität Glutathion-konjugierender Enzyme (Glutathion-S-Transferasen) in Tumoren andererseits war seit längerem bekannt. Im Rahmen klinischer Studien wurde versucht, durch eine Senkung des Glutathiongehalts von Tumoren deren Resistenz gegenüber bestimmten Zytostatika, die mit Glutathion konjugiert werden können, zu überwinden.

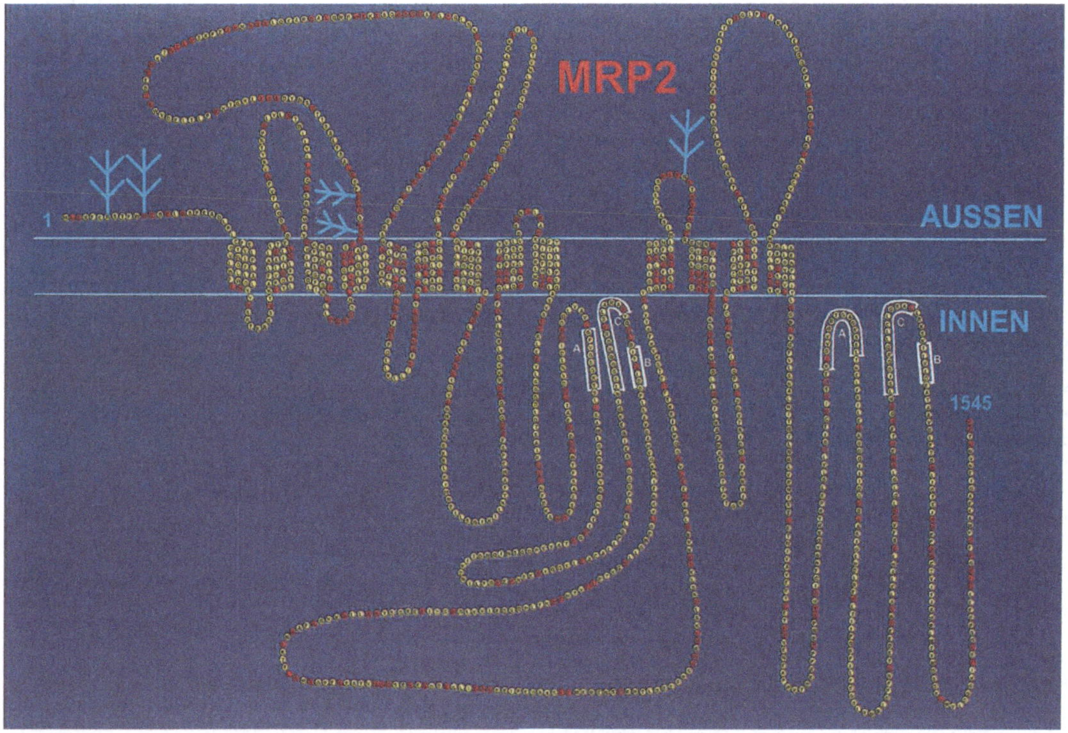

Abb. 22
MRP2 ist ein Eiweiß, das den Transport von Substanzen durch die Zellmembran vermittelt. Das hier gezeigte Modell sagt voraus, daß die Kette der Aminosäuren die Zellmembran 13mal durchdringt. Gelb sind die Aminosäuren, die bei Mensch und Ratte identisch sind, rot die bei Mensch und Ratte unterschiedlichen. Extrazelluläre Oligosaccharidreste sind hellblau, und intrazelluläre ATP-bindende Bereiche (A, B, C) sind weiß gekennzeichnet

Nach Aufklärung der Funktion von MRP1 und MRP2 wird deutlich, daß die Ausschleusung zellgiftiger Substanzen durch ATP-abhängigen Transport des Glutathionkonjugats aus der Zelle ein wichtiger zusätzlicher Angriffspunkt sein sollte, um die Wirkung der Zytostatika in Tumorzellen dadurch zu steigern, daß ihr Transport aus der Zelle blockiert wird. Die Arbeitsgruppe um Susan Cole und Roger Deeley in Kanada hat kürzlich am Beispiel des Zytostatikums Vincristin, das für die Behandlung von Leukämien und anderen Krebsarten eingesetzt wird, gezeigt, daß ein Komplex dieses Zytostatikums mit Glutathion durch die MRP1-Pumpe aus Tumorzellen heraustransportiert wird. Wir haben beobachtet, daß alkylierende Zytostatika nach Konjugation mit Glutathion durch MRP1 aus der Zelle transportiert werden können. Diese Befunde zeigen, daß Tumoren, die vermehrt MRP1 oder MRP2 bilden und in die Plasmamembran der Zelle einbauen, gegenüber vielen strukturell verschiedenen Zytostatika resistent werden, falls die Konjugation oder Komplexbildung mit Glutathion mit ausreichender Geschwindigkeit abläuft. Ursprünglich haben die Konjugat-Exportpumpen MRP1 und MRP2 natürlich wichtige physiologische Funktionen, so bei der Biosynthese des körpereigenen Wirkstoffs Leukotrien C_4 und bei der Ausscheidung von Bilirubinglucuroniden und von Estradiolglucuronid. Diese Verbindungen mit Glucuronsäure (Glucuronide) entstehen beim Abbau des roten Blutfarbstoffs beziehungsweise bei der Inaktivierung des Sexualhormons Estradiol. Nicht zuletzt spielen diese Exportpumpen auch eine Rolle bei der Ausscheidung von Giften und bei der Krebsprävention, da sie krebserzeugende Substanzen aus Zellen herauspumpen, noch ehe eine Krebszelle entstehen kann. Das krebserzeugende Aflatoxin B1 wird beispielsweise als Konjugat oder Komplex mit Glutathion aus der Zelle transportiert. Douglas Loe und seine Kollegen in Kanada haben kürzlich gezeigt, daß dieser ATP-abhängige Transport durch MRP1 vermittelt werden kann. Die Entgiftung zahlreicher körperfremder Substanzen ist nach einer Konjugation mit Glutathion oder Glucuronsäure, zum Beispiel in Leber und Niere, keinesfalls abgeschlossen, sondern erfordert als letzten, entscheidenden Schritt den ATP-abhängigen Export des Konjugats durch MRP1 oder MRP2.

Neue Hemmstoffe der Konjugat-Exportpumpen MRP1 und MRP2 wirken der Zytostatika-Resistenz entgegen

Die Aufklärung der molekularen Identität und der Substratspezifitäten der Konjugat-Exportpumpen MRP1 und MRP2 hat die Möglichkeit eröffnet, durch den Einsatz von Hemmstoffen des Transports die Bedeutung dieser Proteine für die Zytostatika-Resistenz von Tumoren zu überprüfen. Wir haben hochwirksame Hemmstoffe des MRP1-vermittelten Transports an isolierten Tumorzellmembranen identifiziert. Die meisten dieser Hemmstoffe waren negativ geladene fettlösliche Strukturanaloga der Leukotriene C_4, D_4 und E_4. Diese Substanzen waren ursprünglich als Leukotrien-Rezeptorantagonisten für die Behandlung des allergischen Bronchialasthmas entwickelt worden. Diese Substanzen können nur in höheren Konzentrationen die Resistenz von Tumorzellen gegenüber verschiedenen Zytostatika überwinden, wahrscheinlich weil sie aufgrund ihrer negativen Ladung nur schlecht von Tumorzellen aufgenommen werden und somit ihre intrazelluläre Wirkung nur unzureichend entfalten können. Ausgehend von unseren Untersuchungen zur Substratspezifität von MRP1, wonach Estradiol-17β-glucuronid ein bevorzugtes Substrat ist, wurde kürzlich von Bryan Norman und seinen Kollegen in den USA eine Verbindung entwickelt, die dem Estradiolglucuronid in ihrer Struktur verwandt ist. Diese Substanz, die ein Abkömmling des Estrogen-Rezeptormodulators Raloxifen ist, konnte die Resistenz menschlicher Tumorzellen mit MRP1-vermittelter Resistenz gegenüber den klinisch häufig bei der Krebsbehandlung eingesetzten Anthrazyklinen und Vinca-Alkaloiden im nanomolaren Konzentrationsbereich vollständig überwinden. Diese Entwicklung zeigt, daß die Überwindung der MRP1-vermittelten Zytostatika Resistenz zumindest einiger Tumoren ein realistisches Ziel geworden ist. Hemmstoffe des MDR1-P-Glykoproteins befinden sich gegenwärtig in der klinischen Erprobung. Es bleibt abzuwarten, welche ATP-abhängigen Membranpumpen entscheidend zur Resistenz eines bestimmten Tumors gegenüber verschiedenen Zytostatika beitragen und welche Hemmstoffe auch für eine klinische Anwendung geeignet sein werden, um die Mehrfachresistenz zu überwinden und die klinischen Erfolge der Chemotherapie zu verbessern.

Prof. Dr. Dietrich Keppler
Abteilung Tumorbiochemie

Beteiligte Wissenschaftler

Dr. Inka Leier
Dr. Gabriele Jedlitschky
Dr. Markus Büchler
Dr. Jörg König
Dr. Thomas Schaub

Ausgewählte Publikationen

Jedlitschky, G., Leier, I., Buchholz, U., Center, M., Keppler, D.: ATP-dependent transport of glutathione S-conjugates by the multidrug protein. Cancer Res. 54, 4833–4836 (1994)

Leier, I., Jedlitschky, G., Buchholz, U., Cole, S. P. C., Deeley, R. G., Keppler, D.: The MRP gene encodes an ATP-dependent export pump for leukotriene C_4 and structurally related conjugates. J. Biol. Chem. 269, 27807–27810 (1994)

Büchler, M., König, J., Brom, M., Kartenbeck, J., Spring, H., Horie, T., Keppler, D.: cDNA cloning of the hepatocyte canalicular isoform of the multidrug resistance protein, cMrp, reveals a novel conjugate export pump deficient in hyperbilirubinemic mutant rats. J. Biol. Chem. 271, 15091–15098 (1996)

Jedlitschky, G., Leier, I., Buchholz, U., Barnouin, K., Kurz, G., Keppler, D.: Transport of glutathione, glucuronate, and sulfate conjugates by the MRP gene-encoded conjugate export pump. Cancer Res. 56, 988–994 (1996)

Keppler, D., König, J.: Expression and localization of the conjugate export pump encoded by the MRP2 (cMRP/cMOAT) gene in liver. FASEB J. 11, 509–516 (1997)

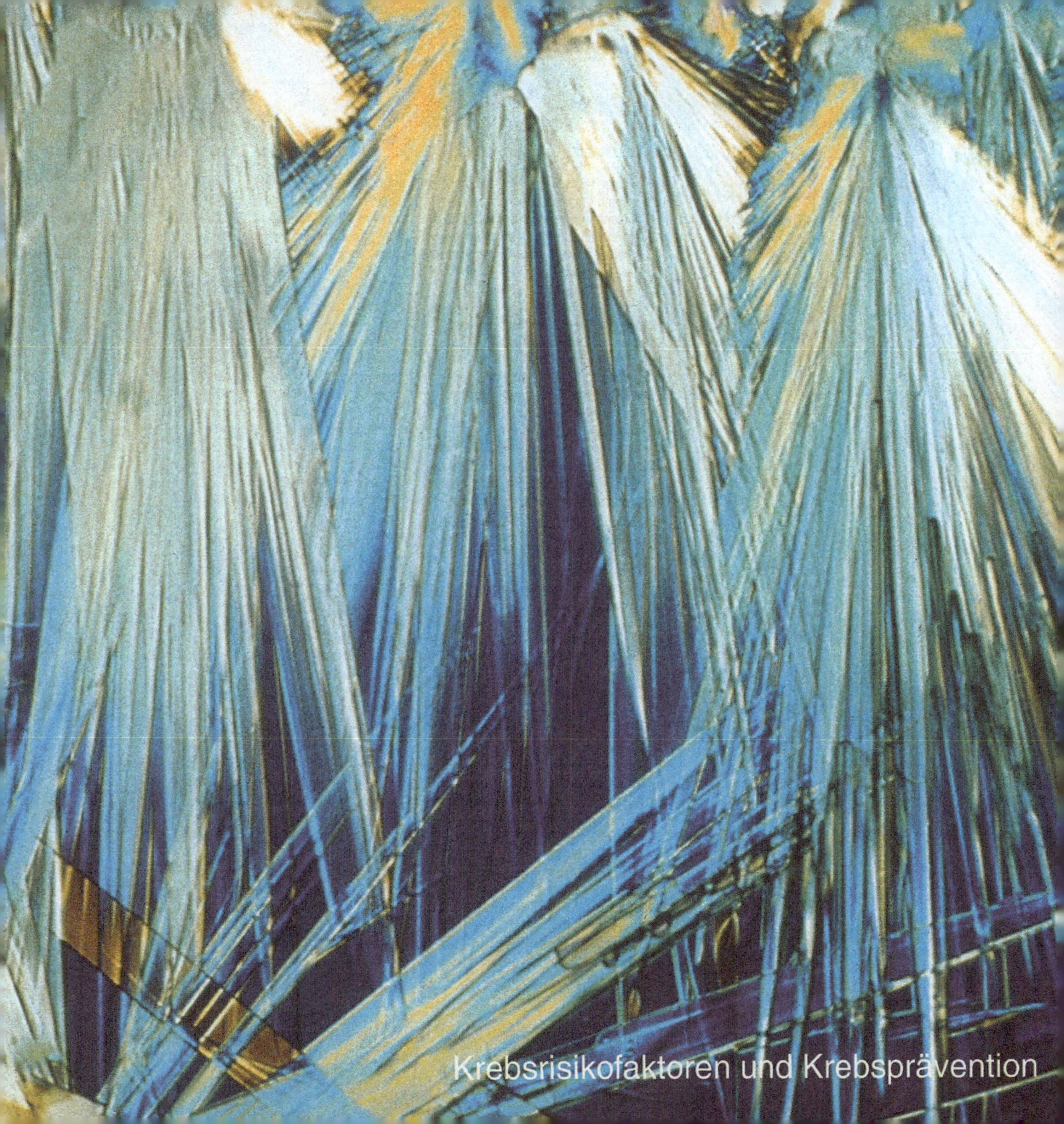

Krebsrisikofaktoren und Krebsprävention

4

Krebsrisikofaktoren und Krebsprävention

Angesichts der hohen Krebssterbeziffern und der immer noch unbefriedigenden Behandlungsergebnisse sind Maßnahmen zur Krebsprävention dringend geboten. Prävention kann durch Ausschaltung der Risikofaktoren (primäre Prävention) und durch Früherkennung oder Unterbrechung der Krankheitsentwicklung (sekundäre Prävention) erreicht werden. Eine gezielte Prävention setzt jedoch voraus, daß die Hauptursachen der Krankheit und die Mechanismen der Krankheitsentstehung aufgeklärt sind. Diese Voraussetzung ist bei vielen Krebsformen nicht erfüllt. Im Forschungsschwerpunkt Krebsrisikofaktoren und Krebsprävention werden ausgewählte, als besonders dringlich angesehene Fragestellungen untersucht, deren Beantwortung einen wesentlichen Beitrag zum Verständnis der Krebsentstehung und zur Verbesserung der Krebsprävention verspricht. Die Erkennung und Bestimmung von Krebsrisikofaktoren sowie die Erforschung der Mechanismen ihrer Wirkung sind wichtige Voraussetzungen für präventivmedizinische Maßnahmen. Schwerpunkte sind die Identifizierung und Wirkungsabschätzung exogener und endogener Krebsrisikofaktoren sowie protektiver Faktoren durch epidemiologische, pathologische und toxikologische Methoden, Untersuchungen zu vererbbaren genetischen Veränderungen, die zur Krebsentstehung beitragen, Erfassung der durch Karzinogene ausgelösten DNS- und genschädigenden Mechanismen, Erkennung und Analyse von Krebsvorstufen, Chemoprävention und Entwicklung von Krebsmedikamenten. Mit zunehmender Kenntnis der Ursachen und Mechanismen zeichnen sich konkrete Präventionsmöglichkeiten ab. In ihrer Nutzung und Fortentwicklung sieht der Forschungsschwerpunkt seine Hauptaufgabe.

Internationale epidemiologische Studien haben gezeigt, daß bis zu 80 Prozent der Krebskrankheiten im weitesten Sinn des Wortes umweltbedingt sind. Dabei kommt allein dem Tabakkonsum ein Anteil von etwa 30 Prozent zu. Da Ernährungsfaktoren eine ähnlich wichtige Rolle spielen, genaue Mechanismen ihrer Wirkung aber noch nicht geklärt sind, wird der ernährungsepidemiologischen Forschung in der Abteilung Epidemiologie ein hoher Stellenwert eingeräumt. Ein weiterer Schwerpunkt ist die Forschung zu Umweltkarzinogenen in Atemluft und Trinkwasser und die Quantifizierung der damit verbundenen Risiken. Für einige Umweltkarzinogene erlaubt die bisherige epidemiologische Forschung bereits quantitative Risikoabschätzungen, die Eingang in Maßnahmen des Gesetzgebers finden können und daher intensiv weitergeführt werden. Ähnlich kann ein erheblicher Anteil der beruflichen Expositionen zugeschriebenen Krebstodesfälle durch epidemiologische Forschung und Umsetzung der Ergebnisse in Arbeitsschutzmaßnahmen vermieden werden. Aus diesem Grund bildet der Bereich der Berufskrebsepidemiologie ebenfalls einen Schwerpunkt. Genetische Faktoren können die individuelle Krebsempfindlichkeit zum Beispiel bei Brustkrebs beträchtlich beeinflussen. Deren Untersuchung und damit die Identifizierung von Hochrisikogruppen ist ein neuer wichtiger Bereich in der Abteilung mit einem starken Bezug zur Molekularbiologie.

Die Abteilung Toxikologie und Krebsrisikofaktoren untersucht umweltbedingte Risikofaktoren und Wechselwirkungen von krebserzeugenden Stoffen mit Wirtsfaktoren (genetische Disposition) bei der menschlichen Karzinogenese. Ein wesentlicher Aspekt ist die Entwicklung neuer Methoden und Biomarker, die in Krebsepidemiologie- und Interventionsstudien genutzt werden können. So konnten DNS-Marker für spezifische Schadstoffbelastungen (zum Beispiel durch polyzyklische Kohlenwasserstoffe) und für oxidativen Stress – teilweise durch Ernährungsfaktoren hervorgerufen – validiert und in Pilotstudien beim Menschen mit Erfolg angewandt werden. Mit solchen Ansätzen wird derzeit die Identifizierung von krebsanfälligen Hochrisikogruppen in der Bevölkerung verfolgt und die Ätiologie ernährungsbedingter Krebsarten genauer untersucht. Im Vordergrund steht auch die Untersuchung von molekularen Mechanismen, durch die chronische Entzündungsprozesse die Karzinogenese beim Menschen möglicherweise auslösen oder verstärken können. Die Prüfung von Substanzen im Hinblick auf ihre karzinogene Eigenschaft erfolgt vorwiegend mit Ansätzen der genetischen Toxikologie, oft mit molekularer Charakterisierung von genetischen Schäden an transgenen Testsystemen. Daten von Mutationsspektren, sogenannte genetische Fingerabdrücke, die oft auf DNS-Modifikationen durch Karzinogene zurückzuführen sind, werden mit dem Ziel untersucht, frühere Expositionen aufzudecken und krebsauslösende Substanzen beim Menschen im Nachhinein zu bestimmen. Ein weiterer Schwerpunkt sind die Isolierung und Untersuchung des Wirkprinzips von krebsvorbeugenden Stoffen, die später in der Krebschemoprävention eingesetzt werden können. Klinische Kooperationsstudien untersuchen eine vielversprechende niedrigdosierte Sulindac-Langzeittherapie zur Rückbildung von Adenomen bei Patienten mit familiärer adenomatöser Polyposis (FAP) sowie die Langzeitwirkung einer Antioxidantien-Kombination auf die Rückbildung von Dysplasien in der Mundschleimhaut.

In der Abteilung Wechselwirkung von Karzinogenen mit biologischen Makromolekülen werden Gene und Genprodukte des DNS-Reparatur- und -Replikationsapparats auf mögliche Mutationen und Funktionsänderungen untersucht. Die Arbeiten konzentrieren sich auf DNS-Helikasen und DNS-Polymerasen. Von entscheidendem Einfluß auf die Umwandlung einer normalen Zelle in eine Krebszelle sind Anzahl, Art und Lokalisation von Karzinogen/DNS-Addukten zum Zeitpunkt der DNS-Verdopplung. Im Verlauf der DNS-Replikation werden die in den DNS-Matrizen kovalent verankerten DNS-Addukte – entsprechend dem Grad der möglichen Basenfehlpaarung – in Mutationen umgesetzt. Auf diese Weise entstehen bei der Exposition des Organismus gegenüber Karzinogenen schon früh Mutationen auch in solchen Genen, deren (Protein-) Produkte für die Aufrechterhaltung der DNS-Integrität verantwortlich sind, insbesondere in Genen des DNS-Replikationsapparats und der Reparaturenzyme. Die Veränderungen können unter anderem zur Absenkung der DNS-Kopiergenauigkeit führen, so daß in jedem Zellverdopplungszyklus weitere, karzinogen-unabhängige Mutationen ins Genom eingeführt werden („Mutator"-Hypothese der Krebsentstehung). Bisherige Untersuchungen zeigen, daß DNS-Polymerasen von Krebszellen in ihrer Konformation verändert und gegenüber Hemmstoffen besonders empfindlich sind, so daß eine (selektive) Unterdrückung des Tumorwachstums möglich erscheint.

Im Mittelpunkt der Arbeiten der Abteilung für Cytopathologie steht die Aufklärung morphologischer, metabolischer und molekularer Veränderungen in Krebsvorstufen (Präneoplasien). Ziel dieser Untersuchungen ist die Verbesserung der Krebsfrüherkennung und der Krebsverhütung. Die wichtigsten Untersuchungsobjekte sind verschiedene experimentelle Modelle der Leberkrebsentstehung sowie operativ entnommenes menschliches Lebergewebe von Patienten mit schweren chronischen Lebererkrankungen, die häufig zur Ausbildung von Leberkrebs führen. Neben den Einzeleffekten von chemischen, hormonellen, physikalischen und viralen Krebsrisikofaktoren wird die Wirkung der Interaktion einer chronischen Virusinfektion mit chemischen Karzinogenen, speziell dem Schimmelpilzgift Aflatoxin B_1, eingehend untersucht. In einer Industriekooperation wird außerdem ein neues Modell zum Ersatz von Tierversuchen bei der Testung der karzinogenen Wirkung von chemischen Stoffen erprobt. In den verschiedenen Modellen der Leberkrebsentstehung und in der menschlichen Leber konnten in jüngster Zeit bemerkenswerte Übereinstimmungen im zellulären Erscheinungsbild (Phänotyp) von Krebsvorstufen nachgewiesen werden. Sie treten sowohl nach chemischen und physikalischen (zum Beispiel Röntgenstrahlen oder Neutronen), als auch nach viralen krebserzeugenden Agenzien auf und werden durch Wechselwirkungen zwischen diesen Risikofaktoren verstärkt. Diese Veränderungen des zellulären Phänotyps sprechen für hormonähnliche, dem Insulin oder Thyroxin entsprechende Wirkungen der krebserzeugenden Agenzien, die zur Störung von intrazellulären Signalübertragungswegen mit charakteristischen frühen Stoffwechselabweichungen und späteren Stoffwechselumstellungen sowie einer stetig zunehmenden Zellvermehrung führen. Die molekularen Grundlagen dieser Vorgänge werden weiter erforscht.

Die Forschungsinhalte der Abteilung Molekulare Toxikologie lassen sich in die Bereiche Toxikologie und Arzneistoffentwicklung gliedern. Im Bereich Toxikologie konzentriert sich das Interesse auf den Nachweis und die Strukturaufklärung von DNS-Addukten sowie von deren mutagenem Potential.

Neben der Aristolochiasäure und den Nitrophenolen werden Pyrrolizidin-Alkaloide bearbeitet. Um für den Nachweis von DNS-Addukten durch das ^{32}P-postlabeling-Verfahren den Umgang mit radioaktivem Phosphor zu vermeiden, wird zum Nachweis derartiger Addukte an einer Kombination von Kapillarelektrophorese und laserinduzierter Fluoreszenz gearbeitet. Weiterhin wird die Synthese dendritischer Metallkomplexe zur Markierung von Oligonukleotiden verfolgt, die beim Nachweis von Hybridisierungen durch das Elektronenmikroskop Verwendung finden. Im Bereich Arzneistoffentwicklung wird die Strategie, Monosaccharidkonjugate zur gezielten Einschleusung von Therapeutika in Tumoren und ins Gehirn zu entwickeln, weiter verfolgt. Ziel ist es dabei, neue effiziente Therapeutika mit geringeren Nebenwirkungen zu erhalten. Ein Prototyp dieser Verbindungen, der Glucose-Ifosfamid-Mustard, befindet sich seit Juli 1996 in der klinischen Prüfung. Ein weiteres Arbeitsfeld beinhaltet die Ausnutzung der Lektin-Oligosaccharid-Wechselwirkungen zur Entwicklung eines Drug-targeting-Konzeptes. Neben biochemischen Arbeiten zur Charakterisierung von Tumorlektinen werden komplexe Oligosaccharide als Trägermoleküle für Therapeutika dargestellt. Zu deren Synthese werden sowohl chemische als auch enzymatische Methoden eingesetzt. Diese chemischen Vektoren auf der Basis von verzweigten Oligosacchariden können auch zum Transport von Oligonukleotiden zur Antisense-Therapie eingesetzt werden.

Die Vorhaben dieses Forschungsschwerpunkts werden durch rund 150 Kooperationen mit etwa 45 Forschungsstätten im Inland sowie mit etwa 60 Forschungsstätten im Ausland gefördert.

Sprecher des Forschungsschwerpunkts:
Prof. Dr. Helmut Bartsch

Abteilungen und ihre Leiter:

Epidemiologie:
Prof. Dr. Jürgen Wahrendorf

Toxikologie und Krebsrisikofaktoren:
Prof. Dr. Helmut Bartsch

Wechselwirkungen von Carcinogenen mit biologischen Makromolekülen:
Prof. Dr. Dr. Heinz W. Thielmann

Cytopathologie:
Prof. Dr. Peter Bannasch

Molekulare Toxikologie:
Prof. Dr. Manfred Wießler

Aktivitäten des Forschungsschwerpunkts Krebsrisikofaktoren und Krebsprävention

Krebsprävention

Krebsrisikoabschätzung von beruflichen und umweltbedingten Faktoren

Ernährungsepidemiologie

Strahlenepidemiologie

Genetische Epidemiologie

Biomarker für molekularepidemiologische und Präventionsstudien

Krebs-Chemoprävention

Gen-Umwelt-Wechselwirkungen

Krebsauslösende genetische Veränderungen beim Menschen

Nicht-gentoxische Krebsrisikofaktoren und Entzündungsprozesse

Genetische Toxikologie

Inhalationstoxikologie

DNS-Reparaturdefekte bei genetisch bedingten lichtinduzierten Hautmalignomen

DNS-Replikation in Säugerzellen, in Tumorzellen und unter SOS-Induktion

Zelluläre Differenzierung während der neoplastischen Entwicklung in epithelialen und mesenchymalen Geweben

Molekulare und metabolische Mechanismen der Hepatokarzinogenese

Nachweis von DNS-Schäden durch exogene und endogene Noxen

Synthese von Chemotherapeutika

4.1 Entstehung von Leberkrebs – Wechselwirkung von Viren und Chemikalien

von Peter Bannasch

Der Leberzellkrebs gehört weltweit zu den häufigsten bösartigen Neubildungen (Neoplasmen). Jährlich sterben mindestens 250 000, nach manchen Schätzungen sogar annähernd 1 000 000 Menschen an dieser bislang kaum behandelbaren Krebserkrankung, die besonders in Afrika und Südostasien verbreitet ist. In Europa und Nordamerika steht der Leberkrebs zwar weniger im Vordergrund, doch nimmt er in Deutschland immerhin noch den zehnten Platz unter den häufigsten Krebsformen ein.

Als Hauptrisikofaktor für die Entstehung des Leberzellkrebses gelten chronische Leberentzündungen durch die Hepatitisviren B und C, Verunreinigungen der Nahrung mit Chemikalien, insbesondere durch als Aflatoxine bezeichnete Schimmelpilzgifte, und chronischer Alkoholmißbrauch. Die Erkenntnis, daß Viren häufig eine wichtige Rolle bei der Leberkrebsentstehung spielen, wurde erst in den drei letzten Jahrzehnten durch seuchenkundliche und zoologische Beobachtungen gewonnen. Heute wissen wir, daß chronische Träger des zunächst als Erreger der infektiösen Gelbsucht entdeckten Hepatitis-B-Virus ein mehr als hundertmal größeres Leberkrebsrisiko haben als Nichtinfizierte. Dies gilt besonders für Menschen, die schon als Neugeborene infiziert werden: Von 200 befallenen Neugeborenen erkrankt schätzungsweise eines im Laufe seines Lebens an Leberzellkrebs. Bis zum Auftreten erkennbarer Tumoren vergehen aber bei chronischen Trägern des Hepatitis-B-Virus in der Regel mehrere Jahrzehnte (30 bis 50 Jahre), in denen zusätzliche Risikofaktoren, wie zum Beispiel Chemikalien, einwirken können.

Für den Nachweis eines ursächlichen Zusammenhangs zwischen Virusinfektion und Krebsentstehung in der Leber war neben den Beobachtungen beim Menschen von ausschlaggebender Bedeutung, daß bei verschiedenen Tierarten eine ganze Gruppe von nahe verwandten Viren entdeckt wurde. Sie ähneln dem menschlichen Hepatitis-B-Virus nicht nur in ihrer molekularen Struktur mit Desoxyribonukleinsäure (DNS) als Erbsubstanz, sondern auch in der Eigenschaft, in ihren natürlichen Wirten chronische Leberentzündungen und Leberzellkrebs auszulösen. Damit war das Studium der viralen Leberkrebsentstehung in Untersuchungen an Tieren möglich.

Als Untersuchungsmodell dienten nordamerikanische Murmeltiere (Woodchucks), die mit dem für diese Art kennzeichnenden Woodchuck-Hepatitis-Virus (WHV) infiziert sind. Nahezu alle chronischen WHV-Träger, die als Neugeborene infiziert werden, entwickeln innerhalb von zwei bis drei Jahren Leberzellkrebs. In jüngerer Zeit wurde darüber hinaus entdeckt, daß Leberzellkrebs auch regelmäßig bei Mäusen entsteht, denen Gene (Transgene) des menschlichen Hepatitis-B-Virus übertragen wurden.

Aus der experimentellen Krebsforschung ist schon seit den grundlegenden Arbeiten der Japaner Takaoki Sasaki und Tomizo Yoshida in den dreißiger Jahren dieses Jahrhunderts bekannt, daß eine große Zahl von chemischen Stoffen bei Tieren, insbesondere bei kleinen Nagetieren, Mäusen und Ratten, Leberzellkrebs hervorruft. Ebenso wie die virusbedingte beansprucht die durch chemische Stoffe (Karzinogene) ausgelöste Leberkrebsentstehung eine lange Zeit. Bei Aufnahme von schwach wirksamen Stoffen oder geringen Mengen von

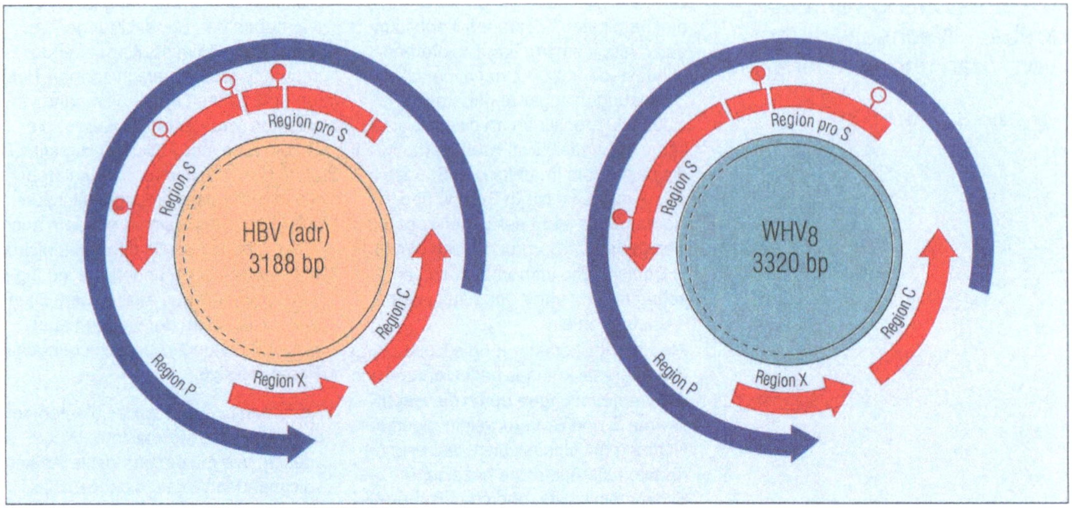

Abb. 23
Schematische Darstellung des menschlichen Hepatitis-B-Virus (HBV), links, und des Woodchuck-Hepatitis-Virus (WHV), rechts. Die Viren sind eng miteinander verwandt, wie die genomischen Regionen und ihre Anordnung zeigen. Beide Virustypen lösen bei Infizierten chronische Leberentzündungen und Leberzellkrebs aus. Deshalb ist es möglich, die Leberkrebsentstehung an Tieren zu untersuchen

starken Karzinogenen kann diese Latenzzeit bis an die durchschnittliche Lebenserwartung der betroffenen Art heranreichen oder sie – theoretisch – sogar überschreiten, so daß während des Lebens nur Krebsvorstufen (Präneoplasien) in Erscheinung treten. Durch diese langen Entwicklungszeiten wird der Nachweis von krebserzeugenden Schädlichkeiten nicht nur bei Laboratoriumstieren, sondern auch beim Menschen sehr erschwert. Tatsächlich sind außer verschiedenen alkoholischen Getränken, deren krebserzeugende Inhaltsstoffe jedoch nicht eindeutig geklärt sind, nur sehr wenige Chemikalien als Ursache menschlicher Leberzellkrebse dingfest gemacht worden: die bereits erwähnten Aflatoxine, speziell das Aflatoxin B_1, Arsen und – mit relativ geringem krebserzeugenden Potential – bestimmte schwangerschaftsverhütende beziehungsweise muskelaufbauende Hormonpräparate.

Die größte Bedeutung kommt den Aflatoxinen zu. Sie haben sich bei zahlreichen Tierarten, einschließlich den Menschenaffen, als hochwirksame Leberkarzinogene erwiesen. Die Aflatoxin-bildenden Schimmelpilzgifte wachsen unter anderem auf Grundnahrungsmitteln, wie zum Beispiel Getreide und Erdnüssen, und zwar bevorzugt in feuchtwarmen Klimazonen, in denen auch der menschliche Leberzellkrebs gehäuft auftritt. Ein enger Zusammenhang zwischen dem Ausmaß der Verunreinigung von Nahrungsmitteln und der Häufigkeit von Leberzellkrebs wurde in verschiedenen Hochrisikoregionen, etwa in Südchina und Kenia, nachgewiesen. Außerdem wurden in derartigen Regionen Ausscheidungen von Stoffwechselprodukten der Aflatoxine im Urin betroffener Personen und charakteristische, auf Aflatoxineinwirkung hinweisende Veränderungen bestimmter Genabschnitte (Codon 259 des p53-Gens) in Leberzelltumoren festgestellt.

Ist der menschliche Leberzellkrebs nun hauptsächlich auf Hepatitisviren oder auf Aflatoxine zurückzuführen? Oder wirken diese beiden Risikofaktoren zusammen (synergistisch)? Die Beantwortung dieser wichtigen Frage wird dadurch kompliziert, daß sich die virusdurchseuchten Erdregionen weitgehend mit den feuchtwarmen Klimazonen überlappen, in denen die aflatoxinbildenden Schimmelpilze besonders gut gedeihen. Eine eindeutige Zuordnung der Entstehung des menschlichen Leberzellkrebses zu einem der beiden Hauptrisikofaktoren ist unter diesen Bedingungen kaum möglich. Vielmehr liegt die schon länger diskutierte Annahme nahe, daß beide Risikofaktoren häufig zusammenwirken.

In einem Modellversuch an Murmeltieren haben wir die Gültigkeit dieser Hypothese für diese Tierart bewiesen: Bei chronischen Virusträgern, die als Neugeborene mit WHV infiziert und seit Beginn ihres zweiten Lebensjahres mit niedrigen Dosen von Aflatoxin B_1 (eingespritzt in Bananen) gefüttert wurden, entwickelte sich der Leberzellkrebs nicht nur viel schneller, sondern auch wesentlich häufiger als bei Tieren, die nur Träger des Hepatitisvirus waren. Allerdings traten auch bei den ausschließlich virusinfizierten Murmeltieren zahlreiche Leberzellkrebse auf. Demgegenüber führte Aflatoxin B_1 in den niedrigen Dosen, die wir bewußt für dieses Experiment gewählt hatten, in keinem Fall zur Ausbildung eines Leberkrebses. Die Virusinfektion hat demnach unter unseren Versuchsbedingungen eine deutlich größere Rolle bei der Leberkrebsentstehung gespielt als das Aflatoxin. Die eigenständige karzinogene Potenz des Aflatoxins konnte gleichwohl durch die Beobachtung herdförmiger Krebsvorstufen bei der Hälfte der nur mit diesem Gift behandelten Tiere belegt werden.

Mit dem Nachweis eines synergistischen Effekts zwischen chronischer Virusinfektion und Aflatoxinvergiftung ist zwar ein wichtiger Schritt in der Erforschung der Ursachen des Leberzellkrebses gelungen, doch ist der Mechanismus der Wechselwirkung dieser beiden Risikofaktoren auf der zellulären und molekularen Ebene damit keineswegs geklärt. Als Ausgangspunkt des Leberzellkrebses kommen neben den spezifischen differenzierten Leberzellen (Hepatozyten) nach Ansicht mancher Forscher auch Leberstammzellen (sogenannte ovale Zellen) in Frage. Auch wenn diese Auffassung durch verschiedene Beobachtungen gestützt wird, so sprechen unsere eigenen Befunde doch dafür, daß zumindest die Mehrzahl der Leberzellkrebse von differenzierten Hepatozyten ausgeht, die während der Umwandlung in Krebszellen einen allmählichen Verlust ihrer Differenzierung (Entdifferenzierung) erfahren.

Für die Erklärung der molekularen Mechanismen und der Wechselwirkung von Hepatitisviren und Aflatoxinen stehen bisher zwei Konzepte im Vordergrund. Das erste Konzept setzt zwei verschiedene Wirkungsmechanismen der beiden Risikofaktoren voraus: während der eine Risikofaktor spezifische Mutationen in den Leberzellen hervorrufen soll, wird dem zweiten Risikofaktor die Umwandlung der mutierten Zelle in eine Tumorzelle durch unspezifische Wirkungen zugeschrieben, beispielsweise durch eine Stimulierung der Zellvermehrung als Reaktion auf entzündlich oder toxisch bedingte Zellverluste, oder durch eine Hemmung von Abwehrmaßnahmen des Immunsystems gegen die Ausbreitung der veränderten Zellen. Hepatitisviren und Aflatoxine sind wechselweise als spezifische oder unspezifische Wirkfaktoren für dieses Konzept in Anspruch genommen worden. Das zweite Konzept fordert, daß sowohl die Viren als auch die Aflatoxine zahlreiche Mutationen erzeugen, deren Anhäufung schrittweise eine Umwandlung der normalen Leberzelle in eine Krebszelle bewirkt. Beide Konzepte sind bisher unzureichend begründet. Die bei Murmeltieren von einigen Arbeitsgruppen in etwa 50 Prozent der Leberzellkrebse beschriebenen Mutationen von Onkogenen der myc-Familie durch Einbau von WHV-DNS haben wir in unserem Untersuchungsgut nur selten gefunden. In menschlichen Leberzellkrebsen wurden vergleichbare Mutationen durch Integration von Hepatitis-DNS nur in Einzelfällen beobachtet. Umgekehrt sind die in Leberzellkrebsen des Menschen relativ häufigen Mutationen des p53-Gens, die auf eine Einwirkung von Aflatoxinen zurückgeführt wurden, nach Behandlung von Murmeltieren mit Aflatoxin B_1 nicht nachzuweisen.

Im Gegensatz zu diesen Diskrepanzen in Veränderungen der genetischen Ausstattung (des Genotyps) der Krebszellen bei verschiedenen Arten und Ursachen der hepatozellulären Neubildungen haben wir in Vorstufen des Leberzellkrebses spezifische Veränderungen im Erscheinungsbild (Phänotyp) der Leberzellen entdeckt, die nicht nur bei verschiedenen Modellen der viralen und der chemischen Karzinogenese, sondern auch bei chronischen, mit einem hohen Leberkrebsrisiko behafteten Lebererkrankungen des Menschen eine bemerkenswerte Übereinstimmung zeigen.

Der Funktions- und Gestaltwandel der Leberzellen während der Krebsentstehung folgt nach unseren bisherigen Be-

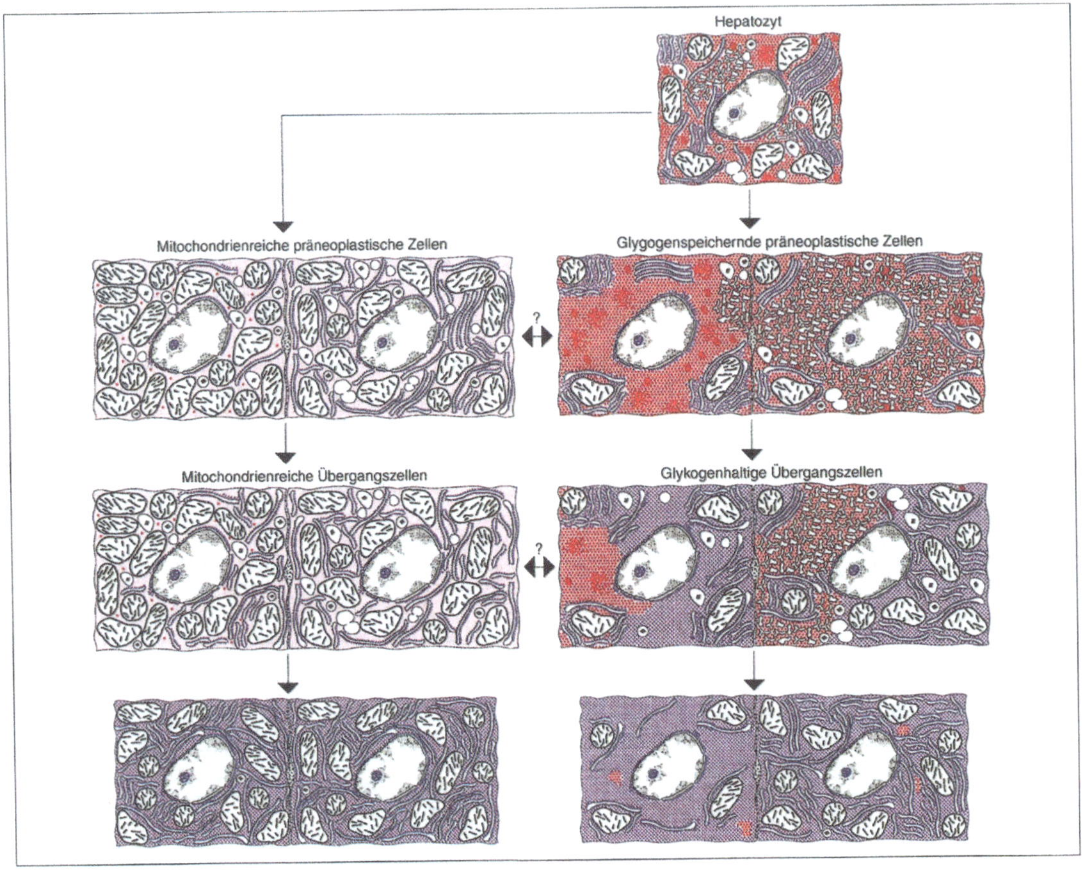

Abb. 24

Der Funktions- und Gestaltwandel der Leberzellen während der Krebsentstehung folgt hauptsächlich zwei Entwicklungslinien: Die Vergiftung mit den meisten krebserzeugenden Substanzen oder die Infektion mit Hepatitisviren führen – wie rechts dargestellt – zur übermäßigen Speicherung von Glykogen (rote Punkte). Sie ist in vielen Fällen mit der Vermehrung eines bestimmten Zellorganells (unregelmäßige helle Strukturen) verbunden. Während der Umwandlung in Krebszellen kommt es zu einer Verringerung an Glykogen und zu einer Anreicherung von membranständigen oder freien Ribosomen (blaue Punkte). An diesen findet teilweise die Eiweißbiosynthese statt. Aus Übergangszellen, die noch Glykogen enthalten, entwickeln sich so die glykogenarmen und ribosomenreichen Krebszellen. Die Einwirkung von bestimmten krebserzeugenden Substanzen, die nicht direkt mit dem Erbgut der Zelle in Wechselbeziehung treten, aber auch die Infektion mit Hepatitisviren führt – wie links dargestellt – zum Verlust der Glykogenspeicherung, zu einer Vermehrung der Mitochondrien, den „Kraftwerken" der Zelle, und zu einer fortschreitenden Zunahme der membranständigen und freien Ribosomen (violett)

obachtungen zwei Hauptentwicklungslinien, die schon lange vor der Ausbildung der endgültigen Krebszelle in zunächst gut differenzierten Leberzellherden in Erscheinung treten. Die vorherrschende hepatozelluläre Entwicklungslinie beginnt mit einer übermäßigen Speicherung des Makromoleküls Glykogen (Glykogenose), das als Kettenmolekül der Glukose im normalen Lebergewebe Reservefunktionen hat und unter anderem der Feinregulierung des Blutzuckerspiegels dient. Wegen des herdförmigen Charakters der abartigen Glykogenspeicherung in frühen Krebsvorstufen sind die biochemischen Vorgänge, die mit dem Auftreten und der weiteren Entwicklung dieses präneoplastischen Erscheinungsbildes verbunden sind, nur mit speziellen Verfahren zu erfassen. Durch die Darstellung und Abschätzung von Enzymaktivitäten an dünnen Gewebeschnitten und durch exakte Aktivitätsmessungen an Proben von Glykogenspeicherherden, die unter dem Mikroskop mit Hilfe von Laserstrahlen aus gefriergetrockneten Gewebeschnitten herauspräpariert wurden, konnten wir nachweisen, daß die Glykogenanhäufung regelmäßig mit einer Hemmung des enzymatischen Glykogenabbaus einhergeht. Das gesamte Stoffwechselmuster der präneoplastischen Glykogenspeicherherde weist auf Wirkungen der krebserzeugenden Schädlichkeiten hin, die denen von Insulin ähneln. Dieses bekannte Hormon der Bauchspeicheldrüse greift über komplizierte intrazelluläre Signalübertragungswege in eine Fülle von Zellfunktionen, insbesondere auch in die Regulation des Zuckerstoffwechsels sowie der Zelldifferenzierung und -vermehrung, ein.

Bei den Murmeltieren führt sowohl die Infektion mit dem Hepatitisvirus als auch die Vergiftung mit Aflatoxin zu herdförmigen Glykogenanhäufungen im Leberzellgewebe, deren Ausmaß bei Zusammenwirken beider Faktoren deutlich verstärkt wird. Das spricht dafür, daß Viren und Aflatoxin zu ähnlichen Störungen in Signalübertragungsmechanismen führen, die auch für ihren synergistischen Effekt verantwortlich sein könnten. Diese Deutung ist nicht auf das Murmeltiermodell beschränkt, denn gleichartige Frühveränderungen des Leberzellstoffwechsels wie bei dieser Tierart treten bei der Krebsentstehung durch menschliche Hepatitisviren in transgenen Mäusen und bei verschiedenen anderen Tiermodellen durch chemische Faktoren auf. Von besonderem Interesse ist schließlich, daß nach jüngsten Untersuchungen an einer großen Zahl von Patienten der Chirurgischen Universitätskliniken in Hannover und Heidelberg ähnliche Stoffwechselstörungen in herdförmigen Vorstufen des Leberzellkrebses bei Menschen mit chronischen Lebererkrankungen durch Hepatitis B und C, Alkoholmißbrauch oder einem angeborenem Enzymdefekt nachzuweisen sind, die zu einer generellen Glykogenspeicherkrankheit (Glykogenose) der Leber führen.

Licht- und elektronenmikroskopische Betrachtungen von Gewebeschnitten menschlicher Leberentzündungen, die durch das Hepatitis-B-Virus bedingt sind, haben schon vor Jahren gezeigt, daß das antigene Hüllprotein (HBsAg) dieses Virus, das in der Regel in das Blut abgesondert wird und hier diagnostische Bedeutung hat, bei chronischen Virusträgern in vielen Leberzellen in großen Mengen innerhalb eines zytoplasmatischen Membransystems, des glatten endoplasmatischen Retikulums, angehäuft wird, so daß sogenannte Groundglass (Milchglas)-Zellen auftreten. Obgleich diese Zellen kennzeichnend für chronische Virusträger sind, die ein hohes Leberkrebsrisiko haben, sind sie in Leberzellkrebsen selbst nur ausnahmsweise zu finden. Eine enge Beziehung zwischen der Ausbildung von Groundglass-Zellen und der Entwicklung des von Groundglass-Zellen meist freien Leberzellkrebses besteht auch in dem von Francis Chisari entwickelten transgenen Mausmodell der viralen Karzinogenese und bei Murmeltieren, die chronische Träger des WHV sind. Bei beiden Tierarten fanden wir, daß die Bildung der Virushüllproteine meist schon frühzeitig während der Entwicklung von herdförmigen Krebsvorstufen verloren geht. Das gilt besonders für das Auftreten der übermäßigen Glykogenspeicherung, die regelmäßig mit einem Verlust der Synthese der Hüllproteine verbunden ist. Diese Beobachtung ist angesichts der bereits besprochenen Stoffwechselstörungen in den präneoplastischen Glykogenspeicherherden besonders bemerkenswert, da Chen-Kung Chou und Mitarbeiter mitgeteilt haben, daß menschliche Leberkrebszellen, die in einer künstlichen Nährlösung kultiviert werden und noch die Fähigkeit zur Bildung des Hepatitisvirus-Hüllproteins besitzen, diese Funktion nach Behandlung mit Insulin völlig verlieren. Auch dieser Insulineffekt wird durch intrazelluläre Signalübertragung vermittelt.

Den überzeugendsten Beleg für eine entscheidende Rolle dieser Signaltransduktionskaskade haben neueste Untersuchungen erbracht, die wir in Zusammenarbeit mit den Bonner Pathologen Frank Dombrowski und Ulrich Pfeifer an einem von diesen Wissenschaftlern entwickelten Tiermodell durchgeführt haben: Ratten mit einer durch Strepto-

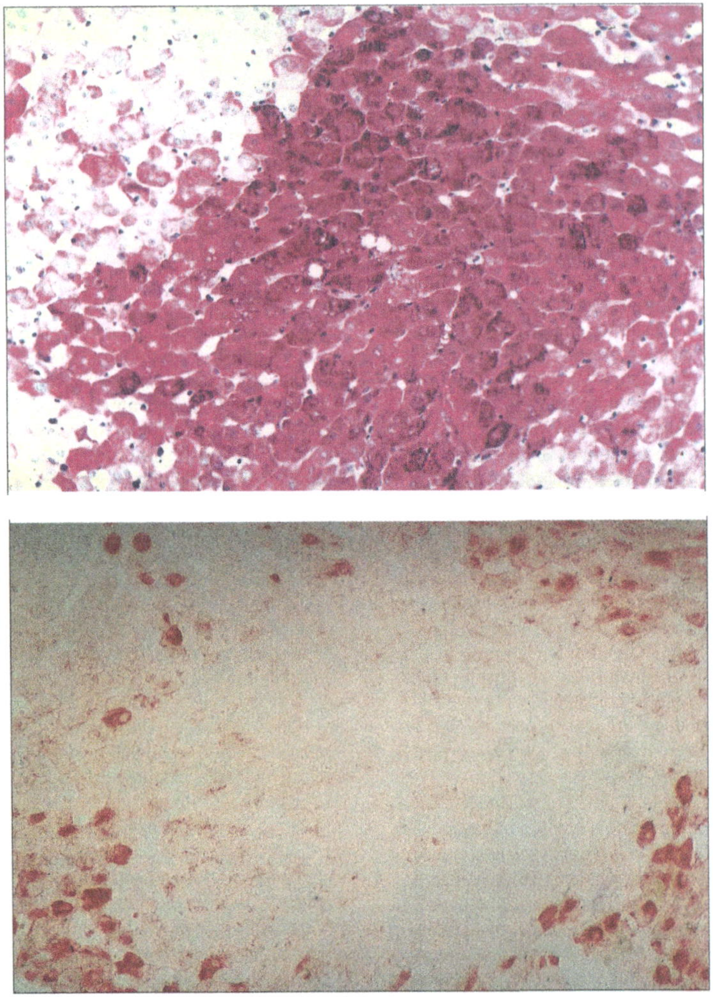

Abb. 25
Die chronische Infektion mit Hepatitisviren führt wie auch die Einwirkung chemischer krebserzeugender Stoffe zu einer herdförmigen, übermäßigen Speicherung des Zuckermoleküls Glykogen. Die Zellen verlieren ein virales Hüllprotein, das in frühen Stadien der chronischen Hepatitis-B-Virusinfektion in vielen Leberzellen in großen Mengen vorliegt und hier als diagnostischer Marker dient

zotocin erzeugten Zuckerkrankheit (Diabetes), die einen stark erhöhten Blutzuckerspiegel haben, werden normale insulinbildende Inselzellen der Bauchspeicheldrüse über die Pfortader in die Leber übertragen. Sie siedeln sich hier als kleine Kolonien an und können durch Abgabe von Insulin an das Blut die Zuckerkrankheit heilen. Bei unzureichender Zahl von Inselzellen bleibt der Blutzuckerspiegel jedoch soweit gegenüber der Norm erhöht, daß die Bildung von Insulin in den Inselzellkolonien stark stimuliert wird. Infolge dieser Überproduktion von Insulin (Hyperinsulinismus) bildeten sich schon innerhalb von wenigen Tagen im örtlichen Abflußgebiet der Inselzellkolonien ausgeprägte Glykogenspeicherherde mit starker Zellteilungsrate und erhöhtem Zelluntergang im Lebergewebe. Aus diesen Herden geht innerhalb von ein bis zwei Jahren eine große Zahl von gut- und bösartigen hepatozellulären Neoplasmen hervor.

In diesem neuartigen Modell der Leberkrebsentstehung wird offenbar der gesamte Vorgang durch die unphysiologische, lang andauernde hormonelle Wirkung einer Überproduktion von Insulin in Gang gesetzt und aufrechterhalten.

In allen Modellen der Hepatokarzinogenese ist das Erscheinungsbild der frühzeitig auftretenden Glykogenspeicherzelle instabil. Im Verlauf der Krebsentwicklung kommt es regelmäßig zu einem allmählichen Verlust des zuvor verstärkt gespeicherten Glykogens und zu einer Zunahme von freien oder membranständigen Ribosomen, die eine Steigerung der Eiweißsynthese anzeigt. Dieser Vorgang wird von einer grundlegenden Umstellung des zellulären Energiestoffwechsels mit Bevorzugung von Stoffwechselwegen (Glykolyse, Pentosephosphatweg) begleitet, die der stetig zunehmenden Zellvermehrung zuarbeiten. Der Auslöser dieser Stoffwechselumstellung ist noch unklar, wir vermuten jedoch, daß er eine Anpassung der Zelle an die schon frühzeitig eintretenden Entgleisungen des Kohlenhydratstoffwechsels darstellt.

Eine zweite Entwicklungslinie des Leberzellkrebses ist erst in den letzten Jahren bei bestimmten Modellen der chemischen Karzinogenese und bei der virusbedingten Leberkrebsentstehung der Murmeltiere gefunden worden. Zu den chemischen Stoffen, die diese Entwicklungslinie auslösen, gehören unter anderem verschiedene blutfettsenkende Arzneimittel und das Nebennierenrindenhormon Dehydroepiandrosteron, mit dessen leberkrebserzeugender Wirkung wir unsere Erfahrungen mit solchen Stoffen vornehmlich gesammelt haben. Allen diesen Stoffen ist gemeinsam, daß sie eine Vermehrung der Peroxisomen, einer kleinen, an Katalase und Oxidasen reichen Zellorganelle, in der Leber hervorrufen und im Gegensatz zu vielen anderen chemischen krebserzeugenden Substanzen nicht direkt mit der DNS reagieren. Sie führen ebenfalls frühzeitig zu herdförmigen Zellveränderungen im Lebergewebe, deren Phänotyp jedoch von den Glykogenspeicherherden wesentlich abweicht. Sie sind von Anfang an durch einen Glykogenverlust und durch eine auffallende Vermehrung von Mitochondrien sowie durch eine geringe Vermehrung der Ribosomen gekennzeichnet. Die Vermehrung der im Zentrum des Energiestoffwechsels der Zelle stehenden Mitochondrien geht mit unterschiedlichen Veränderungen mitochondrialer Enzyme einher, die auf Störungen von Signaltransduktionswegen hindeuten, die unter normalen Bedingungen durch das Schilddrüsenhormon Thyroxin stimuliert werden. Auch diese zelluläre Veränderung ist nicht auf die chemische Karzinogenese beschränkt, denn wir haben ähnliche gestaltliche und funktionelle Abweichungen in Vor- und Endstufen von virusbedingten Leberzellkrebsen der Murmeltiere gesehen. Sowohl bei der chemischen als auch bei der viralen Karzinogenese scheinen die glykogen- und die mitochondrienreichen Leberzellen unter bestimmten Bedingungen auseinander hervorgehen zu können. Das spricht für die Möglichkeit von Wechselwirkungen zwischen verschiedenen Störungen im komplexen Netzwerk zellulärer Signaltransduktionskaskaden.

Aus den geschilderten Resultaten ergeben sich nicht nur neue Vorstellungen vom Mechanismus der durch einen einzigen Faktor oder durch das Zusammenwirken von Viren und chemischen Stoffen bedingten Leberkrebsentstehung, sondern auch neue Ansatzpunkte zur Verhütung (Prävention) und vielleicht auch zur Behandlung des Leberzellkrebses. In der primären Krebsprävention müssen die an manchen Orten schon systematisch praktizierte Bekämpfung der Hepatitis-Virus-Infektion durch Impfung, die möglichst weitgehende Ausschaltung von Aflatoxinen aus der Nahrung und die Vorbeugung gegen Alkoholismus Vorrang erhalten. Daneben könnte sich eine diätetische oder medikamentöse Ausbalancierung des Hormonhaushalts als wirksame Verhütungsmaßnahme erweisen, zumal kürzlich von einer anderen Forschergruppe ein eindeutig erhöhtes Leberkrebsrisiko bei Patienten mit Zuckerkrankheit festgestellt wurde. Durch Einsatz spezifischer Hemmstoffe gegen übermäßig aktive Teilschritte der gestörten Signaltransduktionskaskaden sind sowohl in Vor- wie auch in Endstufen des Leberzellkrebses Korrekturen denkbar. Der Verwirklichung einer solchen Therapie stehen allerdings durch die Komplexität der Regulationsnetze augenblicklich große Hindernisse im Wege. Schließlich bietet die genauere Kenntnis von Krebsvorstufen theoretisch auch die Möglichkeit einer Verbesserung der sekundären Krebsprävention durch Früherkennung des Leberzellkrebses. Praktisch ist dieses Ziel jedoch in einem inneren Organ wie der Leber kaum erreichbar, solange das Auflösungsvermögen der derzeit verfügbaren bildgebenden Verfahren für den Nachweis der außerordentlich kleinen herdförmigen Krebsvorstufen, deren Durchmesser meist unter zwei Millimeter liegt, nicht ausreicht.

Prof. Dr. Peter Bannasch
Abteilung Cytopathologie

Beteiligte Wissenschaftler

Dr. Hans Jörg Hacker
Nasser Imani Khoshkhou
Uli-Rüdiger Jahn
Priv.-Doz. Dr. Doris Mayer
Christel Metzger
Dr. Svetlana Radaeva
Martina Schmitt
Dr. Qin Su
Dr. Ilia Toshkov

In Zusammenarbeit mit

Dr. Francis V. Chisari
Division of Experimental Pathology,
Scripps Research Institute,
La Jolla, USA

Dr. Margund Mrozek
Dr. Uwe Zillmann
Zentrales Tierlabor,
Deutsches Krebsforschungszentrum

Prof. Dr. Michael Roggendorf
Dr. Michael Elgas
Institut für Virologie,
Universität Essen

Dr. Annette Kopp-Schneider
Dr. Axel Benner
Zentrale Einrichtung Biostatistik,
Deutsches Krebsforschungszentrum

Priv.-Doz. Dr. Uwe Haberkorn
Abteilung Onkologische Diagnostik und Therapie,
Deutsches Krebsforschungszentrum

Prof. Dr. Gerd Otto
Chirurgische Universitätsklinik,
Heidelberg

Prof. Dr. Rudolf Pichlmayr
Chirurgische Universitätsklinik,
Hannover

Dr. Walter Hofmann
Pathologisches Institut,
Universität Heidelberg

Dr. Frank Dombrowski
Professor Dr. Ulrich Pfeifer
Pathologisches Institut,
Universität Bonn

Ausgewählte Publikationen

Toshkov, I., Chisari, F.V., Bannasch, P.: Hepatic preneoplasia in hepatitis B virus transgenic mice. Hepatology 20, 1162–1172 (1994)

Bannasch, P., Imani Khoshkhou, N., Hacker, H.J., Radaeva, S., Mrozek, M., Zillmann, U., Kopp-Schneider, A., Haberkorn, U., Tolle, T., Roggendorf, M., Toshkov, I.: Synergistic hepatocarcinogenic effect of hepadnaviral infection and dietary aflatoxin B_1 in woodchucks. Cancer Res. 55, 3318–3330 (1995)

Metzger, C., Mayer, D., Hoffmann, H., Bocker, T., Benner, A., Bannasch, P.: Sequential appearance and ultrastructure of amphophilic cell foci, adenomas and carcinomas in the liver of male and female rats treated with dehydroepiandrosterone (DHEA). Toxicol. Pathol. 23, 591–605 (1995)

Bannasch, P.: Pathogenesis of hepatocellular carcinoma: sequential cellular, molecular and metabolic changes. In: Prog. in Liv. Dis. Eds: Boyer, J.L., Ockner, R.K., Saunders, W.B., Philadelphia, 16, 161–197 (1996)

Radaeva, S., Bannasch, P.: Changes in catalase and glucose-6-phosphatase distribution patterns within oval cell compartment as possible differentiation markers during viral hepatocarcinogenese in woodchucks. Differentiation 60, 169–178 (1996)

Bannasch, P., Jahn, U.-R., Hacker, H.J., Su, Q., Hoffmann, W., Pichlmayr, R., Otto, G.: Focal hepatic glycogenosis: a putative preneoplastic lesion associated with neoplasia and cirrhosis in explanted human livers. International Journal of Oncology 10, 261–268 (1997)

Dombrowski, F., Bannasch, P., Pfeifer, U.: Hepatocellular neoplasms induced by low-number pancreatic islet transplants in streptozotocin diabetic rats. Am. J. Pathol. 150, 1071–1087 (1997)

4.2 Krebsrisiko durch Dioxin in Deutschland sehr gering – neuere Schätzungen

von Heiko Becher und Karen Steindorf

Die Bewertung der Gesundheitsgefährdung durch Dioxine ist spätestens seit dem Unfall in Seveso im Jahr 1976 von großem öffentlichen Interesse. Unter Dioxin wird – chemisch inkorrekt – häufig nur ein Vertreter der gesamten Substanzklasse, das sogenannte 2,3,7,8-Tetrachlor-Dibenzo-p-Dioxin (TCDD), verstanden. Während sich TCDD im Tierexperiment eindeutig als krebserregend erwiesen hat, ist die epidemiologische Datenlage weniger eindeutig, als in der Öffentlichkeit angenommen wird. Im Frühjahr 1997 fand eine Neubewertung der Dioxine durch die International Agency for Research on Cancer statt. Dabei wurde TCDD in die Klasse 1 (krebserzeugend für den Menschen) eingestuft, nachdem bis dahin die Einstufung in die Gruppe 2B (potentiell krebserzeugend) galt. Die Erkenntnisse über die Wirkungen im Hinblick auf den Niedrigdosisbereich sind unzureichend. Im Deutschen Krebsforschungszentrum wurden daher in den letzten Jahren epidemiologische Untersuchungen durchgeführt, um das Krebsrisiko durch Dioxin in der Arbeitswelt und in der Umwelt besser beurteilen zu können.

Was ist Dioxin?

Unter Dioxinen versteht man Moleküle mit einem Gerüst aus zwei durch Sauerstoffbrücken verbundenen Benzolringen, an das bis zu acht Chloratome binden können. Je nach Struktur entstehen so 75 unterschiedliche Dioxinmoleküle, so daß Dioxin als Sammelbegriff für die Substanzklasse angesehen wird. Die hoch giftige und auch am besten untersuchte Variante ist das 2,3,7,8-Tetrachlor-Dibenzo-p-Dioxin (TCDD), bei dem die Chloratome an den Bindungsstellen 2,3,7 und 8 sitzen. Dieses spezielle Molekül ist biologisch sehr stabil. Dioxine haben eine geringe Wasserlöslichkeit, sind aber sehr gut fettlöslich. Sie reichern sich im Körperfett an und werden dort lange Zeit gespeichert. Dioxine und Furane waren nie die gewünschten Produkte einer chemischen Reaktion, sondern entstanden als unerwünschte Nebenprodukte oder als Verunreinigungen einer Zielsubstanz, beispielsweise bei der Herstellung von 2,4,5-Trichlorphenol, das ein Zwischenprodukt für die Herstellung des Herbizids 2,4,5-Trichlorphenoxyessigsäure (2,4,5-T) ist. Diese Verunreinigung führte in den fünfziger Jahren zu erheblichen Dioxinbelastungen der Arbeiter. Sie konnte aber durch verbesserte Verfahren bis in die achtziger Jahre verringert werden.

Dioxine und Furane sind heute überall in der Umwelt des Menschen verbreitet. Die wichtigsten Quellen, aus denen Dioxine und auch Furane in unsere Umwelt gelangen können, sind:

- Verbrennungsprozesse hauptsächlich von Müll, Kohle, Holz, Zigaretten, verbleiten Automobil-Treibstoffen,
- Chemische Industrie: bestimmte Produktionsprozesse, Verbrauch verunreinigter Chemikalien und
- Reservoirs in der Umwelt wie zum Beispiel kontaminierte Erde oder Sondermülldeponien.

Dioxine und Furane können sich dabei immer dann bilden, wenn kohlenstoffhaltige Substanzen in Anwesenheit von Chlor verbrannt werden, wie es zum Beispiel bei einigen Prozessen der Chlorchemie der Fall sein kann. In Deutschland ist seit einigen Jahren ein rückläufiger Trend der Dioxinbelastung festzustellen.

Das Verhalten der freigesetzten Stoffe in der Umwelt ist geprägt durch ihre schlechte Abbaubarkeit mit geschätzten Halbwertzeiten von etwa drei bis zehn Jahren, ihre schlechte Wasserlöslichkeit und eine hohe Absorption an Boden, Sediment und Flugstaub. In den menschlichen Organismus kann Dioxin auf vier verschiedenen Wegen gelangen: über die Haut, mit der Atemluft, mit der Nahrung und mit Wasser. Die Aufnahme über die Ernährung ist am bedeutendsten, denn über 90 Prozent des Dioxins gelangen auf diese Weise in den Körper.

Zur Einschätzung des Krebsrisikos durch Dioxine sind jedoch auch alle anderen Dioxine (Kongenere) sowie die nah verwandte Stoffklasse der Furane zu berücksichtigen. Furane unterscheiden sich von Dioxinen dadurch, daß nur eine Sauerstoffbrücke zwischen den beiden Benzolringen vorhanden ist. Um die toxische Potenz gemeinsam beurteilen zu können, werden sogenannte toxische Äquivalenzfaktoren (TEF) verwendet, bei denen für 2,3,7,8-TCDD willkürlich als Bezugsgröße der Faktor 1 gewählt wird; die anderen Kongenere haben TEF von 0,5 bis 0,001. Alle Dioxine bzw. Furane werden damit zu sogenannten toxischen Äquivalenten zusammengefaßt.

Die Belastungen in der Umwelt sind in der Regel sehr gering, die Konzentrationen liegen in Bereichen von Nanogramm (ng). Für die Bundesrepublik Deutschland erlauben Untersuchungen eine Schätzung der Hintergrundbelastung der Bevölkerung im Bereich von etwa 4,3 ng/kg TCDD im Blutfett (Median 3 ng/kg) beziehungsweise etwa 20 ng/kg TEQ. Die Beantwortung der Frage nach Art und Größe der mit dieser Belastung verbundenen gesundheitlichen Risiken, insbesondere hinsichtlich des Krebsrisikos in diesem

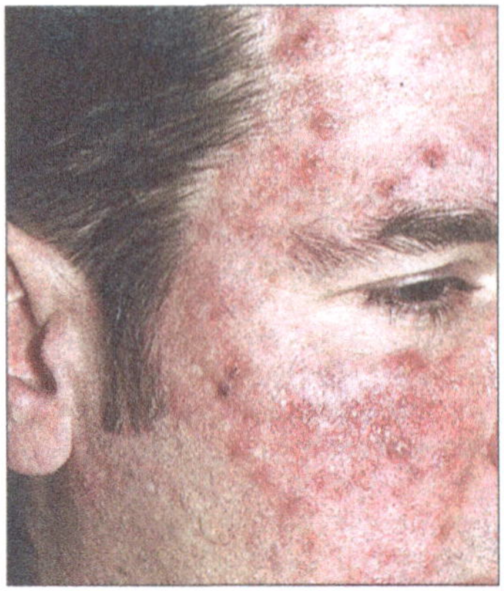

Abb. 26
Chlorierte Kohlenwasserstoffe rufen Chlorakne hervor. Sowohl der äußerliche Kontakt als auch die Aufnahme durch die Nahrung führen zu dichten Mitessern, die sich entzünden können. Chlorakne ist als Berufskrankheit anerkannt

Niedrigdosisbereich, ist aus Gründen der Gesundheitsvorsorge von großer Bedeutung.

Folgen für die menschliche Gesundheit

Bereits in den fünfziger Jahren wurde belegt, daß Dioxin stark toxische Wirkungen auslösen kann. Ein Symptom für eine akute Exposition (einen Kontakt) mit Dioxinen in erheblichem Umfang ist die sogenannte Chlorakne, eine Pickelbildung als Ergebnis einer verstärkten Talgdrüsentätigkeit. Als weitere Begleitsymptome kann es zu Kopf- und Muskelschmerzen, Konzentrations- und Gedächtnisschwäche, Übelkeit, Erbrechen sowie Schlafstörungen kommen.

Zu dem molekularen Wirkungsmechanismus ist bekannt, daß das in eine Zelle gelangte Dioxin an den sogenannten Ah-Rezeptor (Ah steht für Aromatic hydrocarbon) binden kann. Dieser Komplex vermag dann im Zellkern Gene zu aktivieren, die normalerweise inaktiv sind. Dadurch läßt sich ein Teil der Wirkungen von Dioxinen erklären. Die Bindung des Dioxin-Rezeptor-Komplexes an die Erbsubstanz führt beispielsweise in Leberzellen zu einer verstärkten Produktion von Enzymen, die Fremdstoffe oxydieren. Neben intrazellulären Vorgängen werden auch andere Wirkungsmechanismen für Dioxine diskutiert, die unter anderem den Hormonstoffwechsel sowie Zellwachstum und -differenzierung beeinflussen. Der Wirkmechanismus mit dem Ah-Rezeptor wird gleichermaßen beim Menschen und beim Versuchstier beobachtet. Diese Tatsache trägt wesentlich dazu bei, es plausibel erscheinen zu lassen, daß von der krebserzeugenden Wirkung von TCDD im Tier auf eine analoge Wirkung beim Menschen geschlossen wird.

Die Erkenntnisse zur Krebsverursachung von Dioxin beim Menschen stammen aus verschiedenen epidemiologischen Untersuchungen, die sich zumeist mit den Wirkungen von 2,3,7,8-TCDD bei stark exponierten Personen befaßten. So liefert die Untersuchung einer Kohorte von Beschäftigten der Firma BASF, die 1953 bei einer Explosion in einer Anlage zur Herstellung von 2,4,5-Trichlorphenoxyessigsäure Dioxinen ausgesetzt wurden, wichtige Rückschlüsse auf die gesundheitlichen Wirkungen von TCDD. Auch das im Vietnamkrieg eingesetzte Entlaubungsmittel Agent Orange, eine Mischung der Herbizide 2,4,5-Trichlorphenoxyessigsäure und 2,4-Dichlorphenoxyessigsäure, enthielt TCDD in erheblichen Konzentrationen, so daß die gesundheitli-

Abb. 27
Zu den bekanntesten Beispielen von Industriekatastrophen, bei denen Dioxin freigesetzt wurde, zählt in Deutschland die Explosion bei der BASF 1953. Hier eine Aufnahme des Werkes von 1952

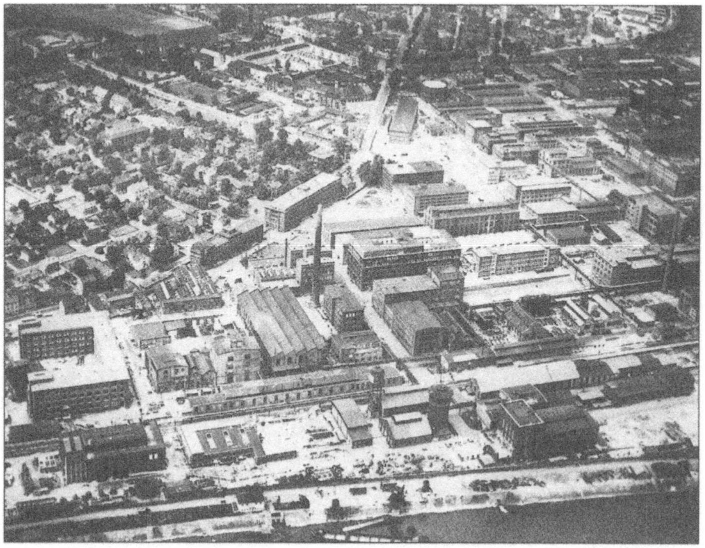

chen Folgen noch heute an der betroffenen Bevölkerung in Vietnam und an Vietnam-Veteranen gesehen werden können. Am meisten gerieten Dioxine jedoch in die öffentliche Diskussion, nachdem 1976 eine Explosion in einer Chemiefabrik in der norditalienischen Kleinstadt Seveso zu einer massiven TCDD-Freisetzung in der Umgebung führte.

Die epidemiologischen Studien, die für eine Gesamtbewertung der krebserzeugenden Wirkung von TCDD den größten Beitrag leisten, sind vier Studien über exponierte Industriearbeiter: eine aus den USA, eine aus den Niederlanden und zwei aus der Bundesrepublik Deutschland. Zu den letzteren zählt die Studie über die Boehringer-Kohorte, betroffenen Mitarbeitern der Firma Boehringer Ingelheim, die im Deutschen Krebsforschungszentrum erstellt wurde.

Die Boehringer-Kohorte

Eine Gruppe von 1189 männlichen Beschäftigten, die in der Zeit von 1952 bis 1984 in dem Werk Hamburg-Moorfleet der Firma Boehringer Ingelheim tätig waren, liefert die derzeit genaueste Datenbasis für eine Beurteilung des Krebsrisikos nach Dioxinexposition und für die dabei erforderlichen Dosis-Wirkungsanalysen. Der Betrieb hatte verschiedene Herbizide und Insektizide produziert, darunter 2,4,5-Trichlorphenoxyessigsäure und Lindan. Dabei war es aufgrund des besonderen Produktionsprozesses im Werk Hamburg-Moorfleet zu substantiellen Belastungen nicht nur mit TCDD, sondern auch mit höher chlorierten Dioxinen (Hexa-, Hepta-, Okta-) und Furanen (Hexa- und Hepta-) gekommen. Diese Kohorte zeichnet sich durch eine besonders große Anzahl vorhandener Messungen von Dioxin- und Furanexpositionen im Blut beziehungsweise im Fettgewebe der Teilnehmer aus, wohingegen frühere Studien zumeist darauf beschränkt sind, die Exposition durch die Zugehörigkeit zu bestimmten Produktionsprozessen, die Dauer dieser Zugehörigkeiten oder das Auftreten von Chlorakne als Expositionsindikator zu charakterisieren. Die Möglichkeit, Konzentrationen in biologischen Materialien wie Blut oder Fettgewebe als Surrogatvariablen zu verwenden, beruht auf den großen Fortschritten der letzten Jahrzehnte in der Analytik und in der Nachweisbarkeit

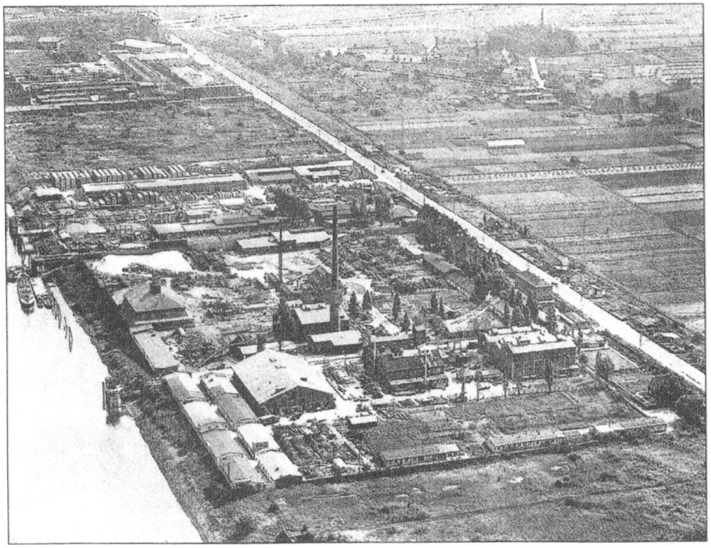

Abb. 28
Beschäftigte des Werkes Hamburg-Moorfleet der Firma Boehringer Ingelheim waren bis 1984 Dioxinen und Furanen am Arbeitsplatz ausgesetzt. Die Messungen dieser Substanzklassen im Blut und im Fettgewebe lieferten den Wissenschaftlern die Datenbasis für die Einschätzung der krebserzeugenden Wirkung von Dioxin. Hier eine Aufnahme des Werkes von 1955

von Dioxinen. Dennoch handelt es sich auch heute noch um ein aufwendiges und teures Verfahren. Eine Messung kostet rund 2 000 DM.

Der erste wichtige Schritt der Expositionsbestimmung in der Teilkohorte von Personen, für die mindestens eine Messung vorlag, bestand darin, zunächst das Abbauverhalten der einzelnen Kongenere zu untersuchen. Es zeigte sich eine gute Übereinstimmung zu einer Abbaukinetik erster Ordnung, das heißt einem exponentiellen Abbau mit der Zeit. Zudem konnten die Halbwertszeiten, der Zeitraum, bis die Hälfte der Substanz abgebaut ist, geschätzt werden. Für TCDD ergaben sich zum Beispiel 6,9 Jahre. Aufgrund von Rückrechnungen der gemessenen Werte und der Schätzung der arbeitsplatzspezifischen Aufnahmeraten konnten somit Modelle für die Belastung gegenüber den einzelnen Kongeneren in Abhängigkeit von der Arbeitsgeschichte einzelner Mitarbeiter abgeschätzt werden. Dieses Modell konnte dann auf alle Kohortenmitglieder angewandt werden, so daß für jede Person für jeden Zeitpunkt eine Schätzung der Konzentration beziehungsweise der kumulativen (angehäuften) Belastung vorlag. Insgesamt erlaubt die Untersuchung dieser Kohorte erstmals die Bestimmung des quantitativen Zusammenhangs zwischen Belastung und Krebssterblichkeit unter Berücksichtigung wichtiger Koexpositionen als Ausgangspunkt einer Risikoabschätzung für die einzelnen Dioxine und Furane.

Insgesamt verstarben in dem Beobachtungszeitraum 413 Personen, davon 124 an Krebs. Das ist deutlich mehr, als aufgrund der allgemeinen Sterblichkeitsrate in der Bevölkerung zu erwarten ist. Die Krebssterblichkeit erhöht sich um 41 Prozent. Anders als bei vielen anderen krebserzeugenden Substanzen verteilt sich diese Häufung der Krebstodesfälle auf viele Krebslokalisationen; eine Beobachtung, die bei allen weltweit vorliegenden Studien gemacht werden konnte. Unsere Auswertungen unterstreichen den bis heute vorliegenden Kenntnisstand, daß 2,3,7,8-TCDD als krebserzeugend für den Menschen einzustufen ist.

Die geschätzte Höhe des Krebsrisikos bei den Boehringer-Arbeitern muß in Relation zu der Expositionshöhe gesehen werden, die an ihrem Arbeitsplatz geherrscht hat. Werte von über 1000 ng TCDD pro kg Blutfett wurden auch lange Zeit nach der Beschäftigung bei einigen Arbeitern gemessen, so daß auf eine tatsächliche Konzentration zur Zeit der Beschäftigung zurückgerechnet werden kann, die noch um etwa den Faktor 10 bis 100 höher war. Vergleicht man dies mit den Konzentrationen in der Allgemeinbevölkerung, so ergibt sich zwar kein Anlaß zu erhöhter Besorgnis oder gar Panik. Wie wichtig es ist, die in den letzten Jahren recht erfolgreichen Maßnahmen weiterzuverfolgen, die Belastung der Umwelt durch Dioxine und Furane zu reduzieren, wird aber unterstrichen.

Dosis-Wirkungsanalysen und Risikoabschätzung

Adäquate statistische Methoden erlauben es, auf der Basis der Daten der Boehringer-Kohorte eine Dosis-Wirkungsfunktion zu schätzen. Ausgehend von diesem Modell können dann auch Abschätzungen für den Niedrig-Dosis-Bereich getroffen werden. Dazu ist zunächst erforderlich zu überprüfen, ob das Krebsrisiko überhaupt mit ansteigender Dosis wächst. Dies war eindeutig der Fall: Bei Personen in der höchsten Belastungsgruppe war das Risiko etwa verdoppelt. Die Aussagekraft einer Funktion, die den Zusammenhang zwischen Dosis und Krebsrisiko beschreibt, ist jedoch stets vorsichtig zu interpretieren. Nach unseren Ergebnissen steigt das Risiko sublinear mit der Dosis, das heißt, der Anstieg der Dosis-Wirkungsfunktion ist im Niedrigdosisbereich stärker. Der statistische Unterschied zu einer linearen Funktion ist aber nur gering ausgeprägt, so daß weitergehende Interpretationen zur Gestalt der Funktion nicht möglich sind.

Um nun die Gefährdung der Bevölkerung durch Dioxin unter der herrschenden Belastung – auch im Vergleich zu anderen Umweltschadstoffen – einordnen zu können, ist mit dem sogenannten Unit Risk Konzept eine Risikoabschätzung möglich. Für die Bevölkerung der Bundesrepublik Deutschland gibt es Angaben zur Immissionsbelastung (Belastung mit Luftschadstoffen) in Ballungsgebieten von 8,7 Femtogramm (fg) pro Kubikmeter Luft beziehungsweise in ländlichen Gebieten von 1,3 fg pro Kubikmeter. Daraus ergibt sich unter Verwendung des Unit Risk Konzepts ein mittleres lebenslanges zusätzliches Krebsrisiko im Bereich von 10^{-6}. Der Anteil der umweltbedingten Krebstodesfälle, der durch Immissionsbelastung durch TCDD verursacht wird, ist damit, auch im Vergleich zu anderen Luftschadstoffen, als sehr gering einzuschätzen.

Priv.-Doz. Dr. Heiko Becher
Dr. Karen Steindorf
Abteilung Epidemiologie

Beteiligte Mitarbeiter

Sabine Holzmeier

In Zusammenarbeit mit

Dr. Dieter Flesch-Janys
Prof Dr. Alfred Manz
Dipl. Stat. Petra Gurn
Beratungsstelle für Chemiearbeiter, Hamburg

Dr. Manolis Kogevinas
Dr. Paolo Bofetta
Dr. Rodolfo Saracci
International Agency for Research on Cancer,
Lyon, Frankreich

Ausgewählte Publikationen

Flesch-Janys, D., Becher, H.: Risk assessment for dioxins: Using epidemiological data from cancer mortality cohort studies in exposed workers. Informatik, Biometrie und Epidemiologie in Medizin und Biologie 25, 283-291 (1994)

Steindorf, K., Becher, H.: Absolute risk estimates and related parameters in quantitative risk assessment. Informatik, Biometrie und Epidemiologie in Medizin und Biologie 25, 225–232 (1994)

Becher, H., Steindorf, K., Wahrendorf, J.: Epidemiologische Methoden der Risikoabschätzung für krebserzeugende Umweltstoffe mit Anwendungsbeispielen. Hrsg.: Umweltbundesamt Berlin. Erich Schmidt Verlag, Berlin (1995)

Becher, H., Flesch-Janys, D., Kauppinen, T., Kogevinas, M., Steindorf, K., Manz, A., Wahrendorf, J.: Cancer mortality in German male workers exposed to phenoxy herbicides and dioxins. Cancer Causes and Control 7, 312–321 (1996)

Flesch-Janys, D., Becher, H., Gurn, P., Jung, D., Konietzko, J., Manz, A., Päpke, O.: Elimination of polychlorinated dibenzo-p-dioxins and dibenzo-furans (PCDD/F) in occupationally exposed persons. J Toxicol Environ Health 47, 363–378 (1996)

Kogevinas, M., Becher, H., Benn, T., Bertazzi, P.-A., Bofetta, P., Bueno-de-Mesquita, B., Coggon, D., Colin, D., Flesch-Janys, D., Fingerhut, M., Green, L., Kauppinen, T., Littorin, M., Lynge, E., Matthews, J., Neuberger, M., Pearce, N., Saracci, R.: Cancer mortality in workers exposed to phenoxy herbicides and dioxins. An international cohort study. Am J Epid 145, 1061–1075 (1997).

4

4.3. Familiärer Brustkrebs – eine Risikoabschätzung

von Jenny Chang-Claude und Heiko Becher

Die Beteiligung von genetischen Faktoren an der Entstehung von Brustkrebs ist seit einigen Jahren nachgewiesen. Etwa fünf Prozent aller Brustkrebserkrankungen sind erblich bedingt. Bei diesen wird die Veränderung eines Gens (Mutation) für das frühe Auftreten der Erkrankung bei mehreren weiblichen Mitgliedern der Familie verantwortlich gemacht. Zunächst konnte in Familien mit einer Häufung von Brustkrebs oder Brust- und Ovarialkrebs ein Gen (BRCA1, breast cancer gene 1) auf Chromosom 17 lokalisiert werden. Vor kurzem wurden das BRCA1-Gen isoliert und einige der krankheitsauslösenden Mutationen identifiziert. Ein weiteres dominantes Brustkrebsgen, das BRCA2, konnte ein Jahr später auf dem Chromosom 13 lokalisiert und isoliert werden.

Trotz des relativ seltenen Vorkommens der familiären Brustkrebserkrankung haben diese Forschungsergebnisse sowohl in Fachzeitschriften als auch in der Tagespresse große Beachtung gefunden. Dies hat zu gesteigerter Besorgnis und Hoffnung sowohl bei den betreuenden Ärzten, insbesondere aber auch bei den betroffenen Familien mit einer familiären Häufung von früh und von spät einsetzenden Brustkrebserkrankungen geführt. Dabei zeigt sich erneut dringender Bedarf für eine individuelle Beratung. Frauen, in deren Familien eine oder mehrere Verwandte an Brustkrebs erkrankt oder verstorben sind, wollen jetzt ihr eigenes Risiko und

Abb. 29
In einer Familienstudie zu Brustkrebs und Eierstockkrebs, die das Deutsche Krebsforschungszentrum seit 1991 durchführt, soll die Wahrscheinlichkeit für eine Kopplung der Erkrankungen mit bestimmten Genen ermittelt werden. Die teilnehmenden Frauen füllen unter anderem einen Fragebogen aus

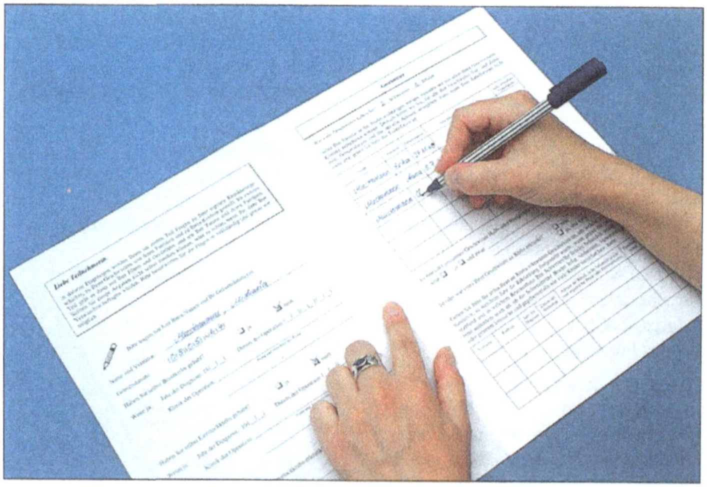

das ihrer Töchter erfahren. Wir haben im Rahmen eines seit einigen Jahren laufenden Projekts zu einer Risikoabschätzung einige Beiträge geleistet, die im folgenden skizziert werden sollen.

Wie bei nur wenigen anderen Erkrankungen hat der Kenntnisstand in den vergangenen Jahren derart sprunghaft zugenommen, daß eine Risikoabschätzung in der Art, wie sie noch vor nur fünf Jahren erfolgt ist, heute als weitgehend überholt angesehen werden muß.

Bekannte Brustkrebsgene

Das BRCA1-Gen (breast cancer gene 1) liegt auf dem langen Arm des Chromosoms 17. Dieses Gen ist nicht nur an der Entstehung von Brustkrebs, sondern auch von Krebs des Eileiters beteiligt. Die Lokalisation dieses Gens wurde durch eine umfangreiche indirekte Genanalyse (Kopplungsanalyse) in Familien mit mehreren früh erkrankten Brustkrebspatientinnen möglich. Allerdings fand sich eine Kopplung zwischen dem DNS-Marker mit der Krankheit nur in etwa 45 Prozent aller in die Untersuchung einbezogenen Familien. Eine Beteiligung des BRCA1-Gens zeigte sich am häufigsten in solchen Familien, in denen mehrere Brustkrebsfälle bei Familienmitgliedern vor dem 45. Lebensjahr aufgetreten sind, und in Familien, in denen Eileiterkrebs (Ovarialkrebs) zusätzlich auftrat. Frauen mit einer Keimbahnmutation im BRCA1-Gen haben ein sehr hohes Risiko, im Laufe ihres Lebens an Brustkrebs zu erkranken, etwa 85 Prozent bis zum Alter von 70 Jahren im Vergleich zum Risiko in der Allgemeinbevölkerung von etwa sieben Prozent. Diese Frauen haben zudem ein hohes Risiko, an Ovarialkrebs zu erkranken. Inzwischen ist das BRCA1-Gen auch isoliert worden. Es handelt sich um ein extrem großes Gen, das nahezu 100 000 Basenpaare umfaßt. In diesem Gen sind zahlreiche krankheitsauslösende Mutationen bekanntgeworden.

Ein zweites Brustkrebsgen, das BRCA2, liegt auf dem langen Arm von Chromosom 13. Es ist mit über 100 000 Basenpaaren und 25 kodierenden Exons noch größer als das erste gefundene Gen. Mutationen in diesem Gen sind ebenfalls mit einem sehr hohen Risiko für Brustkrebs verbunden. Außerdem haben männliche Träger von BRCA2-Mutationen ebenfalls ein erhöhtes Risiko, Brustkrebs zu entwickeln: etwa sechs Prozent bis zum Alter von 70 Jahren im Vergleich zum Risiko in der Allgemeinbevölkerung von etwa 0,1 Prozent. Ein erhöhtes Risiko von Frauen, auch an Ovarialkrebs zu erkranken, ist weniger ausgeprägt. Auch für dieses Gen ist ein breites Mutationsspektrum bekannt.

Es wird geschätzt, daß diese zwei Gene für 70 bis 80 Prozent aller Familien mit vier oder mehr Brustkrebs- oder Ovarialkrebspatientinnen für die Erkrankung verantwortlich gemacht werden können. Wahrscheinlich existieren aber weitere Gene, die bisher noch nicht identifiziert sind.

Bedeutung der Gene für die deutsche Bevölkerung

Es ist schwer abzuschätzen, wie viele Brustkrebsfälle pro Jahr auf vererbte Genmutationen im BRCA1-Gen oder in anderen Brustkrebsgenen zurückzuführen sind. Der Anteil von BRCA1-Mutationsträgern in der Bevölkerung könnte zwischen fünf und 20 von 10 000 betragen. Geht man bei diesen Anteilen von etwa fünf Prozent aller Fälle aus, so sind dies jährlich insgesamt etwa 2200 erblich bedingte Fälle bei einer geschätzten Zahl von 43 000 jährlichen Neuerkrankungen an Brustkrebs in Deutschland. Von diesen ist also die überwiegende Anzahl (95 Prozent) sporadisch, das heißt, man kennt ihre Ursache noch nicht.

Risikoabschätzung

Frauen können im Rahmen einer genetischen Beratung darüber informiert werden, mit welcher Wahrscheinlichkeit sie bis zu welchem Alter in ihrem Leben an Brustkrebs erkranken könnten. Die Genauigkeit, mit der eine solche Berechnung nach dem derzeitigen Stand des Wissens erfolgen kann, hängt von der Menge der zur Verfügung stehenden Informationen aus der Familienanamnese und den molekulargenetischen Untersuchungsergebnissen ab, sowie von Annahmen, die zusätzlich gemacht werden müssen, zum Beispiel bezüglich des Vererbungsmodus.

Nach dem derzeitigen Kenntnisstand erscheint es sinnvoll, zwei unterschiedliche Fälle getrennt zu betrachten.

Fall 1:

In der Familie der ratsuchenden Frau sind ein bis zwei prämenopausale Brustkrebsfälle aufgetreten. Die Verwandtschaftsgrade sind bekannt, ebenfalls ist jeweils das Erkrankungsalter bekannt. Eine gesicherte Aussage über einen Vererbungsmodus kann nicht gemacht werden, und eine molekulargenetische Untersuchung ist nicht unmittelbar zu empfehlen, weil der mögliche Nutzen im Vergleich zu dem großen Aufwand gering ist.

Fall 2:

In der Familie sind mehrere erst- und/oder zweitgradig miteinander verwandte Brustkrebsfälle oder Ovarialkrebsfälle in drei Generationen aufgetreten. Deshalb kann als hinreichend wahrscheinlich angenommen werden, daß in dieser Familie ein autosomal dominantes Brustkrebsgen vererbt wird. Eine molekulargenetische Untersuchung erscheint sinnvoll.

Die überwiegende Zahl von Beratungsfällen läßt sich heute der Fallgruppe 1 zuordnen.

Risikoabschätzung für Fall 1:

Ein in der Praxis vorkommender Fall ist der, daß eine Frau, deren Mutter und Großmutter an Brustkrebs erkrankt sind, über ihr eigenes Risiko informiert werden möchte.

Die Risikoberechnung erfolgt auf der Basis der großen amerikanischen epidemiologischen Studie „Cancer and Steroid Hormone Study (CASH)", deren Ergebnisse 1980 veröffentlicht wurden. Aus diesen Daten wurde bei Vorliegen einer bestimmten familiären Vorgeschichte für Brustkrebs das Brustkrebsrisiko geschätzt. Diese Studie liefert Tabellen, aus denen individuelle Risiken entnommen werden können. So läßt sich aus diesen Tabellen beispielsweise entnehmen, daß eine Frau aus den USA, deren Mutter im Alter von 42 Jahren und deren Großmutter im Alter von 45 Jahren an Brustkrebs erkrankt sind, ein Risiko von 38 Prozent hat, selbst in ihrem Leben an Brustkrebs zu erkranken. Bei dieser Schätzung werden Methoden der Überlebenszeitanalyse angewandt, die jeweils auf Frauen mit einer bestimmten familiären Krankheitsgeschichte zutreffen. Im Unterschied zu Deutschland liegt die Erkrankungsrate an Brustkrebs in den USA um etwa 20 Prozent höher. Dies macht eine Korrektur der Tabellen erforderlich, bevor sie auf die deutsche Bevölkerung anwendbar sind. Wir haben die notwendigen mathematisch-statistischen Methoden, die die Grundlage der Übertragung dieser Tabellen bilden, entwickelt und entsprechende Tabellen veröffentlicht. Aus diesen Tabellen läßt sich ablesen, wie hoch das Brustkrebsrisiko einer Erkrankung in Abhängigkeit vom Alter bei der Erkrankung der Verwandten ist. Für das hier angegebene Beispiel beträgt das Risiko für eine Frau in Deutschland 35 Prozent.

Diese Tabellen lassen aber weder alle möglichen verwandtschaftlichen Kombinationen von Fällen ersten und zweiten Grades zu, noch berücksichtigen sie das Vorhandensein und die Anzahl nicht erkrankter Verwandter. Das Risiko kann jedoch mit einer weiterer Methode errechnet werden, bei der eine Wahrscheinlichkeit für den Genträger-Status, die von der konkreten familiären Vorgeschichte abhängt, in Betracht gezogen wird. Unter Berücksichtigung der Anzahl und des Alters nicht erkrankter Verwandter unterscheiden sich die ermittelten Risiken mit dieser Methode nicht unwesentlich von den geschätzten Risiken anhand der Tabellen. Diese Methode läßt selbstverständlich viel komplexere Stammbäume zu, erfordert aber eine entsprechende Computerunterstützung.

Risikoabschätzung für Fall 2:

Für Hoch-Risiko-Familien, bei denen Brustkrebs und/oder Ovarialkrebs in aufeinanderfolgenden Generationen wie eine dominante Erkrankung auftreten, und eine erbliche Vorbelastung für Brustkrebs hinreichend wahrscheinlich ist, kann die molekulargenetische Analyse eine wesentlich genauere Abschätzung des Risikos für Brustkrebs und Ovarialkrebs ermöglichen. Die Identifizierung der krankheitsauslösenden Mutation in der Familie erlaubt die Unterscheidung zwischen Familienangehörigen, die die Mutation tragen, und denen, die sie nicht tragen. Bei nachgewiesener Mutation im BRCA1- oder BRCA2-Gen in der betroffenen Familie beträgt das Risiko für Brustkrebs bei Frauen mit der Mutation bis zum 70. Lebensjahr etwa 80 Prozent. Das Risiko für Ovarialkrebs ist ebenfalls erhöht. Es gibt zahlreiche Familien, in denen bei Brustkrebspatientinnen Mutationen im BRCA1- oder im BRCA2-Gen nachgewiesen werden konnten. Dies betrifft Familien aus unserer eigenen Untersuchung wie auch Familien, die in anderen Kliniken untersucht worden sind. In solchen Familien haben Frauen, die keine Mutation haben, weiterhin das Risiko für Brustkrebs wie alle Frauen in der Allgemeinbevölkerung. Es beträgt etwa sieben Prozent.

Für die Untersuchung von nicht-betroffenen Frauen gilt die generelle Voraussetzung, daß die zu untersuchende Person mindestens 18 Jahren alt sein muß, um selbst eine tragfähige und verbindliche Einverständniserklärung abgeben zu können. Eine weitere unabdingbare Voraussetzung ist die vorherige Identifikation und Charakterisierung der ursächlichen Mutation in der betroffenen Familie. Dies geht aus den im nächsten Abschnitt beschriebenen Gründen hervor.

Molekulargenetische Analysen („Gentestung")

Aufgrund der Größe der beiden Gene und des heterogenen Mutationsspektrums ist die Mutationsanalyse sehr zeit- und kostenaufwendig. Ein direkter Nachweis von Mutationen im BRCA1- oder BRCA2-Gen ist derzeit routinemäßig nicht möglich. In der Praxis bedeutet dies, daß die Untersuchung vorläufig nur in großen Familien mit mehreren von Brustkrebs oder Ovarialkrebs betroffenen Frauen durchgeführt werden kann. Einige der Patientinnen sollten vor den Wechseljahren erkrankt sein, da nach den bisherigen Untersuchungsergebnissen bei Krebsmanifestation in höherem Alter die Wahrscheinlichkeit sinkt, daß der Tumor erblich bedingt ist. So wird zum Beispiel geschätzt, daß eine BRCA1-Mutation in 70 bis 80 Prozent der Familien mit vier und mehr Brustkrebs- sowie Ovarialkrebserkrankungen vor dem Alter von 60 Jahren gefunden werden. In Familien mit nur vier Brustkrebserkrankungen unter 60 oder drei Brustkrebsfällen unter 50 Jahren wird man eine BRCA1-Mutation nur bei etwa 30 Prozent finden. Eine BRCA1-Mutation ist in weniger als 20 Prozent der Familien mit zwei Brustkrebserkrankungen, die aber beide vor dem Alter von 50 Jahren aufgetreten sind, zu erwarten. Solche geschätzten A-priori-Wahrscheinlichkeiten für das BRCA1-Gen dienen als Hilfe bei der Entscheidung über die für die Mutationsanalyse in Frage kommenden Familien. Derartige Einschlußkriterien sollten aber nur als grobe Richtlinie gelten, da auch die Art des Verwandtschaftsgrades unter den Erkrankten und die Größe der gesamten Familie für die Untersuchung wichtig sind. Aufgrund der heutigen Familienstruktur mit sinkenden Kinderzahlen sind Familien mit mehreren Erkrankten in mehreren Generationen selten.

Einbeziehung von umweltbedingten Risikofaktoren für Brustkrebs

Neben den genetischen Dispositionen gibt es eine Reihe von exogenen Faktoren, die das Brustkrebsrisiko erhöhten. Hierzu zählen unter anderem ein niedriges Alter bei der Menarche, ein vergleichsweise hohes Alter (etwa nach dem 35. Lebensjahr) bei der ersten Schwangerschaft, ein spätes Alter bei der Menopause (etwa nach dem 55. Lebensjahr) und eine vorhergehende gutartige Brusterkrankung. Bei Vorliegen einer bestimmten familiären Vorgeschichte für Brustkrebs konnte die Risikoabschätzung, die auf Daten der erwähnten epidemiologischen Studie basierte, allerdings nur unwesentlich durch die Einbeziehung weiterer Risikofaktoren verbessert werden. Es wurde zwar aus den Daten einer großen prospektiven Mammographie-Screening-Studie ein Modell zur Risikoabschätzung einer Brustkrebserkrankung bei amerikanischen Frauen entwickelt, die sich einer jährlichen Früherkennungsuntersuchung unterziehen, bei dem die vier ausschlaggebenden Risikofaktoren - Alter bei der Menarche, Anzahl der vorhergehenden Brustbiopsien, Alter bei der ersten Schwangerschaft und Anzahl der Verwandten ersten Grades mit Brustkrebs - berücksichtigt wurden. Für eine Risikoabschätzung im Rahmen einer genetischen Beratung wird das Modell jedoch aufgrund von bestehenden Unsicherheiten der Schätzungen nicht eingesetzt. Wir haben im Rahmen unserer Studie untersucht, ob diese Risikofaktoren bei Trägerinnen eines Brustkrebsgens zu einem früheren Erkrankungsalter führen. Hinweise dafür liegen vor, aber da sie auf geringen Fallzahlen basieren, können sie derzeit noch keinen Eingang in die Beratungspraxis finden.

Schlußfolgerungen

In Deutschland trifft Brustkrebs etwa jede 14. Frau im Laufe ihres Lebens. Etwa 10 bis 15 Prozent der erkrankten Frauen haben eine Mutter oder eine Schwester, die an Brustkrebs oder an Ovarialkrebs erkrankt sind. Besonders dann drängt sich für die weiblichen Angehörigen die Frage auf, ob ein über dem Durchschnitt liegendes Risiko für Brust-/Ovarialkrebs besteht. Die Sorgen betreffen auch die Töchter und die weitere Familienplanung.

Es muß darauf hingewiesen werden, daß nur wenige Brustkrebspatientinnen (etwa fünf Prozent) eine Mutation in einem dominant erblichen Brustkrebsgen tragen. Die meisten Brustkrebserkrankungen in unserer Bevölkerung sind sporadisch und die Entschlüsselung der genetischen und nicht-genetischen Komponenten für ihre Entstehung dauert an. Nur in ausgewählten Familien, bei denen eine erbliche Vorbelastung für Brustkrebs hinreichend wahrscheinlich ist, kann man heute molekulargenetische Untersuchungen anbieten, um relativ genaue Risikoabschätzungen für die noch nicht von Brustkrebs betroffenen verwandten Frauen zu ermöglichen. Eine grundlegende Information über die Problematik der Risikoabschätzung ist dringend erforderlich, um voreiligen und vereinfachenden Interpretationen vorzubeugen.

Die Ausführungen zur Risikoabschätzung in den unterschiedlichen familiären und individuellen Situationen sollten deutlich gemacht haben, daß die Ermittlung des Risikos für einzelne Personen bei vorhandenen Informationen aus molekular-genetischen Analysen zahlreicher Familienangehöriger eine komplexe Aufgabe ist, bei der der neueste Stand der Forschung unmittelbar einfließen muß. Darüber hinaus bleibt die Mitteilung der geschätzten Risiken eine ärztliche Aufgabe, die in den Rahmen einer genetischen Beratung eingebettet sein sollte. Bereits vor Beginn einer molekulargenetischen Untersuchung muß nicht nur der ratsuchenden Frau, sondern auch ihren Familienangehörigen klar gemacht werden, um welche Methoden es sich handelt und welche Resultate für die einzelnen Beteiligten zu erwarten sind. Im Beratungsgespräch vor der molekulargenetischen Diagnostik muß dargelegt werden, was eine Wahrscheinlichkeitsaussage ist, welchen Stellenwert und welche Bedeutung sie für die Ratsuchende in ihrem jeweiligen Alter hat und welche Konsequenzen sich eventuell daraus ableiten lassen. Es muß vermittelt werden, daß ein negatives Testergebnis das Erkrankungsrisiko nicht völlig ausschließt. Diese ausführlichen Aufklärungen müssen auch die Informationen enthalten, daß eventuell nachteilige Ergebnisse für Angehörige gewonnen werden, die weder erfragt noch erwünscht sind. Daher müssen alle teilnehmenden Personen auf ihr Recht auf „Nicht-Wissen" aufmerksam gemacht werden. Dennoch kann es erforderlich sein, daß Untersuchungsergebnisse auch von diesen Personen benötigt werden, um die Fragen der ratsuchenden Frau beantworten zu können.

Brustkrebs gehört trotz verbesserter Früherkennung zu den Erkrankungen, die man bisher nicht verhindern kann. Die psychische Belastung der drohenden Brustkrebserkrankung und die begreifliche Angst vor einer verstümmelnden prophylaktischen oder kurativen Brust- oder auch Eierstockentfernung erfordern intensive Beratung, Begleitung und Betreuung. Heute kann der Wunsch von Frauen aus besonders mit Brustkrebs belasteten Familien nach individueller Risikoermittlung mit Hilfe der direkten Genanalyse zunehmend erfüllt werden. Sie können sich an zehn Zentren „Familiärer Brustkrebs" mit onkologischer, humangenetischer, psychologischer und molekulargenetischer Kompetenz wenden, die von der Deutschen Krebshilfe gefördert werden. Zusätzlich ist eine zusammenfassende Interpretation und Bewertung der rasch zunehmenden Erkenntnisse bei den zugrundeliegenden Genen auf ihre Verwertbarkeit für die Information, Beratung und Betreuung Betroffener und ihrer Familien geplant, die von uns mit koordiniert werden.

In unserer seit 1991 laufenden Familienstudie zu Brustkrebs und Ovarialkrebs werden Familien mit mindestens drei an Brustkrebs oder Ovarialkrebs Erkrankten in die Untersuchung einbezogen. Die Studie, die seit 1993 von der Deutschen Krebshilfe gefördert wird, wurde zunächst als ein Forschungsvorhaben konzipiert mit dem Ziel, Gene, die an der Entstehung von Brustkrebs und Ovarialkrebs beteiligt sind, zu lokalisieren und die Wahrscheinlichkeit für eine Kopplung der Erkrankung mit diesen Genen zu ermitteln. Eine große Anzahl der in die Studie einbezogenen Familien wird inzwischen auf Mutationen im BRCA1- und BRCA2-Gen untersucht. Diese Familien und ihre betreuenden Ärzte werden von uns darüber informiert, daß eine genetische Beratungsstelle in ihrer Nähe zur Beratung einzelner interessierter Familienmitglieder aufgesucht werden kann. Die meisten Familien weisen keine bisher bekannten Mutationen auf. Sie werden deshalb in weitere Analysen zur Lokalisierung von noch unbekannten Brustkrebsgenen einbezogen.

Dr. Jenny Chang-Claude
Priv.-Doz. Dr. Heiko Becher
Abteilung Epidemiologie

Ausgewählte Publikationen

Chang-Claude, J., Eby, N., Becher, H.: Die Bedeutung genetischer Faktoren für die Entstehung von Brustkrebs. Zentralblatt für Gynäkologie 116, 660–669 (1994)

Chang-Claude, J., Becher, H., Hamann, U., Schroeder-Kurth, T.: Risikoabschätzung für das familiäre Auftreten von Brustkrebs. Zentralblatt für Gynäkologie 117, 423–434 (1995)

Becher, H., Chang-Claude, J.: Estimating population specific disease risks for a given family history with an application to breast cancer. Genetic Epidemiology 13, 229–242 (1996)

Chang-Claude, J., Becher H., Eby, N., Bastert, G., Wahrendorf, J., Hamann, U.: Modifying effect of reproductive risk factors on the age at onset of breast cancer for German BRCA1 mutation carriers. J Cancer Res Clin Onc 123, 272–279 (1997)

4.4 Vorbeugen statt heilen? Mechanismen und Ansatzpunkte der Krebschemoprävention

von Clarissa Gerhäuser
und Norbert Frank

Im Jahr 1995 starben in Deutschland etwa 210 000 Menschen an Krebs. Statistische Prognosen ergeben, daß jeder dritte Deutsche im Laufe seines Lebens an Krebs erkranken wird, jeder vierte wird daran sterben. Derzeit liegt die durchschnittliche Fünf-Jahres-Überlebensrate nach abgeschlossener Krebstherapie bei rund 50 Prozent. Aus den Zahlen der letzten Jahrzehnte wird deutlich, daß die Strategien der medikamentösen oder chirurgischen Behandlung von Krebs oder die Bestrahlungstherapie nicht ausreichen, um die Zahl der Krebstodesfälle langfristig zu senken.

Die Ursachen für Krebserkrankungen sind vielfältiger Natur. Tabakkonsum trägt zu etwa 30 Prozent zur Krebssterblichkeit bei. Jeder siebte Raucher wird Hochrechnungen zufolge an Lungenkrebs sterben. Bis zu 30 Prozent der Todesfälle durch Krebserkrankungen sind durch falsche Ernährung und Übergewicht bedingt. Chronische Entzündungen oder Virusinfektionen tragen ebenfalls zur Krebsentstehung bei.

Diese Zahlen verdeutlichen, daß die Sterblichkeit an Krebs zu einem hohen Prozentsatz prinzipiell vermeidbar wäre. Sicherlich die sinnvollste, weil wirksamste Art der Krebsprävention beruht auf der Vermeidung von Krebsrisiken. Leider jedoch werden zum Beispiel Antirauch-Kampagnen oder Ernährungsempfehlungen nur bedingt von der Bevölkerung angenommen. Zudem kann die Vermeidung der Krebsrisiken allein – man nennt dies primäre Prävention – nicht in allen Fällen zur Verhinderung von Krebs führen. Neben einem generellen Risiko für jedermann, auf Grund falschen Verhaltens wie Rauchen, Fehlernährung oder übermäßiger Sonnenbestrahlung an Krebs zu erkranken, sind auch spezielle Risiken bekannt. Dazu zählen unter anderem eine familiäre oder genetische Disposition (zum Beispiel bei einigen Formen von Brust-, Darm- oder Lungentumoren). Andere, nicht von außen verursachte, und deshalb auch von außen kaum oder nur schwierig zu beeinflussende Krebserkrankungen sind solche, die als Zweittumor, als Rezidiv (Wiederentstehen einer behandelten Geschwulst) oder als Folge von Tumorvorstufen-Erkrankungen entstehen. Dabei tragen bestimmte Gruppen der Bevölkerung ein erhöhtes Risiko. Bei diesen Tumoren kann naturgemäß eine primäre Prävention nicht zum Erfolg führen. Eine Möglichkeit, das Entstehen von Tumoren zu verhindern, die auf Grund dieser körpereigenen Ursachen gebildet werden, bietet die sekundäre Prävention. Darunter sind alle Maßnahmen zu zählen, die die Tumorbildung im Lauf ihrer molekularen und zellulären Entstehung verhindern.

Eine mögliche Form der Prävention, primärer wie auch sekundärer, ist die Krebs-Chemoprävention. Man versteht darunter den Einsatz von Naturstoffen, Nahrungsbestandteilen oder synthetischen Verbindungen mit dem Ziel, den Prozeß der Krebsentstehung zur verlangsamen, zu hemmen oder rückgängig zu machen, das heißt in die Tumorentstehung einzugreifen und dieser vorzubeugen, bevor ein Tumor diagnostiziert wird.

Diese Strategie der Krebsvorbeugung ist keinesfalls neu. Erste Untersuchungen zur Chemoprävention von Krebs wurden bereits 1934 von J. R. Davidson durchgeführt, der feststellte, daß durch Fütterung einer Vitamin-E-reichen Nahrung Hauttumoren bei Ratten verhindert werden konnten. Die Idee,

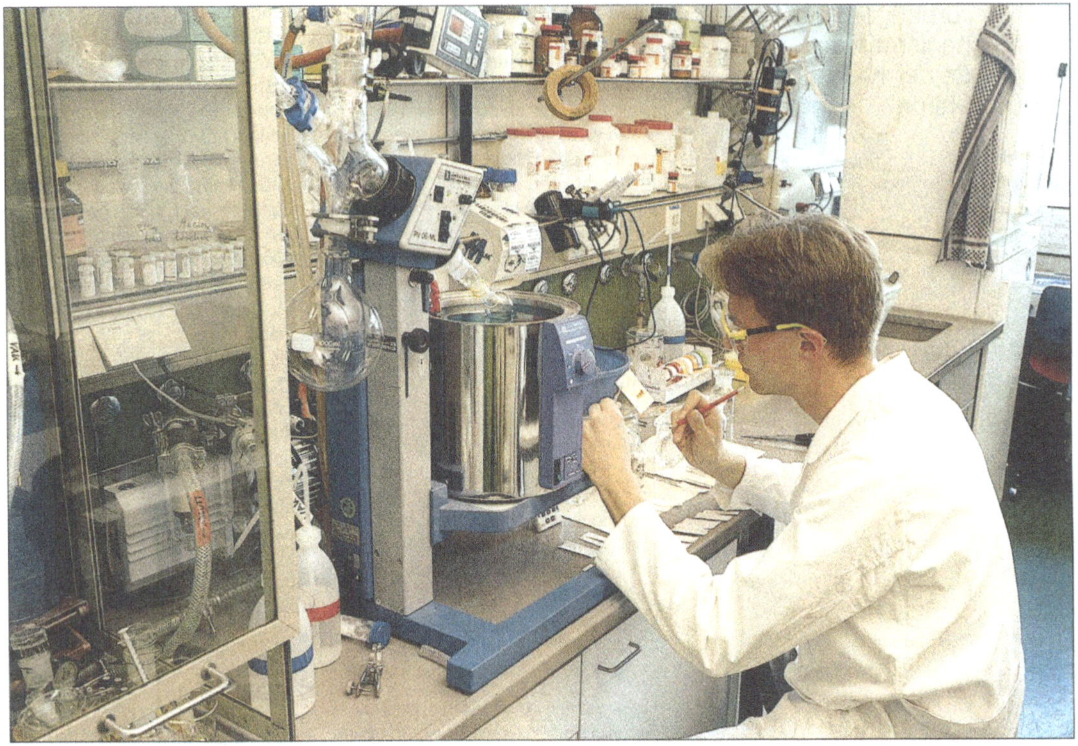

Abb. 30
Ein Ziel der Arbeitsgruppe „Chemoprävention" ist es, die Aktivität von bestimmten Naturstoffen zu optimieren. Die Wissenschaftler identifizieren wesentliche Strukturmerkmale dieser Stoffe, indem sie sie nachbauen. Das Produkt wird hier auf seine Reinheit kontrolliert

daß die Tumorentwicklung durch Aufnahme bestimmter in der Nahrung enthaltener Naturstoffe vermeidbar sein könnte, beruht zum Teil auch auf Beobachtungen und statistischer Auswertung der Ernährungsgewohnheiten der Bevölkerung in epidemiologischen Studien, die überwiegend ergaben, daß ein erhöhter Verzehr von Obst und Gemüse mit einem erniedrigten Krebsrisiko verbunden ist.

Ein wichtiges Kriterium beim Einsatz natürlicher oder synthetischer Verbindungen zur Prävention der Krebsentstehung ist der Faktor der Unbedenklichkeit. Da der Erfolg der Vorbeugung meist die langjährige Einnahme dieser Stoffe voraussetzt, müssen ungleich strengere Kriterien bezüglich der unerwünschten Nebenwirkungen und der Toxizität (Giftigkeit) an die chemopräventiven Stoffe gestellt werden als zum Beispiel bei der Therapie, damit bei der erforderlichen Langzeitbehandlung kein zusätzliches Gesundheitsrisiko erzeugt wird. Dies trifft vor allem dann zu, wenn versucht werden soll, das Krebsrisiko der gesunden Allgemeinbevölkerung zu senken. Bei Personen, die Hochrisikogruppen zuzurechnen sind, muß dagegen ein gewisses Nebenwirkungsrisiko in Kauf genommen und ein potentieller Nutzen gegen ein möglicherweise mit chemopräventiven Stoffen verbundenes Risiko sorgfältig abgewogen werden. Zu den Hochrisikogruppen zählen zum Beispiel Familien, in denen gehäuft Krebs auftritt, Personen, die genetisch vorbelastet sind (Brust-, Darmkrebs), oder Personen, die verstärkt mit krebsauslösenden Stoffen in Kontakt kommen, zum Beispiel am Arbeitsplatz.

Die Entstehung von Krebs ist ein langsamer, schrittweiser Vorgang, der sich über einen Zeitraum von Jahrzehnten hinziehen kann, und es wäre falsch, eine Tumorerkrankung erst dann als Erkrankung anzusehen, wenn ein Tumor diagnostiziert wird. Die Krebsentstehung kann als Anhäufung von genetischen oder biochemischen Zellschäder angesehen werden. Sie bietet in den verschiedenen Stadien, die als Initiations-, Promotions- und Progressionsphase bezeichnet werden, vielfältige Angriffsmöglichkeiten für eine potentielle Chemoprävention.

Während der letzten dreißig Jahre wurde eine Vielzahl von Naturstoffen und synthetischen Verbindungen in verschiedenen Tiermodellen auf krebspräventive Eigenschaften getestet. Als wirksam erwiesen sich unter anderem die Vitamine A (und strukturverwandte Verbindungen), C, D und E sowie Pflanzeninhaltsstoffe wie phenolische Antioxidantien, Cumarine, aromatische Isothiocyanate, Thiocarbamate, Indole, Flavonoide und Tannine. Diese Substanzen kommen zum Beispiel in Grü-

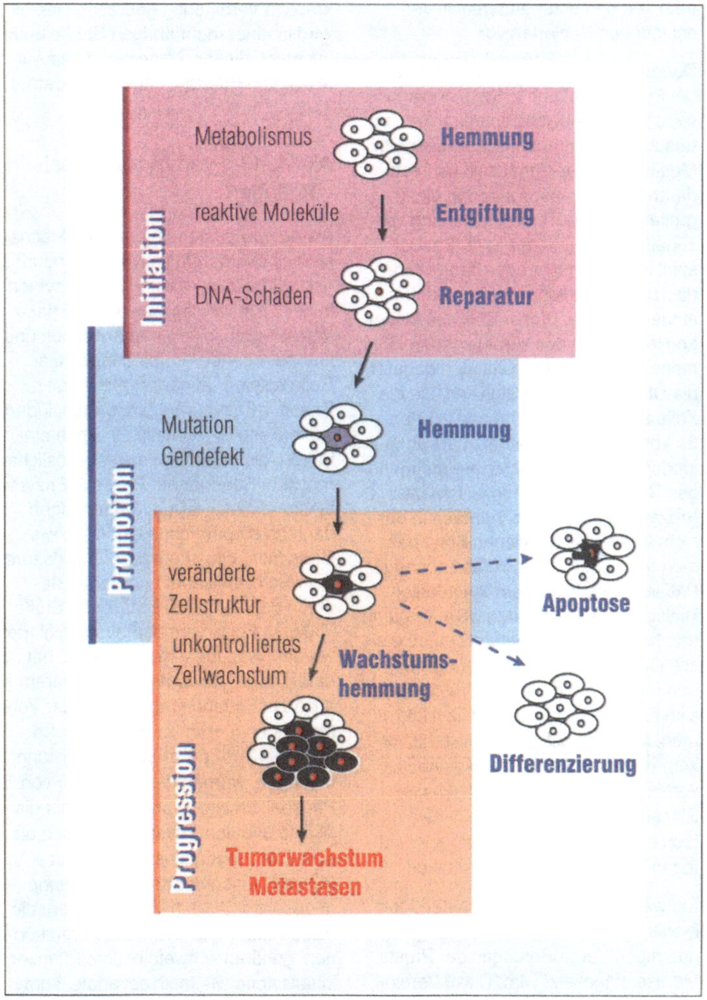

Abb. 31
Schema der verschiedenen Stadien der Krebsentstehung, die als Initiations-, Promotions- und Progressionsphasen bezeichnet werden, und der Ansätze, zu denen verschiedene Naturstoffe, Nahrungsbestandteile und synthetische Verbindungen den Prozeß der Krebsentstehung verlangsamen, hemmen oder rückgängig machen können

nem Tee und unter anderem in verschiedenen Kohlarten vor.

Daneben wurde aber auch in der Klinik bei Patienten mit besonders hohem Risiko, erneut an Krebs zu erkranken, untersucht, ob therapeutisch eingesetzte Medikamente geeignet sein könnten, derart in die Krebsentstehung einzugreifen, daß die Tumorentstehung verzögert oder vermieden wird. Ein Beispiel ist das Antiöstrogen Tamoxifen, das zur Behandlung von Brustkrebs eingesetzt wird. Dieser Wirkstoff bindet an Rezeptoren des körpereigenen Hormons Östrogen und verhindert dadurch die Übertragung von Signalen, die die Zelle zur Zellteilung anregen würden. Es konnte gezeigt werden, daß Brustkrebspatientinnen nach einer mehrjährigen Behandlung mit Tamoxifen etwa 40 Prozent weniger neue Tumoren in der nicht von Krebs befallenen Brust bekamen als nicht mit Tamoxifen behandelte Patientinnen. In drei großangelegten klinischen Studien in den USA, England und Italien wird nun untersucht, ob dieses Chemotherapeutikum bei gesunden Frauen mit erhöhtem Brustkrebsrisiko (die vor allem aus Familien kommen, in denen gehäuft Brustkrebs vorkommt) das Auftreten der Krankheit verhindern kann. Ein Problem beim Einsatz von Tamoxifen ist ein etwa dreifach erhöhtes Risiko, an dem eher seltenen Eierstockkrebs zu erkranken.

Ein weiteres Beispiel ist Finasterid, ein Medikament, das zur Behandlung von gutartigen Vergrößerungen der Prostatadrüse eingesetzt wird. Diese Verbindung hemmt die 5α-Reduktase, ein Enzym, das die Umwandlung des Sexualhormons Testosteron in Dihydrotestosteron fördert. Dihydrotestosteron wurde mit dem Auftreten gutartiger Prostatavergrößerungen und Prostatakrebs in Verbindung gebracht. Derzeit wird in einer mehrjährigen Studie untersucht, ob dieses Arzneimittel das Auftreten von Prostatakrebs verhindern kann.

Aktivierung von Stoffwechselvorgängen

Als der am besten untersuchte Mechanismus chemopräventiver Verbindungen wird die Aktivierung von Enzymen in der Leber angesehen, die bei der Verstoffwechselung und Ausscheidung krebserregender Verbindungen eine Rolle spielen. Zunächst aktivieren Phase-1-Enzyme Verbindungen, indem sie in diese funktionelle Gruppen einführen, die diese Stoffe wasserlöslicher machen. Sogenannte Phase-2-Enzyme binden die aktivierten Verbindungen dann an körpereigene Liganden wie Glutathion, Glucuronsäure, Essigsäure oder Schwefelsäure und tragen dadurch dazu bei, daß schädliche Stoffe in dieser Form vermehrt ausgeschieden werden. Nachdem man entdeckt hat, daß Phase-1-Enzyme unter anderem auch zur Bildung krebserregender Verbindungen führen können, während Phase-2-Enzyme zu deren Entgiftung beitragen, werden die Hemmung von Phase-1-Enzymen und besonders die Aktivierung von Phase-2-Enzymen als sinnvolle Präventionsstrategien in frühen Phasen der Krebsentstehung angesehen. Zu den Verbindungen, die diese Phase-2-Enzyme aktivieren können, gehören schwefelhaltige Pflanzeninhaltsstoffe wie Isothiocyanate, zum Beispiel Sulforaphan, das aus Brokkoli gewonnen wird, schwefelhaltige Verbindungen aus Allium-Arten wie Zwiebel und Knoblauch, die Dithiolthione, zu denen auch die synthetische Verbindung Oltipraz zählt, mit der gerade eine großangelegte Studie in China zur Prävention von Leberkrebs durchgeführt wird. Weiterhin zählen dazu Flavonoide, Indol-Verbindungen und Glucosinolate aus kohlartigen Gemüsen wie Brokkoli, Blumen- und Rosenkohl sowie Rot- oder Weißkraut.

Antioxidantien und antimutagene Verbindungen

Eine ungenügende Sauerstoffverwertung in bestimmten Zellorganellen, den Mitochondrien, zum Beispiel während der Verstoffwechselung von Fetten (Lipidperoxidation), führt zur Bildung von reaktiven Sauerstoffzwischenstufen (ROZ). Die Bildung dieser ROZ wird im gesunden Organismus durch körpereigene Kontrollmechanismen reguliert, zum Beispiel durch Enzyme (Katalasen, Superoxiddismutasen) und Glutathion, ein zelleigenes Antioxidans. Streßsituationen (Erkrankungen des Immunsystems, chronische Entzündungen, Infektionen) verschieben das zelluläre Gleichgewicht, und es kommt zur Überproduktion von ROZ, die zu einer Schädigung der zellulären Erbsubstanz, zum Beispiel der Bildung von oxidierten DNS-Bausteinen, führt. Dies kann zu Fehlern (Mutationen) bei der Verdopplung der Erbsubstanz führen, die in genetischen Veränderungen der Zelle resultieren. Zu den Hemmstoffen zellulärer Oxidations- und Lipidperoxidationsprozesse zählen unter anderem die Vitamine C und E, aber auch Chlorophyllin, eine dem grünen Blattfarbstoff verwandte Verbindung, Cumarine, der Curry-Inhaltsstoff Curcumin, Ellagsäure, die in hoher Konzentration in verschiedenen Früchten und Nüssen vorkommt, und Polyphenole wie Epigallo-cetechin-gallat aus dem Grünen Tee. In zwei großangelegten Langzeitstudien zur Chemoprävention, in denen das Antioxidans β-Carotin, das zum Beispiel Karotten ihre orange Farbe verleiht, bei starken Zigarettenrauchern zur Verminderung des Lungenkrebsrisikos eingesetzt wurde, erwies sich die Verbindung als nicht wirksam; in beiden Tests stieg die Lungenkrebsrate bei Rauchern, die β-Carotin eingenommen hatten, leicht an. Die Inhaltsstoffe des Grünen Tees wirken in Untersuchungen an verschiedenen Tieren chemopräventiv. In Japan konnte darüber hinaus gezeigt werden, daß das Auftreten von Krebsfällen bei Frauen um fast neun Jahre verzögert werden konnte, wenn täglich mehr als zehn Tassen Grünen Tees getrunken wurden. Curcumin, Ellagsäure, die Tee-Polyphenole und Isothiocyanate aus Wasserkresse vermindern außerdem das Auftreten von Schäden, die durch die Reaktion von krebserregenden Stoffen (zum Beispiel Aflatoxinen aus Schimmelpilzen oder Stoffen aus dem Zigarettenrauch) mit der DNS beziehungsweise Proteinen entstehen und ebenfalls zu Fehlern bei der DNS-Verdopplung führen können. N-Acetylcystein, ein Arzneistoff, der zur Schleimlösung bei Husten eingesetzt wird, scheint eine ähnliche Aktivität zu besitzen. Diese Substanz wird derzeit unter anderem neben einem Vitamin-A-Derivat in der „European Study on Chemoprevention" (EUROSCAN) zur Vermeidung von Tumoren im Kopf- und Halsbereich gezielt auf seine chemopräventive Wirkung getestet.

Hemmung des Arachidonsäurestoffwechsels

Epidemiologische Studien haben gezeigt, daß eine regelmäßige Einnahme von Aspirin (Acetylsalicylsäure) mit einer Verringerung des Darmkrebsrisikos verbunden ist. Acetylsalicylsäure führt zu einer irreversiblen Hemmung von Enzymen, der Cyclooxygenase-1 und -2 (COX-1 und -2), die in der Synthese von Prostaglandinen aus Arachidonsäure eine wesentliche Rolle spielen. Prostaglandine sind hormonartige Signalstoffe, die an Entzündungsprozessen beteiligt sind. Da in Tumorgewebe oft höhere Prostaglandinspiegel gemessen werden als in normalem Gewebe, und COX-2 während der Entwicklung von Tumorzellen eine erhöhte Aktivität aufweist, liegt es nahe, neben nichtsteroidalen Entzündungshemmern (NSAIDs) wie Aspirin, Piroxicam, Indomethacin und Sulindac auch pflanzliche Hemmstoffe der Arachidonsäurekaskade auf eine mögliche chemopräventive Wirkung zu untersuchen. Dazu zählen neben Curcumin und den Tee-Polyphenolen schwefelhaltige Bestandteile aus Knoblauch und Zwiebeln und Resveratrol, eine Verbindung, die in hohen Konzentrationen in Trauben und Rotwein vorkommt. Neue Studien belegen, daß ein weiterer Mechanismus der chemopräventiven Wirkung von NSAIDs in der Auslösung eines Selbstmordprogramms (Apoptose) geschädigter Zellen liegen könnte. Da die langfristige Einnahme von NSAIDs jedoch zu Nebenwirkungen wie Darmgeschwüren und Blutungen im Magen und Darm führen kann, müssen weitere Untersuchungen zeigen, ob NSAIDs in bestimmten Bevölkerungsgruppen zur Krebsvorbeugung eingesetzt und empfohlen werden können.

Prof. Hans Osswald aus unserer Abteilung und Prof. Günther Winde in der Poliklinik für Allgemeine Chirurgie der Westfälischen Wilhelms-Universität in Münster untersuchen derzeit in einer kleineren Studie 38 Patienten mit familiärer adenomatöser Polyposis coli (FAP), denen bereits ein Teil des Darms entfernt wurde. Sie wollen ermitteln, ob Sulindac das Wachstum von Darmpolypen verhindert, wenn die Substanz in niedriger Konzentration unter Verwendung von Suppositorien lokal verabreicht wird, um Nebenwirkungen im Magen-Darmbereich zu vermeiden. Die bisherigen Ergebnisse sind sehr vielversprechend und zeigen bei 78 Prozent der Patienten eine vollständige, bei 13 Prozent eine teilweise Rückbildung der Polypen, die als Krebsvorstufe anzusehen sind (vgl. S. 86ff).

Hemmung des Polyaminstoffwechsels

Das Enzym Ornithindecarboxylase (ODC) fördert die Umwandlung von Ornithin in Putrescin und damit die Bildung von Polyaminen, die für die Verdopplung der zellulären Erbsubstanz von Bedeutung sind. Da dies in Säugerzellen der einzige Syntheseweg zur Bildung von Putrescin ist, wird die ODC als Schlüsselenzym in der Polyamin-Biosynthese angesehen. Obwohl sowohl ODC als auch die Polyamine lebensnotwendig für das Zellwachstum sind, konnte gezeigt werden, daß tumorfördernde Stoffe, sogenannte Tumor-Promotoren, dieses Enzym aktivieren und damit zu Zellveränderungen beitragen können. Außerdem wurde nachgewiesen, daß in Krebszellen, die in einer Zellkultur gehalten werden, ODC oft in erhöhter Konzentration vorkommt. Aufgrund dieser Eigenschaften wird die ODC als geeigneter Angriffspunkt sowohl in der Krebstherapie als auch in der Chemoprävention angesehen. ODC wird durch Difluormethylornithin (DFMO), ein synthetisches Ornithin-Analog, irreversibel gehemmt. Daneben konnten Naturstoffe identifiziert werden, die eine Überaktivierung der ODC durch bestimmte Tumor-Promotoren verhindern, die Enzymaktivität direkt jedoch nicht hemmen.

Neben Vitamin A und Abkömmlingen (Retinoiden) besitzen Curcumin, Epigallo-catechin-gallat, Rotenoide, und Silymarin, ein Flavonoid aus der Mariendistel, diese Eigenschaft; auch Ingwer- oder Rosmarin-Extrakte, bei denen der für die Wirkung verantwortliche Inhaltsstoff noch nicht eindeutig identifiziert wurde, können die Überaktivierung des Enzyms hemmen. Die chemopräventive Aktivität dieser Stoffe beziehungsweise von Extrakten konnte in Tiermodellen gezeigt werden. Daneben wird DFMO am National Cancer Institute (NCI) in den USA in kleineren Studien mit etwa 100 Testpersonen auf seine vorbeugende Wirkung gegen verschiedene Tumorarten wie Brust-, Gebärmutterhals-, Prostata-, Blasen-, Dickdarm- und Hautkrebs getestet.

Signalübertragung

Mit der Aufklärung molekularer Mechanismen der Signalübertragung und der an ihr beteiligten Rezeptoren und Enzyme wie Kinasen und Phosphatasen, die durch Übertragung beziehungsweise Abspaltung von Phosphatresten Informationen in der Zelle weiterleiten, wurden in den letzten Jahren neue Angriffsziele für chemopräventive Verbindungen charakterisiert. Genetische Schäden können zur Überaktivierung signalübertragender Proteine führen, wodurch die Zelle ständig unkontrollierten Wachstumsbefehlen unterliegt. Ein Beispiel für ein Protein, das durch Mutationen zu Zellveränderungen (Zell-Transformation) führt, ist das Ras-Oncoprotein. In 15 Prozent aller diagnostizierten Tumoren werden Mutationen im Ras-Oncoprotein nachgewiesen. Bei Tumoren der Bauchspeicheldrüse liegt bei 90 Prozent aller Patienten eine Veränderung des Ras-Proteins vor. Ras wird durch Übertragung eines lipophilen Farnesylrestes aktiviert, der eine Assoziation mit der Zellmembran ermöglicht, die für die Anregung nachgeschalteter Proteine in der Signalübertragung wesentlich ist. In verschiedenen Studien konnte nun gezeigt werden, daß Monoterpene wie Limonen oder Perillylalkohol, die vor allem im ätherischen Öl von Zitrusfrüchten vorkommen, die Synthese des Farnesyl-Bausteins und das für die Übertragung verantwortliche Enzym, die Farnesyltransferase, hemmen. Dadurch können sie die Aktivierung von Ras verhindern. Im Tiermodell konnten diese Verbindungen die Zahl von Brust-, Lungen-, Magen-, und Leberkrebsen verringern. Erste klinische Untersuchungen mit Limonen und Perillylalkohol sind in Großbritannien und den USA bereits angelaufen.

Induktion der Zelldifferenzierung

Krebs kann als Ungleichgewicht zwischen Zellwachstum und Zelldifferenzierung, das heißt Zellreifung und Festlegung auf einen bestimmten Gewebetyp, angesehen werden. Ein möglicher Mechanismus der Chemoprävention wird daher darin gesehen, Krebszellen zur Differenzierung in einen normalen, nicht krebsartigen Zustand anzuregen. Zu den am besten untersuchten Verbindungen in diesem Bereich zählen die Retinoide (Vitamin A-Abkömmlinge), die in verschiedenen Studien zum Beispiel das Wachstum von Tumoren in Kopf- und Halsbereich deutlich hemmen konnten. Diese Tumoren werden oft durch starkes Rauchen oder hohen Alkoholkonsum ausgelöst. Daneben konnten auch Vitamin D und strukturverwandte Verbindungen und der Sojainhaltsstoff Genistein als Induktoren der Zelldifferenzierung identifiziert werden. Genistein scheint darüber hinaus die Angiogenese, das heißt die Bildung neuer Blutgefäße, die für das Wachstum von Tumoren von Bedeutung ist, zu hemmen.

Die Ursachen der Krebsentstehung sind vielfältig und äußerst komplex. Basierend auf den bisher bekannten Angriffsmöglichkeiten in den verschiedenen Stadien der Tumorentwicklung werden in der Arbeitsgruppe „Chemoprävention" Testsysteme aufgebaut, mit deren Hilfe gezielt nach neuen Verbindungen mit chemopräventiven Eigenschaften gesucht wird. Die Aufklärung der molekularen Mechanismen einer präventiven Wirkung und Fortschritte in der Aufklärung der Krebsursachen werden in Zukunft zur Identifizierung weiterer Angriffspunkte potentieller neuer chemopräventiver Verbindungen führen.

Die praktische Anwendung chemopräventiver Strategien steht erst am Anfang ihrer Entwicklung. Zweifellos gibt es gesicherte Erkenntnisse, die zu Verhaltensregeln geführt haben. Als Beispiel sei die Empfehlung zur obst- und gemüsereichen Ernährung erwähnt. Das Ziel ist jedoch, auch eng definierte Tumorrisiken durch eine spezielle Chemoprävention ausschalten zu können. Der Nachweis chemopräventiver Wirksamkeit kann augenblicklich nur in langjährigen, großangelegten (und damit teuren) Studien mit Tausenden von Probanden erbracht werden, bei denen eine Verringerung der Krebsfälle durch die präventive Substanz beobachtet wird. Der Erfolg der Entwicklung chemopräventiver Verbindungen wird zum Teil davon abhängen, diesen Kosten- und Zeitaufwand durch die Messung von Biomarkern zu reduzieren. Als Biomarker könnten genetische Schäden, zelluläre oder histologische Veränderungen benutzt werden, die mit der Tumorentstehung korrelieren und deren Beeinflussung eine frühzeitige Aussage erlauben, ob eine Verbindung die Krebserkrankungsrate verringern kann oder nicht. Die Erfolge, die auf dem Gebiet der Chemoprävention in den letzten Jahren erzielt wurden, ermutigen zu intensiverer Forschung auf diesem Gebiet.

Das Vorhaben wurde vom „Verein zur Förderung der Krebsforschung in Deutschland e.V." gefördert.

Dr. Clarissa Gerhäuser
Dr. Norbert Frank
Abteilung Toxikologie und Krebsrisikofaktoren

Beteiligte Mitarbeiter

Christian Herhaus
Jutta Knauft

In Zusammenarbeit mit

Dr. Hans Rudolf Scherf
Abteilung Toxikologie und Krebsrisikofaktoren,
Deutsches Krebforschungszentrum

Prof. Dr. Hans Becker
Pharmakognosie und Analytische Phytochemie,
Universität des Saarlandes,
Saarbrücken

Prof. Dr. Susanne Grabley
Hans-Knöll-Institut
für Naturstoff-Forschung,
Jena

Dr. Manfred Jung
Institut für Pharmazeutische Chemie,
Westfälische Wilhelms-Universität,
Münster

Prof. Ha Van Mao
Center for Cancer Research,
Central Hospital Tran Hung Dao,
Hanoi, Vietnam

Prof. Onyechi O. Obidoa
Department of Biochemistry,
University of Nigeria,
Nsukka, Nigeria.

Ausgewählte Publikationen

Gerhäuser, C., Mar, W., Lee, S.K., Suh, N., Luo, Y., Kosmeder, J.W., Luyengi, L., Fong, H.H., Kinghorn, A.D., Moriarty, R.M., Mehta, R.G., Constantinou, A., Moon, R.C., Pezzuto, J.M.: Rotenoids mediate potent cancer chemopreventive activity through transcriptional regulation of ornithine decarboxylase. Nature Med. 1, 260–266 (1995)

Gerhäuser, C., You, M., Liu, J., Moriarty, R.M., Hawthorne, M., Mehta, R.G., Moon, R.C., Pezzuto, J.M.: Cancer chemopreventive potential of sulforamate, a novel analog of sulforaphane that induces phase 2 drug-metabolizing enzymes. Cancer Res. 57, 272–278 (1997)

Udeani, G.O., Gerhäuser, C., Thomas, C.F., Moon, R.C., Kosmeder, J.W., Kinghorn, A.D., Moriarty, R.M., Pezzuto, J.M.: Cancer chemopreventive activity mediated by deguelin, a naturally occurring rotenoid. Cancer Res. 57, 3424–3428 (1997)

Gerhäuser, C., Lee, S.K., Kosmeder, J.W., Moriarty, R.M., Hamel, E., Metha, R.G., Moon, R.C., Pezzuto, J.M.: Regulation of ornithine decarboxylase induction by deguelin, a natural product cancer chemopreventive agent. Cancer Res. 57, 3429–3435 (1997)

Bartsch, H., Frank, N., Bertram, B.: Prävention. In: Hämatologie/Onkologie, Kapitel 12. Hrsg.: Ostendorf, P.C., Seeber, S., Verlag Urban und Schwarzenberg, München, 123–132 (1997)

4

4.5 Prävention durch Rückbildung von Krebsvorstufen

von Hans Osswald

I. Sulindac-Langzeittherapie bei Patienten mit familiärer adenomatöser Polyposis

Die Erkrankung an familiärer adenomatöser Polyposis (FAP) ist genetisch bedingt und dominant vererbbar. Sie führt zu Polypen in Magen, Zwölffinger-, Dick- und Enddarm und zu verschiedenen gutartigen und bösartigen Tumoren in anderen Organen.

Die chirurgische Behandlung von FAP besteht in der Entfernung des Dickdarms und der Verbindung des Dünndarms mit dem Enddarm. Diese Operationsmethode, die ileorektale Anastomose (IRA), stellt wegen der Erhaltung der Darmfunktion, geringer Krankheitsdauer und niedriger Sterblichkeitsrate die Standardtherapie der Erkrankung dar. Nach der Entfernung des Dickdarms bilden sich die im Rektum und Duodenum verbliebenen Polypen für mehrere Jahre zurück. Wegen der Ausdehnung der später sich erneut entwickelnden Polypen sind die Möglichkeiten der Operation begrenzt.
Deshalb sind zahlreiche Untersuchungen zu einer medikamentösen Beeinflussung unternommen worden, bei denen sich nicht-steroidale Antirheumatika (NSAR), insbesondere Sulindac, als wirksam erwiesen haben. Die unerwünschten Nebenwirkungen der nicht-steroidalen Antirheumatika-Behandlung in der üblichen Dosierung (Blutungen und Defekte der Schleimhaut des Magen-Darm-Trakts, insbesondere des Magens, sowie verminderte Natrium- und Wasserausscheidung durch die Niere als Folge der Prostaglandinsynthese-Hemmung) erschweren die notwendige Langzeitbehandlung. Ein Absetzen der Behandlung mit nicht-steroidalen Antirheumatika führt innerhalb von sechs bis neun Wochen zur erneuten Entwicklung der adenomatösen Polypen.

In unserer Studie in Zusammenarbeit mit Oberarzt Prof. Dr. Günther Winde von der Klinik und Poliklinik für Allgemeine Chirurgie der Universität Münster haben wir nach Möglichkeiten der Umgehung der zu erwartenden unerwünschten Wirkungen („Nebenwirkungen“) einer Sulindac-Langzeitbehandlung in der üblichen Dosierung von 300–400 mg Sulindac pro Patient und Tag gesucht. Die rektale Anwendung von Sulindac sollte eine verlangsamte Aufnahme und geringere Konzentration des Medikaments in der Magenschleimhaut – im Vergleich zu der oralen Gabe – ermöglichen. Vor allem sollte im Rahmen einer Dosisfindungsstudie die kleinste wirksame Sulindac-Dosis ermittelt werden, die zur Verhinderung einer Neuentstehung von Adenomen ausreicht.

Von einer Induktionstherapie mit 2 x 150 mg Sulindac pro Patient und Tag während 12 Wochen ist die Dosis auf 2 x 100 mg, 2 x 75 mg, 2 x 50 mg und 2 x 25 mg Sulindac pro Patient und Tag vermindert worden. Das Ergebnis zeigte, daß sich die Erhaltungstherapie mit 2 x 25 mg Sulindac als ausreichend erwies – bis auf drei Patienten, die 2 x 75 mg Sulindac pro Tag benötigten.

Die nicht randomisierte kontrollierte Phase-I-Pilotstudie umfaßt in der unbehandelten Kontrollgruppe 10 FAP-Patienten mit Kolektomie (Entfernung des Dickdarms), während in der Sulindac-Therapiegruppe die anfängliche Zahl von 15 kolektomierten FAP-Patienten auf inzwischen 36 Studienteilnehmer gestiegen ist. Die Erkrankung an familiärer adenomatöser Polyposis ist bei den Studienteilnehmern sowohl durch

Erbgang und Genanalyse als auch durch eine feingewebliche Analyse bestätigt. Die übliche zufällige Zuteilung in Studiengruppen, die Randomisierung, der FAP-Patienten in die Kontroll- beziehungsweise Therapiegruppe unterblieb wegen der unterschiedlichen Verteilung der adenomatösen Polypen in Magen, Zwölffinger- und Enddarm sowie der verschiedenen gutartigen Tumoren bei den einzelnen Patienten. Es erschien zweckmäßiger, in die Kontrollgruppe Patienten aufzunehmen, die eine medikamentöse Langzeittherapie abgelehnt haben. Dadurch ließ sich auch die Problematik der Zuteilung von Mitgliedern einer Familie in verschiedene Kontroll- und Therapiegruppen umgehen.

Die Möglichkeit, eine Adenomrückbildung durch eine niedrigdosierte Sulindac-Langzeittherapie, mit einem Sechstel der üblichen Sulindac-Dosis, zu erreichen, bestätigt sich für den bisherigen Beobachtungszeitraum von 62 Monaten. Inzwischen deutet sich die Möglichkeit des sofortigen Beginns mit der niedrigdosierten Sulindac-Langzeittherapie bei kolektomierten FAP-Patienten an, weil die benötigte Zeit bis zur vollkommenen Adenomrückbildung keine deutlichen Unterschiede zu der anfänglich verwendeten Induktionstherapie mit der üblichen Dosierung von 2 x 150 mg Sulindac pro Tag aufweist. Wahrscheinlich beruht die Wirksamkeit der geringen Sulindac-Dosierung auf der begrenzten Entstehung von Sulindac-Acylglucuronid im Organismus, da im Reagenzglas (in vitro) auch mit der höchstmöglichen vom Menschen (in vivo) erträglichen Sulindac-Dosierung nicht einmal eine Hemmung, sondern eine Zunahme des Zellwachstums erzielt wird.

Bei der Entwicklung von Adenomen spielt die abnorme Aktivierung des RAS-Onkogens eine Rolle. Nach neunmonatiger niedrigdosierter Sulindac-Erhaltungstherapie kommt es zu einer kompletten Hemmung der abnormen Aktivierung. Die Überexpression des bcl2-Gens verhindert den programmierten Zelltod in verschiedenen Zellarten. Die Sulindac-Erhaltungstherapie hebt die Überexpression von bcl2 auf. Ebenso vermindert sich während der Sulindac-Erhaltungstherapie das mutierte p53-Protein. Dadurch kommt es zur Wiederherstellung der normalen Apoptose – der Fähigkeit (und naturgegebenen Aufgabe) der einzelnen Zelle, eines Tages zu sterben. Damit ergibt sich eine Erklärungsmöglichkeit für den Wirkungsmechanismus, aber auch die Notwendigkeit einer Langzeittherapie. Darüber hinaus belegt diese Tumorpräventionsstudie auch die Möglichkeit der Intervention genetisch bedingter erblicher Erkrankungen auf einer in der Zellwachstumsregulation nachgeordneten Ebene, der Translation.

Die niedrigdosierte Langzeittherapie mit dem nicht-steroidalen Antirheumatikum Sulindac bewirkt die Rückbildung und verhindert die neue Entstehung von Adenomen bei kolektomierten Patienten mit familiärer adenomatöser Polyposis seit annähernd fünf Jahren, ohne daß bisher unerwünschte Wirkungen eine kurzzeitige oder unbegrenzte Unterbrechung der Behandlung erforderten. Eine Sulindac-Langzeittherapie ist deshalb notwendig, um die nach Aussetzen der Behandlung erfolgende Neuentwicklung von Adenomen zu verhindern. Außerdem bietet die niedrigdosierte Sulindac-Langzeittherapie die Aussicht, bei FAP-Patienten im Kindesalter eine Operation erst dann vorzunehmen, falls unter der Langzeitbehandlung ein Rückfall durch erneute Adenomentstehung einsetzen sollte.

Die Rückbildung der Adenome unter niedrigdosierter Sulindac-Langzeittherapie scheint durch Wiederherstellung der Apoptose zu erfolgen. Die bei einem Teil der FAP-Patienten bestehende Polyposis in der Austrittsöffnung von Gallen- und Pan-kreasgang im Zwölffingerdarm (Papilla Vateri im Duodenum) erfordert weitere biochemische und pharmakologische Untersuchungen, um auch in dieser Lokalisation eine komplette Adenomrückbildung zu erreichen.

Prof. Dr. Hans Osswald
Abteilung Toxikologie und Krebsrisikofaktoren

In Zusammenarbeit mit

Ltd. Oberarzt Prof. Dr. Günther Winde
Klinik und Poliklinik für Allgemeine Chirurgie,
Universität Münster

Ausgewählte Publikationen

Winde, G., Gumbinger, H. G., Osswald, H., Kemper, F., Bünte, H.: The NSAID sulindac reverses rectal adenomas in colectomized patients with familial adenomatous polyposis: clinical results of a dose-finding study on rectal sulindac administration. Int. J. Colorectal Dis. 8, 13–17 (1993)

Winde, G., Schmid, K. W., Schlegel, W., Fischer, R., Osswald, H., Bünte, H.: Complete reversion and prevention of rectal adenomas in colectomized patients with familial adenomatous polyposis by rectal low-dose sulindac maintenance treatment. Dis. Colon Rectum 38, 813–830 (1995)

Winde, G., Schmid, K. W., Brandt, B., Müller, R., Osswald, H.: Clinical and genomic influence of sulindac on rectal mucosa in familial adenomatous polyposis (FAP) Dis. Colon Rectum 39, A8 (1996)

Winde, G., Schmid, K. W., Brandt, B., Müller, R., Osswald, H.: Clinical and genomic influence of sulindac on rectal mucosa in familial adenomatous polyposis (FAP) Dis. Colon Rectum 40, 1156–1169 (1997)

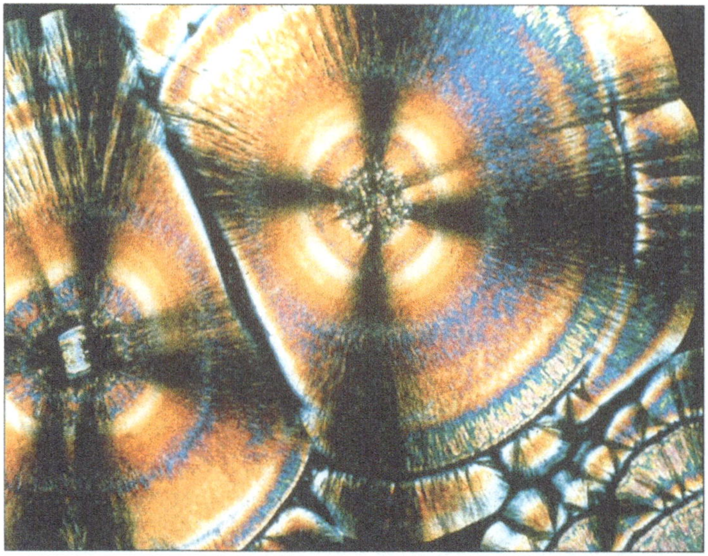

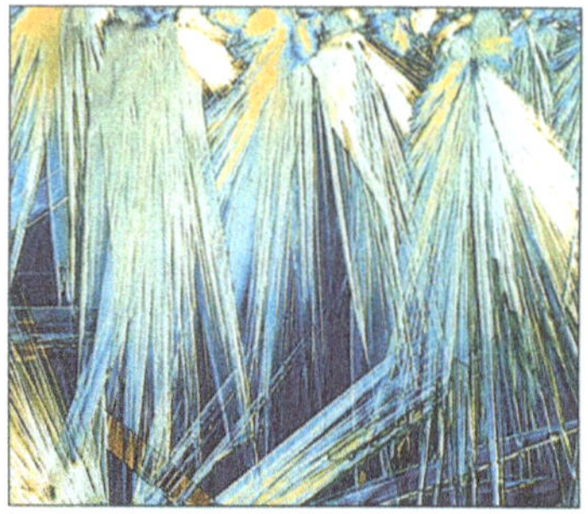

Abb. 32, 33, 34
Die Vitamine E und C sowie β-Carotin eignen sich zur Krebsprävention. Krebsvorstufen in der Mundschleimhaut bilden sich zurück, wenn diese Antioxidantienkombination in bestimmter Dosierung und kontinuierlich eingenommen und auf Alkohol- und Tabakkonsum verzichtet wird

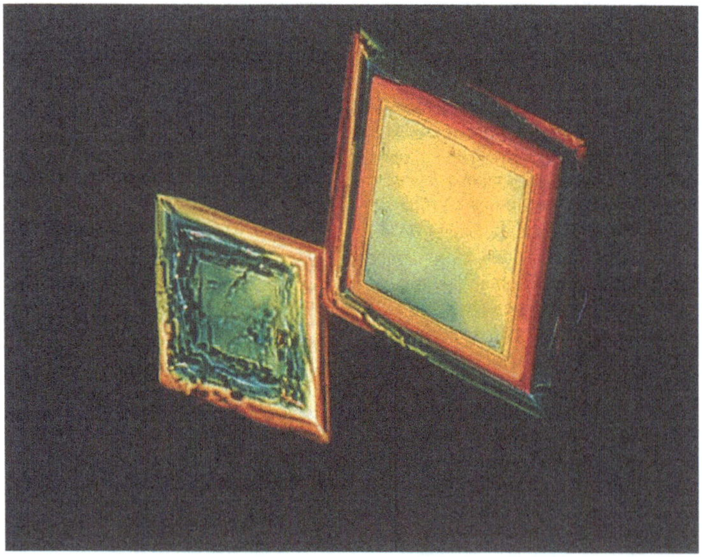

II. Vorbeugende Behandlung von Vorstufen des Mundhöhlenkrebses

Den Langzeiterfolg der Behandlung von Mundhöhlenkrebs durch Kombination von Chirurgie, Chemotherapie und/oder Strahlentherapie begrenzen die erneute Bildung von Tumoren in der Mundschleimhaut, sogenannte Lokalrezidive, und die Bildung von Tochtergeschwülsten in den benachbarten Lymphknoten. Fernmetastasen entwickeln sich im Vergleich zu anderen Krebsformen, zum Beispiel der Lunge, der Brust oder des Darms, relativ spät. Bei fortgeschrittenem Mundhöhlenkrebs beträgt die Rate der erneuten Bildung von Tumoren etwa 70 Prozent innerhalb von drei Jahren nach Behandlungsbeginn. Als Ursache für diese hohe Rate von Neubildungen von Tumoren in der Mundschleimhaut haben sich Krebsvorstufen erwiesen, aus denen gleichzeitig oder in zeitlichem Abstand das Karzinom erneut entsteht. Erste Berichte zum Auftreten von sich wiederentwickelnden Karzinomen gehen bereits auf Theodor Billroth (1879) zurück. Die von Rupert A. Willis aufgestellte Feldtheorie (1945) nimmt an, daß sich das Karzinom aus mehreren in einem verschieden großen Feld gelegenen Tumorvorformen entwickelt. Nicht nur die Schleimhaut eines einzelnen Organs, sondern die gesamte chronischen Schädigungen ausgesetzte Region des Mundbereichs kann von der multizentrischen Krebsentwicklung betroffen sein. Tabak- und Alkoholkonsum spielen in der Vorgeschichte des größten Teils der Patienten eine Rolle als Faktoren chronischer Schädigung.

Da die bisherigen multimodalen Behandlungskonzepte des fortgeschrittenen Mundhöhlenkarzinoms keine entscheidenden Fortschritte erkennen lassen, erscheint die Prävention von Krebsvorstufen der Mundschleimhaut als aussichtsreiche Chance. Als entscheidende Voraussetzung für die erforderliche Langzeittherapie gilt das Fehlen unerwünschter Wirkungen oder Resistenzbildung im Zielgewebe durch die eingesetzten Substanzen. Erfahrungsgemäß läßt sich die Wirksamkeit einer krebspräventiven Substanz, das heißt einer Substanz, die die Entwicklung eines Karzinoms verhindert beziehungsweise die Rückbildung einer Vorstufe bewirkt, innerhalb von drei Monaten erkennen. Bei wirksamen krebspräventiven Substanzen genügt eine Zahl von 10 bis 15 Studienteilnehmern, um die Frage der Beendigung oder Fortsetzung der Studie zu entscheiden. Gegenüber früheren umfangreichen Langzeitstudien erweist sich die Verwendung von Biomarkern, in diesem Fall von Vorstufen einer späteren Krebsentwicklung, als praktikables Verfahren einer rationalen Krebsvorbeugung. Allerdings müssen die meisten chemopräventiven Substanzen langfristig gegeben werden, um eine andauernde Krebsprävention, das heißt eine Verhinderung der Entwicklung einer Krebsform, zu gewährleisten.
In einer Studie mit zwei Gruppen von jeweils 24 Patienten, die wir in Zusammenarbeit mit der Heidelberger Klinik und Poliklinik für Mund-, Kiefer- und Gesichtschirurgie durchgeführt haben, verwendeten wir eine Antioxidantien-Kombination aus β-Carotin (Provitamin A), α-Tocopherol (Vitamin E) und Ascorbinsäure (Vitamin C). Diese Kombination, die nicht in der Absicht, durch Minimaldosierung Vitaminmangelzu-

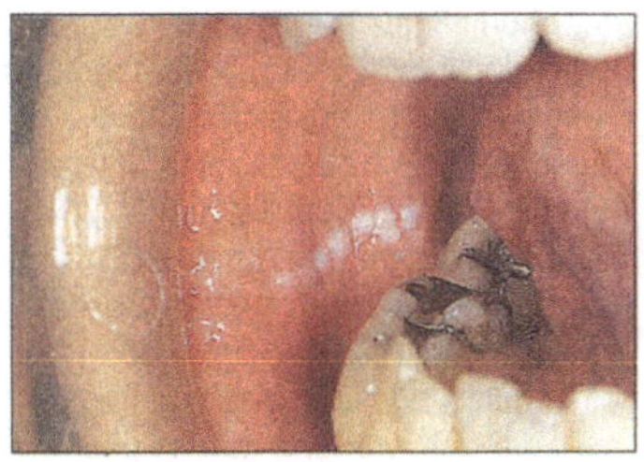

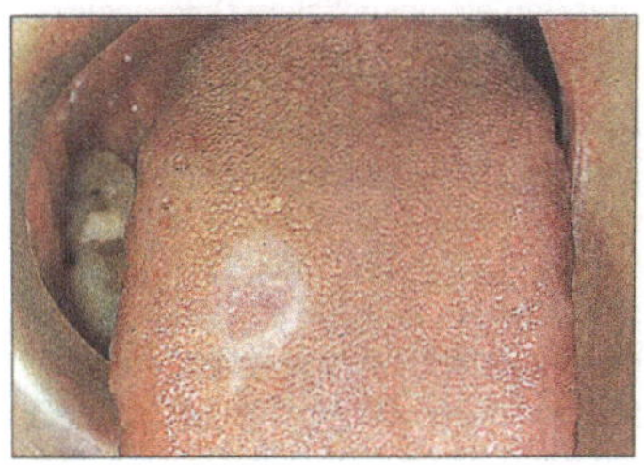

Abb. 35, 36
Bei 47 von 48 Patienten normalisierte sich die Mundschleimhaut während der regelmäßigen Einnahme von β-Carotin, Vitamin E und C. Weiße, flache Schleimhautveränderungen, Vorstufen von Mundhöhlenkrebs, gehen nach 12 Wochen zurück (oben). „Zuckerplätzchen" nennt der Volksmund die flache Knötchenflechte der Haut und Schleimhaut auf dem Foto unten. Auch sie bildet sich durch die regelmäßige Einnahme der Antioxidantien zurück

stände zu verhindern, sondern in höherer, pharmakologisch wirksamer Dosierung zur Krebsprävention verwendet wird, bietet wegen ihrer sehr guten Verträglichkeit große Vorteile.

Die erste Patientengruppe hatte Leukoplakien, weiße Flecken durch Epithelwucherung – eine Krebsvorstufe –, die sich auch nach Absetzen von Alkohol und Tabak innerhalb von drei Monaten nicht zurückgebildet hatten. Die zweite Gruppe bestand aus Patienten, deren primäres Mundhöhlenkarzinom mit Cisplatin und 5-Fluorouracil sowie anschließender operativer Entfernung des Karzinoms behandelt worden war. Von diesen Patienten hatten jedoch nur vier ihren Alkohol- und Tabakkonsum eingestellt. Um den möglichen Einfluß der chemopräventiven Behandlung mit der gewählten Antioxidantien-Kombination zu überprüfen, wurden während der anschließenden drei Monate im Abstand von etwa zwei Zentimetern von der ehemaligen Tumorresektionsgrenze folgende Untersuchungen durchgeführt: feingewebliche Begutachtung der Mundschleimhaut im Hämatoxylin-Eosin-gefärbten Schnittpräparat, DNS-Durchflußzytometrie, Darstellung der Nukleolus-Organisatorregion, Bestimmung der Mikronuklei (Entstehung der Mikronuklei aus Chromosomenregionen, die sich während der Anaphase irregulär teilen) und der Zytokeratin-Expression als epithelialem Differenzierungsmarker.

Die Antioxidantien-Kombination bewirkt im Bereich der Dysplasie in beiden Patientengruppen ein Abfallen der erhöhten Ausgangswerte des S-Phasenanteils. Ebenso nehmen in beiden Patientengruppen die Zahl und Größe des Nukleolus und der Nukleolus-Organisatorregion deutlich ab, wie auch die der erhöhten Mikronuklei eine markante Verminderung erfährt. Weiterhin erreicht in beiden Gruppen die Antioxidantien-Kombination eine statistisch gesicherte Verminderung der vor der Behandlung erhöhten Zytokeratin-Genexpression (insbesondere der suprabasalen Expression des Keratins 10). In gleicher Weise zeigt sich in der feingeweblichen (histologischen) Untersuchung eine erhebliche „Redifferenzierung“ der dysplastischen Veränderungen der Mundschleimhaut in beiden Patientengruppen, die wahrscheinlich auf Apoptose der dysplastischen Zellen beruht. Diese Rückbildung von Krebsvorstufen kann allerdings nur durch Fortführung der Einnahme der Antioxidantien-Kombination erhalten werden, während ein Aussetzen der Einnahme während mehr als sieben bis zwölf Wochen zur erneuten Entwicklung der Krebsvorstufen führt. Die verwendete Antioxidantien-Kombination löste im bisherigen Studienverlauf von 58 Monaten keine unerwünschten Wirkungen aus, abgesehen von einer durch β-Carotin bedingten, diskreten Hautbräunung.

Weitere chemopräventive (krebsvorbeugende) Studien im klinischen Bereich sind geplant.

Folgendes bleibt zu klären:

1. Die notwendige Dauer der Langzeitbehandlung mit der Antioxidantien-Kombination;
2. die Bestimmung der Gewebespiegel der verwendeten Antioxidantien in dysplastischer und normaler Schleimhaut;
3. der Mechanismus der durch Antioxidantien bewirkten „Redifferenzierung“ dysplastischer Veränderungen. Apoptose, programmierter Zelltod, könnte den zweckmäßigsten Mechanismus darstellen und böte auch eine logische Deutung für die erneute Dysplasie-Entwicklung nach Absetzen der Antioxidantien-Behandlung;
4. die Wirksamkeit der entsprechenden Kombination von α-Tocopherol und Ascorbinsäure sowie anderer krebspräventiver Naturstoffe.

Für die Unterstützung der Studie sei der Merck AG, Darmstadt, gedankt.

Prof. Dr. Hans Osswald
Abteilung Toxikologie und Krebsrisikofaktoren

in Zusammenarbeit mit

Univ. Prof. Dr. Dr. Joachim E. Zöller
Zentrum für Zahn-, Mund- und Kieferheilkunde,
Klinik und Poliklinik für Zahnärztliche Chirurgie und Mund-, Kiefer- und Gesichtschirurgie der Universität zu Köln

Ausgewählte Publikationen

Zöller, J., Flentje, M., Born, I.A., Osswald, H.: Influence of cisplatin and 5-fluorouracil in the oral mucosa. Oral Oncology. Eur. J. Cancer 30B, 200–203 (1994)

Zöller, J., Flentje, M., Maier, H., Born, I.A., Osswald, H.: Influence of beta-Carotin, vitamin C and E on oral dysplasia. Anal. Cell Pathol. 6, 420 (1994)

Zöller, J., Maier, H., Flentje, M., Born, I. A., Osswald, H.: Der Einfluß einer Cisplatin-5-Fluorouracil-Kombinationschemotherapie auf die maligne Transformation des Epithels der Mundschleimhaut. HNO 42, 257–263 (1994)

Zöller, J., Flentje, M., Born, I.A., Osswald, H.: Die Redifferenzierung oraler Präkanzerosen durch die Antioxidantienkombination β-Carotin, α-Tocopherol und Ascorbinsäure – eine Möglichkeit der Chemoprävention? Z. Onkol. 28, 29–41 (1996)

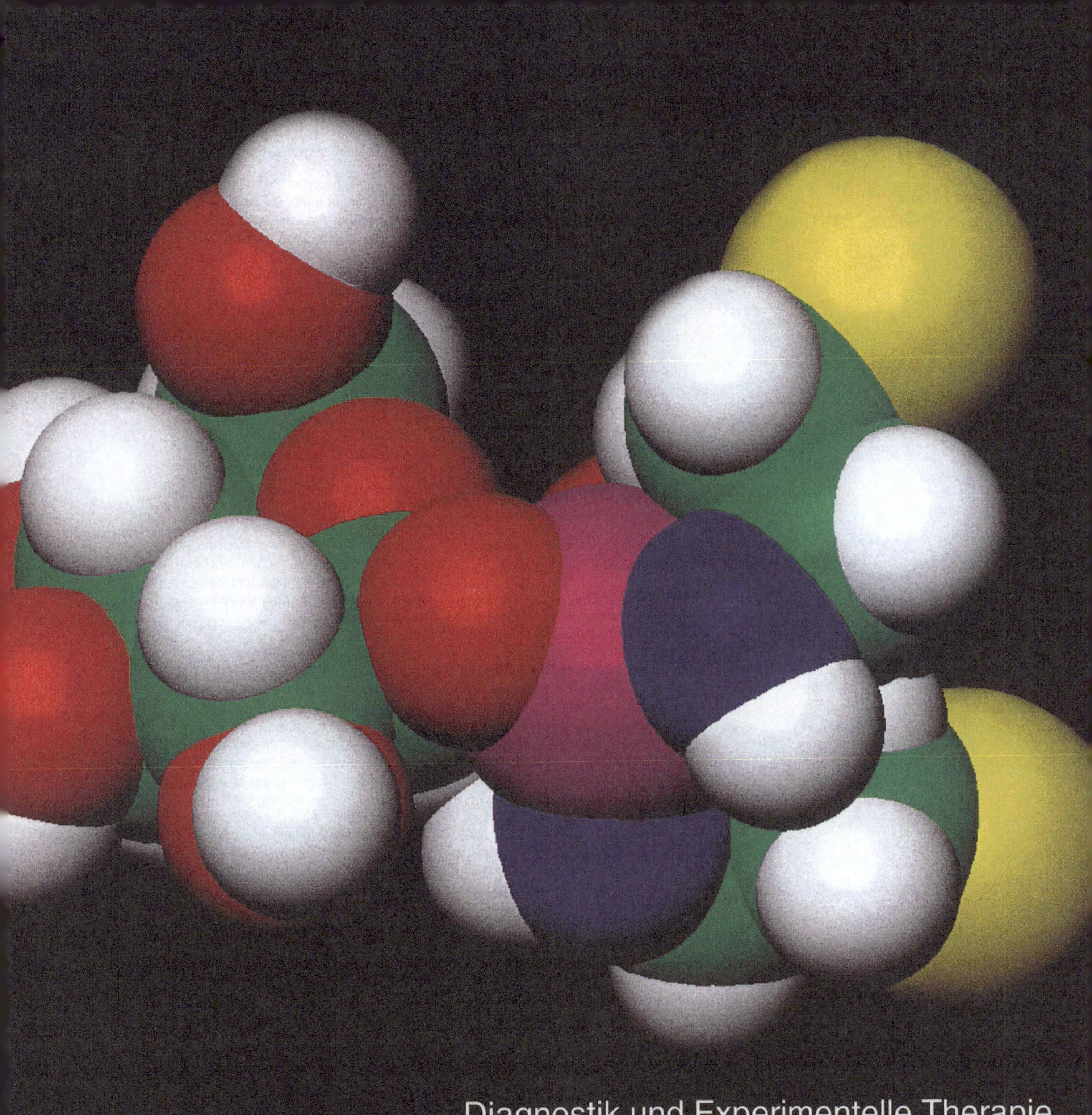

Diagnostik und Experimentelle Therapie

5

Diagnostik und Experimentelle Therapie

Dieser Forschungsschwerpunkt stellt sich die Aufgabe, in der Zusammenführung von grundlagenorientierten und klinischen Arbeitsgruppen Voraussetzungen für die Entwicklung neuer therapeutischer und diagnostischer Verfahren zu schaffen.

Die Abteilung Histodiagnostik und pathomorphologische Dokumentation ist für die zentralen histopathologischen Untersuchungen im Deutschen Krebsforschungszentrum verantwortlich. Zu den Forschungsaktivitäten gehört die Ausweitung der computergestützten Bildanalyse mit dem Ziel einer quantitativen Beschreibung von Zellkern-Morphologien zur Charakterisierung der strukturellen und zellulären Vielfältigkeit von Tumoren. Hierfür wird ein Bildverarbeitungssystem eingesetzt, das sich auf modernste Techniken der Bildauswertung stützt.

Eng verbunden mit den morphologischen Auswertungen sind Untersuchungen an transgenen Mäusen als Modelle menschlicher Erkrankungen sowie ein Register für experimentelle Tumoren. In einer Tumorbank werden seit über 20 Jahren Proben tierischer und menschlicher Tumoren durch Einfrieren in flüssigem Stickstoff konserviert. Sie können so jederzeit Wissenschaftlern des Deutschen Krebsforschungszentrums oder anderer Forschungseinrichtungen zur Verfügung gestellt werden. Die Tumorbank übernimmt außerdem die Sicherung von an anderen Orten gelagerten Zellsystemen durch das Lagern von Duplikat-Proben. Zur Zeit sind etwa 70 000 Proben eingelagert. Die Aufgaben der Tumorbank wurden durch den Aufbau einer Embryobank erweitert. Hier werden frühe Entwicklungsstadien von Mausembryonen (2-, 4- oder 7-Zellstadium) durch Einfrieren konserviert, um sie bei Bedarf wieder zur Verfügung zu haben, ohne daß diese Mausstämme fortlaufend gezüchtet werden müssen. Dies ist besonders wichtig für die Erhaltung von transgenen Mausstämmen.

Die Abteilung Wachstum und Teilung der Zelle befaßt sich mit Untersuchungen der Kontaktstelle zwischen dem Verteilungsapparat und dem Chromosom, dem Centromer/Kinetochorkomplex. In vielen Tumorzellen erfolgt die Verteilung des genetischen Materials nicht gleichmäßig auf die Tochterzellen. Dadurch kommt es zur Aneuploidie, einem Verlust oder Zugewinn von Chromosomen. Solche Verteilungsfehler, die zu einer zusätzlichen Schädigung der Zellen führen, sind ein Charakteristikum von malignen Tumorzellen. Ihre Analyse mit molekularbiologischen, biochemischen und morphologischen Methoden kann zu therapeutischen Verbesserungen führen.

In der Abteilung Perinatale Toxikologie werden sensibilisierende und protektive Faktoren für die Chemotherapie untersucht. Darüber hinaus leistet die Arbeitsgruppe Beiträge zur Entwicklung neuer Substanzen und deren Anwendung. Neben der Entwicklung pharmakokinetischer beziehungsweise pharmakodynamischer Modelle beschäftigt sich die Abteilung mit der Karzinogenese durch Schwermetalle sowie dem Versuch, Nebenwirkungen von Bestrahlungen und Krebsmedikamenten zu verringern. Eine neue Aktivität dieser Abteilung besteht in der Kultivierung von Vorläuferzellen des blutbildenden Systems, die das Oberflächenmolekül CD34 tragen. Sie werden dem Patienten entnommen und außerhalb des Körpers angereichert, um sie später dem Patienten unter Chemotherapie wieder zuzuführen.

Mit der Abteilung Experimentelle Therapie hat Ende 1994 eine neue Abteilung ihre Arbeit aufgenommen, deren Arbeitsschwerpunkte die genetischen Grundlagen der Krankheitsentstehung und Therapie sind. Mit der Aufklärung der molekularen Basis des Defekts, der bei der Nacktmaus zum Funktionsverlust des Thymus führt, der Isolierung des „nude"-Gens, wurde erstmalig ein genetisches Merkmal der Differenzierung des Lymphgewebes gefunden. Über die Funktionsanalyse des nude-Gens werden Einblicke erwartet in die Reifungsprozesse des Lymphgewebes bei der Bildung eines funktionierenden T-Zell-Repertoires. Letztlich soll dabei die Rolle des Immunsystems bei der Tumorentstehung und -therapie verständlicher werden. Diese Untersuchungen zur Entwicklung des Immunsystems stehen in engem Zusammenhang mit den Fragestellungen in den klinischen Kooperationseinheiten. Im Hinblick auf die Entwicklung von Verfahren zur genetischen Therapie beschäftigt sich die Abteilung mit funktionellen Ansätzen zur Genanalyse. Dabei steht der Versuch im Vordergrund, die Funktion großer zusammenhängender Genkomplexe, zum Beispiel der Genorte für die Immunglobuline, im Ganzen zu verstehen. Voraussetzung für die Bearbeitung solcher Fragen sind Methoden zur selektiven Klonierung von DNS-Fragmenten im Megabasen-Bereich. Durch gezielte Fragmentierung genomischer DNS sollen solche Fragmente vorherbestimmter Struktur als künstliche Hefechromosomen kloniert werden („designer-YAC").

Die Abteilung Tumorprogression und Tumorabwehr beschäftigt sich mit Fragen der Metastasierung und der Tumortherapie. Im Mittelpunkt der Arbeiten steht die Analyse der Funktion der verschiedenen Formen des Adhäsionsmoleküls CD44, die bei der Blutbildung, bei der Lymphozytenaktivierung und bei Metastasierung über das Lymphsystem eine wesentliche Rolle spielen. Die Untersuchungen konzentrieren sich auf eine Kaskade von Reaktionen zur Signalübermittlung innerhalb der Zelle, die durch Varianten des CD44-Moleküls eingeleitet wird. In diesem Zusammenhang sei erwähnt, daß in der Abteilung eine Phosphatidylcholin spaltende Phospholipase C isoliert wurde, die bei der Weiterleitung von Wachstumssignalen eine wesentliche Rolle spielt. Es sollen die durch Anheften von Phosphatgruppen aktivierten Enzyme untersucht werden, die die Signalweiterleitung regeln. Neben den funktionellen Untersuchungen konzentrieren sich die Arbeiten auf mögliche therapeutische Umsetzungen bei der Knochenmarktransplantation und auf den Versuch einer tumorspezifischen Immuntherapie. In diesem Kontext sollen insbesondere auch die kostimulatorischen Eigenschaften von CD44 und die gerichtete und gewebsspezifische Wanderung definierter Varianten von CD44 berücksichtigt werden.
Ziel einer Arbeitsgruppe „Rekombinante Antikörper" ist die Entwicklung neuer Methoden zur Gewinnung von rekombinanten Antikörpern aus Bakterien für die Diagnose und Therapie von Krebs. Diese Antikörper können gezielt verändert und mit anderen Proteinen, Peptiden und Toxinen verbunden werden. Kleine „Miniantikörper" können beispielsweise Tumorzellen mit Zellen des Immunsystems verbinden und dadurch eine Immunantwort gegen diese Tumorzellen hervorrufen. Antikörperbibliotheken werden aus dem Genrepertoire von menschlichen Lymphozyten sowie durch Gensynthese unter Anwendung von Zufallssequenzen für die antigenbindenden Regionen hergestellt. Um aus solchen Bibliotheken die gewünschten Antikörper zu gewinnen, wurden sie mit Proteinen gekoppelt, die sich an der Oberfläche von Phagenpartikeln oder von Bakterien befinden. Dadurch können spezifische Antikörper, die ihre eigenen Gene „huckepack" tragen, nun über immobilisierte Antigene selektioniert werden.

Zum Gesamtkonzept des Forschungsschwerpunkts gehören auch Klinische Kooperationseinheiten, Abteilungen des Deutschen Krebsforschungszentrums, die in räumlicher Verbindung und in Zusammenarbeit mit dem Universitätsklinikum Heidelberg beziehungsweise dem Klinikum der Stadt Mannheim arbeiten. In dieser Kombination soll gewährleistet sein, daß potentielle neue klinische Strategien zur Krebsdiagnostik und -therapie rasch und effizient in die Behandlung der Patienten eingeführt werden können.

Die Klinische Kooperationseinheit Molekulare Onkologie/Pädiatrie hat zu Beginn des Jahres 1995 ihre Arbeit aufgenommen. Die Projekte der Abteilung befassen sich mit der Regulation des physiologischen Zelltods (Apoptose) bei hämatologisch-onkologischen Erkrankungen. Die Apoptose ist zur Aufrechterhaltung der normalen Gewebshomöostase essentiell. Störungen führen zu unkontrollierter Zellvermehrung sowie zur Resistenz gegenüber konventioneller Therapie oder zum vorzeitigen Absterben der Zellen. Die Möglichkeit, genetische Defekte in Apoptosemolekülen oder Apoptoseprogrammen zu identifizieren, sollte neue Ansätze zum Verständnis von Tumorerkrankungen und neue therapeutische Ansätze liefern. Das gezielte molekulare Eingreifen, zum Beispiel zur Sensibilisierung von Tumorzellen für Apoptosesignale oder die Auslösung von Apoptose durch Gentransfer und Antikörperkonstrukte, eröffnen neue Perspektiven in der Tumortherapie, die zukünftig erprobt werden sollen.

Für eine Vielzahl von Leukämien, malignen Lymphomen sowie soliden Tumoren wurden spezifische genomische Veränderungen als Ursache des malignen Wachstums beschrieben; sie bieten daher Angriffspunkte für eine somatische Gentherapie. Die Klinische Kooperationseinheit „Molekulare Hämatologie/Onkologie" beschäftigt sich mit der Korrektur fehlgesteuerter zellulärer Genexpression bei der chronisch-myeloischen Leukämie durch Antisense-Nukleinsäuren und Ribozyme. Für den Einsatz von Antisense-RNS und Ribozymen sind geeignete Vektoren nötig, um inhibitorische Gene in normale blutbildende Stammzellen und leukämisch entartete Vorläuferzellen einschleusen zu können. Die Kooperationseinheit konzentriert sich dabei auf das adenoassoziierte Virus-Vektorsystem (AAV-2). Die Zielzellen für einen Gentransfer sind die Stammzellen des blutbildenden Systems. Daher befaßt sich die Abteilung mit der Gewinnung, Anreicherung und immunologischen sowie molekularen Charakterisierung blutbildender Vorläuferzellen von Patienten mit malignen Hämoblastosen und soliden Tumoren.

Ein weiteres Projekt untersucht Stammzellen des blutbildenden Systems HIV-infizierter Patienten, um Grundlagen für eine zukünftige Gentherapie, zum Beispiel mit RNS-Inhibitoren, zu schaffen.

Im Mai 1997 hat die Klinische Kooperationseinheit „Dermato-Onkologie" ihre Arbeit aufgenommen. Diese Einheit ist eine gemeinsame Einrichtung des Klinikums der Stadt Mannheim und des Krebsforschungszentrums. Sie bietet Patienten mit Hautkrebs Möglichkeiten der Information, der Behandlung bei fortgeschrittener Erkrankung und der Tumornachsorge. Im Mittelpunkt des Forschungsprogramms steht das maligne Melanom. Die Wissenschaftler wollen die Mechanismen aufklären, die vor allem Tochtergeschwülste dieses Hautkrebses resistent machen gegenüber Krebsmedikamenten. Weitere Schwerpunkte der Arbeit werden die Identifizierung neuer tumorspezifischer Oberflächenmoleküle von Melanom-Zellen sein sowie die rasche Umsetzung der Forschungsergebnisse in die experimentelle Therapie und in klinische Pilotstudien.

Sprecher des Forschungsschwerpunkts:
N. N.

Abteilungen und ihre Leiter:

Histodiagnostik und pathomorphologische Dokumentation:
Prof. Dr. Dymitr Komitowski

Perinatale Toxikologie:
Prof. Dr. W. Jens Zeller

Wachstum und Teilung der Zelle:
Prof. Dr. Neidhard Paweletz

Experimentelle Therapie:
N. N.

Tumorprogression und Tumorabwehr:
Prof. Dr. Margot Zöller

Klinische Kooperationseinheit Molekulare Onkologie/Pädiatrie:
Prof. Dr. Klaus-Michael Debatin

Klinische Kooperationseinheit Molekulare Hämatologie/Onkologie:
Prof. Dr. Rainer Haas

Klinische Kooperationseinheit Dermato-Onkologie:
Prof. Dr. Dirk Schadendorf

Aktivitäten des Forschungsschwerpunkts Diagnostik und Experimentelle Therapie

Pathomorphologische Diagnostik und Informationssystem der experimentellen Pathologie

Quantitative diagnostische Pathologie

Klinisch-anatomische Studien an Knochentumoren; internationales Projekt: Pathologisches Knochentumorregister

Tumorbank

Sensibilisierende und protektive Faktoren in der Krebschemotherapie; Wirkungsmechanismen neuer Zytostatika

Pharmakokinetik

Genetische Grundlagen der Krankheits-entstehung und Therapie

Toxikologie und Chemotherapie

Molekulare Ansätze zur somatischen Gentherapie

Struktur und Funktion von Centromeren und Kinetochoren

Immuntechnologie mit rekombinanten Antikörpern

Lymphogene Metastasierung, Lymphozytentraffik und -homing

Regulation der Genexpression durch Phospatidylcholin spaltende Phospholipase C

Allogene Blutstammzell-Transplantation und Transfusion allogener Spenderlymphozyten bei Patienten mit chronisch-myeloischer Leukämie

Hemmung der Proliferation leukämischer Zellen durch Antisense-Nukleinsäure

Untersuchung der Hämatopoese bei Patienten mit HIV-I-Infektion

Adenoassoziierte Viren (AAV-2) als Vektorsysteme zum Gentransfer in hämatopoetischen Stammzellen

Apoptose

Evaluation bi-spezifischer Antikörper zur Behandlung der akuten lymphatischen Leukämie vom B-Zell-Vorläufer-Typ

Untersuchungen zum Chemoresistenzverhalten von Melanomzellen

Entwicklung neuartiger Therapieverfahren (Vakzinierung, Gentherapie) für das maligne Melanom

5

5.1 Diagnostik des Brustkrebses – aktuelle radiologische Verfahren

von Gerhard van Kaick
und Dietrich von Fournier

Die Untersuchungsmethoden für den Brustkrebs (Mammakarzinom) haben eine große klinische und auch gesundheitspolitische Bedeutung erlangt. Dies hat mehrere Gründe:

- Die Häufigkeit des Brustkrebses ist in den letzten 25 Jahren in den Industrieländern deutlich angestiegen. In den USA erkrankt inzwischen jede achte Frau im Laufe ihres Lebens an Brustkrebs.
- Einen dominierenden kausalen Faktor für die Entstehung des Mammakarzinoms kennt man nicht. Insofern ist eine Krebsverhütung (primäre Prävention) bisher kaum möglich.
- Die Behandlung des Mammakarzinoms hat große Fortschritte gemacht. In frühen Tumorstadien kann die Brust bei sehr guten Therapieergebnissen (15-Jahres-Überlebensraten von 80 Prozent) erhalten werden.

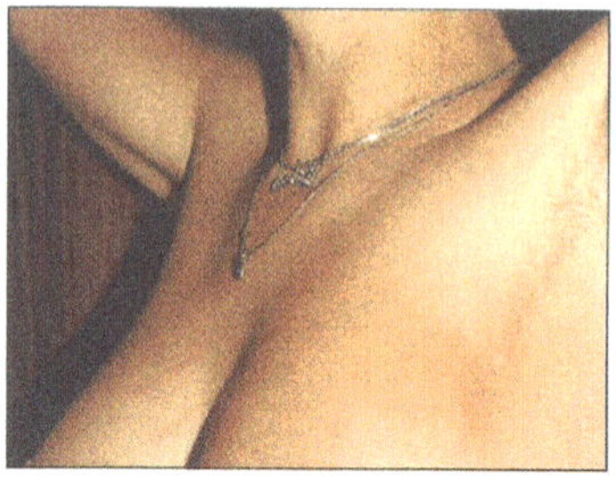

Abb. 37
Ziel der Diagnostik ist es, Tumoren so früh wie möglich zu entdecken, um brusterhaltend operieren zu können. In den 15 Jahren nach der Behandlung traten bei dieser Patientin keine Tochtergeschwülste und kein Zweittumor auf. Das Bild wurde drei Jahre nach Abschluß der Strahlentherapie aufgenommen

Ziel der Diagnostik ist es daher, den Tumor in einem möglichst frühen Stadium, das heißt bei einer Größe unter einem Zentimeter, zu erfassen.

Etwa 70 Prozent der Frauen, die an Brustkrebs erkranken, suchen von sich aus den Arzt auf, weil sie einen Knoten getastet haben. Seltener werden auch Einziehungen der Brust oder blutige Absonderungen aus der Brustwarze bemerkt. Die regelmäßige (monatliche) Selbstbeobachtung der Frau bleibt daher eine wesentliche Grundlage für die frühe Entdeckung eines Mammakarzinoms. Die jährliche Tastuntersuchung durch den Arzt ist Bestandteil des gesetzlichen Früherkennungsprogramms.

Nicht jeder getastete Knoten entspricht einem bösartigen Tumor. Bei Frauen unter 50 Jahren sind nur fünf Prozent der Knoten durch ein Mammakarzinom bedingt; bei Frauen über 50 werden es jedoch fast 25 Prozent. Schmerzen oder Einziehungen der Brustwarze bedürfen einer diagnostischen Abklärung, sind aber seltener Folge einer Krebserkrankung.

Die Tumoren bewirken in der Umgebung häufig eine sehr starke Bindegewebsbildung, was ihnen eine harte Konsistenz verleiht. In der Regel wächst der Tumor unregelmäßig strahlenförmig, ein kleiner Teil der Tumoren ist aber auch rund und relativ glatt begrenzt.

Für die Erkennung und Beurteilung der Tumoren ist die Mammographie das am häufigsten benutzte und auch wichtigste Verfahren. Diese Methode ist bei entsprechend guter technischer Qualität und bei einem hohen Kenntnisstand des Untersuchers sehr zuverlässig; sie wird in der Öffentlichkeit aber

Bildbeispiele der zwei grundsätzlichen Möglichkeiten mammographischer Tumordiagnostik:
- **Erfassung einer herdförmigen Verdichtung innerhalb des Fettgewebes**
- **Erkennung von tumortypischen Mikroverkalkungen.**

Abb. 38
Umschriebener Verdichtungsbezirk im strahlentransparenten Fettgewebe, der mit Hilfe der Vergrößerungsmammographie als Brustkrebs identifiziert werden kann

Abb. 39
Unklare Mikrokalkanhäufung, die durch die bessere Darstellung der Vierfachvergrößerung (rechts) als gutartig eingestuft wird

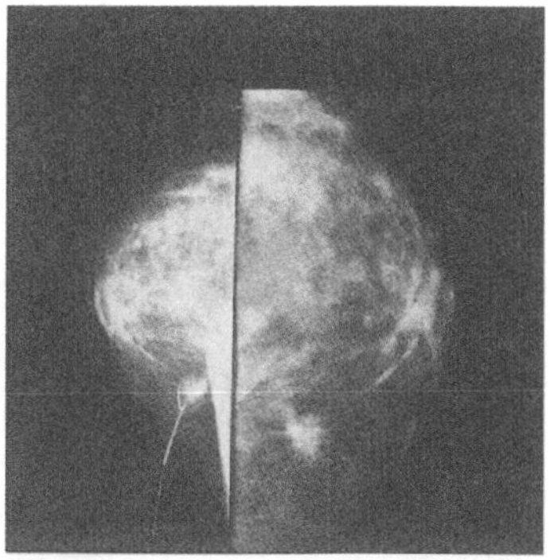

Abb. 38

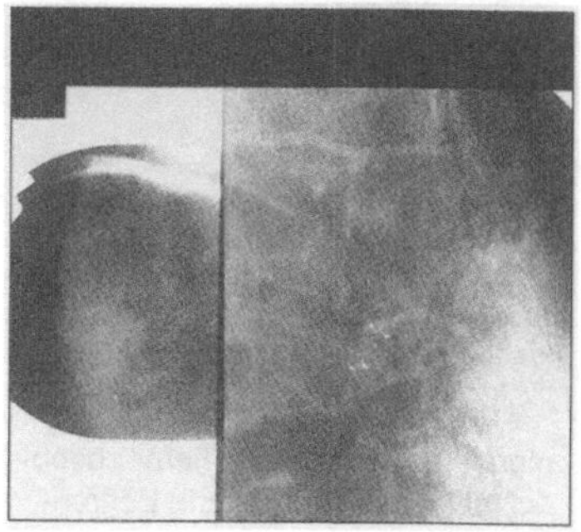

Abb. 39

aus zwei Gründen immer wieder kritisch diskutiert:

- Patientinnen berichteten gelegentlich über Schmerzen bei der Kompression der Brust.
- Es bestehen zum Teil Bedenken bezüglich der Auswirkung der Strahlenbelastung bei jüngeren Frauen unter 50 Jahren.

Die richtige Positionierung mit Kompression der Brust ist entscheidend für die Qualität der Röntgenaufnahme und damit auch für die rechtzeitige Erkennung eines kleinen Tumors. Die Kompression der Brust dauert heute weniger als zwei Sekunden und wird von den meisten Frauen nach Aufklärung als erträglich empfunden. Die Kompressionsbeschwerden können deutlich vermindert werden, wenn die Mammographie etwa eine Woche nach der Menstruation durchgeführt wird.

Die Strahlenbelastung ist bei den neuen Mammographiegeräten erheblich reduziert worden und beträgt heute unter 2,5 cGy bei Aufnahmen in zwei Ebenen. Die Anwendung der Mammographie bei einer Patientin mit Verdacht auf Brustkrebs steht außer Frage. Zur Diskussion stand jedoch, ob eine regelmäßige bevölkerungsweite Früherkennungsuntersuchung das strahlenbedingte Krebsrisiko für die Brust erhöht. Nach den Ergebnissen größerer schwedischer Studien hat unter regelmäßigen Früherkennungsuntersuchungen die Sterblichkeit an Brustkrebs sicher abgenommen. Somit scheint der Nutzen der Früherkennung größer zu sein als der mögliche Schaden der Strahlendosis.

Die wichtigsten mammographischen Merkmale eines Brustkrebses sind:

- Verdichtungsbezirke innerhalb des umgebenden Fett- und Drüsengewebes;
- gruppierter krebstypischer Mikrokalk;
- Füllungsdefekte oder Unregelmäßigkeiten bei einer Kontrastmitteleinspritzung in den Milchgang (Galaktographie);
- Neuauftreten einer Verdichtung im Vergleich zu einer Voraufnahme.

Bei Frauen nach der Menopause überwiegt in der Regel der Fettgehalt der Brust, so daß der Tumorknoten sich häufig kontrastreich gegenüber dem strahlendurchlässigeren Fettgewebe abhebt. Bei Frauen zwischen 40 und 50 Jahren wird die Diagnostik dadurch erschwert, daß das vergleichsweise dichte Drüsengewebe einen ungünstigeren Kontrasthintergrund für den Tumor bietet. Die diagnostischen Ergebnisse fallen daher bei Frauen vor der Menopause weniger gut aus als bei über 50jährigen Patientinnen. Dennoch gilt auch für diese Altersgruppe, daß mit der Mammographie in der Regel ein Tumor Monate bis Jahre, bevor er tastbar wird, gesehen werden kann.

Die sogenannten Mikrokalzifikationen entstehen durch Kalziumablagerungen in den abgestorbenen Tumorzellen der Milchgänge. Sie sind so klein, daß man häufig eine Lupe einsetzen muß, um sie zu erkennen. Der erfahrene Radiologe kann zwischen dem gutartigen Typus der Verkalkungen und dem bösartigen unterscheiden. Krebstypischer Mikrokalk zeigt sich aber nur in etwa 50 Prozent der Brustkrebse. Er kann bereits bei Tumoren beobachtet werden, die auf das Lumen eines Milchgangs beschränkt sind. Somit handelt es sich um ein echtes Frühzeichen, das nur mit der Mammographie entdeckt werden kann.

Zum Standard einer Brustuntersuchung bei Frauen mit Symptomen gehört heute neben der Tastuntersuchung und der Röntgenaufnahme auch die Ultraschalldiagnostik (Mammasonographie). Dabei wird die Brust mit hochfrequenten Applikatoren (5 bis 10 MHz) durchgemustert. Die Echostruktur der normalen Brust ist unterschiedlich je nach Lebensalter der Patientin. Die Mammasonographie erfordert viel Erfahrung beim untersuchenden Arzt, da es keine Gesamtaufnahme der Brust gibt wie bei der Mammographie, sondern nur kleine Schnittbilder, die vom Untersucher für bestimmte Regionen angefertigt werden. Ein wesentlicher diagnostischer Vorteil der Sonographie ist, daß abklärungsbedürftige, solide Herde sicher von harmlosen Zysten unterschieden werden können. Zystische Veränderungen kommen im Rahmen einer Mastopathie sehr häufig vor und werden bei über 60 Prozent der Frauen in geschlechtsreifem Alter gesehen. Sie sind im Röntgenmammogramm meist schwierig zu interpretieren.

Größere Probleme entstehen bei der sonographischen Erkennung und Einordnung von soliden Herden der Brust. Eine Differenzierung zwischen gut- und bösartig ist zwar möglich, aber die verfügbaren Kriterien sind nur mit einer Sicherheit von etwa 80 Prozent anwendbar. Als klassisches Zeichen eines malignen Tumors gilt der Schallschatten, der durch den hohen Bindegewebsanteil der meisten dieser Tumoren verursacht wird. Ferner beobachtet man eine unscharfe Begrenzung, die durch das strahlenförmige Wachstum bedingt ist. Ein wichtiger Hinweis ist die verminderte Elastizität. Die sonographische Erkennung von Mikrokalk ist bis heute kaum möglich. Fibroadenome, gutartige Geschwülste, die häufig schon bei Frauen unter 25 Jahren beobachtet werden, sind typischerweise glatt begrenzt und zeigen keinen Schallschatten. Einzelne Tumoren, wie das medulläre oder gallertige Karzinom, können sich im Schallbild aber wie ein Fibroadenom präsentieren. Daraus ergibt sich, daß die Kombination von Mammographie und Mammasonographie zwar eine relativ hohe Sicherheit in der Erkennung und Einstufung von Veränderungen ermöglicht, eine Abklärung durch eine Gewebsprobe jedoch bei Unklarheit dringend erforderlich ist.

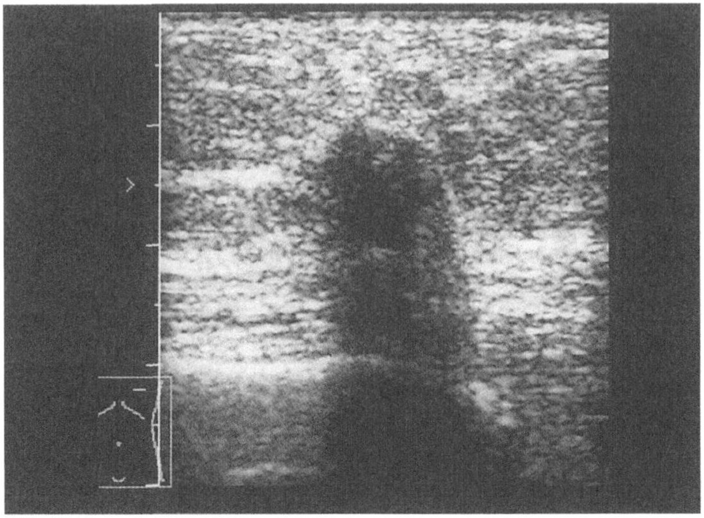

Abb. 40
Ultraschallbild eines Brustkrebses. Der hohe Bindegewebsanteil der meisten Tumoren "schluckt" den Ultraschall und hinterläßt einen typischen breiten „Schallschatten" (schwarze Einbuchtung)

Die Röntgenmammographie und die Mammasonographie sind die beiden Untersuchungsmethoden, mit deren Hilfe gezielt Gewebsproben mit einer Biopsienadel entnommen werden können. Die Nadel muß so plaziert werden, daß sie im tumorverdächtigen Bereich liegt. Der Vorteil der Mammasonographie ist die Möglichkeit der fortwährenden Beobachtung und Verfolgung der Nadel beim Eindringen in das entsprechende Gewebe. Verdächtiger Mikrokalk ist sonographisch nicht darstellbar. Hier erfolgt die Lokalisation der Nadel mit der Mammographie. Je nach Technik (Feinnadel- oder Stanzbiopsie) wird durch Ansaugen und Abschneiden eine Gewebsprobe entnommen, die dann zytologisch oder histologisch aufgearbeitet wird. Muß der verdächtige Herd entfernt werden, ist es erforderlich, den Bereich zu markieren, sofern er nicht tastbar ist. Dies geschieht durch Einführung von sterilen Markierungsdrähten, die mit einem Widerhaken versehen sind, damit sie ihre Lage nicht verändern und der Herd bei der Operation beziehungsweise Gewebsentnahme sicher aufgefunden werden kann. Um Gewißheit zu haben, den gewünschten Herd mit der entnommenen Gewebsprobe entfernt zu haben, wird eine Präparatradiographie durchgeführt, das heißt eine Röntgenaufnahme des entnommenen Gewebes. Auf diesen Bildern sollte dann der verdächtige Herd wiedererkannt werden.

Die diagnostischen Eingriffe sind wenig belastend und werden in örtlicher Betäubung innerhalb von 3 bis 10 Minuten ambulant durchgeführt. Daher besteht generell die Tendenz, bei einem verdächtigen mammographischen oder mammasonographischen Befund eine feingewebliche Abklärung mit einer Biopsie vorzunehmen. Je nach Klinik und Erfahrung des betreffenden Arztes kommt auf drei bis fünf solcher Eingriffe ein entdecktes Karzinom. Bei den übrigen Tumoren handelt es sich um gutartige, die aber einer sicheren Abklärung bedürfen.

Neuere Untersuchungstechniken der weiblichen Brust sind die Farbdoppler-Sonographie und die dynamische Magnetresonanztomographie.

Die Farbdoppler-Sonographie zeigt im Ultraschallbild die Blutflüsse. Darstellbar sind kleinere Gefäße, jedoch nicht

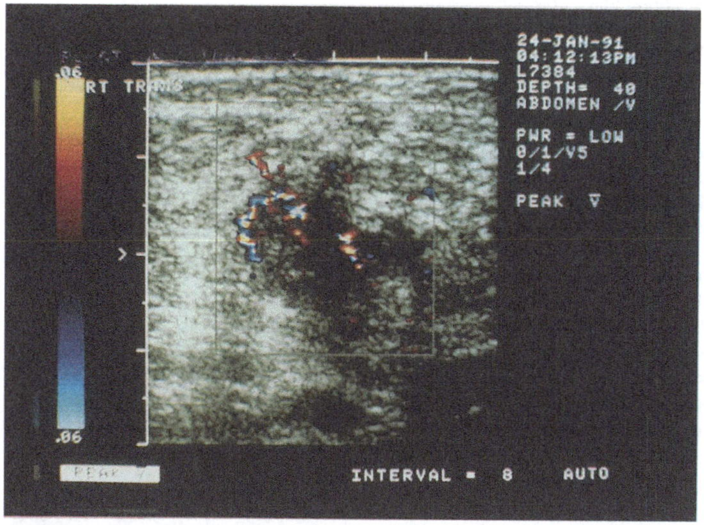

Abb. 41
Die Farbdoppler-Sonographie hilft bei der Unterscheidung zwischen gutartigen und bösartigen Veränderungen. Dabei werden die Flußgeschwindigkeiten des Blutes gemessen und farbig codiert. Bösartige Tumoren sind in der Regel besonders stark durchblutet und weisen deutlich mehr Farbsignale auf als gutartige Veränderungen

die Kapillaren. Man hat in den letzten Jahren die Erfahrung gemacht, daß bösartige Tumoren in der Regel stärker durchblutet sind als gutartige Veränderungen. Dies kann für 80 bis 90 Prozent der bösartigen Tumoren bestätigt werden. Es bleibt jedoch ein Rest von rund 15 Prozent der Brustkrebse, die ebenfalls sehr wenig durchblutet sind. Das Verfahren bietet auf nicht-invasive Weise eine zusätzliche Information, die jedoch nicht ausreicht, um eine völlig sichere Unterscheidung zwischen gut- und bösartig durchführen zu können.

Die verstärkte Durchblutung eines Tumors ist auch letztlich die Grundlage für die Magnetresonanztomographie (MR) der weiblichen Brust. Das Verfahren benötigt die Injektion eines besonderen Kontrastmittels (zum Beispiel Gadolinium-DTPA). Die Signalintensität steigt bei Karzinomen in der ersten Minute nach Injektion um mindestens 90 Prozent an und erreicht ihren Gipfel in der zweiten Minute, danach folgt ein flacher Abfall. Die Erfassung dieser Dynamik ist nur möglich, indem zahlreiche Aufnahmen in kurzen Abständen hintereinander gemacht werden. Dies erfordert einen erheblichen Aufwand, da bei jeder Aufnahme die beiden Brüste jeweils in 15 Schichten erfaßt werden müssen. Eine Auswertung der großen Zahl von gewonnenen Bildern (mehrere hundert) ist nur mit Hilfe eines Compu-

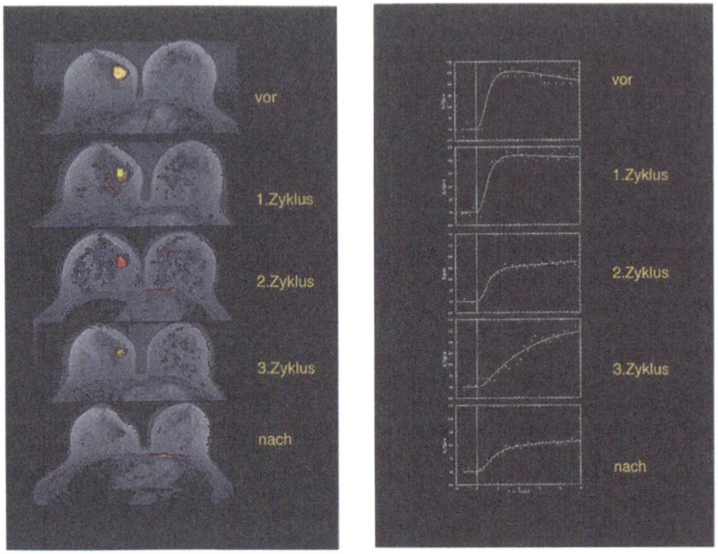

Abb. 42, 43
Funktionelle mammographische Untersuchungen mit einem Magnetresonanztomographen. Die Aufnahmen von einer Patientin mit Brustkrebs (gelb) entstanden vor und nach den Therapiezyklen der Chemotherapie. Die Signal-Zeit-Kurve aus der jeweiligen Tumorregion (Abb. 43) weist nach dem ersten Therapiezyklus eine Abflachung des Kurvenanstiegs auf, die als Ansprechen auf die Therapie bewertet werden kann

terprogramms möglich. Ein solches im Krebsforschungszentrum entwickeltes Auswertungsverfahren zeigt dann die pathologische Kontrastmitteldynamik durch farbige Überlagerungen an, so daß der Arzt den tumorösen Bereich leichter erkennen kann. Hintergrund dieser MR-Diagnostik ist, daß der Tumor eine Aussprossung der feinen Blutgefäße durch spezielle Substanzen (zum Beispiel vascular endothelial growth factor) induziert. Erst wenn es dem mikroskopisch kleinen Tumor gelingt, ein Blutgefäßnetz aufzubauen, kann er sich weiterentwickeln.

Für diese Untersuchung liegt die Patientin auf dem Bauch. Die Brüste hängen in zwei Aussparungen in einer speziellen Unterlage, in die Antennen eingearbeitet sind. Diese senden die Signale und nehmen sie auf. Das Verfahren ist vergleichsweise zeitaufwendig und teuer.

Die Mamma-Magnetresonanztomographie (MRT) ist derzeit das sensitivste Verfahren zur Erkennung von Brustkrebs, auch wenn man inzwischen einräumen muß, daß fünf bis zehn Prozent der Tumoren sich dem Nachweis entziehen. Diagnostische Einschränkungen ergeben sich besonders für die Darstellung des sogenannten In-situ-Karzinoms, bei dem die Tumorgefäße noch nicht stark genug ausgebildet sind.

Als Indikation für die Mamma-MRT werden derzeit angesehen: Patientinnen mit Brüsten, die sowohl mammographisch als auch sonographisch schwer zu beurteilen sind, und Patientinnen mit Silikon-Implantaten. Der röntgenologische Nachweis von gruppiertem Mikrokalk gilt nicht als Indikation.

Die brusterhaltende Therapie, bei der ein kleiner Tumor mit einem Sicherheitsabstand oder in einem Quadranten der Brust entfernt wird, erfordert eine zusätzliche Bestrahlung des belassenen Brustgewebes. Diese Bestrahlung führt zu Reaktionen im Gewebe, so daß die mammographische und auch magnetresonanztomographische Beurteilung über rund 18 Monate lang erschwert ist. Es entsteht vor allem ein Ödem, das heißt es lagert sich Flüssigkeit im Gewebe ein, und es bildet sich eine Hautverdickung, die sich in der zweiten Hälfte des zweiten Jahres nach der Bestrahlung allmählich zurückbilden. Das Mammogramm ist erst nach etwa zwei Jahren wieder genügend sicher. Im Operationsbereich bildet sich eine Narbe, die durch ihre ebenfalls strahlenförmige Anordnung von einer Neubildung des Tumors nicht leicht zu unterscheiden ist. In den beiden ersten Jahren nach der Bestrahlung ist die Ultraschalluntersuchung eine wichtige Zusatzuntersuchung.

Die Diagnostik bei Brustimplantaten muß berücksichtigen, daß sich auch hinter dem Implantat Tumoren entwickeln können, die aufgrund ihrer Lage mit der Mammographie und zum Teil mit der Sonographie nicht darstellbar sind. Auch Risse des Implantats müssen erkannt werden. Bei diesen Fragestellungen erlaubt die Magnetresonanztomographie der Brust relevante Aussagen.

Zukünftige Entwicklungen

An einer Verbesserung der genannten Untersuchungsverfahren wird weltweit intensiv gearbeitet. Interessante neue Aspekte für die Röntgenmammographie ergeben sich durch die Möglichkeit der Direktvergrößerungsmammographie. Das Verfahren gestattet es, auch kleinste Ablagerungen von Mikrokalk zu identifizieren. Weitere gerätetechnische Entwicklungen sind jedoch erforderlich, und die klinischen Erfahrungen müssen erweitert werden.

Ein seit langem angestrebtes Ziel ist die digitale Mammographie, das heißt die Umwandlung des analogen Signals der Filmbelichtung in ein digitales Datenformat. Mit der digitalen Mammographie können die Bilderstellung, die Bilddarstellung, die Datenübermittlung und die Datenspeicherung voneinander getrennt werden. Außerdem können die gewonnenen Daten im Rechner bearbeitet werden, um das Bild zu optimieren. Schließlich wird angestrebt, eine automatische Erkennung von pathologischen Veränderungen über eine computerunterstützte Bildanalyse zu erreichen. Auch eine Befundkontrolle durch einen Experten mit Hilfe der Teleradiologie wird technisch leichter möglich. Ein solcher Ansatz ist vor allem für Screeningverfahren interessant.

Schwierigkeiten ergeben sich bisher unter anderem dadurch, daß die Datenmatrix 4000 x 4000 Bildpunkte umfassen sollte, damit auch Mikrokalzifikationen noch sicher ermittelt werden können. Dies bedeutet eine erhebliche Datenmenge, die aber heute mit Hilfe der modernen Computertechnik immer besser zu bewältigen ist. Man kann davon ausgehen, daß in den nächsten Jahren die digitale Mammographie zunehmend in der Klinik zum Einsatz kommen wird. Die Kombination von Vergrößerungsmammographie und digitaler Mammographie kann für die Zukunft einen weiteren, wichtigen Schritt der Verbesserung der Mammadiagnostik bedeuten.

Auch auf dem Gebiet der Sonographie schreitet die Entwicklung voran. Neuere Geräte erlauben es, auch mit Frequenzen von 10 bis 14 MHz eine Untersuchung der Brust vorzunehmen. Dadurch wird eine höhere räumliche Auflösung erzielt, allerdings mit stärker begrenzter Eindringtiefe. Ultraschallkontrastmittel werden die Untersuchungen mit der Farbdopplertechnik weiter verbessern und zur Differenzierung herdförmiger Veränderungen beitragen.

Für die Magnetresonanztomographie der Brust könnte es bedeutend werden, daß bereits erste spezielle Mammascanner auf dem Markt angeboten werden. Die Hauptaufgaben für die nächsten Jahre werden vor allem eine Standardisierung der Untersuchungstechnik und das Gewinnen weiterer Erkenntnisse in der Tumorphysiologie bezüglich der Durchblutung und der Kontrastmittelkinetik sein.

Die Einführung der regelmäßigen Mammographie als Früherkennungsuntersuchung für Frauen ab 40 oder 50 ist in Deutschland schon seit langem in der Diskussion. In mehreren europäischen Nachbarländern (Schweden, Niederlande, England) wurde die Einführung zum Teil bereits erreicht. Tumoren sollen in einem frühen Stadium erkannt und therapiert werden, um die Sterblichkeit an Brustkrebs zu reduzieren. Die dabei sich ergebende Vorverlegung der Diagnose könnte eine längere Überlebensrate vortäuschen („lead time bias"). Die Senkung der Brustkrebssterblichkeit, die sich in mehreren Studien ergab, belegt jedoch die Wirksamkeit der Früherkennungsmaßnahmen bei strikter Qualitätssicherung: Die Brustkrebssterblichkeit bei Frauen über 50 Jahren konnte um etwa 25 Prozent, die der Frauen zwischen 40 und 49 Jahren um bis zu 15 Prozent gesenkt werden.

Bis heute ist noch umstritten, ob die Mammographie als Früherkennungsuntersuchung schon bei Frauen im Alter zwischen 40 und 49 Jahren eingesetzt werden sollte (außer unter Studienbedingungen). Dabei ist zu bedenken, daß die Krebshäufigkeit in dieser Altersgruppe niedriger ist als später und damit auch die Wahrscheinlichkeit, einen Tumor zu entdecken. In einer 1995 veröffentlichten Studie, die zehn Jahre umfaßte, ergab sich kein statistisch signifikanter Unterschied zwischen der Altersgruppe von 40 bis 49 und der Gruppe von 50 bis 64 Jahren in bezug auf Tumorgröße, Lymphknotenstatus und Tumorstadium.

Eine bundesweite mammographische Krebsfrüherkennung ergibt nur dann einen Sinn, wenn die Qualität des Geräts und die Kompetenz des untersuchenden Arztes sichergestellt sind. Eine Qualitätskontrolle und Überprüfung durch einen zweiten Experten wird von fast allen Befürwortern eines Screening-Programms gefordert.

Bei Anwendung der modernen mammographischen Technik entsteht eine integrale Strahlendosis zwischen 1 bis 4 mSv. Von einigen Kritikern wurden Berechnungen angestellt, daß theoretisch eine Brustdosis von 0,1 mSv zu vier zusätzlichen Mammakarzinomen bei einer Million mammographierter Frauen nach einer Latenzzeit von zehn Jahren führen könnte. Überträgt man eine mögliche Erhöhung des Brustkrebsrisikos auf die allgemeinen Risiken des Lebens, so wäre sie vergleichbar mit dem Risiko, innerhalb einer 18 km langen Autofahrt durch einen Unfall getötet zu werden. In den Screening-Studien erkrankten jedoch niemals mehr Frauen an Brustkrebs, die regelmäßig mammographiert wurden, als Frauen der Kontrollgruppe, die nicht mammographiert wurden.

Der medizinischen Diagnostik stellt sich eine neue Aufgabe durch die zunehmend bessere Erfassung von genetischen Veranlagungen für Krebs. Die Entdeckung der Brustkrebsgene BRCA1 und BRCA2 waren wesentliche Schritte für das Verständnis der Vererbbarkeit von Auslösern des Mammakarzinoms. Nach den derzeitigen Statistiken ist das kumulative Risiko für Trägerinnen mit einem BRCA1-Gendefekt, bis zum 70. Lebensjahr an einem Mammakarzinom zu erkranken, immerhin etwa 70 Prozent im Vergleich zu zehn Prozent in der Allgemeinbevölkerung. Charakteristisch ist dabei, daß diese Patientinnen häufig in jüngeren Jahren an einem Mammakarzinom erkranken (60 Prozent vor dem 50. Lebensjahr). Außerdem entwickeln die betroffenen Patientinnen auch häufig Eierstockkrebse (44 Prozent). Diese genetische Veranlagung bei Vorliegen einer Keimbahnmutation wird autosomal dominant vererbt. Der Anteil der genetisch bedingten Krebserkrankungen der Brust wird derzeit auf rund fünf Prozent geschätzt. Brustkrebserkrankungen bei Patientinnen, die jünger sind als 35 Jahre, werden in 25 bis 40 Prozent der Fälle mit einer genetischen Veranlagung (Prädisposition) in Verbindung gebracht.

Ist eine solche Prädisposition bekannt, sollten der Patientin sowohl eine onkologische als auch eine genetische Beratung angeboten werden. Da schon im frühen Alter mit dem Auftreten von Tumoren gerechnet werden muß, ist für diese Patientin eine Früherkennungsuntersuchung schon ab dem 25. Lebensjahr angezeigt. Dabei empfiehlt es sich, bis zum 40. Lebensjahr neben der Abtastung der Brust die Ultraschalldiagnostik und die Magnetresonanztomographie einzusetzen und danach regelmäßige Mammographien im Zusammenhang mit der klinischen Untersuchung durchzuführen. Hier eröffnet sich ein neues Feld für die medizinische Diagnostik, das nicht nur den Bereich der Brustkrebserkrankungen betrifft.

Prof. Dr. Gerhard van Kaick
Abteilung Onkologische Diagnostik und Therapie

Prof. Dr. Dietrich von Fournier
Abteilung Gynäkologische und Geburtshilfliche Radiologie,
Radiologische Universitätsklinik,
Heidelberg

Ausgewählte Publikationen

Kubli, F., Fournier, D. von, Bauer, M., Junkermann, H., Kaufmann, M. (Eds.): Breast Diseases: Breast-Conserving Therapy, Non-Invasive Lesions, Mastopathy, Springer Verlag (1989)

Fournier, D. von, Anton, H.-W., Junkermann, H., Bastert, G., Kaick, G. van: Brustkrebsscreening, Radiologe 33, 227–235 (1993)

Teubner, J., Bohrer, M., Kaick, G. van, Georgi, M.: Echomorphologie des Mammakarzinoms. Radiologe 33, 277–286 (1993)

Huber, S., Delorme, S., Knopp, M.V., Junkermann, H., Zuna, I., Fournier, D. von, Kaick, G. van: Breast tumors: computer-assisted quantitative assessment with Color -Doppler. US Radiology 192, 797–801 (1994)

Knopp, M.V., Brix, G., Junkermann, H.J., Sinn, H.J.: MR mammography with pharmakokinetic mapping for monitoring of breast cancer treatment during neoadjuvant therapy. MRI Clinics of North America 2, 633–658 (1994)

5.2 Virtuelle Operationsplanung – verbesserte Möglichkeit der Behandlung von Tochtergeschwülsten in der Leber

von Gerald Glombitza,
Christian Herfarth, Wolfgang Lamadé
und Hans-Peter Meinzer

Die Operation ist die einzig verfügbare potentiell heilende Therapie bei Leber-Metastasen von Dickdarmkrebs. Unbehandelt überleben weniger als zwei Prozent dieser Patienten länger als fünf Jahre. Nur durch die operative Entfernung des tumortragenden Gewebes kann die Fünf-Jahres-Überlebenszeit von weniger als zwei Prozent auf mittlerweile 20 bis 40 Prozent der operierten Patienten angehoben werden. Keine der praktizierten Chemotherapien konnte bisher ähnliche Resultate erzielen. Damit fällt der Chirurgie die Rolle der tragenden Therapie zu.

Jedoch kann nicht bei jedem Patienten die Leber durch eine Resektion teilweise entfernt werden. Eine Generalisierung der Erkrankung, das heißt ein Tumorbefall mehrerer Organe (mit Ausnahme isolierter Lungenmetastasen), schließt eine Operation aus.

Doch auch bei isoliertem Befall der Leber entscheiden weitere Faktoren die Operabilität:

- Der Lebertumor muß mit ausreichendem Sicherheitsabstand im gesunden Gewebe entfernt werden.
- Das belassene Lebergewebe muß noch eine ausreichende Funktionsleistung erbringen.
- Die durch die Resektion von der Durchblutung abgeschnittenen Lebergewebsbereiche müssen erkannt und ebenfalls entfernt werden.

Abb. 44
In dieser Computertomographieaufnahme sind die Wirbelsäule und die Rippen hell dargestellt. Links im Bild zeichnet sich der Tumor dunkel ab. Innerhalb der Leber sind die Gefäße als helle, kontrastmittelverstärkte Regionen zu erkennen. Solche zweidimensionalen Querschnitte vermitteln nicht den für die Operationsplanung so wichtigen räumlichen Eindruck

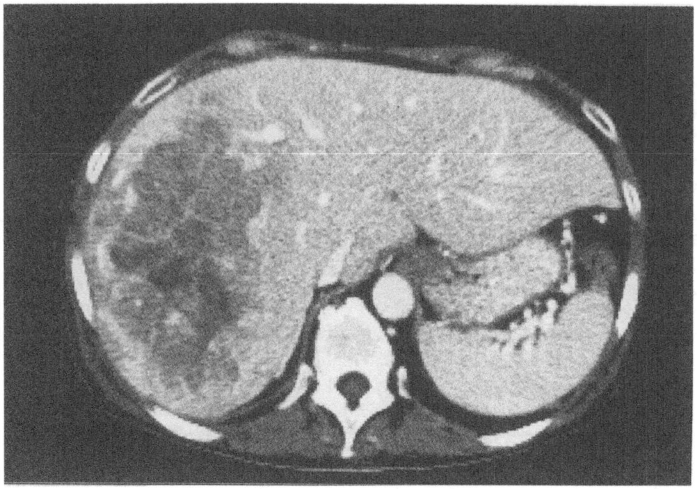

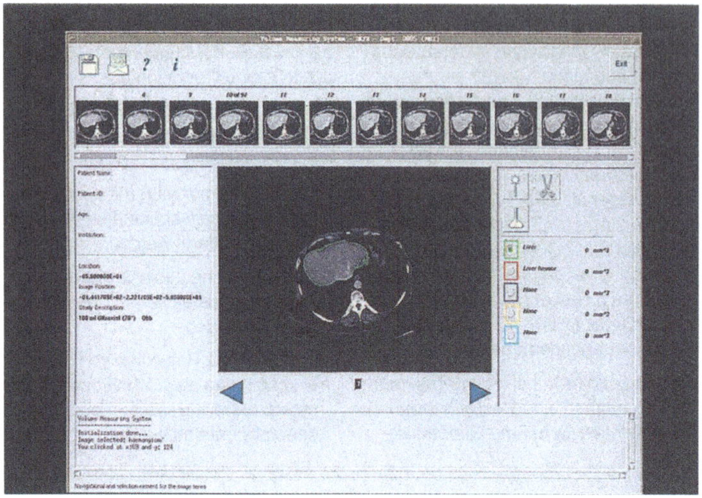

Abb. 45
Mit einem speziellen Bildverarbeitungsprogramm lassen sich die dargestellten Organe exakt von ihrer Umgebung abgrenzen

Die Lagebeziehung der Tochtergeschwülste zu den großen Lebergefäßen beeinflußt daher entscheidend die Operabilität. Ein limitierender Faktor ist die Leberfunktionsleistung, die nach der Operation verbleibt, und die vom belassenen Lebervolumen abhängt. Eine Voraussage des absoluten und relativen verbleibenden Lebervolumens war bisher wegen der Schwierigkeit der Zuordnung von Bildbereichen zu gesundem beziehungsweise krankem Lebergewebe nicht möglich. Die Beurteilung der Operabilität ist besonders schwierig, wenn mehrere Lebermetastasen vorhanden sind. Die Lebergefäße liegen teilweise in dem Gewebebereich, der um jede Metastase herum entfernt werden muß (Sicherheitsabstand). Dadurch werden die von diesen Gefäßen abhängigen Lebersubsegmente von der Blutversorgung abgeschnitten und müssen mitentfernt werden. Um diese Schwierigkeit zu umgehen, wurden bisher folgende Operationsstrategien verfolgt:

- Lebersegment-orientierte Operationstechnik

  Bei dieser Technik werden die von Metastasen tangierten Lebersegmente komplett entfernt. Bei Patienten, denen bei dieser Operation zuviel Lebergewebe verloren ginge, ist eine Anwendung nicht möglich.

- Nicht-Anatomie-orientierte Metastasektomien

  Hierbei werden die Metastasen einschließlich Sicherheitsabstand herausgeschält. Lebernekrosen in den abhängigen Lebersubsegmenten können zu septischen Zustandsbildern führen. Das entfernte Lebervolumen ist nur vage abschätzbar, und es besteht die Gefahr einer postoperativen, lebensbedrohlichen Leberinsuffizienz.

- Anatomische Lebersubsegment-Chirurgie

Eine auf den einzelnen Patienten abgestimmte Operationsstrategie, die anatomische Feinheiten unterhalb der Lebersegmentgrenzen berücksichtigen würde, existiert bisher nicht. Entsprechende präoperative Planungshilfen und intraoperative Navigationssysteme fehlen. Insbesondere existieren bisher keine computergestützten Analysesysteme, die eine Erfassung und räumliche Trennung der Lebergefäßbäume ermöglichen würden. Aussagen über die verbleibende Funktionstüchtigkeit der Leber nach der Operation sind bisher nicht möglich, weil das verbleibende Lebervolumen nicht bestimmt werden kann. Alle Funktionstests der Leber müssen deshalb versagen. Die exakte Kenntnis des räumlichen Bezugs der Lebertumoren zu den Gefäßen beeinflußt entscheidend die Bestimmung der Patienten, die für eine Leberresektion in Frage kommen. Eine präoperative Bestimmung ist wichtig, da Leberresektionen bei einerseits geringer operativ bedingter Sterblichkeit (0 bis 2 Prozent) andererseits eine hohe Komplikationsrate von bis zu 35 Prozent haben.

Operationsplanungssystem für die Leberchirurgie

Entscheidend für die Operabilität eines Lebertumors ist dessen Lage in bezug auf die Gefäßsysteme der Leber. Die Feinstruktur der Gefäßverzweigungen definiert die Aufteilung der Leber in ihre acht autonomen Segmente, die bei der Resektion berücksichtigt werden müssen. Ein ausreichender Sicherheitsabstand muß eingehalten werden, es muß ausreichend funktionsfähiges Lebergewebe erhalten bleiben, wobei alle von der Blutversorgung abgeschnittenen Bereiche erkannt und entfernt werden müssen.

Das Ziel eines Forschungsvorhabens der Chirurgischen Universitätsklinik Heidelberg und des Deutschen Krebsforschungszentrums ist die Etablierung eines computergestützten, quantitativen, dreidimensionalen Operations-Planungssystems für die Leberchirurgie. Dadurch soll die individuelle Feinstruktur der Gefäßbäume des Patienten der Operationsplanung zugrundegelegt werden. Dies würde unmittelbar Patienten mit Lebertumoren (besonders bei mehreren Tochtergeschwülsten) zugute kommen, da das zu entfernende Lebervolumen minimiert und die Gefahr postoperativer Leberteilnekrosen durch hochexakte anatomische Resektionen beseitigt würde. Postoperative Leberinsuffizienzen könnten dadurch verringert werden.

Voraussetzung für die Etablierung dieses Systems ist die semiautomatische Differenzierung der Weichteilstrukturen (Gefäße, Parenchym, Tumor), die digitale Volumenmessung, die 3D-Rekonstruktion und die Modellierung der Gefäßbäume. Hieraus ergeben sich dann Vorschläge für die Resektion, die vom Operateur interaktiv modifiziert werden können. Zur Lösung dieser Aufgabe kooperieren Chirurgen, Radiologen und Informatiker. Das in Entwicklung befindliche System kann die OP-Planung quantifizierbar und objektivierbar machen und damit die individuell richtige Operation für den Patienten sichern. Die Komplikationsraten würden möglicherweise sinken, unter anderem dadurch, daß die Operation hochpräzise und anatomiegerecht geplant und durchgeführt werden kann. Neben den gesundheitlichen Vorteilen für die betroffenen Patienten könnten die enormen Kosten der Therapie von Komplikationen (zum Beispiel langer Aufenthalt auf einer Intensivstation) reduziert werden.

Bildaufnahme

Computertomographische Schnittbilder aus der Routinediagnostik sind die Grundlage der Bildverarbeitung. Je nach Fragestellung werden zwei verschiedene Verfahren der Kontrastmittelgabe angewandt:

1. „Bolustracking":
Über eine leistungsstarke Pumpe wird das Kontrastmittel intravenös computergesteuert so verabreicht, daß dieses nach Passage des rechten Herzens, der Lunge und des linken Herzens gerade rechtzeitig beim Start des Computertomographen die Leber zum ersten Mal durchströmt. Hierdurch können bei geringer Belastung des Patienten sehr gute Bildkontraste erreicht werden.

2. „Angio-Computertomogramm" (CT):
Ein Katheter wird über die Beckenarterie hochselektiv in verschiedene Abschnitte des Leber-Einstromgebiets gebracht. Hierdurch wird eine noch höhere Bildqualität erreicht.

Die Schichtdicke und damit die Bildauflösung konnte durch die Einführung der Spiral-CT-Technik deutlich verbessert werden, so daß standardmäßig Bilder im Abstand von zwei Millimeter zwischen den Schichten zur Verfügung stehen.

Bildübertragung

Die Daten aus dem Computertomographen müssen für die 3-D-Bildverarbeitung auf die im Krebsforschungszentrum installierten Workstations übertragen werden, da nur sie die nötige Kapazität und Rechengeschwindigkeit besitzen. Das in der Arbeitsgruppe Medizinische und Biologische Informatik entwickelte Datenaustauschprogramm CHILI® bietet daher die für die Praxis entscheidende Daten-Plattform, da hier die Bilddaten on line übertragen und in die für die Analyse notwendigen Formate konvertiert werden können.

Bildbearbeitung und Standardvisualisierung

Nach der Bildübertragung stehen dem Computer nun dreidimensionale Bilddaten mit Millionen von einzelnen Bildpunkten zur Verfügung. Für die weitere Bearbeitung der Daten ist es notwendig, die Bilddaten zu segmentieren, das heißt die Bildpunkte den Körperbereichen und Organstrukturen zuzuordnen. Wesentlich für die Operationsplanung ist die Struktur des Lebergewebes, des Lebertumors und der Gefäßbäume.

Die Variation der Bilddaten in diesem Bereich ist relativ hoch. Die Darstellung der erkrankten Leberbereiche und der

Einfluß der Kontrastmittelgabe auf diese Darstellung ist nicht eindeutig. Die vollautomatische Bildanalyse ist daher zur Zeit nicht möglich. Momentan wird eine semiautomatische Analyse durchgeführt, bei der eine Segmentierung der Leber und der erkrankten Bereiche im Dialog mit dem Computer erfolgt.

In der Praxis bedeutet das, daß die dreidimensionalen Daten Schicht für Schicht durchlaufen und die entsprechenden Bereiche markiert werden. Zu diesem Zweck wurde ein einfach zu bedienendes Programm entwickelt, in dem Standardfunktionen der Bildverarbeitung möglichst benutzerfreundlich angeordnet wurden. Hierbei kamen durch ausgesuchte Bildverarbeitungsmethoden (unter anderem Region-growing-Algorithmen und Kantenerkennungsverfahren) zur Anwendung. Für die notwendige Bearbeitung der Bilddaten soll auf diese Weise möglichst wenig Zeit benötigt werden, eine Grundvoraussetzung für die Integration in den klinischen Alltag.

In einem an die manuelle Verarbeitung anschließenden Arbeitsschritt wird automatisch der portale Gefäßbaum oder, abhängig von der Art der Aufnahme, zusätzlich auch der venöse Gefäßbaum segmentiert. Dadurch stehen nun alle Informationen zur Verfügung, die für eine Auswertung der Lage der krebserkrankten Bereiche relativ zu den Gefäßen der Leber notwendig sind. Die quantitative Auswertung dieser Information wird anschließend ebenfalls automatisch durchgeführt.

Momentaner Stand der Operationsplanung und Ausblick

Für die Operationsplanung, die sich auf die Auswertung dreidimensionaler Bild-

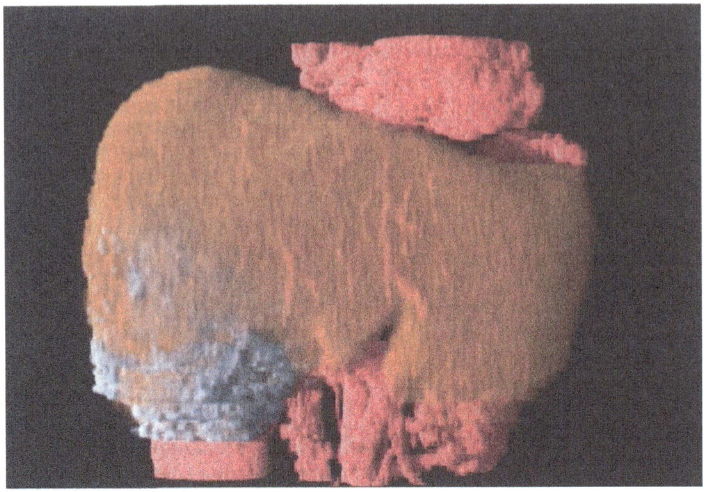

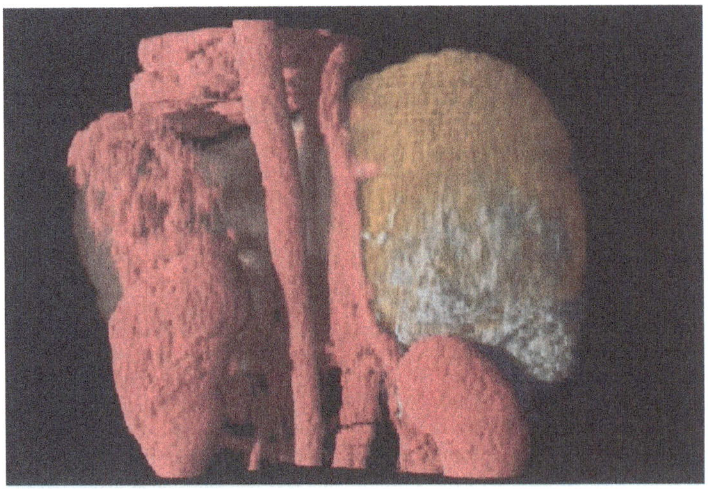

Abb. 46, 47
Die Leber (braun) und der zu entfernende Tumor (grau) sind dreidimensional dargestellt. Rot kennzeichnet in Abb. 47 die benachbarten Organe, zum Beispiel die Nieren, die Aorta und die untere Hohlvene

daten stützt, sind zwei Bereiche besonders wichtig:

Der erste Bereich umfaßt alle quantitativen Aussagen. Hierzu gehören volumetrische Größen wie zum Beispiel die Größe der Leber und der erkrankten Gewebebereiche. Diese Werte werden während der manuellen Segmentierung immer mitgeliefert und können damit im anschließenden automatischen Analyseschritt verwendet werden.

Eine für die Vorbereitung der Operation beziehungsweise die Therapieentscheidung wesentliche Größe ist der sogenannte Resektionsindex. Er versucht, die durch die Operation verursachten Funktionseinbußen der Leber vorherzusagen. Das degenerierte Tumorgewebe trägt zur Funktion der Leber nicht mehr bei. Die Funktionseinbußen werden also im wesentlichen durch die Entfernung von gesunden Gewebebereichen verursacht, die, bedingt durch die Lage des Tumors in der Leber und durch die daraus resultierende Operationsstrategie, mitentfernt werden müssen. Ein wichtiges Ergebnis der präoperativen Analyse muß daher eine Abschätzung dieses Resektionsindexes sein.

Dafür ist aber notwendig, die vorgenommene Operation im Computer vorweg zu simulieren, um das Volumen der entfernten, funktionstüchtigen Leberbereiche abschätzen zu können. Die Modellierung der verschiedenen Operationstechniken ist daher ebenfalls ein notwendiger Schritt der näheren Zukunft.

Abb. 48a, 48b
Der Tumor ist massiv grau dargestellt, die Leber hingegen nur als transparente Hülle

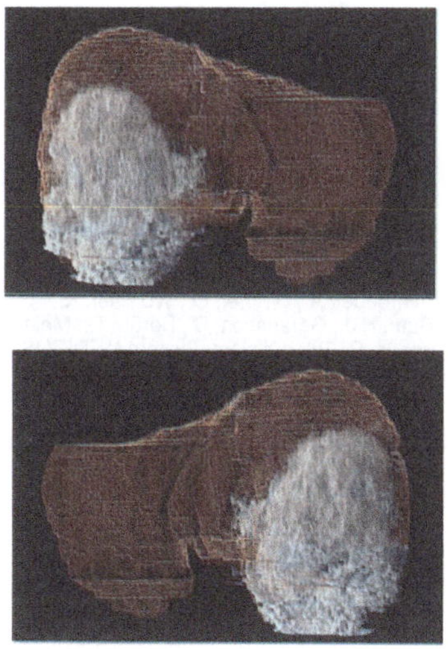

Abb. 49a, 49b
Hier ist die Lage des Tumors relativ zu den Gefäßen dargestellt. Diese Lage entscheidet zu einem großen Teil darüber, ob der Tumor überhaupt chirurgisch entfernt werden kann

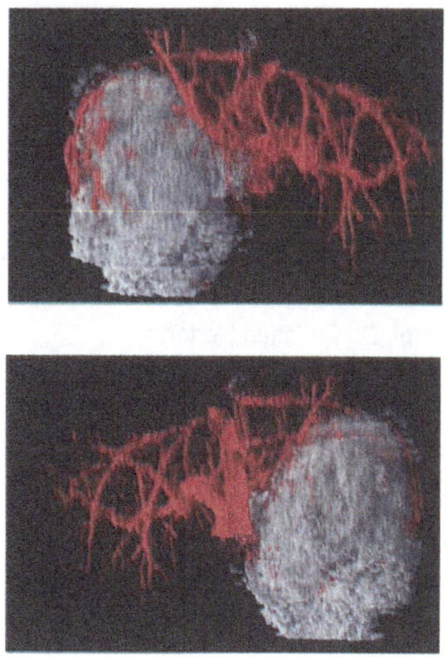

Verschiedene Visualisierungsverfahren sollen den räumlichen Bezug des Tumors zur Leberoberfläche und zu den Gefäßbäumen darstellen.

Diese Visualisierungen werden mit Hilfe des im Krebsforschungszentrum entwickelten Heidelberger Raytracing Modells durchgeführt. Dabei wird der dreidimensionale Datenblock virtuell mit Hilfe des Rechners „betrachtet". Virtuelle Lichtquellen beleuchten den nur aus Bilddaten bestehenden Körper und die darin enthaltenen Organe.

Neben der Hülle der Leber und dem massiven Tumor wird das gesamte Venensystem der Leber dargestellt. Dieses besteht aus dem Pfortadersystem, über das das Blut aus dem gesamten Magen-Darm-Trakt in die Leber fließt. Das Abstromgebiet wird von den drei Lebervenen gebildet, die in die untere Hohlvene münden. Jedem abgebildeten Organ wird bei der Visualisierung eine Farbe zugeordnet, durch die die dargestellte räumliche Information noch einmal strukturiert wird. In den Visualisierungen werden Rotationen um die Leber gezeigt. Prinzipiell ist eine beliebige Beobachterposition möglich.

Bei der Resektion der Tumoren wird darauf geachtet, daß ein Sicherheitsabstand von etwa einem Zentimeter eingehalten wird. Der schon in der Analyse berechnete Sicherheitsabstand um den Tumor wird ebenfalls visualisiert. Auf diese Weise können schon in der Visualisierung die Teile des Gefäßsystems markiert werden, die bei Einhaltung dieses Sicherheitsabstands verletzt werden würden.

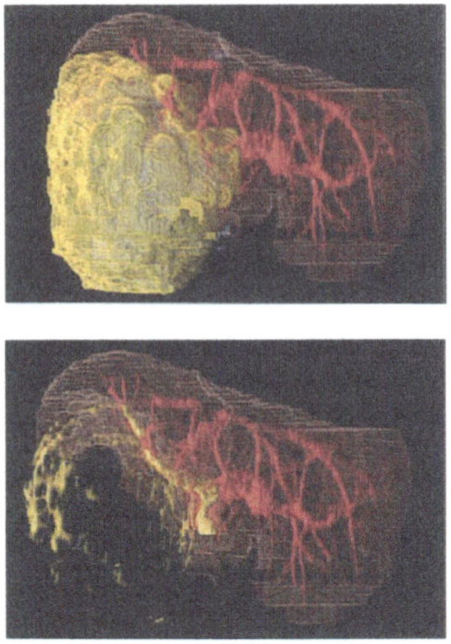

Abb. 50a, 50b
Der Tumor muß mit einem Sicherheitsabstand von einem Zentimeter im gesunden Gewebe entfernt werden. Dieser ist als grüne Hülle in Abb. 50a dargestellt. Die Gefäßbereiche innerhalb des Sicherheitsabstands sind in Abbildung 50b gelb

In einer fortgeschrittenen Version des Systems sollen auch Operationen am Computer simuliert werden, so wie das in Abbildung 51a, b gezeigt ist. Dadurch soll es ermöglicht werden, die volumetrischen Aussagen der gewählten Operationsstrategie anzupassen.

Alle quantitativen und qualitativen Aussagen sind spätestens am Tag nach der manuellen Bearbeitung der Daten verfügbar. Die computerunterstützte Analyse der Bilddaten kann somit in den Operationsplanungsablauf integriert werden. Die in diesem Forschungsvorhaben entwickelten Methoden können grundsätzlich auch bei der Operationsplanung anderer Organe eingesetzt werden.

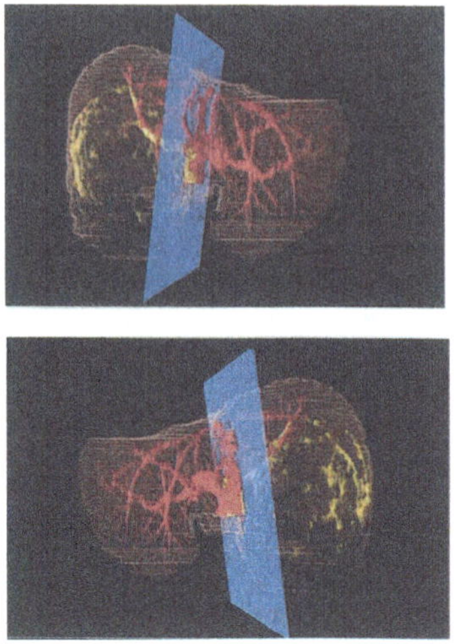

Abb. 51a, 51b
Der Computer hat die empfohlene Schnittebene (blau) für die Operation errechnet

Diese Forschungsarbeiten werden gefördert durch das Tumorzentrum Heidelberg/Mannheim.

Dr. Gerald Glombitza
Priv.-Doz. Dr. Hans-Peter Meinzer
Abteilung Medizinische und Biologische Informatik

Prof. Dr. Christian Herfarth
Dr. Wolfgang Lamadé
Abteilung Allgemeine Chirurgie, Unfallchirurgie und Poliklinik,
Chirurgische Universitätsklinik,
Heidelberg

Beteiligte Wissenschaftler

Dipl.-Inform. Med. Athanasios M. Demiris
Marc-Roger Göpfert
Abteilung Medizinische und Biologische Informatik,
Deutsches Krebsforschungszentrum

Prof. Dr. Gerd Otto
Priv.-Doz. Dr. Thomas Lehnert
Abteilung Allgemeine Chirurgie, Unfallchirurgie und Poliklinik,
Chirurgische Universitätsklinik,
Heidelberg

Prof. Dr. Günter Kauffmann
Priv.-Doz. Dr. Götz Richter
Dr. Matthias Brado
Abteilung Radiodiagnostik,
Radiologische Universitätsklinik,
Heidelberg

Ausgewählte Publikationen

Hohenberger, P., Schlag, P., Schwarz, V., Herfarth, Ch.: Tumor recurrence and options for further treatment after resection of liver metastases in patients with colorectal cancer. J. Surg. Oncol. 44 (4), 245–251 (1990)

Lehnert, Th., Otto, G., Herfarth, Ch.: Therapeutic modalities and prognostic factors for primary and secondary liver tumors. World J. Surg. 19, 252–263 (1995)

Herfarth, Ch., Heuschen, U.A., Lamadé, W., Lehnert, Th., Otto, G.: Rezidiv-Resektionen an der Leber bei primären und sekundären Lebermalignomen. Chirurg 66, 949–958 (1995)

Engelmann, U., Schröter, A., Baur, U., Schroeder, A., Werner, O., Wolsiffer, K., Baur, H.J., Göransson, B., Borälv, E., Meinzer, H.-P.: Teleradiology System MEDICUS, Proc. International Symposium CAR'96 Paris, 537–542 (1996)

Wolsiffer, K., Mayer, A., Niebsch, R., Meinzer, H.-P.: Die Integration des Heidelberger Raytracers in OpenGL zur integrierten Segmentierung und Visualisierung dreidimensionaler medizinischer Volumendaten. In: Bildverarbeitung in der Medizin. Proceedings des Aachener Workshops 1996. Hrsg.: Lehmann, Th. et al., 143–148, RWTH Aachen (1996)

5.3 Ein neues Prinzip zur Verbesserung der Tumortherapie: Einsatz glukosegekoppelter Substanzen

von Barbara Bertram
und Manfred Wießler

Würde die Krebserkrankung durch bakterielle Erreger ausgelöst, wäre eine Chemotherapie von Tumoren viel leichter und effektiver durchführbar als sie es ist. Die Therapie bakterieller Erkrankungen nämlich trifft vor allem die Erreger: so verhindern Penicilline die Bildung der Bakterienzellwand, Tetracycline hemmen die Proteinsynthese der Bakterien, Sulfonamide stören deren Nukleinsäuresynthese und so fort, so daß die Erreger, nicht aber die gesunden Zellen, zugrunde gehen oder in ihrem Wachstum zumindest gehemmt werden.

Krebs ist jedoch keine Erkrankung, die auf Bakterien zurückgeführt werden kann, sondern beruht auf einer Störung der Wachstumskontrolle von Körperzellen. Dadurch erlangt die Zelle Unsterblichkeit und teilt sich quasi unaufhörlich. Am Beginn der Störung steht eine Mutation, das heißt eine Veränderung des genetischen Materials, die bei jeder Zellteilung an die Tochterzellen weitergegeben wird, falls sie nicht repariert wird oder die Zelle nicht zugrunde geht. Die Veränderung des Erbmaterials findet auf molekularer Ebene statt, das heißt die Desoxyribonukleinsäure (DNS) wird zum Beispiel durch Ausbildung von sogenannten Addukten, das sind Reaktionsprodukte der DNS mit chemischen krebserzeugenden Stoffen, oder durch Strangbrüche so verändert, daß sie bei der Verdoppelung falsch abgelesen wird. Das Resultat der Mutation kann sich in einer fehlerhaften Ausschaltung von Wachstumsfaktoren äußern oder in einer fehlerhaften Aktivierung von Wachstumshemmern, was in beiden Fällen zu einem Verlust der Kontrollmechanismen des Zellwachstums führt. Der zeitliche Verlauf von der ersten Mutation bis zur Entstehung des Tumors ist ein langwieriges Geschehen, das sich oft über viele Jahre hinweg erstrecken kann.

Hier stellen sich nun zwei entscheidende Fragen:

1. Wie kann die Krebsentstehung verhindert werden, das heißt, wie kann in die beschriebene Störung der Wachstumskontrolle von Körperzellen eingegriffen werden?
2. Wenn die Verhinderung der Krebsentstehung nicht oder nur unvollkommen möglich ist, wie kann die Erkrankung behandelt werden?

Die Antwort auf die erste Frage lautet:

1) die Entstehung von bestimmten Tumorerkrankungen kann heute zumindest theoretisch durch Vorbeugung verhindert werden. Unter Prävention beziehungsweise Krebsvorbeugung versteht man eine möglichst weitgehende Vermeidung der Exposition gegenüber krebsauslösenden Gefahrenquellen (Primärprävention), aber auch eine Einnahme krebshemmend wirkender Substanzen (sekundäre Prävention). Die Idee der Prävention hat in den letzten Jahren großen Auftrieb erhalten, nachdem sich die Einsicht durchgesetzt hat, daß es möglich ist, potentielle Gefahrenquellen von vorneherein zu meiden (zum Beispiel nicht zu rauchen) oder sie aus der Umwelt zu verbannen (zum Beispiel Asbest zu Dämmzwecken zu verbieten).

2) In diesen Fällen kommt es dann gar nicht erst zu einer Störung der Wachstumskontrolle von Körperzellen durch diese Faktoren.

Die Antwort auf die zweite Frage, wie die Behandlung von Krebserkrankungen aussehen soll, ist sehr komplex und an dieser Stelle nur pauschal zu beantworten. Die klassischen Säulen der Krebsbehandlung sind der chirurgische Eingriff, die Bestrahlung und die Chemotherapie. Dazu kamen in den letzten Jahren die noch experimentelle Gentherapie und Immuntherapie.

Der von uns beschrittene Weg für die Behandlung bösartiger Tumoren liegt in einer Verbesserung der herkömmlichen (vorhandenen) Krebsmedikamente. Dazu muß man wissen, daß die bislang verwendeten Medikamente mit wenigen Ausnahmen (zum Beispiel hormongekoppelte Therapeutika) nicht tumorspezifisch sind, das heißt sie greifen nicht nur an der Krebszelle an, sondern auch an der gesunden Zelle, insbesondere wenn sie sich schnell teilt. Solche Zellen finden sich beispielsweise in den Haaren, der Darmwand und den Nägeln. Dies führt zu den bekannten starken Nebenwirkungen, die sich vor allem in einer Schädigung des Knochenmarks, in Schwindel, Erbrechen und Haarausfall äußern können. Dazu kommt nach mehr oder weniger langer Behandlungsdauer die Entwicklung einer Therapieresistenz, die meist gegen mehrere Krebsmedikamente gerichtet ist und daher als „multi drug resistance" bezeichnet wird.

Bei unseren Arbeiten steht also die Modifikation bereits etablierter Zellgifte (Zytostatika) im Vordergrund. Ziel der Arbeiten ist es, den verwendeten Wirkstoffen eine stärkere Erkennungsfähigkeit für Tumorzellen zu verleihen und dadurch die beschriebenen Nebenwirkungen abzuschwächen. Das Leitmotiv ist die Verknüpfung der Wirkstoffe mit einer Zuckerkomponente. Gegenwärtig verfolgen wir zwei Konzepte eines zuckervermittelten „drug targeting". Unter "drug targeting" versteht man das gezielte Ansteuern eines Gewebes mit einem Arzneimittel beziehungsweise

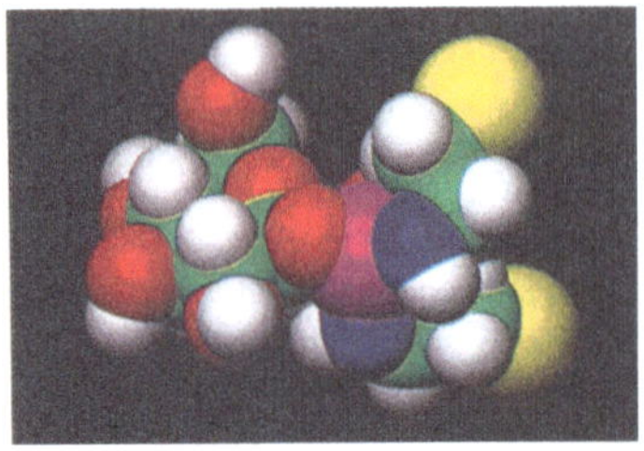

Abb. 52
Das Molekülmodell veranschaulicht die Verbindung von Glukose und Ifosfamid-Mustard. Jede Kugel symbolisiert ein Atom, jede Farbe steht für ein chemisches Element

den gezielten Transport eines Arzneimittels an den gewünschten Wirkort.

Das erste Konzept beruht auf dem unterschiedlichen Energiebedarf von Tumorzellen und Normalzellen, denn Tumorzellen benötigen aufgrund ihres vermehrten Wachstums mehr „Brennstoff" als normale gesunde Zellen. Diesen Brennstoff stellt die Glukose dar, die mit Hilfe von speziellen Transporteiweißen in die Zelle geschleust wird. Glukosetransporter befördern aber nicht nur freie Glukose, sondern auch glukosegekoppelte Substanzen, sogenannte Glukoside, die zum Beispiel im Pflanzenreich weit verbreitet sind. Sie dienen dort als Speicherformen für verschiedene Inhaltsstoffe. Es ist möglich, daß Tumorzellen eine größere Menge eines glukoseverknüpften Zytostatikums aufnehmen als Normalzellen. Daß dieses Konzept tragfähig ist, hat sich anhand einer inzwischen in der klinischen Prüfung befindlichen zuckergekoppelten Substanz ß-D-Glucosyl-Ifosfamidmustard (Glc-IPM) zeigen lassen, die in unserer Abteilung entwickelt wurde.

Ifosfamidmustard (IPM) entsteht im Stoffwechsel beim Abbau von Ifosfamid (Holoxan®, IFO-cell®), welches zu den drei am häufigsten in der Klinik verwendeten Krebsmedikamenten gehört. Ifosfamid wird zur Behandlung von Leukämien, des Neuroblastoms, des Ewing-Sarkoms und von Karzinomen der Eierstöcke, der Hoden und der weiblichen Brust eingesetzt. Es entfaltet seine Wirkung über die Alkylierung der DNS, das heißt es gehört zur Gruppe der Alkylantien. Durch die Alkylierung der DNS, das heißt ihre Verbindung mit Arzneimitteln oder anderen chemischen Substanzen, wird die DNS entweder brüchig, es kommt zu DNS-Strangbrüchen, oder sie wird bei der Zellverdoppelung falsch „abgelesen", und es kommt dann zu Veränderungen des Erbmaterials. Diese Ereignisse können letztlich zur Vernichtung der Zelle führen.

IPM ist hochgiftig und instabil und kann selbst nicht als Medikament eingesetzt werden. Durch Verbindung mit Glukose wird es im Sinn eines „pro drug" stabilisiert. Ein „pro drug" ist die Vorstufe eines Arzneimittels, die selbst noch keine oder nur geringe Aktivität besitzt, und aus der die eigentliche Wirkform erst am Zielort gebildet wird. β-D-Glucosyl-IPM besitzt im Tierversuch eine dem Ifosfamid vergleichbare Antitumorwirksamkeit, seine Allgemeingiftigkeit ist jedoch wesentlich geringer.

Das zweite Konzept zielt auf die spezifische Erkennung komplexer Zuckerstrukturen ab. Alle Zellen tragen auf ihrer Oberfläche zuckerbindende Proteine, sogenannte Lektine. Das Lektinmuster entarteter Zellen unterscheidet sich von dem gesunder Zellen. Daher ist es denkbar, daß sich Tumorzellen mit Hilfe von komplexen Zuckerstrukturen (Oligosacchariden), die bevorzugt an tumorassoziierte Lektine binden, gezielt ansteuern lassen. Wird das Oligosaccharid mit einem Zytostatikum gekoppelt, kann somit ein auf den Tumor gerichteter Wirkstoff entstehen. Als Aufnahmemechanismus in die Zelle wird eine lektinvermittelte Endocytose angenommen.

Bevor jedoch solche oligosaccharidverknüpften Therapeutika hergestellt werden können, müssen erst einmal die Lektine der betreffenden Tumorzelle isoliert, muß ihr Zuckerbindungsverhalten charakterisiert werden. Dies kann mit Hilfe von affinitätschromatographischen Methoden geschehen. Als Affinitätsmaterial, das die Tumorzellen binden soll, werden verzweigte Oligosaccharide eingesetzt, die aufgrund eines speziellen Effekts (Cluster-Effekt) in der Lage sind, Lektine so fest zu binden, daß sie beim Waschen der Affinitätssäule nicht gleich wieder abgespült werden. Die Affinität eines Lektins zu einem bestimmten Oligosaccharid hängt nicht nur von der Art und Anzahl der endständigen Zucker ab; entscheidend für die Stärke der Wechselwirkung ist auch ihr Verknüpfungsmuster. Durch Variation des Verknüpfungsmusters der Endgruppen sollte es möglich sein, die Ligandenspezifität eines Lektins definiert abzutasten.

Nach dem ersten Konzept (Kopplung an Zucker, also an Glukose und andere Monosaccharide) wurde in unserer Abteilung eine Reihe neuer Substanzen entwickelt. Die ersten Synthesen und Screeningverfahren wurden von Michael Dickes in seiner Doktorarbeit in den Jahren 1985 bis 1988 durchgeführt. Ab 1990 beteiligte sich die Firma ASTA Medica an der Erforschung vor allem des bereits erwähnten β-D-Glc-IPM, das sich im folgenden als sehr vielversprechend erwies. Seit Juli 1996 wird die Substanz in Phase I- und Phase II-Studien auf ihre Tauglichkeit als Tumortherapeutikum in der Klinik untersucht.

Damit eine neuentwickelte Substanz so weit kommt, muß sie laut Arzneimittelgesetz von 1976, zuletzt geändert durch die 5. Novelle 1994, zuerst in einer sogenannten präklinischen Phase, also in einer Phase vor dem klinischen Einsatz beim Menschen, gute Resultate erzielt haben, die ihre weitgehende Ungiftigkeit und ihre Brauchbarkeit für das jeweilige Einsatzgebiet belegen. Daneben müssen Daten über ihren Stoffwechsel beziehungsweise ihre Verteilung im Körper (Pharmakokinetik) und die Reaktionsweise (Pharmakodynamik) im lebenden Organismus, das heißt im Tierversuch, erhoben werden (vgl. Tabelle).

Die präklinischen Untersuchungen unserer Substanz erbrachten im Vergleich zu dem nicht zuckergekoppelten Ifosfamid viele Resultate, von denen die wichtigsten hier aufgeführt sind: Die Giftigkeit für die Ratte ist um den Faktor 4,5 geringer als die des Ifosfamid. Die Leukozytenzahl im Knochenmark von Mäusen nimmt nur um 10 bis 30 Prozent ab, während sie nach Gabe von Ifosfamid zeitweilig bis zu 90 Prozent abnimmt. Die therapeutische Wirkung bei Impftumoren der Maus ist der von Ifosfamid vergleichbar und der von Cyclophosphamid überlegen; bei soliden Tumoren bringt die Therapie mit Glc-IPM mehr langzeitüberlebende Tiere als die mit Ifosfamid. Die weiter oben angesprochenen Resistenzphänomene, die sehr häufig nach der Behandlung mit Zytostatika auftreten, wurden nach der Behandlung mit Glc-IPM nicht beobachtet, im Gegenteil, die Substanz war sogar wirksam bei Zellen, die

Übersicht über die Phasen der klinischen Prüfung

	Prüfsubstanz
präklinische Untersuchungen (im Reagenzglas und im Tierversuch)	Screening Pharmakokinetik (Verteilung und Ausscheidung der Substanz im Körper) Pharmakodynamik (Wirkung der Substanz im Körper)
klinische Untersuchungen (beim Menschen)	Phase I (Verträglichkeit, Verstoffwechselung, Reaktionsweise, maximal tolerable Dosis) Phase II (Wirksamkeit, relative Ungefährlichkeit) Phase III (Nachweis der Wirksamkeit und Unbedenklichkeit)
Zulassung (zunächst für 5 Jahre, automatisch verschreibungspflichtig)	Phase IV (Nachweis der Wirksamkeit bei neuer Anwendung/ Indikation)

gegen die verwandte Substanz Cyclophosphamid resistent sind.
Um die Verteilung des Wirkstoffs in den Organen zu untersuchen, ist es zweckmäßig, eine radioaktiv markierte Substanz zu verwenden, deren Weg im Körper durch spezielle Meßverfahren leichter verfolgt werden kann als der einer unmarkierten Substanz. In unserer Abteilung, in der Arbeiten mit radioaktiv markierten Substanzen durchgeführt werden können, wurden die entsprechenden Substanzen synthetisiert. Darüber hinaus wurden für mechanistische Untersuchungen auch die β-L-, die α-L- und die α-D-Verbindungen hergestellt. Solche Verbindungen werden als Strukturisomere bezeichnet.
Die Ganzkörperautoradiographie ist ein Verfahren zur Bestimmung der Verteilung von Substanzen im Körper. Bei der Durchführung dieses Verfahrens mit unserer Substanz hat sich überraschenderweise gezeigt, daß die β-D-Verbindung nach der Injektion in Ratten im Gehirn eingelagert wird, die β-L-Verbindung jedoch nicht. Auch die Einlagerung in einen sogenannten Impftumor wurde nur nach Injektion der β-D-, nicht aber der β-L-Verbindung beobachtet.

Abb. 53
Mit diesem Modell wird auf andere Weise die Verbindung von Glukose und Ifosfamid-Mustard dargestellt

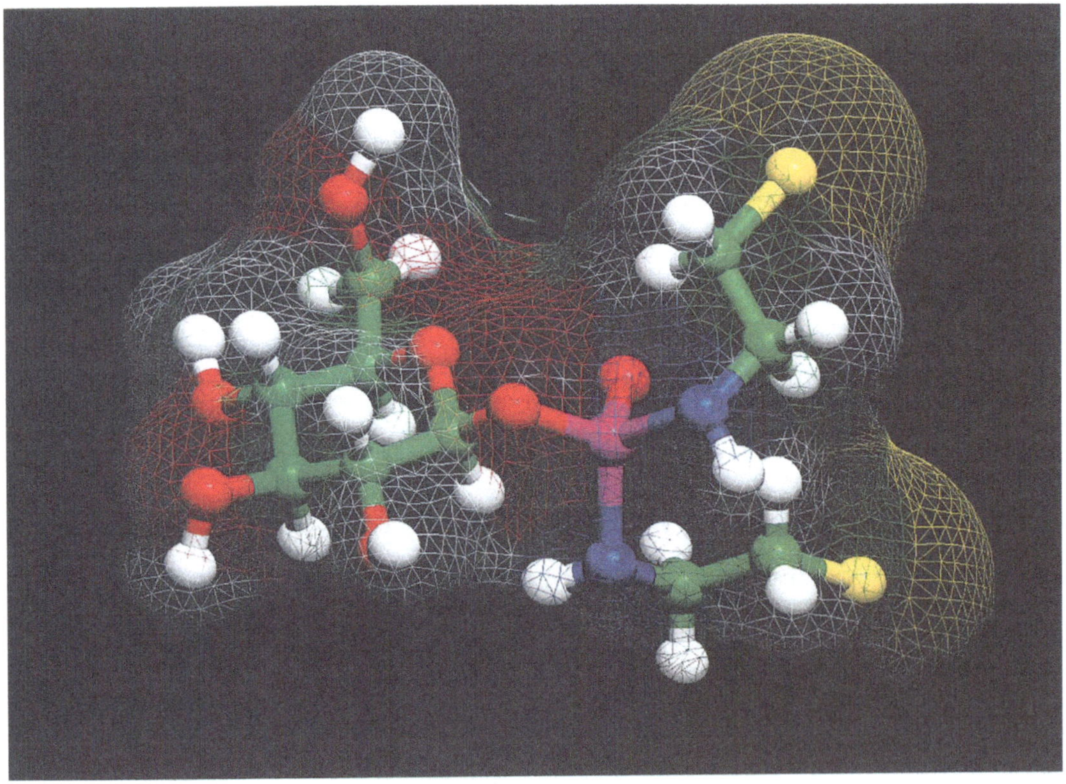

Dafür verantwortlich sind sehr wahrscheinlich die bereits genannten Glukosetransporter, die den Membrantransport der D-Glukose, nicht jedoch den der dazu spiegelbildlichen L-Glukose ermöglichen. Sollte sich diese Hypothese eines Membrantransports von D-Glukosiden durch spezielle Glukosetransporter bestätigen, stünde prinzipiell ein neuer Weg zur Verfügung, Wirkstoffe in Form ihrer Glukose-Konjugate in das Gehirn zu schleusen. Dieser könnte eine verbesserte Therapie von Hirntumoren und anderen Erkrankungen des Zentralen Nervensystems, zum Beispiel der Alzheimerschen Krankheit, ermöglichen und eventuell auch Ansätze für eine Verhinderung von solchen Erkrankungen bieten.

Mit der Vorlage der oben beschriebenen präklinischen Daten beim Bundesinstitut für Arzneimittel und Medizinprodukte, zusammen mit dem Nachweis einer brauchbaren Stabilität der Substanz sowohl in ungelöstem als auch in gelöstem Zustand, waren die Voraussetzungen für die Aufnahme der klinischen Untersuchungen erfüllt. Im Juli 1996 sind die Studien zur Phase I und Phase II begonnen worden. Im Prinzip werden die ersten Anwendungen eines Wirkstoffs an gesunden Menschen getestet, bei einem Krebsmedikament jedoch an Krebspatienten, da diese Substanzen in der Regel selbst ein krebserzeugendes Potential besitzen (Deklaration von Helsinki, Good Clinical Practice 1992, GCP). Sollte sich herausstellen, daß mit Glc-IPM eine effektivere Tumortherapie als mit den verwandten Verbindungen Ifosfamid und Cyclophosphamid durchführbar ist – bei gleichzeitiger geringerer Toxizität –, ist geplant, das Prinzip der Glukosekopplung auch auf andere Therapeutika auszudehnen. Neben der klinischen Relevanz kommt der Substanz Glc-IPM auch eine nicht zu unterschätzende Bedeutung für die Grundlagenforschung zu, da es mit ihrer Hilfe möglich ist, die Wirkweise bestimmter Transportproteine, der Glukosetransporter, zu studieren.

Sollte das Glc-IPM alle Hürden der vorgeschriebenen Untersuchungen bis zur Phase IV überwinden können, könnte es bei vorsichtiger Schätzung im Jahr 2003 als Arzneimittel auf den Markt kommen. Bis dahin wären von der ersten Idee für ein neues Tumortherapeutikum bis zu seiner Markteinführung 18 Jahre vergangen, ein halbes Forscherleben.

Dr. Barbara Bertram
Prof. Dr. Manfred Wießler
Abteilung Molekulare Toxikologie

Beteiligte Wissenschaftler

Dr. Jörg Stüben
Apothekerin Marianne Schaper
Dipl.-Biol. Hasan Seker
Dipl.-Chem. Stefan Menzler

In Zusammenarbeit mit

Prof. Dr. Manfred Volm
Priv.-Doz. Dr. Uwe Haberkorn
Abteilung Onkologische Diagnostik und Therapie
Deutsches Krebsforschungszentrum

Dr. Claus-Wilhelm von der Lieth
Dr. William Hull
Abteilung Zentrale Spektroskopie
Deutsches Krebsforschungszentrum

Dr. Rüdiger Port
Abteilung Perinatale Toxikologie
Deutsches Krebsforschungszentrum

Prof. Dr. Jürgen Engel
Dr. Bernd Kutscher
Dr. Uli Niemeyer
Dr. Jörg Pohl
ASTA Medica, Frankfurt

Prof. Dr. Hermann Koepsell
Anatomisches Institut der Bayerischen Julius-Maximilians-Universität, Würzburg

Ausgewählte Publikationen

Pohl, J., Bertram, B., Hilgard, P., Nowrousian, M.R., Stüben, J., Wießler, M.: D 19575 – a sugar-linked isophosphoramide mustard derivative exploiting transmembrane glucose transport. Cancer Chemother. Pharmacol. 34, 364-370 (1995)

Stüben, J., Bertram, B., Wießler, M.: Antitumor activity and distribution of β-D-lactosylisophosphoramide mustard: a potential cytostatic agent exploiting lectin mediated transport. Int. J. Oncol. 7, 225–231 (1995)

Stüben, J., Port, R., Bertram, B., Bollow, U., Hull, W.E., Schaper, M., Pohl, J., Wießler, M.: Pharmacokinetics and whole body distribution of the new chemotherapeutic agent β-D-glucosylifosfamidemustard (D 19575) and its effects on the incorporation of [^{3}H-methyl]-thymidine in various tissues of the rat. Cancer Chemother. Pharmacol. 38, 355–365 (1996)

5.4 Molekulare Therapieansätze bei hämatologischen und onkologischen Erkrankungen

von Ralf Kronenwett und Rainer Haas

Die drei Säulen bei der Behandlung bösartiger Erkrankungen sind die operative Entfernung des Tumors, die Bestrahlung und die Chemotherapie. Dank intensiver Forschung haben sich diese Behandlungsformen stetig weiterentwickelt. Dadurch hat sich die Heilungsrate von Krebserkrankungen in den letzten Jahren deutlich verbessert. So wurden beispielsweise in der Chirurgie die Operationstechniken immer mehr verfeinert, für die Strahlentherapie läßt sich die Dosisverteilung der Lage und Form des Tumors mit Hilfe von Simulationscomputern optimal anpassen, so daß gesundes Gewebe geschont wird, und bei der Chemotherapie kann durch eine Blutstammzell-Transplantation die Dosis der Krebsmedikamente um ein Vielfaches gegenüber den bisher möglichen Behandlungsmethoden gesteigert werden. So unbestreitbar die Erfolge dieser klassischen Therapieverfahren auch sein mögen, so sind sie im Prinzip nach wie vor unspezifisch und mit einer Schädigung auch gesunder Körperzellen verbunden. Unser Ziel ist es daher, neue Therapieformen zu entwickeln, die gezielt die ursächlichen Störungen des bösartigen Tumorzellwachstums ausschalten.

Veränderungen des Erbguts als Angriffspunkt für eine Gentherapie

Für eine Vielzahl bösartiger Erkrankungen können spezifische Veränderungen des Erbguts, des Genoms, die für die Tumorentstehung verantwortlich sind, charakterisiert werden. Das Erbgut einer jeden Zelle besteht beim Menschen aus Zehntausenden von Genen, die als Desoxyribonukleinsäure(DNS)-Ketten auf 23 Chromosomenpaaren angeordnet sind. Eine Ausnahme bilden die Keimzellen in Hoden und Eierstock, die nur einen einfachen Chromosomensatz tragen. Die DNS selbst setzt sich aus vier verschiedenen Bausteinen (Nukleotiden) zusammen. In der einmaligen Reihenfolge dieser Bausteine wird die Information eines Gens spezifisch verschlüsselt. Um die so gespeicherte Information für die Zelle verfügbar zu machen, muß ein Gen zunächst in eine Boten-Ribonukleinsäure (mRNS) umgeschrieben werden (Transkription), die als Vorlage für die Synthese von Eiweißen (Proteinen) dient (Translation). Die Proteine sind vor allem Strukturbausteine, Enzyme und Botenstoffe für die Zellen. Tritt ein Gendefekt in einer Zelle auf, kann dieser zu einer Störung der Wachstumsregulation führen, die mit einer ungehemmten Vermehrung und schließlich mit der Entstehung einer Tumorerkrankung einhergeht. Diese krebsverursachenden Gene werden als Onkogene bezeichnet und sind in ihrer intakten Form (als Proto-Onkogene) in gesunden Zellen anzutreffen. Sie werden durch zum größten Teil noch unbekannte Faktoren in ihrer Nukleotidzusammensetzung oder ihrer chromosomalen Lokalisation so verändert, daß aus einer Zelle direkt oder über mehrere Zwischenstufen eine Krebszelle wird.

Ein Beispiel für die krankhafte Aktivierung eines Proto-Onkogens ist die chronische myeloische Leukämie (CML). Bei ihr kommt es in einer blutbildenden Stammzelle zu einem Austausch (Translokation) von Bruchstücken zweier Chromosomen. Das sogenannte abl-Proto-Onkogen auf Chromosom 9 verschmilzt mit einem anderen Gen auf Chromosom 22 zum bcr-abl-Onkogen. Durch die neue Nachbarschaft wirkt das abl-Gen krankmachend und führt zur unkontrollierten Vermehrung dieser Blutzellen. Da diese Leukämieform bisher nur durch eine Knochenmarktransplantation geheilt werden kann, eine Behandlungsform, die nur für wenige Patienten in Frage kommt und mit einem immer noch beträchtlichen Risiko verbunden ist, sind neue Therapieformen dringend erforderlich.

Als weitere Erkrankung, an deren Entstehung ein fehlgesteuertes Gen beteiligt ist, sei das zentroblastisch-zentrozytische Non-Hodgkin-Lymphom (cb-cc NHL) genannt, das eine Erkrankung des lymphatischen Systems darstellt. Hier kommt es durch eine chromosomale Translokation zu einer Aktivierung des auf Chromosom 18 lokalisierten bcl-2-Proto-Onkogens. Die Aktivierung des bcl-2-Proto-Onkogens verhindert das Absterben der Zelle (programmierter Zelltod oder Apoptose) und verändert dadurch die natürliche Wachstumsregulation. Auch diese Krankheit ist durch konventionelle Chemotherapie

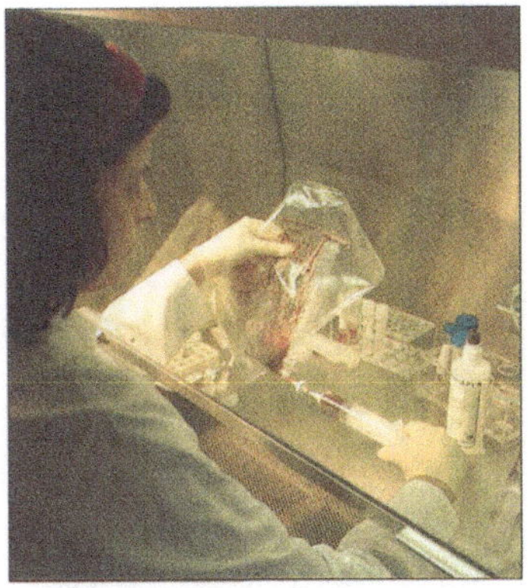

Abb. 54
Mit den blutbildenden Stammzellen der Leukämiepatienten wird unter sterilen Bedingungen gearbeitet

nur selten heilbar. Da für beide Erkrankungen, der CML wie auch dem cb-cc NHL, spezifische Veränderungen des Erbguts bekannt sind, bieten sich diese abnormen Gene als Angriffspunkte für eine Therapie an.

Auch bestimmte Virusinfektionen könnten durch molekulare Therapieformen behandelt werden. Eine Infektion mit dem humanen Immunschwäche-Virus (HIV) führt zur Immunschwächekrankheit AIDS (Aquired Immunodeficiency Syndrome). Die Gene von HIV können nach Infektion in die Chromosomen der befallenen Zellen eingebaut werden, wo sie jahrelang verbleiben können. Somit ist die HIV-Infektion ein Beispiel für eine erworbene Veränderung des Erbmaterials einer gesunden Zelle. Die Virusgene sind dabei ebenfalls potentielle Angriffspunkte für eine molekulare Therapie.

Hemmung fehlgesteuerter Gene durch das Antisense-Prinzip

Jeweils zwei der vier verschiedenen Nukleotide, aus denen die DNS- und RNS-Ketten aufgebaut sind, können eine komplementäre Paarbildung eingehen (Hybridisierung) und auf diese Weise in Form gegenläufiger Nukleotidketten einen Doppelstrang bilden. Die

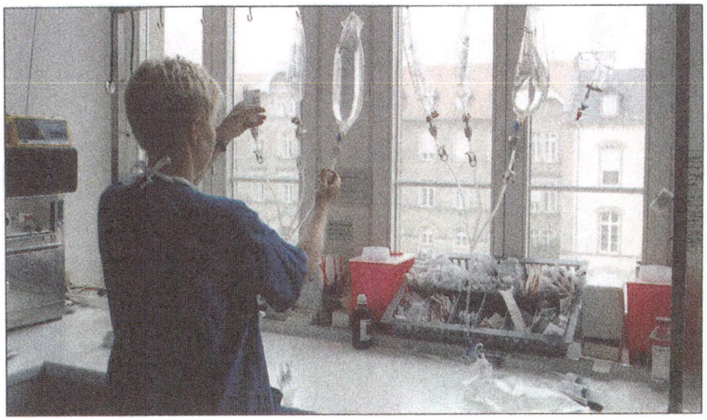

Abb. 55
In der Klinischen Kooperationseinheit Molekulare Hämatologie/Onkologie werden Infusionen mit Chemotherapeutika vorbereitet

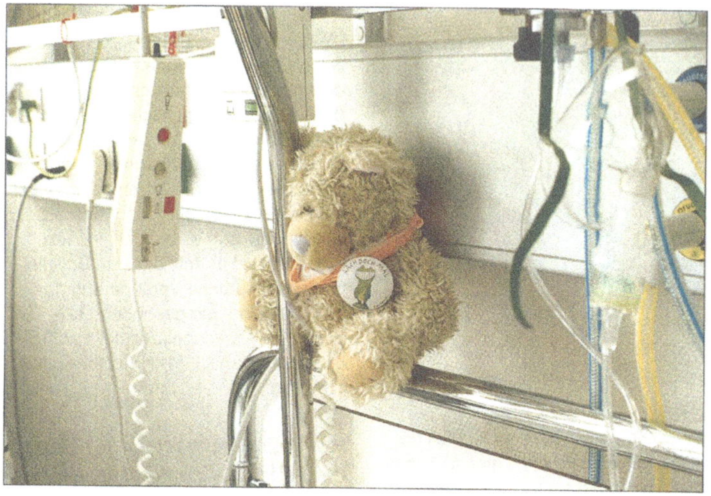

Abb. 56
Der Teddy ist ständiger Begleiter der kleinen Patienten

Abb. 57
Während der Blutstammzelltransplantation benötigen die Patienten viel Ruhe

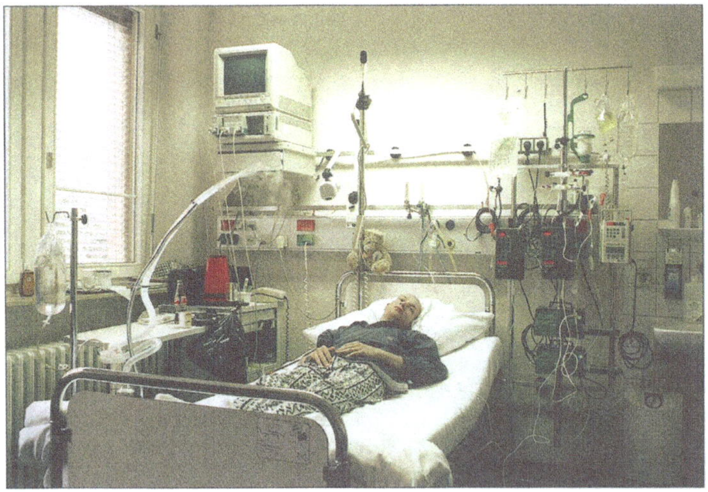

Boten-RNS (mRNS), die als Vorlage für die Proteinsynthese dient, wird als „sense"-RNS (deutsch: Sinn) bezeichnet, eine dazu komplementäre Sequenz als „antisense"-RNS (deutsch: Gegensinn). Eine Möglichkeit, einen Fehler im Erbgut einer Tumorzelle zu korrigieren, ist die Verwendung von Antisense-Nukleinsäuren (DNS/RNS). Werden diese in eine Zelle eingeschleust, kann die komplementäre mRNS nicht in das entsprechende Protein umgeschrieben werden, was zu einer Inaktivierung des Gens führt.

Wir arbeiten an der Entwicklung von Antisense-Molekülen, die gegen das bcl-2-Proto-Onkogen beim zentroblastisch-zentrozytischen Non-Hodgkin-Lymphom und gegen das bcr-abl-Onkogen bei der chronischen myeloischen Leukämie gerichtet sind. Durch Untersuchungen im zellfreien System mit gereinigten Sense- und Antisense-RNS-Molekülen konnten wir Sequenzen ermitteln, die selektiv an die bcr-abl-RNS binden. Diese Sequenzen wurden als Antisense-DNS-Moleküle mit einer Länge von bis zu 30 Nukleotiden synthetisiert und in Zellkulturen getestet. In unseren Experimenten konnten durch diese Konstrukte bösartige Zellen von Leukämiepatienten im Reagenzglas teilweise in ihrer Entartung gehemmt werden. In einem nächsten Schritt werden wir die Antisense-DNS-Moleküle in klinischen Studien bei Leukämiepatienten anwenden.

Einschleusung von Antisense-Genen in Zellen durch Viren als Trägersysteme

Bisher haben wir in Zellkulturexperimenten synthetische Antisense-DNS-Moleküle (Antisense-Oligonukleotide) eingesetzt, die direkt in die Nährflüssigkeit der Tumorzellen gegeben werden. Daneben arbeiten wir auch daran, Gene zu entwickeln, die nach Einschleusung in die Leukämiezellen kontinuierlich Antisense-RNS gegen das bcr-abl-Onkogen produzieren. Auf diese Weise bleiben die therapeutischen Moleküle in der Tumorzelle bis zu deren Absterben verfügbar, womit eine bessere Hemmung der Zellvermehrung erreicht werden soll.

Voraussetzung für einen solchen gentherapeutischen Ansatz ist die Entwicklung von „Genfähren" (Vektoren), um die therapeutischen Gene in die kranken Zellen zu schleusen. Zur Einschleusung fremden Erbmaterials in Zellen, auch Transduktion genannt, wurden in den letzten Jahren vor allem Viren eingesetzt. Man macht sich dabei ein in der Natur schon vorhandenes Prinzip zu Nutze, denn Viren sind natürlicherweise in der Lage, bei einer Infektion eines Organismus ihre fremden Gene in Zellen einzubringen.

In unserer Abteilung haben wir uns auf das Adeno-assoziierte Virus Typ 2 (AAV-2) konzentriert, da dieses Virus auch ruhende Zellen wie die blutbildende Stammzelle infizieren kann. Um das Einschleusen fremder Gene in blutbildende Zellen zu überprüfen, verwenden wir sogenannte Reportergene, die bei der Herstellung eines Virus-Vektors in das Erbmaterial von AAV-2 integriert werden. Nach Infektion der Zielzelle mit dem Virus wird das fremde Gen in die Zelle transportiert und aktiviert. Bei erfolgreicher Transduktion können die Produkte der Reportergene durch eine Farbreaktion oder durch Fluoreszenzanalyse in der Zelle unter dem Mikroskop nachgewiesen werden. Mit Hilfe des beschriebenen Vektorsystems konnten wir Reportergene in Leukämie-Zellinien einschleusen, wobei jedoch nur ein relativ geringer Anteil der Zellen getroffen wurde. Für einen erfolgreichen Gentransfer ist eine große Menge an Virus-Vektorteilchen notwendig. Daher arbeiten wir an der Verbesserung der Vektorherstellung und der Transduktionsbedingungen, um die Zahl der transfizierten Stammzellen zu erhöhen. Danach werden die Reportergene durch therapeutische Gene ersetzt, um diese in Tumorzellen einzuschleusen und damit das bösartige Wachstum zu hemmen.

Therapeutische wie die Antisense-Gene können nicht nur in Tumorzellen eingeschleust werden, sondern auch in gesunde Zellen. Dies kann man sich beispielsweise bei der HIV-Infektion zu Nutze machen. Führt man in blutbildende Stammzellen ein HIV-hemmendes Antisense-Konstrukt ein, werden diese Zellen und die sich aus ihnen entwickelnden T-Helfer-Zellen, die den Hauptangriffspunkt von HIV darstellen, resistent gegen eine Infektion. Dadurch ließe sich eine weitere Ausbreitung des Virus im Körper des AIDS-Patienten verhindern. Eine erfolgreiche Gentherapie der HIV-Infektion ist jedoch nur möglich, wenn die blutbildenden Stammzellen, die mit einem virushemmenden Gen versehen werden sollen, nicht schon mit HIV befallen sind. Daher haben wir das Verfahren der ultrasensitiven Fluoreszenz-in-situ-Hybridisierung (FISH) benützt, um HIV-DNS in Chromosomen nachzuweisen. Die Methode wurde an HIV-infizierten Zellinien etabliert, womit der Nachweis von über 60 Prozent der integrierten Virusgenome gelang. Außerdem konnten wir die Chromosomen identifizieren, in die HIV in den untersuchten Zellinien integriert ist. Wir möchten mit dieser Methode in Zukunft überprüfen, ob blutbildende Stammzellen von Patienten mit HIV infiziert sind beziehungsweise Erbmaterial von HIV enthalten und somit von diesem Virus infiziert sind.

Klinische Anwendung molekularer Therapieansätze

Die Anwendung dieser molekularen Therapieverfahren wird durch die Einrichtung der Klinischen Kooperationseinheit Molekulare Hämatologie/Onkologie des Deutschen Krebsforschungszentrums gefördert. Diese Abteilung wurde im März 1995 mit der Absicht gegründet, Diagnostik und Therapie bösartiger Erkrankungen durch einen schnellen Transfer von Ergebnissen aus der Grundlagenforschung in eine klinische Anwendung zu verbessern. Durch die Einweihung der dazugehörenden Krankenstation im Gebäude der Medizinischen Universitätsklinik Heidelberg im November 1996 verfügt das Deutsche Krebsforschungszentrum über eine Station mit insgesamt acht Betten. Diese Einheit erlaubt es den behandelnden Ärzten und Grundlagenwissenschaftlern, Hand in Hand zusammenzuarbeiten.

Ein erster Therapieansatz ist die Gabe der von uns entwickelten synthetischen Antisense-DNS, die bei Patienten mit CML und cb-cc NHL als Infusion wie eine Antibiotika- oder Chemotherapie verabreicht werden kann. Die Antisense-Oligonukleotide werden zwar von den meisten Körperzellen aufgenommen, ihre spezifische Wirkung können sie im Falle der chronischen myeloischen Leukämie jedoch nur in bcr-abl-Onkogen tragenden Tumorzellen entfalten. Somit sind im Prinzip keine Nebenwirkungen auf gesunde Körperzellen zu erwarten. Dies ist ein entscheidender Vorteil im Vergleich zur Chemotherapie, bei der alle sich schnell vermehrenden Zellen angegriffen werden, was zu den unangenehmen Nebenwirkungen der Chemotherapie führt.

Eine andere Möglichkeit der Anwendung von Antisense-Nukleinsäuren ist die Behandlung von blutbildenden Stammzellen außerhalb des Körpers der Patienten. Dazu werden nach einer Chemotherapie und Gabe von blutbildenden Wachstumsfaktoren Stammzellen aus dem Blut von Tumorpatienten gewonnen. Nach einer das Knochenmark zerstörenden hochdosierten Chemo- und Strahlentherapie werden dem Patienten die zuvor entnommenen blutbildenden Stammzellen zurückgegeben, um einen Wiederaufbau der Blutbildung zu ermöglichen. Dieses Verfahren nennt man autologe Blutstammzelltransplantation. Es wurde vor 13 Jahren in der Medizinischen Klinik und Poliklinik V der Universität Heidelberg weltweit erstmalig durchgeführt und in den letzten Jahren insbesondere für die Behandlung der niedrig-malignen Non-Hodgkin-Lymphome weiterentwickelt. Um zu verhindern, daß dem Patienten Tumorzellen zurückgegeben werden, werden Stammzellpräparationen entweder selektiv angereichert oder mit monoklonalen Antikörpern gereinigt („Purging"). Eine Eliminierung von Leukämiezellen läßt sich möglicherweise auch durch die Behandlung der Stammzellen mit Antisense-DNS außerhalb des Körpers des Patienten erreichen.

Inwieweit molekulare Therapieansätze zu einer Heilung der chronischen myeloischen Leukämie oder des niedrigmalignen Non-Hodgkin-Lymphoms führen oder die Erfolge der autologen Blutstammzelltransplantation verbessern können, werden klinische Studien zeigen, die in Zusammenarbeit zwischen dem Universitätsklinikum Heidelberg und dem Deutschen Krebsforschungszentrum in naher Zukunft durchgeführt werden sollen.

Das Projekt wird durch das Tumorzentrum Heidelberg/Mannheim unterstützt.

Dr. Ralf Kronenwett
Prof. Dr. Rainer Haas
Klinische Kooperationseinheit Molekulare Hämatologie/Onkologie

Beteiligte Wissenschaftler

Dr. Martin Deichmann
Dr. Elisabeth Ogniben
Dr. Maria-Teresa Voso

In Zusammenarbeit mit

Priv.-Doz. Dr. Jürgen Kleinschmidt
Abteilung Tumorvirologie,
Deutsches Krebsforschungszentrum

Priv.-Doz. Dr. Georg Sczakiel
Abteilung Genomveränderungen und Carcinogenese,
Deutsches Krebsforschungszentrum

Prof. Dr. Jens Zeller
Abteilung Perinatale Toxikologie,
Deutsches Krebsforschungszentrum

Dr. Stefan Fruehauf
Dr. Stefan Hohaus
Dr. Marion Moos
Dr. Simona Murea
Abteilung Innere Medizin V (Schwerpunkt Hämatologie, Onkologie und Rheumatologie),
Medizinische Universitätsklinik und Poliklinik V,
Heidelberg

Dr. Andreas Hochhaus
III. Medizinische Klinik,
Klinikum der Stadt Mannheim,
Universität Heidelberg

Ausgewählte Publikationen

Haas, R., Brittinger, G., Meusers, P., Murea, S., Goldschmidt, H., Wannenmacher, M., Hunstein, W.: Myeloablative therapy with blood stem cell transplantation is effective in mantle cell lymphoma. Leukemia 10, 1975–1979 (1996)

Haas, R. Murea, S.: „State of the Art": Hochdosistherapie mit Stammzellsupport. In: Onkologie Service aktuell, Springer Verlag, Berlin, Heidelberg, 4, 4–11 (1996)

Kronenwett, R., Haas, R., Sczakiel, G.: Kinetic selectivity of complementary nucleic acids: bcr-abl-directed antisense RNA and ribozymes. J. Mol. Biol. 259, 632–644 (1996)

Deichmann, M., Bentz, M., Haas, R.: Ultrasensitive FISH is a usefull tool in studying chronic HIV-infection. J. Virol. Meth. 65, 19–25 (1997)

Voso, M.T., Hohaus, S., Moos, M., Haas, R.: Lack of t(14;18) PCR-positive cells in highly purified CD34 positive cells and their CD19 subsets in patients with follicular lymphoma. Blood 89, 3763–3768 (1997)

5.5 Empfänger der Todesbotschaft: CD 95

von Klaus-Michael Debatin und Peter H. Krammer

Die häufigste Form von Zelltod im Organismus ist die Apoptose. In bestimmten Abwehrzellen des Immunsystems, den T-Lymphozyten, wird Apoptose nach Aktivierung ausgelöst, nachdem der CD95(APO-1/Fas)-Rezeptor durch den an ihn bindenden CD95-Liganden aktiviert ist. Mit Hilfe des CD95-Systems können T-Lymphozyten sowohl Selbstmord begehen als auch andere T-Lymphozyten und Zielzellen töten. Die Eliminierung Apoptose-sensitiver T-Lymphozyten ist von entscheidender Bedeutung für das Gleichgewicht des Immunsystems, für Selbsttoleranz, Immunsuppression (Unterdrückung oder Abschwächung der Immunantwort) und das Abschalten einer Immunantwort. Das CD95-System spielt auch außerhalb des lymphatischen Systems eine wichtige Rolle in der Gewebshomöostase. Verminderte Apoptose kann zum Auftreten von Tumorerkrankungen führen. Andererseits verursacht gesteigerte Apoptose eine Schwäche des Immunsystems wie bei der HIV-Infektion oder bei anderen Erkrankungen Gewebszerstörung. Krebsmedikamente, die in der Tumortherapie erfolgreich eingesetzt werden, aktivieren das CD95-System. Störungen der CD95-vermittelten Apoptose sind wahrscheinlich eine der Ursachen von Resistenzen und der Unwirksamkeit von Antitumortherapien. Das Verständnis der molekularen Mechanismen der Apoptose würde die Entwicklung rationaler klinischer Therapiestrategien bei Erkrankungen ermöglichen, bei denen Apoptose fehlreguliert ist.

In unserem Immunsystem kommt es ständig zu Aktivierung und Vermehrung antikörper-produzierender B-Lymphozyten und von T-Lymphozyten, die zelluläre Immunreaktionen ausführen. Dennoch ist im gesunden erwachsenen Organismus die Anzahl der Lymphozyten wie auch in anderen Geweben relativ konstant. Es müssen also Regulationsprozesse existieren, die die Konstanz des Lymphozytenpools und der Gesamtzellmasse bestimmen.

T-Lymphozyten im peripheren Immunsystem, die Reaktionen des Abwehrsystems bewirken, reagieren über spezifische Rezeptoren mit Antigenen (zum Beispiel Bestandteilen von Viren oder Bakterien), die ihnen in Form von Peptiden, kleinen Eiweißmolekülen, von antigenpräsentierenden Zellen dargeboten werden. Nach Antigenkontakt vermehren sich die T-Lymphozyten. Die Armee der Lymphozyten ist nun in der Lage, die Auseinandersetzung mit dem Feind, dem Antigen, erfolgreich zu führen und ihn zu neutralisieren oder zu eliminieren. Nach der gewonnenen Auseinandersetzung werden die meisten der antigenspezifischen Lymphozyten nicht mehr benötigt. Sie werden durch gezielten Zelltod eliminiert, die Immunantwort wird damit abgeschaltet oder unterdrückt. Durch Apoptose werden auch selbstreaktive T-Lymphozyten getötet.

Im lichtmikroskopischen Bild sieht der Todeskampf von Zellen, die durch Apoptose sterben, dramatisch und spektakulär aus. Sie beginnen, wilde Bewegungen auszuführen, ein Vorgang, der in englischsprachigen Veröffentlichungen mit dem Begriff „boiling" („kochen") beschrieben wird. Danach erleben sie das Stadium der Zeiose, in dem die Zellen kleine Bläschen abschnüren. Schließlich verklumpt das Innere des Zellkerns. Bei Apoptose im Gewebeverband werden tote Zellen von Nachbarzellen oder von Freßzellen verschlungen, ohne daß es zu einer Entzündung kommt. Vorher schon ist das Erbmaterial der sterbenden Zellen, die DNS, durch DNS-verdauende Enzyme in kleine Bruchstücke gespalten worden.

Auf der Oberfläche der meisten Zellen unseres Körpers finden sich viele tausend Moleküle des CD95(APO-1/Fas), des Apoptose-auslösenden „Todes-Rezeptors". Das könnte ein Hinweis darauf sein, daß der Rezeptor in das Apoptoseprogramm vieler Zellarten einbezogen ist. Am besten bekannt ist die Rolle, die CD95 im Immunsystem spielt. Moleküle, die an einen Rezeptor binden, nennt man Liganden. So hat auch CD95 einen natürlichen Liganden, den CD95 (APO-1/Fas)-Liganden (CD95L). In Zellen, die CD95 auf ihrer Oberfläche tragen, kann Apoptose also sowohl durch anti-CD95-Antikörper (zum Beispiel anti-APO-1 oder anti-Fas), als auch durch den „Todesliganden" CD95L ausgelöst werden. Sowohl die Bindung von Anti-CD95-Antikörpern als auch von CD95L führen zur Kreuzvernetzung von CD95-Rezeptoren auf der Zelloberfläche, ein Vorgang, der das Todessignal im Zellinneren auslöst. Um diesen Vorgang besser zu verstehen, muß man sich die Struktur von CD95 genauer ansehen.

CD95 ist aus drei Teilen aufgebaut: aus einem intrazellulären Teil, der in das Innere der Zelle hineinragt, einem Transmembranteil, der durch die Zellmembran, die Hülle der Zelle, reicht und einem extrazellulären Teil, der aus der Zelle herausragt. Der extrazelluläre Teil zeigt eine große Ähnlichkeit mit anderen Mitgliedern einer Rezeptor-Familie, der Familie der Tumornekrosefaktor-Rezeptoren. Der extrazelluläre Teil von CD95 stellt den Kontakt zur Außenwelt der Zelle her, an ihn binden Anti-CD95-Antikörper und CD95L. Dagegen ist der intrazelluläre Teil von CD95 für die Initialzündung der Signale wichtig, die für die Apoptose nötig sind. Von besonderer Bedeutung dafür ist ein Abschnitt des intrazellulären Teils von CD95, der „Todesdomäne" genannt wird. Wesentliche Elemente des Signalwegs von CD95 sind aufgeklärt worden. Danach gehen wir davon aus, daß sich die ersten Schritte der CD95-vermittelten Apoptose folgendermaßen abspielen: CD95L bindet an CD95, wobei sich drei Liganden- und drei Rezeptor-Moleküle zu einem Komplex vereinen. Dadurch nähern sich die intrazellulären Todesdomänen der drei CD95-Rezeptoren so aneinander an, daß sie weitere Moleküle, die im Zellinneren schon vorhanden sind, und die wir CAP („cytotoxicity dependent apoptosis associated proteins") genannt haben, zu einem Komplex mit CD95 zusammenführen. Diesen Prozeß haben wir als DISC („death-inducing signalling complex") bezeichnet. Mit der Bildung dieses DISC wird die Apoptose eingeleitet. Bildet sich der DISC nicht aus, wird keine Apoptose ausgelöst, und die Zellen sind Apoptose-resistent. Die Vorgänge, die sich an die Bildung des DISC direkt anschließen, liegen allerdings noch weitgehend im Dunkeln. Ihre Aufklärung wird den experimentellen Zugriff auf einige Signalschalter ermöglichen, die bestimmen, ob Zellen empfindlich oder resistent gegenüber CD95-vermittelter Apoptose sind. Es ist leicht vorherzusagen, daß die Kenntnis dieses Vorgangs sowohl experimentelle als auch Bedeutung in der klinischen Anwendung haben wird.

Ein Signaldefekt, dem eine Störung der DISC-Bildung zugrunde liegt, findet sich bei genetisch defekten Mäusen (lpr^{cg}-Mäusen) mit einem CD95-Rezeptor, dessen Erbmaterial in der Todesdomäne verändert ist. Dieser Defekt, eine verminderte Dichte an CD95-Rezeptoren (bei lpr-Mäusen) oder die Expression eines dysfunktionellen CD95L (bei gld-Mäusen: CD95L ist mutiert und kann nicht mehr an CD95 binden) verhindern die CD95-vermittelte Apoptose.

In allen drei Fällen, bei lpr-, lpr^{cg}- und bei gld-Mäusen fand sich eine ähnliche Symptomatik: erstens eine ausgeprägte Vergrößerung von Milz und Lymphknoten, die zurückzuführen ist auf eine krankhafte Ansammlung fehlerhafter T-Lymphozyten, und zweitens eine Autoimmunität mit Autoantikörpern, die der menschlichen Erkrankung Lupus erythematodes ähnelt. Diese Erkrankung ist einer Autoimmunerkrankung, die den ganzen Körper umfaßt, ähnlich. Fast die gleichen Krankheitszeichen fanden sich bei Kindern mit genetischen Defekten im CD95-System. Bei den Kindern wie auch bei den Tieren mit einem CD95-Gendefekt ließen sich die Krankheitszeichen dadurch erklären, daß die CD95-vermittelte Apoptose sowohl in T-Lymphozyten als auch in B-Lymphozyten vermindert ist. Damit ist die physiologisch zur Aufrechterhaltung des Gleichgewichts im Immunsystem wichtige Lymphozytensterberate pathologisch erniedrigt. Die Ansammlung von T- und B-Lymphozyten mit Fehlfunktion führt zur Vergrößerung der lymphoiden Organe und zur Bildung von Antikörpern gegen den eigenen Organismus.

Die beschriebenen Befunde legten die Annahme nahe, daß das CD95-System besonders wichtig für die Funktion des Immunsystems ist, und daß sich seine gestörte Funktion weniger in anderen Bereichen des Organismus bemerkbar macht. Diese Annahme hat sich bestätigt. Eine der zentralen Fragen in Bezug auf das CD95-System war, ob

T-Lymphozyten sich selbst, ihre Nachbar-T-Zellen oder andere Zellen, wie B-Lymphozyten, unter Zuhilfenahme des CD95-Systems töten können. Unsere Arbeitsgruppe und auch andere Wissenschaftler konnten zeigen, daß T-Lymphozyten nach Aktivierung durch Antigen über den T-Zellrezeptor sowohl den Todesrezeptor, CD95, als auch den Todesliganden, CD95L, produzieren. Beide, CD95 und CD95L, konnten auf der Zellmembran und in löslicher Form gefunden werden. Ein und dieselbe T-Zelle verfügt also über den „Todesrezeptor", CD95, und über die „Mordwaffe", CD95L, und kann sich damit selbst durch Einleitung einer Apoptose töten. Diese Form von T-Zelltod, die wir „autokrinen Suizid" genannt haben, existiert neben anderen Todesformen, die durch das CD95-System vermittelt werden. So können T-Zellen mit Zellmembranständigem CD95L benachbarte CD95+-T-Zellen töten und "Brudermord" begehen. Darüber hinaus kann CD95L sezerniert werden und Nachbarzellen töten. Auch Nicht-T-Zellen können durch ähnliche Mechanismen Opfer der T-Lymphozyten werden. Jedenfalls sind T-Lymphozyten sowohl zu Mord als auch zu Selbstmord fähig.

CD95 erscheint in B- und T-Zellen nach Aktivierung auf der Zelloberfläche. Die Sensitivität für eine CD95-vermittelte Apoptose erfordert jedoch eine länger anhaltende Stimulation der T-Zellen. Auch unreife T-Zellen, die als Thymozyten im Thymus heranreifen, exprimieren CD95, sind jedoch zum großen Teil resistent gegenüber CD95-vermittelter Apoptose.

Dieses Spektrum von Apoptosesensitivität und Apoptoseresistenz CD95-exprimierender Zellen findet sich auch in T-Zell-Leukämien wieder. Die Tumorzellen von Patienten mit adulter T-Zell-Leukämie, bei der die Leukämiezellen äußerlich aktivierten T-Zellen entsprechen, sind sehr empfindlich gegenüber CD95-induzierter Apoptose. Im Fall dieser sehr seltenen Leukämie gelang uns bereits vor einigen Jahren der Nachweis, daß in Tumorzellen intakte Apoptoseprogramme existieren und diese ausgelöst werden können.

Im Gegensatz zur adulten T-Zell-Leukämie sind viele Leukämien vom T-Zell-Phänotyp. Die Leukämiezellen entsprechen unreifen Differenzierungsstufen von T-Lymphozyten (Thymozyten) und sind resistent gegenüber CD95-vermittelter Apoptose. Die molekulare Determinierung von Sensitivität und Resistenz gegenüber CD95-vermittelter Apoptose in Krebszellen generell ist noch weitgehend unklar. Prinzipiell können Störungen im CD95-System durch Mutationen oder funktionelle Defekte von CD95-Ligand, CD95-Rezeptor sowie den Molekülen des Signalwegs verursacht sein. Die ersten Untersuchungen zeigen jedoch, daß Mutationen im CD95-Rezeptor zwar bei den genetisch determinierten Erkrankungen, die mit Lymphoproliferation und Autoimmunität einhergehen, vorkommen, nicht jedoch bei T-Zell-Leukämien. Die CD95-Resistenz bei den T-Zell-Leukämien scheint vielmehr die Konsequenz eines internen Anti-Apoptose-Programms zu sein, bei dem der CD95-Signalweg blockiert ist.

Die Aktivierung des CD95-Programms, zum Beispiel über die Auslösung eines „Selbstmords" oder Mords von benachbarten Zellen im Gewebe, oder die direkte Aktivierung des CD95-Signalwegs kann nicht nur durch physiologische Ereignisse, sondern offensichtlich auch durch Krebsmedikamente (Zytostatika) ausgelöst werden. Tatsächlich scheint die Chemotherapie-(und Strahlentherapie-)Sensitivität verschiedener lymphatischer und nicht-lymphatischer Tumoren von einem intakten Signalweg abzuhängen. Medikamente, die üblicherweise in der Chemotherapie von Leukämien und Tumoren, die Chemotherapie-sensibel sind, benutzt werden, stoßen eine CD95-Ligandenexpression in Zellen an oder verstärken die Expression des Rezeptors. Die Interaktion zwischen CD95-Ligand und Rezeptor wird ausgelöst durch Medikamente wie Doxorubicin, Methotrexat und Cytarabin, in Konzentrationen, wie sie für die Chemotherapie benutzt werden. Die Blockade des CD95-Signalwegs führt in der Zellkultur zur Zytostatika-Resistenz.

Die Entdeckung, daß die Wirkung von Zytostatika, nämlich die Abtötung von Tumorzellen, ein intaktes CD95-System und einen intakten CD95-Signalweg zur Voraussetzung hat, war überraschend und hat weitreichende Konsequenzen.

Die Abbildungen 58 und 59 zeigen einen dramatischen Unterschied in der Fähigkeit, CD95-sensitive oder CD95-resistente Leukämiezellen abzutöten, wenn man ein in der Leukämietherapie häufig eingesetztes Medikament, wie Doxorubicin, verwendet. Im einen Fall werden alle Zellen rasch abgetötet, bei den anderen Zellen, bei denen der CD95-Signalweg blockiert ist, zeigt das Medikament keinerlei Effekt. Diese Befunde haben große Bedeutung für den therapeutischen Einsatz bekannter Medikamente und die Entwicklung neuer Zytostatika oder zytotoxischer Wirkprinzipien in der Krebstherapie.

Neben der Auslösung des „autokrinen Suizids" oder „Brudermords" in aktivierten T-Zellen – im Rahmen der Regulation der Immunantwort – spielt dieser

5

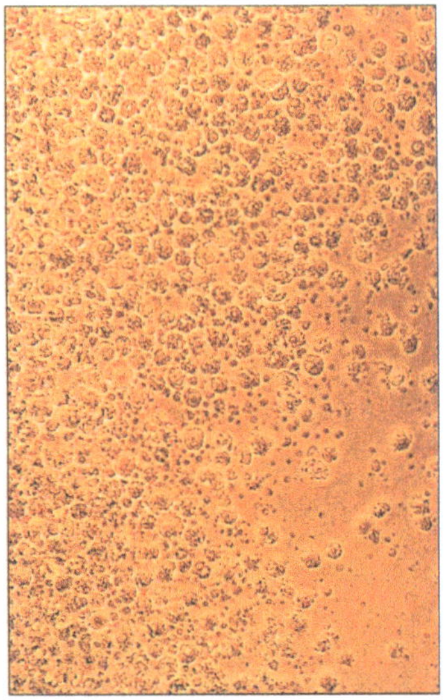

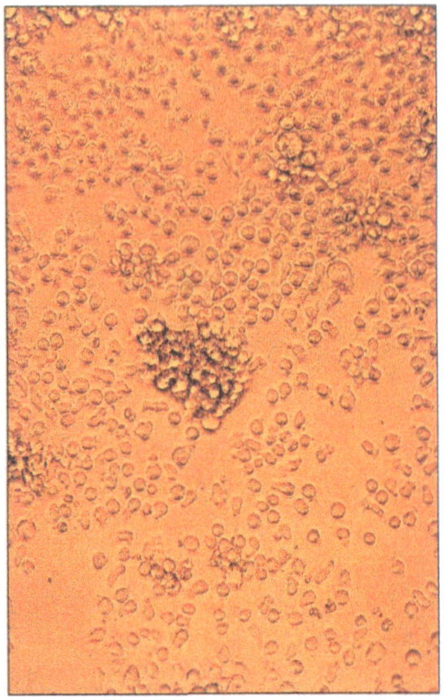

Abb. 58, 59
Das Krebsmedikament Doxorubicin kann in den Leukämiezellen (Abb. 58) den programmierten Zelltod, die Apoptose, auslösen: Die Zellen zerfallen zu kleinen Bläschen. Die Zellen in Abb. 59 überleben die Doxorubicinbehandlung, weil sie einen Defekt im Apoptose-Signalweg haben: Der programmierte Zelltod wird nicht ausgelöst

Mechanismus möglicherweise bei verschiedenen Erkrankungen eine große Rolle. So zeigen Untersuchungen vieler Arbeitsgruppen, daß bei der HIV-Infektion insbesondere die CD4+-Helferzellen vermehrt absterben. Bei der HIV-Infektion nimmt man an, daß dieses Absterben der T-Lymphozyten nicht direkt mit der Infektion der Zellen durch das Virus zusammenhängt, sondern durch indirekte Mechanismen ausgelöst wird, an denen Virusgenprodukte beteiligt sind. In der Tat können Virusgenprodukte, wie Tat und gp120, experimentell unter bestimmten Bedingungen in aktivierten T-Zellen Apoptose auslösen, die über das CD95-System vermittelt wird. Bei T-Lymphozyten von Patienten mit einer HIV-Infektion findet sich eine massiv gesteigerte Expression des CD95-Rezeptors und eine deutlich erhöhte konstitutive Expression des CD95-Liganden. Wir nehmen daher an, daß bei der HIV-Infektion eine Aktivierung und/oder eine gesteigerte Aktivität des CD95-Systems zum beschleunigten Ausschalten der T-Zellen führen. Eine derartig beschleunigte Apoptose, die möglicherweise durch Aktivierung des CD95-Systems verursacht wird, findet sich auch bei anderen Erkrankungen lymphohämatopoetischer Zellen, wie der aplastischen Anämie. Therapeutische Strategien, die in der Lage sind, die Apoptose bei der HIV-Infektion und anderen Erkrankungen zu stoppen, werden möglicherweise auch die Behandlung einer Vielzahl von Erkrankungen weiterbringen, die mit gesteigertem Zelltod einhergehen.

Die Aufklärung der Funktion des CD95-Systems könnte zu einem besseren Verständnis der Entstehung von Krankheiten führen, die durch „zuviel" oder durch „zuwenig" Apoptose gekennzeichnet sind. Auch die Massenzunahme von Tumoren ist erklärbar als die Summe von ungesteuertem Wachstum und reduziertem Zellsterben durch eine verminderte Apoptoserate. Hier könnten intrazelluläre anti-apoptotische Programme, die durch genetische Veränderungen aktiviert sind, die Apoptosesensitivität negativ beeinflussen und bei der Tumorentstehung und bei der Resistenzentwicklung von Tumoren, zum Beispiel im Verlauf einer Chemotherapie, mitwirken.

Prof. Dr. Klaus-Michael Debatin
Klinische Kooperationseinheit Molekulare Onkologie/Pädiatrie

Prof. Dr. Peter H. Krammer
Abteilung Immungenetik

Ausgewählte Publikationen

Trauth, B.C., Klas, C., Peters, A.M. et al.: Monoclonal antibody-mediated tumor regression by induction of apoptosis. Science 245, 301–305 (1989)

Krammer, P.H., Dhein, J., Walczak, H. et al.: The role of APO-1-mediated apoptosis in the immune system. Immunological Reviews 142, 175–191 (1994)

Dhein, J., Walczak, H., Baumler, C. et al.: Autocrine T-cell suicide mediated by APO-1/FAS/CD95. Nature 373, 438–441 (1995)

Friesen, C., Herr, I., Krammer, P.H., Debatin, K.-M.: Involvement of the CD95 (APO-1/Fas) receptor/ligand system in drug-induced apoptosis in leukemia cells. Nature Medicine 2 (5), 574–577 (1996)

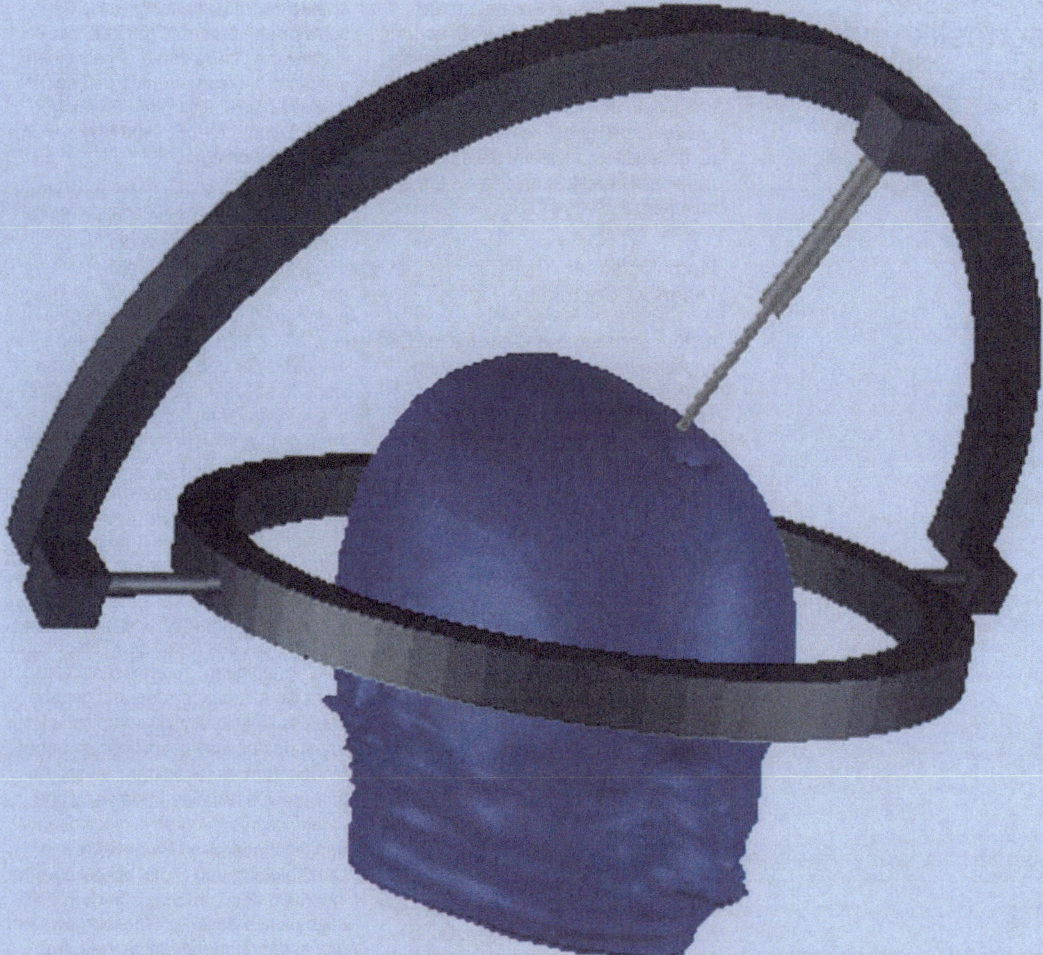

Radiologische Diagnostik und Therapie

6

Radiologische Diagnostik und Therapie

Die Radiologie ist eines der wichtigsten Fachgebiete für die Erkennung, Behandlung und Verlaufskontrolle von Krebserkrankungen. Die Fachbezeichnung Radiologie schließt heute neben den bekannten röntgenologischen Diagnose- und Therapieverfahren auch jene neuen Methoden ein, bei denen nichtionisierende Strahlen zum Einsatz kommen.

Radiologische Diagnostikforschung

Im Kampf gegen den Krebs hat die Diagnostik eine entscheidende strategische Bedeutung. Was diagnostisch versäumt wird, läßt sich therapeutisch schwer wiedergutmachen.

Der Tumordiagnostik stellen sich im wesentlichen folgende Aufgaben:

1. Erkennung des Tumors in einem möglichst frühen Stadium,
2. Bestimmung von Größe, Lokalisation, Organbeziehung und Ausbreitung des Tumors (Stadieneinteilung),
3. Charakterisierung des Tumorgewebes durch morphologische, physiologische und biochemische Parameter,
4. Kontrolle des Therapieverlaufs,
5. diagnostische Nachsorge.

Der entscheidende erste Schritt in der Auseinandersetzung mit der individuellen Krebserkrankung ist die möglichst frühe Erkennung des Tumors. Die Untersuchungsmethoden sollten den Patienten wenig belasten, so daß sie schon bei einem ersten Verdacht zum Einsatz kommen können. Es ist zu bedenken, daß der Tumor in einer symptomlosen Phase meistens schon mehrere Jahre besteht, bis er zu einer bestimmten Größe herangewachsen ist. Wenn er entdeckt wird beziehungsweise Beschwerden hervorruft, hat er in der Regel eine Größe von mehr als einem Zentimeter. Dies bedeutet, daß selbst im Falle der relativ frühen Erkennung eines Tumors bereits viele Millionen Tumorzellen vorliegen.

Ist der Tumor erkannt, folgt als weiterer wichtiger diagnostischer Schritt die Bestimmung des Stadiums der Krebserkrankung (Staging). Diese stellt für die Therapieplanung und für die Therapiekontrolle die entscheidende Grundlage dar. Zur Erfassung des Tumors in seiner Größe und Nachbarschaftsbeziehung sowie hinsichtlich seiner Streuung im Organismus müssen je nach Tumorart verschiedene Untersuchungsmethoden zum Einsatz kommen. Besonders bewährt hat sich für diese Fragestellung die Computertomographie. Sie ist in der Regel auch Basis für die Berechnung der modernen Strahlentherapieplanung.

Ein weiteres diagnostisches Ziel ist es, die Eigenart des jeweiligen Tumors und sein "Innenleben" zu erfassen. Dazu dient die mikroskopische und gegebenenfalls elektronenmikroskopische Beurteilung des Gewebsbildes des betreffenden Tumors (Grading). Neuere Ansätze zielen auf eine Erkennung und Quantifizierung von physiologischen und biochemischen Parametern wie Durchblutung und Stoffwechsel sowohl innerhalb des Tumors als auch in den noch nicht befallenen Nachbargeweben und in den Tumorabsiedlungen. Aus diesen Daten lassen sich wichtige Informationen für die Therapieplanung und Therapiekontrolle gewinnen.

Die Überwachung des Therapieverlaufs mit Hilfe der modernen Diagnostik trägt entscheidend zur Optimierung der Behandlung bei. Das gute oder schlechte Ansprechen des Tumors auf die Therapie, das gegebenenfalls eine Änderung der Behandlung zur Konsequenz hat, kann genauer und frühzeitiger erfaßt werden, als dies noch vor etwa 20 Jahren möglich war. Nach erfolgreicher Entfernung oder Rückbildung des Tumorgewebes bleibt als letztes die diagnostische Überwachung beziehungsweise Nachsorge des Patienten mit dem Ziel der frühzeitigen Erkennung von lokalen Rezidiven oder Tochtergeschwülsten. Es ist verständlich, daß insbesondere bei der Verlaufskontrolle die nichtinvasiven, das heißt die den Patienten wenig belastenden Verfahren, bevorzugt eingesetzt werden.

Zur Feststellung und Beurteilung eines Tumorleidens gibt es grundsätzlich verschiedene diagnostische Methoden:

1. Biochemische und immunologische Untersuchung von Körpersäften (Blut, Urin, Ergüsse etc.).
2. Erkennung von Tumorgewebe mit bildgebenden Verfahren:
   a) Röntgendiagnostik,
   b) Endoskopie,
   c) Ultraschalldiagnostik,
   d) Computertomographie,
   e) Magnetresonanztomographie,
   f) Szintigraphie einschließlich Immunszintigraphie,
   g) Positronenemissionstomographie.
3. Nachweis einzelner Tumorzellen (Zytodiagnostik) im Auswurf, im Abstrich oder in der Punktionsflüssigkeit.
4. Pathohistologischer Nachweis von Tumorzellverbänden durch Probeentnahme aus dem verdächtigen Gewebe.

Mit Hilfe der bildgebenden Verfahren können Tumoren und Metastasen ab einer Größenordnung von ein bis zwei Zentimetern erkannt werden. Eine weitere Steigerung der räumlichen Auflösung ist aus physikalischen und biophysikalischen Gründen derzeit schwer möglich. Die Entwicklung der Diagnostik tendiert in Richtung einer besseren Spezifizierung der erfaßten Herde.

Schwerpunkte der diagnostischen Forschung der letzten Jahre resultierten aus den neuen radiologischen Methoden, die eine Beurteilung des Tumors in seiner Gestalt und Struktur sowie in seinen funktionellen Leistungen ermöglichen. Solche Untersuchungen können heute mit Hilfe der Magnetresonanztomographie und der Positronenemissionstomographie durchgeführt werden.

Bei der Magnetresonanztomographie handelt es sich um ein Verfahren, bei dem interessierende Bereiche des Körpers schichtweise in verschiedenen Richtungen bildlich erfaßt und in ihrer Beschaffenheit untersucht werden können. Der Patient wird dazu in ein sehr starkes Magnetfeld eingebracht. Bestimmte Atomkerne, die einen Eigendrehimpuls (Spin) besitzen, verhalten sich wie kleinste Magnete, die sich innerhalb des Feldes ausrichten. Diese Kerne können durch Radiowellen, deren Frequenz ihrer eigenen Präzisionsfrequenz entspricht, angeregt werden. Sie senden daraufhin Hochfrequenzsignale aus, die zahlreiche Informationen über den betreffenden Gewebszustand enthalten. Es ist jedoch erforderlich, diese Signale mit Hilfe der modernen Datenverarbeitung zu entschlüsseln. Bei Anwendung höherer Magnetfeldstärken ermöglicht dieses Verfahren auch Einblicke in bestimmte Stoffwechselleistungen des Gewebes (Magnetresonanzspektroskopie).

Parallel und in Ergänzung dazu werden Untersuchungen des Tumorgewebes mit der Positronenemissionstomographie durchgeführt. Dieses Verfahren gestattet es, die Verteilung radioaktiv markierter organischer Stoffe im Körper schichtweise zu messen und darzustellen. Die radioaktive Markierung mit einem entsprechenden Positronenstrahler verändert das biologische Verhalten des betreffenden Moleküls nicht. Vor allem läßt sich dabei die Quantität des betreffenden Stoffes absolut bestimmen, was für die Analyse der Stoffwechselvorgänge von entscheidender Bedeutung ist.

Mit Hilfe der Positronenemissionstomographie und der Magnetresonanzspektroskopie können wesentliche Parameter des Stoffwechsels (Perfusion, Glukosemetabolismus, Phosphorstoffwechsel, Proteinstoffwechsel und Katabolismus) bestimmter Krebsmedikamente im Tumor auf nichtinvasivem Weg erfaßt werden. Mit Hilfe der vor und bei Beginn einer Behandlung gewonnenen Daten lassen sich Prognosen über einen Behandlungserfolg ableiten oder Behandlungskonzepte optimieren.

Die beiden Verfahren werden daher zur Erkennung des Tumors, zur Stadieneinteilung, vor allem aber zur Charakterisierung des Tumorgewebes im lebenden Organismus und für die Kontrolle des Therapieverlaufs eingesetzt.

Radiologische Therapieforschung

Mit der Bezeichnung "Krebs" wird nicht eine einheitliche Krankheit erfaßt; sie ist vielmehr ein Sammelbegriff für eine Vielzahl unterschiedlicher Tumoren. Auf

Grund dieser Verschiedenartigkeit kann nicht erwartet werden, daß alle bösartigen Geschwülste durch ein und dasselbe Therapieverfahren beeinflußt oder geheilt werden können. Eine grundsätzliche Schwierigkeit für einige therapeutische Verfahren ist der Umstand, daß die Tumorzelle sich primär aus einer Normalzelle entwickelt hat und daher erheblich geringere therapeutisch verwertbare Unterschiede zur Normalzelle aufweist als beispielsweise Bakterien. Vereinfacht lassen sich die verschiedenen Ansätze für eine Krebsbehandlung wie folgt zusammenfassen:

Operative Entfernung des Tumorgewebes,

Strahlentherapie,

Hyperthermie (Überwärmung),

Hormontherapie,

Chemotherapie (medikamentöse Behandlung),

Immuntherapie,

Gentherapie.

Chirurgie und Strahlentherapie werden zur lokalen Behandlung des Tumors eingesetzt. Der chirurgischen Behandlung und der Strahlentherapie sind jedoch dann Grenzen gesetzt, wenn die Ausbreitung des Tumors in einem oder mehreren lebenswichtigen Organen so erfolgt ist, daß eine radikale Tumorentfernung beziehungsweise -ausschaltung mit Rücksicht auf die Schädigung des gesunden Gewebes nicht mehr möglich ist. Die lokale Hyperthermiebehandlung – soweit bisher beurteilbar – kann bei verschiedenen Tumoren die Strahlentherapie ergänzen.

Die Chemotherapie kommt bei manchen soliden Tumoren zur Anwendung, wenn bereits Tumorabsiedelungen vorliegen. Bei bösartigen Erkrankungen des blutbildenden Gewebes (Leukämien) konnten mit der Chemotherapie bisher beachtliche Erfolge erzielt werden. Primär bösartige Geschwülste der Lymphknoten lassen sich je nach Stadium und Erkrankung strahlentherapeutisch oder/und chemotherapeutisch günstig beeinflussen.

Eine Hormonbehandlung ist in der Regel auf jene Tumoren beschränkt, deren Zellen über entsprechende Hormonrezeptoren verfügen.

Die Forschungsaktivitäten des Deutschen Krebsforschungszentrums auf dem Gebiet der Strahlentherapie verfolgen das Ziel einer vollständigen Beseitigung des Tumors bei größtmöglicher Schonung des gesunden umgebenden Gewebes. Dies läßt sich heute durch die Verbesserung der Strahlentherapieplanung, insbesondere mit Hilfe der Computertomographie und der Magnetresonanztomographie sowie durch den Einsatz der elektronischen Datenverarbeitung, realisieren.

Ein besonders leistungsfähiges Verfahren der Strahlentherapie, das im Deutschen Krebsforschungszentrum erforscht wird, verspricht die Photonen-Konformationstherapie zu werden. Dabei wird der Tumor aus verschiedenen Richtungen bestrahlt, wobei die Form des Strahlenfelds der jeweiligen Gestalt des Tumors mit Hilfe eines variabel einstellbaren Lamellenkollimators angepaßt wird. Dadurch wird eine gleichmäßig hohe Dosiskonzentration im Tumor bei gleichzeitiger Schonung des umgebenden Gewebes erreicht.

Ein weiteres Präzisionsstrahlentherapieverfahren, das im Krebsforschungszentrum zur Behandlung von kleinen Tumoren im Gehirn oder Kopf-Hals-Bereich entwickelt wurde, ist die stereotaktische Konvergenzbestrahlung. Dabei wird der Kopf des Patienten während der Bestrahlung fixiert, und es wird mit sehr scharf ausgeblendeten Photonenstrahlen aus sehr vielen Richtungen in das Zielvolumen eingestrahlt. Dadurch wird wiederum eine sehr hohe Dosiskonzentration im Tumor und eine geringe Dosis außerhalb des Zielvolumens bei optimaler Schonung des umgebenden Gewebes erreicht. Mit diesem Verfahren werden hochdosierte Einmalbestrahlungen von Tumoren, Metastasen und Gefäßmißbildungen im Gehirn durchgeführt.

Alternativ zur Strahlentherapie werden im Deutschen Krebsforschungszentrum andere minimal-invasive Methoden zur Therapie lokaler Tumorerkrankungen erforscht. Ein Schwerpunkt dieser Aktivitäten ist die Entwicklung der stereotaktischen Laser-Neurochirurgie zusammen mit dem Institut für Angewandte Physik der Universität Heidelberg. Bei diesem Verfahren kann mit großer Genauigkeit ein beliebiger Punkt im Gehirn mit einer Sonde angesteuert werden. Mit dieser Sonde wird die Strahlung eines speziellen Lasers über den Tumor geführt und dieser aufgrund der Wechselwirkung der Laserstrahlung mit dem Gewebe „kalt" abgetragen, das heißt ohne thermische Schädigungen des umgebenden gesunden Gewebes, wie sie beim Einsatz herkömmlicher Laser beobachtet werden. Die Vermeidung thermischer Schäden ist auf die extrem kurze Interaktionszeit der Laserstrahlung mit dem Gewebe zurückzuführen. Mit der Sonde kann ein Tumor sehr präzise von innen heraus abgetragen werden. Über eine in die Sonde integrierte Spül- und Absaugvorrichtung werden die Gewebefragmente entfernt und der Druck stabilisiert. Mit Hilfe dieser neuen Behandlungsform wird es möglich sein, vor allem tiefliegende Hirntumoren unter optimaler Schonung der umgebenden gesunden Strukturen zu entfernen.

Zur kombinierten Behandlung von Tumoren der Speiseröhre, des Gallengangs, des Gebärmutterhalses und des Rektums wird die kombinierte Behandlung mit Strahlung und Überwärmung untersucht. Die lokale Überwärmung des Tumorgewebes bei gleichzeitiger Temperaturkontrolle wird hierbei mit speziellen Antennensystemen erreicht.

Zur Zertrümmerung von Nierensteinen wird seit einigen Jahren gepulster energiereicher Ultraschall eingesetzt. Experimentelle Untersuchungen haben gezeigt, daß sich dieses Verfahren in abgewandelter Form in Kombination mit Strahlung, Wärme und chemischen Substanzen auch zur lokalen Behandlung von Tumoren eignet. Nach Abschluß der experimentellen Phase sind klinische Erprobungen geplant.

Ein anderes aussichtsreiches Therapieverfahren, das im Deutschen Krebsforschungszentrum weiterentwickelt und angewandt wird, ist die photodynamische Therapie. Dabei wird über den Blutweg ein Photosensibilisator in das Tumorgewebe eingebracht, und der Tumor wird mit geeignetem Laserlicht bestrahlt. Dabei laufen im Tumor chemische Prozesse ab, die zur Zerstörung des Tumorgewebes führen. Mitarbeitern des Deutschen Krebsforschungszentrums ist es gelungen, photosensible Substanzen mit sehr viel höheren Anreicherungsraten im Tumorgewebe als bisher bekannt zu entwickeln. Eine Verbesserung der Behandlung von oberflächlich gelegenen Tumoren ist damit zu erwarten.

Die klinische Überprüfung der genannten Verfahren wird in enger Zusammenarbeit mit Kliniken des Tumorzentrums Heidelberg/Mannheim sowie mit der Abteilung für Stereotaktische Neurochirurgie der Universität zu Köln durchgeführt.

Ziel der neu eingerichteten Klinischen Kooperationseinheit „Onkologische Strahlentherapie“ ist die Entwicklung neuer radioonkologischer Behandlungsmethoden. Dabei sollen unter anderem auch die besonderen Möglichkeiten einer biologisch basierten Optimierung der Strahlenwirkung untersucht werden. Eine wesentliche Aufgabe der Kooperationseinheit wird die Durchführung von Phase-I/II- und Phase-II-Studien sein, die die Sicherheit und Zuverlässigkeit der neuartigen Behandlungsverfahren prüfen. Bei aussichtsreichem Ergebnis sollen dann in enger personeller und räumlicher Kooperation mit der Radiologischen Universitätsklinik Heidelberg prospektiv randomisierte Phase-III-Untersuchungen durchgeführt werden.

Sprecher des Forschungsschwerpunkts:
Prof. Dr. Gerhard van Kaick

Abteilungen und ihre Leiter:

Onkologische Diagnostik und Therapie:
Prof. Dr. Gerhard van Kaick

Biophysik und medizinische Strahlenphysik:
Prof. Dr. Walter Lorenz

Radiochemie und Radiopharmakologie:
Dr. Wolfgang Maier-Borst

Medizinische Physik:
Prof. Dr. Wolfgang Schlegel

Klinische Kooperationseinheit Strahlentherapie:
Priv.-Doz. Dr. Dr. Jürgen Debus

Aktivitäten des Forschungsschwerpunkts Radiologische Diagnostik und Therapie

Magnetische Resonanz (MR) in der Krebsforschung

Echographische Diagnostik und Computerechographie in der Onkologie

Computertomographie in der onkologischen Diagnostik, Therapieplanung und Verlaufskontrolle

Positronen-Emisssions-Tomographie (PET) und nuklearmedizinische Diagnostik und Therapie

Experimentelle Nuklearmedizin

Biologie in der Radioonkologie

Neue Verfahren der lokoregionären Tumortherapie

Optimierung der Strahlentherapieplanung

Klinische Anwendung neuer Verfahren der Photonenbestrahlung

Stereotaktische Bestrahlung

Strahlentherapie mit schweren Ionen

Deutsche Thorotrast-Studie

Resistenz von Tumoren

Magnetresonanztomographie (MRT), Magnetresonanzspektroskopie (MRS) und Computersonographie (CS) in der Krebsforschung

Physiologische und metabolische Bildgebung mit PET und MRT

Biophysik und Strahlentherapiephysik

Wirkung chronischer interner Alphastrahlung

Experimentelle Radioonkologie

Experimentelle Strahlentherapie

Radionuklidgewinnung und automatische Verfahren zur Isotopenproduktion

Spezielle Isotopenmarkierungsverfahren für die klinische Onkologie

Radiopharmaka für Immunoszintigraphie; Spurenelementanalytik

Radiopharmazeutische Chemie

Biologie in der lokalen Tumortherapie

Laserinduzierte Tumordiagnostik und -therapie

Physikalische Modelle in der Strahlentherapieplanung

Biologische Modelle in der Strahlentherapieplanung

Entwicklung von Strahlentherapieplanungssystemen

Anwendung von Strahlentherapieplanungssystemen

6.1 Therapie von Hirntumoren mit Laser-Neurochirurgie

von Wolfgang Schlegel
und Jürgen Dams

Die Problematik der Behandlung von Hirntumoren

Obwohl Röntgen-Computer-Tomographie (CT), Magnetresonanz-Tomographie (MRT) und Positronen-Emissions-Tomographie (PET) in den vergangenen Jahren wesentlich zur Verbesserung der Diagnostik von Hirntumoren beigetragen haben, sind die heutigen therapeutischen Möglichkeiten – Chirurgie und Strahlentherapie – insbesondere bei den infiltrierend wachsenden Hirntumoren immer noch sehr begrenzt:

- Bei der traditionellen offenen neurochirurgischen Operationstechnik (Eröffnung des Schädels mit nachfolgender Freipräparierung des Tumors) ist mit einer Verletzung des gesunden Gewebes und nachfolgenden funktionellen Ausfällen oder Beeinträchtigungen zu rechnen.
- Die Strahlentherapie mit ionisierender Strahlung hat zunächst den Vorteil, daß das Operationstrauma umgangen wird. Häufig liegen jedoch strahlenempfindliche Bereiche sehr nah am Tumor. Dies begrenzt die Höhe der anwendbaren Strahlendosis in solchen Fällen und macht eine längerfristige Tumorheilung durch Bestrahlung unmöglich. Auch die Ausläufer infiltrierend wachsender Tumoren (zum Beispiel des Glioblastoms) können nicht mit ausreichend hohen Strahlendosen behandelt werden. Weiterhin kann es vor allem bei Strahlenbehandlungen größerer Tumoren als unerwünschte Nebenwirkung zu einer Strahlennekrose kommen. Im nekrotischen Gewebe werden toxische Substanzen freigesetzt, die den Patienten erheblich belasten können.

Es ist daher nach wie vor notwendig, nach effizienteren und schonenderen Therapieverfahren für Patienten mit Hirntumoren zu suchen.

Der neue Ansatz: Chirurgie mit Kurzpuls-Lasern

Um das Spektrum der Behandlungsmöglichkeiten von Hirntumoren zu erweitern, wurden in der Neurochirurgie bereits vor vielen Jahren Laserstrahlen eingesetzt. Laserstrahlen können durch Glasfasern bis zum Operationsort geleitet werden. Treffen sie auf Gewebe, geben sie hohe Lichtenergie ab, was zu einer Zerstörung des Gewebes führt. Diese Eigenschaften machen Laserstrahlen zum idealen Werkzeug im Sinne einer minimal invasiven Chirurgie, von der man prinzipiell eine schonendere und wirkungsvollere Operationsmöglichkeit erwarten kann. Ein gravierender Nachteil der bisher praktizierten Laserchirurgie ist allerdings, daß nur Laser verfügbar waren, die beim Auftreffen auf Gewebe Wärme entwickelten. Wegen der Wärmeentwicklung und der damit verbundenen Nebenwirkungen im Gehirn sind solche thermisch wirkenden Laser für die Neurochirurgie ungeeignet.

Diese Situation hat sich mit der seit etwa zehn Jahren bekannten Kurzpuls-Lasertechnik entscheidend geändert. Kurzpuls-Lasergeräte gestatten eine „kalte" Abtragung von Gewebe, ohne thermische Schädigung der umliegenden Areale. Solche Geräte waren jedoch bisher zu komplex, zu groß, zu wartungsintensiv, vor allem auch zu leistungsschwach, um größere Gewebsvolumina, wie zum Beispiel einen Tumor, abtragen zu können. Sie wurden medizinisch bisher nur in der Augenheilkunde, zum Beispiel zur Behandlung von Fehlsichtigkeiten durch Abtragung von Hornhautgewebe, eingesetzt.

Die Projektgruppe „Stereotaktische Kurzpuls-Laser-Neurochirurgie": Ein Zusammenschluß von Wissenschaftlern aus Physik und Medizin

In einer seit etwa vier Jahren bestehenden und durch Fördermittel der Europäischen Gemeinschaft unterstützten Projektgruppe haben sich nun Wissenschaftler des Instituts für Angewandte Physik der Universität Heidelberg um Professor Josef Bille, der Abteilung für Medizinische Physik des Deutschen Krebsforschungszentrums, geleitet von Professor Wolfgang Schlegel, sowie der Neurochirurgischen Klinik der Universität zu Köln, geleitet von Professor Volker Sturm, zusammengefunden, um den neuen Ansatz der Kurzpuls-Lasertechnik aufzugreifen und auch für die Behandlung von Hirntumoren nutzbar machen zu können. Kooperationspartner in diesem Projekt sind zudem die Neurochirurgische Klinik der Universität Leuven, das Institut für Regelungstechnik der Universität Siegen, das Physikalische Institut der Eidgenössischen Technischen Hochschule Zürich sowie die Firma MRC GmbH in Heidelberg.

Das Ziel dieser Kooperation ist es, ein Laser-Chirurgie-Verfahren zu entwickeln, das auf der Grundlage von Kurzpuls-Lasern eine schonende und wirkungsvolle Abtragung auch größerer Gewebevolumina gestattet. Bei dem zu entwickelnden Verfahren muß sichergestellt sein, daß der Operationsvorgang mit Rechnerprogrammen vorausgeplant und optimiert und der gesamte Operationsverlauf durch gleichzeitige Bildgebung genauestens überwacht und kontrolliert werden kann. Eine solche minimal invasive Operationstechnik wird nicht nur eine wesentliche Verbesserung bei der Behandlung von Hirntumoren darstellen, sondern auch bei anderen bisher schwierig durchführbaren und risikoreichen chirurgischen Eingriffen (wie zum Beispiel der Operation von Bandscheibenvorfällen) von großem Nutzen sein.

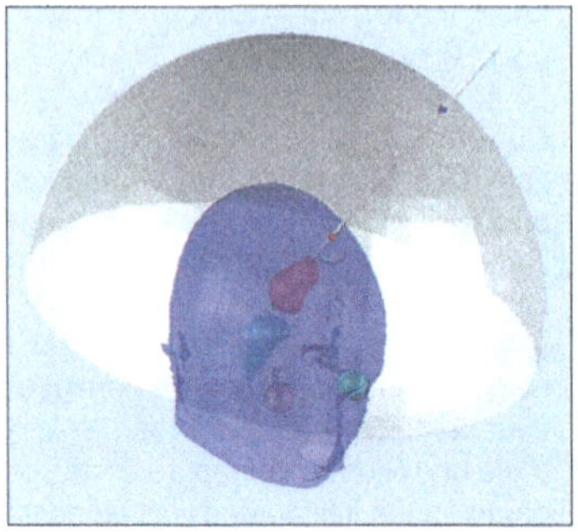

Abb. 60
Die Lage eines Tumors (rot) kann vor der Operation anhand der Daten, die durch Computertomographie und Magnetresonanzspektroskopie ermittelt wurden, als räumliche Computergrafik dargestellt werden. Die Computersimulation zeigt auf diese Weise, wo die Operationssonde innerhalb eines definierten Bereichs (graue Halbkugel) am besten positioniert werden kann

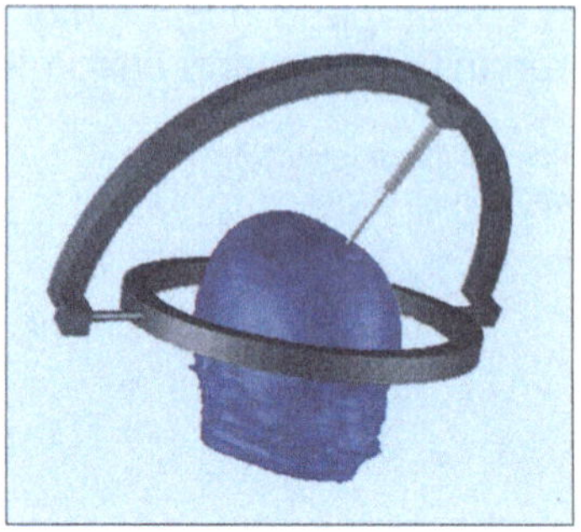

Abb. 61
Um die Operationssonde exakt positionieren zu können, wird der Kopf des Patienten in einem Ring, dem sogenannten stereotaktischen Grundring, fixiert. Die Sonde selbst ist an einem drehbaren Bügel befestigt und wird auf der Basis der errechneten Daten in die richtige Position gebracht

Die Aufgabenverteilung

In der ETH in Zürich entwickelt die Arbeitsgruppe von Professor Ursula Keller kompakte und wartungsfreundliche Lasersysteme („diodengepumpte Festkörper-Laser") mit bisher unerreichten Leistungsdichten, die eine kalte Abtragung von Gewebe durch Laserstrahl-Impulse mit Einstrahlungsdauern im Femto- bis Picosekundenbereich (10^{-15} bis 10^{-12} Sekunden) ermöglichen. Mit dem derzeit im Bau befindlichen 10-Watt-Laser wird die Abtragung von mehreren Kubikzentimetern Gewebe in wenigen Minuten möglich sein.

Von der Arbeitsgruppe von Professor Josef Bille im Institut für Angewandte Physik der Universität Heidelberg wird eine neuartige Sonde gebaut, die die beschriebene minimal invasive Operationstechnik im Sinne einer „Schlüsselloch-Chirurgie" ermöglichen wird. Diese Sonde arbeitet nach dem Prinzip des Periskops (Sehrohr) eines U-Bootes: Der Laserstrahl wird am Ende des Glasfaser-Lichtleiters durch ein Prisma

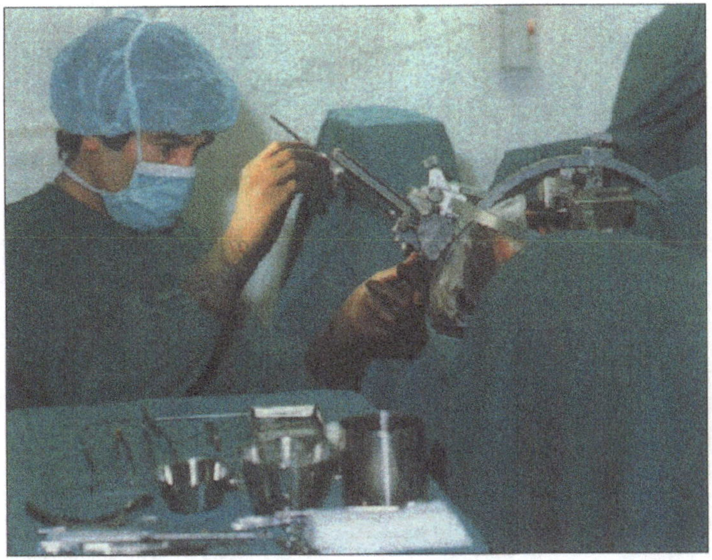

Abb. 62
Bei der Operation führt der Neurochirurg die Sonde über ein etwa sechs Millimeter großes Bohrloch in den Schädel ein

rechtwinklig umgelenkt. Durch die Verschiebung von verschiedenen fokussierenden Linsen und die Rotation mehrerer Rohre im Inneren einer starren Hülse kann der Tumor in Form von Zylindermänteln abgetragen werden. Diese Zylindergeometrie in Verbindung mit der Möglichkeit, den Laser an jedem Punkt der Oberfläche eines Zylindermantels ein- oder auszuschalten, erlaubt eine Anpassung des Operationsgebiets an jede beliebige Tumorform.

Der Prototyp der Sonde hat einen Außendurchmesser von 5,5 Millimeter und erfordert dementsprechend auch nur ein Bohrloch durch die Schädeldecke in dieser Größenordnung, wodurch sich die bei bisherigen Operationen notwendige großflächige Eröffnung des Schädels erübrigt.

Nach dem Abtragungsvorgang werden die entstandenen Gewebebruchstücke durch eine in die Sonde integrierte Spül- und Absaugvorrichtung aus dem Gehirn entfernt. Das mit einer automatischen Druckregelung ausgestattete Spülsystem wurde vom Institut für Regelungstechnik der Universität Siegen unter der Leitung von Professor Werner Düchting entwickelt.

Im Deutschen Krebsforschungszentrum wird in der Abteilung für Medizinische Physik an einem computerunterstützten Planungswerkzeug zur optimalen Positionierung der Sonde im Kopf des Patienten sowie an Methoden der Dosisberechnung zur tumorkonformen Abtragung durch Laserstrahlen gearbeitet. Erstes Ziel der hier entwickelten Rechenprogramme ist zunächst eine präzise Positionierung der Sonde im Gehirn. Dazu wird, wie bei der herkömmlichen stereotaktischen Operationstechnik, vor der Aufnahme der Daten im Tomographen ein stereotaktischer Grundring am Kopf des Patienten fixiert. Dieser stereotaktische Ring gestattet eine genaue Lokalisation beliebiger Punkte im Gehirn und somit eine genaue Therapieplanung. Der Grundring dient weiterhin bei der späteren Operation als Basis zur Führung der Sonde.

Um eine Verletzung von Hirnnerven, Gefäßen und sensiblen Arealen zu vermeiden, ermöglicht das im Krebsforschungszentrum entwickelte Planungsprogramm die interaktive Optimierung des Zugangsweges schon vor der Operation. Hierzu wird die genaue Lage der Operationssonde in Schichtbildern dargestellt, die senkrecht zum Zugangsweg liegen.

Ein weiteres Kriterium bei der Wahl des Zugangsweges ist es, die optimale Anpassung der Gewebe-Abtragungstechnik an die Tumorform zu erreichen.

Um eine Gesamtübersicht über die Lage der Sonde zu erhalten, ist eine dreidimensionale Computergraphik mit Darstellung der Anatomie und der Operationsinstrumente vorgesehen.

Der nächste, ebenfalls in einem Computerprogramm realisierte Schritt, ist die Dosisberechnung. Hierbei wird ermittelt, in welche Richtung wie lange und mit welcher Leistung eingestrahlt werden muß, um den Tumor vollständig zu entfernen.

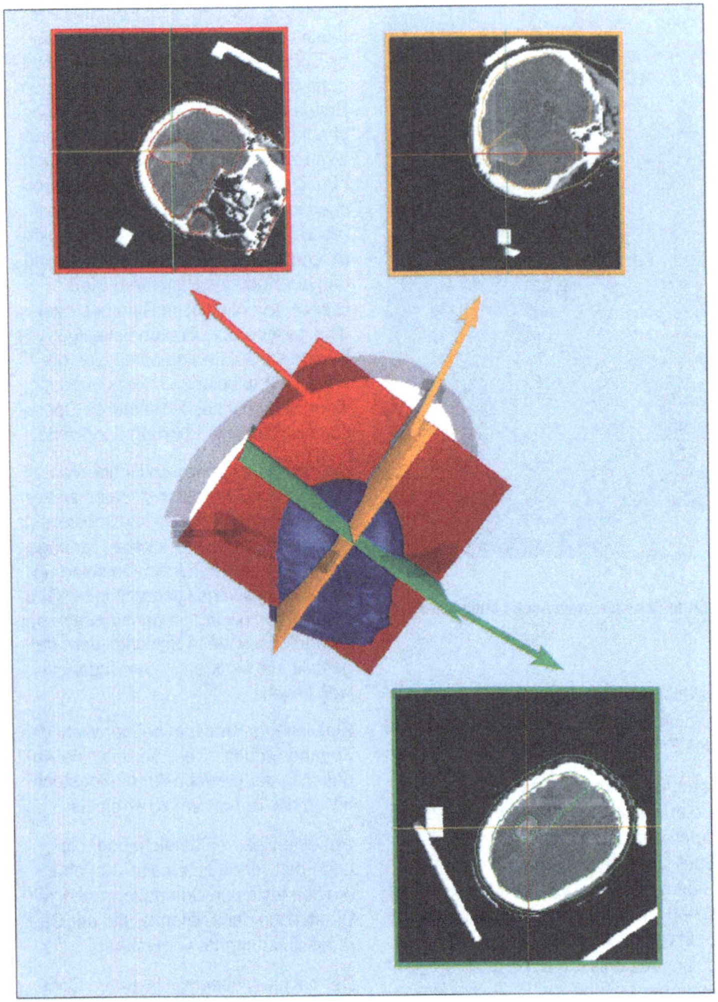

Abb. 63
Mit Hilfe der Computertomographie werden Schnittbilder des Tumors in verschiedenen Ebenen erstellt: senkrecht (grün) und entlang der Operationssonde (rot und gelb). Die Bilder lassen die Tumorumrisse erkennen und ermöglichen dadurch die Planung des Operationsverlaufs

Zuletzt berechnet das Computerprogramm die Koordinaten, die zur Einstellung des stereotaktischen Zielgeräts benötigt werden.

Bei der Abtragung des Tumorgewebes durch eine computergesteuerte Lasersonde muß im Gehirn mit höchster Präzision und allergrößter Sorgfalt und Sicherheit gearbeitet werden. Eine ständige Kontrolle des Operationsverlaufs durch bildgebende Verfahren ist daher unumgänglich. Zur Zeit werden von der Projektgruppe drei verschiedene Möglichkeiten untersucht:

- Im Institut für Angewandte Physik wurde ein konfokales Laser-Scanning-Mikroskop entwickelt, das in Form eines Endoskops in die Operationssonde integriert ist und optische Bilder aus dem Operationsbereich der Sonde mit höchster Ortsauflösung und Tiefenschärfe an einen externen Computer überträgt. Die Darstellung dieser Bilder auf dem Computer-Bildschirm gibt dem behandelnden Arzt wichtige Informationen über den Operationsverlauf.
- Im Krebsforschungszentrum wird als weitere Möglichkeit, das Operationsgeschehen zu überprüfen, der Einsatz eines 3D-Ultraschallkopfes, der in ein zusätzliches Bohrloch am Schädel des Patienten eingebracht werden soll, untersucht. Die Ultraschallbilder müssen dann mit den ursprünglichen Bildern aus den präoperativen CT- und MR-Daten sowie den endoskopischen Bildern verglichen werden und ermöglichen so eine noch detailliertere Beurteilung des Abtragungsvorgangs.
- Die wahrscheinlich genaueste, aber auch schwierigste und teuerste Möglichkeit, den Operationsverlauf zu kontrollieren, ist durch die intraopera-

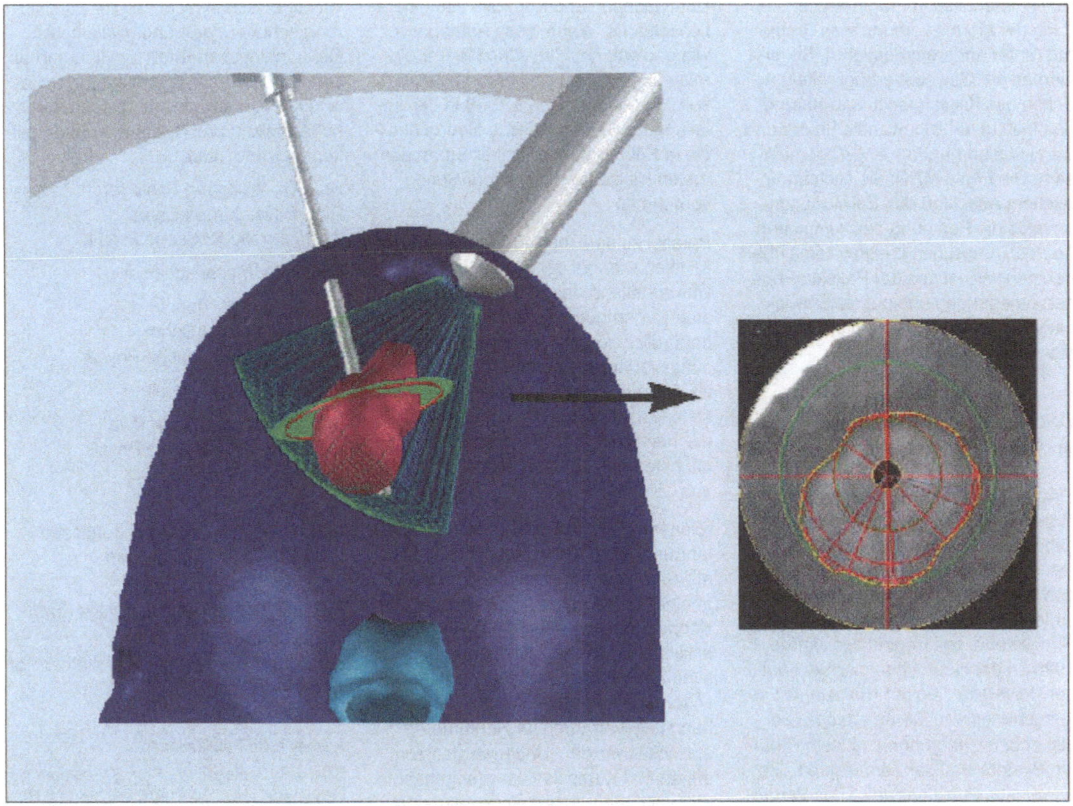

Abb. 64a, b
Der Einsatz von Ultraschall stellt eine von mehreren Möglichkeiten dar, den Verlauf des Operationsgeschehens unmittelbar zu verfolgen. Zu diesem Zweck wird ein Ultraschallkopf über ein zweites Bohrloch in den Schädel eingebracht. Während der Operation wird das Tumorgebiet mit Ultraschall abgetastet (links). Aus dem Ultraschallsignal können Veränderungen in der Lage des Tumors, die sich durch die Entfernung von Gewebe ergeben haben, direkt (in Echtzeit) dargestellt werden (rechts)

tive Magnetresonanz-Tomographie gegeben. Die Durchführung der Operation in einem MR-Tomographen und die Darstellung des Operationsgeschehens über MR-Bilder erfordern allerdings, daß sowohl das stereotaktische Fixierungs- und Zielsystem als auch die Lasersonde aus Materialien hergestellt werden müssen, die sich für den Einsatz in den starken und ständig wechselnden Magnetfeldern eines MR-Tomographen eignen. Damit in den Werkstoffen keine bildverfälschenden elektrischen Wirbelströme induziert werden, dürfen keine elektrisch leitfähigen Materialien verwendet werden. Zur Herstellung der Operationswerkzeuge kommen daher nur Kunststoff- und Keramikmaterialien in Frage. An der Lösung der hiermit verbundenen Probleme (unter anderem Festigkeit, Sterilisierbarkeit, Gewebeverträglichkeit) arbeiten das Krebsforschungszentrum, das Institut für Angewandte Physik und die Heidelberger Firma MRC gemeinsam. Die Firma MRC, die nach erfolgreichem Abschluß des Entwicklungsprojekts die Fertigung des kompletten neurochirurgischen Lasersystems übernehmen will, ist aus der Projektgruppe hervorgegangen und auf die Entwicklung MR-kompatibler chirurgischer Systeme spezialisiert.

Derzeitiger Entwicklungsstand und nächste Schritte

Ein 1-Watt-Kurzpuls-Laser-System, die stereotaktische Sonde und die dazugehörigen Rechnersteuerungsprogramme wurden bis zum Prototyp-Stadium entwickelt. Das Verfahren wird, nach umfangreichen Experimenten an totem Hirngewebe, seit Beginn des Jahres 1996 an der Neurochirurgischen Klinik der Universität Leuven (Belgien) in Untersuchungen an Tieren erprobt. Die bisherigen Erfahrungen mit dem Prototyp-System sind sehr ermutigend. Die prinzipielle Funktionsweise des Verfahrens konnte bestätigt werden, wobei eine Abtragungsgenauigkeit im Bereich von 50 Mikrometern erzielt wurde und der Nachweis gelang, daß das an der Abtragungsgrenze befindliche gesunde Gewebe nicht in Mitleidenschaft gezogen wird.

Die nächsten wichtigen Schritte betreffen die Fertigstellung der Planungsprogramme, die Weiterentwicklung des Systems, die Verzehnfachung der Laserleistung sowie die Integration bildgebender Verfahren (Utraschall/MR) zur Überwachung und Kontrolle des Operationsablaufs. Wenn diese Aufgaben, wie geplant, noch im Jahr 1997 erfolgreich abgeschlossen werden können, soll im Lauf des Jahres 1998 in der Abteilung für Stereotaktische Neurochirurgie in Köln Professor Volker Sturm den ersten klinischen Einsatz der Sonde vornehmen.

Parallel zu den Tests an den beteiligten Kliniken wird bei der Firma MRC die Überarbeitung des Neuro-Laser-Systems vorangetrieben sowie das behördlich vorgeschriebene Zulassungsverfahren durchlaufen. Das Ziel ist, das weltweit erste neurochirurgische Kurzpuls-Lasersystem für den klinischen Betrieb noch innerhalb der nächsten drei Jahre anbieten zu können.

Bildgesteuerte, minimal invasive Verfahren werden in der Medizin eine Rolle mit zunehmender Bedeutung spielen. In einer beispielhaften internationalen Kooperation zwischen Kliniken, physikalischen und medizinischen Forschungsinstituten und medizintechnischer Industrie soll ein neues Laser-Behandlungsverfahren für Hirntumoren entwickelt werden. Dabei werden zum ersten Mal Kurzpuls-Laser (sogenannte Picosekunden-Laser) eingesetzt, deren Lichtenergie-Leistung ausreichend hoch ist, um mehrere Kubikzentimeter Gewebe in wenigen Minuten auf „kaltem" Weg abtragen zu können. Das Verfahren, das sowohl über eine präoperative computerunterstützte Planung als auch eine Echtzeitüberwachung durch bildgebende Verfahren verfügt, zeichnet sich durch höchste Präzision und extrem niedrige Belastungen des gesunden Hirngewebes aus. Ein erfolgreicher Abschluß des hier beschriebenen Projekts wäre ein wichtiger Schritt nicht nur zur Realisierung schonenderer und effizienterer Behandlungsverfahren für Hirntumoren, sondern auch zur Verbesserung anderer Operationen, die heute noch durch hohe Risiken und Nebenwirkungen gekennzeichnet sind.

Prof. Dr. Wolfgang Schlegel
Dipl.-Phys. Jürgen Dams
Abteilung Medizinische Physik

Beteiligte Wissenschaftler

Dr. sc. hum. R. Bendl
Dr. med. Norbert Suhm
Abteilung Medizinische Physik

In Zusammenarbeit mit

Prof. Dr. rer. nat. Josef Bille
Institut für Angewandte Physik,
Universität Heidelberg

Dr. Markus Götz
MRC – MR-kompatible chirurgische
Systeme GmbH, Heidelberg

Prof. Dr. Volker Sturm
Abteilung funktionelle Neurochirurgie
und Stereotaxie,
Klinik für Neurochirurgie der Universität
zu Köln

Ausgewählte Publikationen

Bille, J.F., Schlegel, W., Sturm, V.: Stereotaktische Laser-Neurochirurgie. Physik in unserer Zeit 24, 280–286 (1993)

Dams, J., Bendl, R., Fischer, H.J., Schlegel, W., Sturm, V., Bille, J.: Planung, Simulation und Optimierung der Positionierung einer neuartigen Sonde in der stereotaktischen Laser-Neurochirurgie. In: Medizinische Physik 96. Hrsg.: Leitner, H., Stücklschweiger, G., DGMP, Graz, 187-188 (1996)

6.2 Gentherapie mit Suizidgenen – Planung und Verlaufsbeobachtung

von Uwe Haberkorn

Die Einbringung von sogenannten Suizidgenen in Krebsgeschwülste und ihre Aktivierung im Tumor stellt einen vielversprechenden gentherapeutischen Ansatz dar. Suizidgene kodieren für Enzyme, die in Säugern nicht angetroffen werden und ungiftige oder relativ ungiftige Vorläufersubstanzen in deren giftige (toxische) Stoffwechselprodukte umwandeln. Das Einbringen solcher Gene in die Tumorzellen führt dazu, daß im Tumor diese toxischen Stoffwechselprodukte hergestellt werden. Suizidgene lösen dadurch sozusagen den Selbstmord der Tumorzellen aus. Unsere Arbeitsgruppe arbeitet vorwiegend mit zwei dieser Suizidsysteme: der Cytosin-Desaminase (CD) und der Herpes-Simplex-Virus-Thymidin-Kinase (HSV-tk). Das Enzym Cytosin-Desaminase kommt in Pilzen und Bakterien vor und wandelt das bei Pilzerkrankungen eingesetzte Mittel 5-Fluorocytosin (5-FC) in das Chemotherapeutikum 5-Fluoruracil (5-FU) um. Da das Enzym in Säugerzellen nicht vorkommt, sind beim Menschen nur geringe Nebenwirkungen zu erwarten. Gentherapeutische Ansätze mit der HSV-tk wurden bereits in einer Reihe von Tumormodellen untersucht und erfahren derzeit erste klinische Prüfungen. Im Unterschied zur menschlichen Thymidin-Kinase, die für die Vervielfältigung der Erbsubstanz die benötigten Phosphatmoleküle an die „Bausteine" anhängt, ist die HSV-tk weniger spezifisch. Sie wandelt auch Nukleosidanaloge wie Acyclovir und Gancyclovir zu den entsprechenden Monophosphatmetaboliten um. Nach Einbau der Metaboliten in die Desoxyribonukleinsäure (DNS) der Tumorzellen sterben die Zellen ab.

Der Transfer des Suizidgens kann mit Hilfe von gentechnisch veränderten (rekombinanten) Viren erfolgen. Da die Effizienz der Infektion und damit des Einbringens von Suizidgenen gering ist, sind höchstwahrscheinlich mehrere Infektionen nötig, um eine therapeutisch ausreichende Aktivität des Suizidenzyms zu erreichen. Die im Tumor erzeugte Enzymaktivität durch ein nicht-invasives Verfahren zu erfassen, erscheint sinnvoll, um zu entscheiden, ob mehrere Infektionsschritte nötig sind. Da sowohl 5-Fluorcytosin als auch Gancyclovir mit dem Positronenstrahler ^{18}F markiert werden können, ist es möglich, die Positronenemissionstomographie (PET) zur Erfassung der Suizid-Enzymaktivität einzusetzen. Weiterhin können Effekte auf den Tumorstoffwechsel zur frühzeitigen Beurteilung der Behandlung dienen.

Verlaufsbeobachtung durch Stoffwechseleffekte

Nach Übertragung der HSV-tk in Hepatomzellen von Ratten wurden Untersuchungen zur Aufnahme verschiedener Stoffwechseltracer durchgeführt: Fluordeoxyglukose (FDG), 3-O-Methylglukose, Aminoisobuttersäure (AIB), Methionin und Thymidin. Wurde Gancyclovir verabreicht, stieg die Aufnahme von FDG und 3-O-Methylglukose auf bis zu 195 Prozent. Experimente mit Mischungen aus Kontrollzellen und verschiedenen Anteilen HSV-tk-exprimierender Zellen zeigten eine Abhängigkeit dieser Effekte von der Anzahl der HSV-tk-exprimierenden Zellen. Die Aufnahme der synthetischen Aminosäure AIB sank auf 47 Prozent. Der Methionin- und Thymidineinbau in die Proteine beziehungsweise DNS fiel auf 17 und 5,5 Prozent.

Diese Daten zeigen, daß PET mit Stoffwechseltracern prinzipiell für die Ver-

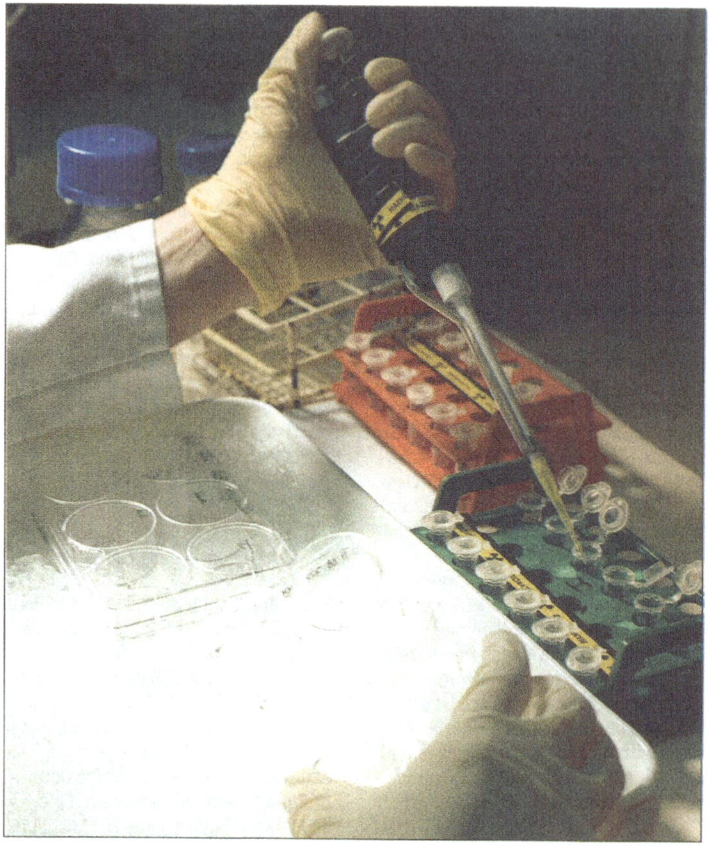

Abb. 65
Radioaktiv markiertes Thymidin, ein Baustein der Erbsubstanz, wird zu Tumorzellen der Rattenleber zugegeben. In bestimmten Zeitintervallen wird die Aufnahme gemessen. Die Menge an aufgenommenem Thymidin gibt Aufschluß darüber, ob das Selbstmordprogramm der Tumorzellen erfolgreich aktiviert wurde

laufsbeobachtung (Monitoring) gentherapeutischer Ansätze mit Suizidgenen genutzt werden kann. Der Anstieg der FDG- und 3-O-Methylglukoseaufnahme in der Zellkultur kann als Streßreaktion der Tumorzellen interpretiert werden. Als zugrunde liegender Mechanismus kommt eine Umverteilung von Transporteiweißen von intrazellulären Lagern an die Zellmembran in Frage. Ähnliche Ergebnisse konnten bereits unter konventioneller Chemotherapie beobachtet werden. Die Daten zur Aufnahme von AIB, Methionin und Thymidin belegen dagegen die Hemmung von Aminosäuretransport, Protein- und DNS-Synthese.

Der Therapieverlauf mit PET ist folgendermaßen: Zunächst wird der Stoffwechsel mit FDG, Thymidin oder einem anderen Tracer vor Beginn der Therapie gemessen. Anschließend erfolgt die Infektion mit den Viren als Trägersystem, und PET-Verlaufsmessungen werden nach Gabe der toxischen Vorläufersubstanz durchgeführt. Dieser Ansatz steht jedoch vor zwei Problemen: Zum einen ist die Länge des Intervalls zwischen Verabreichung der Vorläufersubstanz und PET-Messung festzulegen. Dies kann empirisch gelöst werden. Zum anderen muß der Therapeut entscheiden, wann eine therapeutisch ausreichende Suizidenzymaktivität im Tumor hervorgerufen worden ist. Durch die Messung der Aufnahme von spezifischen Substraten für das Suizidenzym wird auch diese Frage beantwortet.

Planung und Verlaufsbeobachtung durch die Anreicherung spezifischer Substrate

Wir haben die Aufnahme von mit Tritium (^3H) markiertem Gancyclovir in HSV-tk-exprimierenden Zellen sowie in nicht gentechnisch veränderten Zellen zu verschiedenen Zeitpunkten gemessen. Erstere reicherten mehr ^3H-Gancyclovir an als die Kontrollzellen. Um die Situation in vivo zu simulieren, experimentierten wir mit Mischungen aus

Kontrollzellen und HSV-tk-exprimierenden Zellen. Auch hier beobachteten wir, daß die Anreicherung von Gancyclovir abhängig ist von dem Anteil der HSV-tk-exprimierenden Zellen: Je mehr Zellen das Suizidgen einbaut, desto höher die Enzymaktivität, desto mehr Gancyclovir wird aufgenommen und umgebaut und – für eine Aussage zum Therapieerfolg besonders wichtig – desto mehr Zellen sterben.

Weiterhin wurden Experimente mit einem zweiten Suizidsystem, der Cytosin-Desaminase (CD) des Darmbakteriums Escherichia Coli durchgeführt. Das CD-Gen wurde in eine humane Glioblastom-Zell-Linie im Reagenzglas übertragen und die 5-Fluorcytosinaufnahme gemessen. CD-exprimierende Zellen stellten 5-Fluoruracil her, während die Kontrollzellen dazu nicht in der Lage waren. Darüber hinaus konnten signifikante Mengen an 5-Fluoruracil im Kulturmedium bestimmt werden. Dies könnte den in früheren Experimenten beobachteten „bystander effect" erklären. Mit diesem Begriff umschreibt man die Tatsache, daß Zellen in der Nähe von Suizidgen-exprimierenden Zellen auch von dem therapeutischen Effekt betroffen sind. Studien zum Transport von ^{3}H-5-Fluorcytosin wiesen darauf hin, daß 5-FC in die Zelle diffundiert und die Radioaktivität wieder schnell aus der Zelle verschwindet. Daher könnten die langsame Aufnahme und das rasche Ausschleusen von 5-Fluorcytosin beziehungsweise 5-Fluoruracil limitierende Faktoren für den Therapieerfolg darstellen.

Der Einsatz von Multi-Tracer-Studien zur Planung und Verlaufsbeobachtung von gentherapeutischen Ansätzen mit Suizidgenen hat folgenden Ablauf: Zuerst wird eine sogenannte Basismessung mit einem radioaktiv markierten, spezifischen Substrat für das Suizidenzym und einem Stoffwechseltracer durchgeführt. Nach der Infektion wird die Enzymaktivität durch Messungen der Anreicherung des spezifischen Substrats abgeschätzt. Diese Information erlaubt es, den Zeitpunkt für die Gabe der Vorläufersubstanz festzulegen. Erst dann kann die Wirksamkeit über Stoffwechseleffekte beurteilt werden.

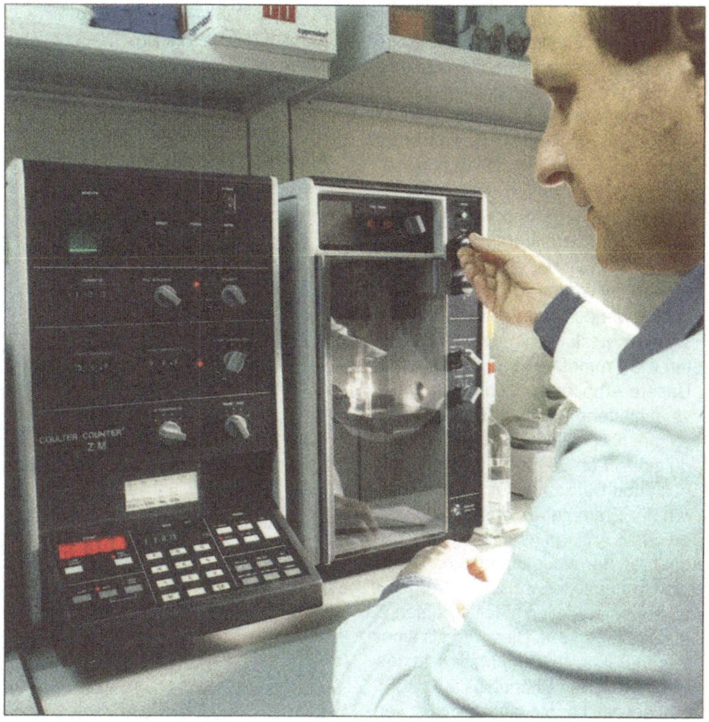

Abb. 66
Dr. Uwe Haberkorn mißt die Anzahl der Zellen einer Probe im Zellzähler

Zukünftige Entwicklungen

Das oben genannte Verfahren wird in der nächsten Zeit mit verschiedenen spezifischen Substraten für die Suizidenzyme am Tiermodell in seiner Wertigkeit untersucht werden. Weiterhin beschäftigt sich die Arbeitsgruppe mit der Konstruktion von gewebespezifischen Gentransfersystemen. Die bei diesem Ansatz eingesetzten gentechnisch veränderten retroviralen Trägersysteme infizieren in der Regel Zellen, die sich teilen, und eignen sich daher zum Gentransfer in Tumorzellen. Dennoch können auch andere sich teilende Gewebe wie beispielsweise Knochenmark, Darmepithelien, Haarfollikel infiziert werden. Daraus ergibt sich die Notwendigkeit einer spezifischen Expression der therapeutischen Gene. Dies kann zum einen durch Veränderung der Virushülle mit der Folge einer spezifischen Infektion erreicht werden, zum anderen durch die Verwendung von gewebespezifischen regulatorischen DNS-Abschnitten wie Promotoren und Enhancern. Unsere Arbeiten konzentrieren sich auf verschiedene Promotor/Enhancer-Systeme: für Schilddrüsentumoren die regulatorischen Elemente für Thyreoglobulin und Calcitonin, für manche Tumoren der Promotor für das carcinoembryonale Antigen (CEA) und für Lebertumoren der Albuminpromotor. Die meisten Tumorzellen weisen im Vergleich zu normalen Zellen einen erhöhten Glukosetransport auf. Dies wird als eines der charakteristischen Merkmale des transformierten Phänotyps aufgefaßt. Mittlerweile konnte eine „Familie" von Glukosetransportern identifiziert werden. Insbesondere die Expression des Typ 1 (GLUT1) wird in bösartigen Zellen aktiviert. Diese Veränderung tritt sehr früh im Laufe der Entartung der Zelle auf. Auch hier sind die regulatorischen Elemente der Genaktivierung bekannt und könnten für eine tumorspezifische Expression genutzt werden. Durch die Kombination von molekularbiologischen Methoden und der nuklearmedizinischen Meßtechnik könnte es somit möglich sein, eine Aktivierung von Suizidgenen nur im Tumor zu erreichen und diese auch nichtinvasiv zu erfassen.

Priv.-Doz. Dr. Uwe Haberkorn
Abteilung Onkologische Diagnostik und Therapie

Beteiligte Mitarbeiter

Dr. Franz Oberdorfer
Abteilung Radiochemie und Radiopharmakologie

In Zusammenarbeit mit

Dr. Khashayarsha Khazaie
Chirurgische Universitätsklinik, Heidelberg

Dr. Anthony Shields
Harper Hospital,
Detroit, USA

Dr. Yushio Hiasa
Nara Medical School, Kashihara,
Nara, Japan

Ausgewählte Publikationen

Haberkorn, U., Ziegler, S.I., Oberdorfer, F. et al.: FDG uptake, tumor proliferation and expression of glycolysis associated genes in animal tumor models. Nucl Med Biol 21, 827–834 (1994)

Haberkorn, U., Morr, I., Oberdorfer, F. et al.: Fluorodeoxyglucose uptake in vitro: aspects of method and effects of treatment with gemcitabine. J Nucl Med 35, 1842–1850 (1994)

Haberkorn, U., Oberdorfer, F., Gebert, J. et al.: Monitoring of gene therapy with cytosine deaminase: in vitro studies using ^{3}H-5-fluorocytosine. J Nucl Med 37, 87–94 (1996)

Haberkorn, U., Altmann, A., Morr, I. et al.: Multi tracer studies during gene therapy of hepatoma cells with HSV thymidine kinase and ganciclovir. J Nucl Med 38, 1048–1054 (1997)

Haberkorn, U., Altmann, A., Morr, I. et al.: Gene therapy with Herpes Simplex Virus thymidine kinase in hepatoma cells: uptake of specific substrates. J Nucl Med 38, 287–294 (1997)

6.3 Teleradiologie: Verbesserung der Kommunikation in der radiologischen Diagnostik

von Uwe Engelmann
und Malte L. Bahner

Die Teleradiologie ist nach einer Definition des American College of Radiologists die elektronische Übertragung radiologischer Bilder von einem Ort zu einem anderen zum Zweck der Interpretation oder gemeinsamen Konsultation. Daraus ergibt sich die Hoffnung, die Kommunikation zwischen verschiedenen behandelnden Ärzten, unter anderem den Radiologen, zu beschleunigen und sie zu verbessern. Dies ist gerade bei der Behandlung von Tumorerkrankungen von besonderer Bedeutung.

Da herkömmliche Videokonferenz-Systeme und Systeme zur Bildübertragung nicht den Bedürfnissen der Radiologen, aber auch nicht den hohen Anforderungen des deutschen Datenschutzes entsprechen, war es das Ziel unseres Projekts, ein klinisch einsetzbares System für die Teleradiologie zu entwickeln. Damit sollte es möglich sein, digitale medizinische Bilder, wie sie zum Beispiel von Computertomographen oder Magnetresonanztomographen erzeugt werden, per Computer über Telefonleitungen zu verschicken.

Das Deutsche Krebsforschungszentrum hat zusammen mit dem Steinbeis-Transferzentrum „Medizinische Informatik" das Teleradiologiesystem MEDICUS entwickelt und in einem Testverbund erprobt, nachdem zuvor die notwendigen Komponenten mit Radiologen und klinisch tätigen Ärzten definiert worden waren.

Das Ziel des MEDICUS-2-Projekts war die Entwicklung eines Teleradiologie-Systems, das die Übermittlung von radiologischen Bildern und das kooperative Arbeiten mit diesen Bildern über

Abb. 67
Die Partner des Teleradiologie-Verbundes

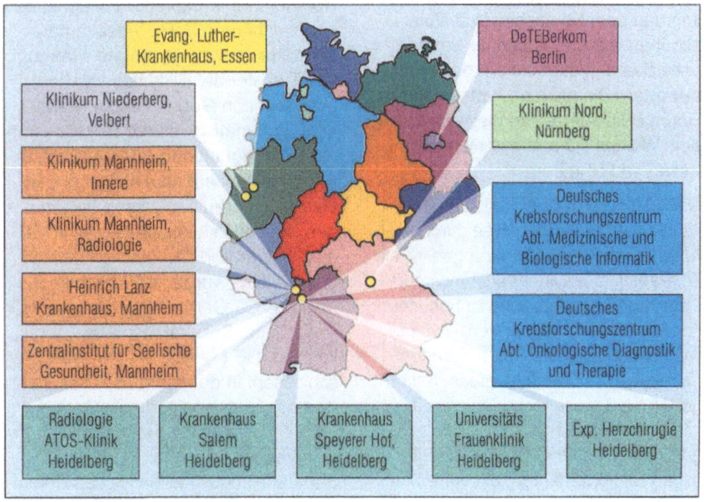

ISDN erlaubt. Das Projekt, die entwickelte Software und Erfahrungen aus der klinischen Erprobung werden im folgenden dargestellt.

Das MEDICUS-2-Projekt

Das Projekt wurde von der Firma DeTeBerkom, einem Tochterunternehmen der Telekom AG, von August 1994 bis Juli 1996 gefördert. Die Arbeitsgruppe von Priv.-Doz. Dr. Hans-Peter Meinzer in der Abteilung Medizinische und Biologische Informatik hat dieses Projekt gemeinsam mit dem Steinbeis-Transferzentrum Medizinische Informatik in Heidelberg durchgeführt. Dabei hatte das Deutsche Krebsforschungszentrum die wissenschaftliche Leitung des Projekts, das Transferzentrum war für die Implementation, Installation und die Wartung des Systems verantwortlich. Es wurde ein Netzwerk von 13 Radiologen aus niedergelassenen Praxen, kleinen Krankenhäusern, Universitätskliniken und dem Deutschen Krebsforschungszentrum aufgebaut, um das entwickelte System zu erproben und zu bewerten. Die meisten Partner sind im Raum Heidelberg/Mannheim angesiedelt. Weitere Partner kommen aus Essen und Nürnberg.

Nachdem die Partner feststanden, wurde eine Systemanalyse durchgeführt, bei der die Anforderungen an ein Teleradiologie-System aus Anwendersicht erfaßt wurden. Eine Untersuchung kommerzieller Telekonferenz-Systeme, wie sie zum Beispiel in der Bürokommunikation verwendet werden, hat ergeben, daß diese nicht den spezifischen Anforderungen der Radiologie genügen. Das fängt bei den spezifischen Bildformaten an, die außerhalb der Radiologie nicht verwendet werden. Weiterhin haben radiologische Bilder eine Bildtiefe von zwölf statt acht bit und können daher mit herkömmlichen Systemen nicht verarbeitet werden. Typische radiologische Bildverarbeitungsfunktionen, wie zum Beispiel die Grauwertfensterung und die Analyse von Grauwerten in Regionen (in englischer Sprache „regions of interest"), fehlen. Weitere Nachteile kommerzieller Telekonferenz-Systeme sind, daß sie nicht in existierende Umgebungen in der Radiologie integriert sind. Dazu fehlen unter anderem der Anschluß an bildgebende Geräte (zum Beispiel Computertomographen) und die Verwaltung der Patientendaten. Daher müssen spezielle Teleradiologie-Systeme entwickelt werden, die den Anforderungen in der Radiologie gerecht werden.

Das MEDICUS-System

In MEDICUS können Bilder aus verschiedenen Quellen, wie zum Beispiel Computertomograph (CT), Magnetresonanztomograph (MR), Videokamera und Ultraschallgerät integriert werden. Der Transfer der Bilddaten von den bildgebenden Geräten erfolgt weitgehend automatisch. In der Regel besteht die Übertragung der Daten aus einem Export-Befehl auf dem bildgebenden Gerät. Der Transfer-Prozeß basiert auf den Kommunikationsprotokollen DECnet, TCP/IP und DICOM. Im Rahmen des Projekts wurden elf verschiedene MR- und CT-Geräte verschiedener Hersteller (zum Beispiel Siemens, Philips, Toshiba, GE Medical Systems) angeschlossen. In den meisten Fällen war dies sehr aufwendig, da die Geräte nicht dem neuesten Stand der Technik entsprachen und somit keine Standard-Schnittstellen für den Datenaustausch (DICOM) vorhanden waren.

Die in den Bilddateien enthaltenen alphanumerischen Daten (Patientenname, Identifikationsnummer, Geburtsdatum, Untersuchungsart, Datum, Serien-Nummer und andere) werden in der Patientendatenbank von MEDICUS gespeichert. Dabei werden alle personenbezogenen Daten verschlüsselt. Das Programm nutzt die alphanumerischen Informationen, um die Untersuchungen und Bilder in ähnlicher Weise zu präsentieren, wie es die medizinischen Anwender (medizinisch-technische Radiologie-Assistentin oder Radiologe) von den CT- oder MR-Konsolen gewohnt sind. Auseinandersetzungen mit dem Betriebssystem, dem Dateisystem oder den Transferprogrammen werden dem Benutzer erspart.

Eine angeschlossene Videokamera erlaubt nicht nur die Übertragung von Bildern der Kommunikationspartner, sondern auch die Digitalisierung von Filmen oder anderen Dokumenten, wie zum Beispiel einer EKG-Kurve. Auch ein Ultraschallgerät läßt sich einfach anschließen.

Die Bildschirmgestaltung basiert auf den Ergebnissen der kognitiven Psychologie und Gestaltungsrichtlinien für medizinische Anwendungen. Komplette Untersuchungen können mit drei Mouseklicks an eine andere MEDICUS-Workstation geschickt werden. Es ist möglich, Untermengen der Untersuchung zu selektieren und einen Begleitbrief mitzuschicken. Der Absender hat die Möglichkeit, die Rechte des Empfängers an der Nutzung der Bilddaten einzuschränken (zum Beispiel allein ansehen, drucken, exportieren).

Der Datenschutz spielt bei der Übertragung von personenbezogenen Daten über öffentliche Netze eine entschei-

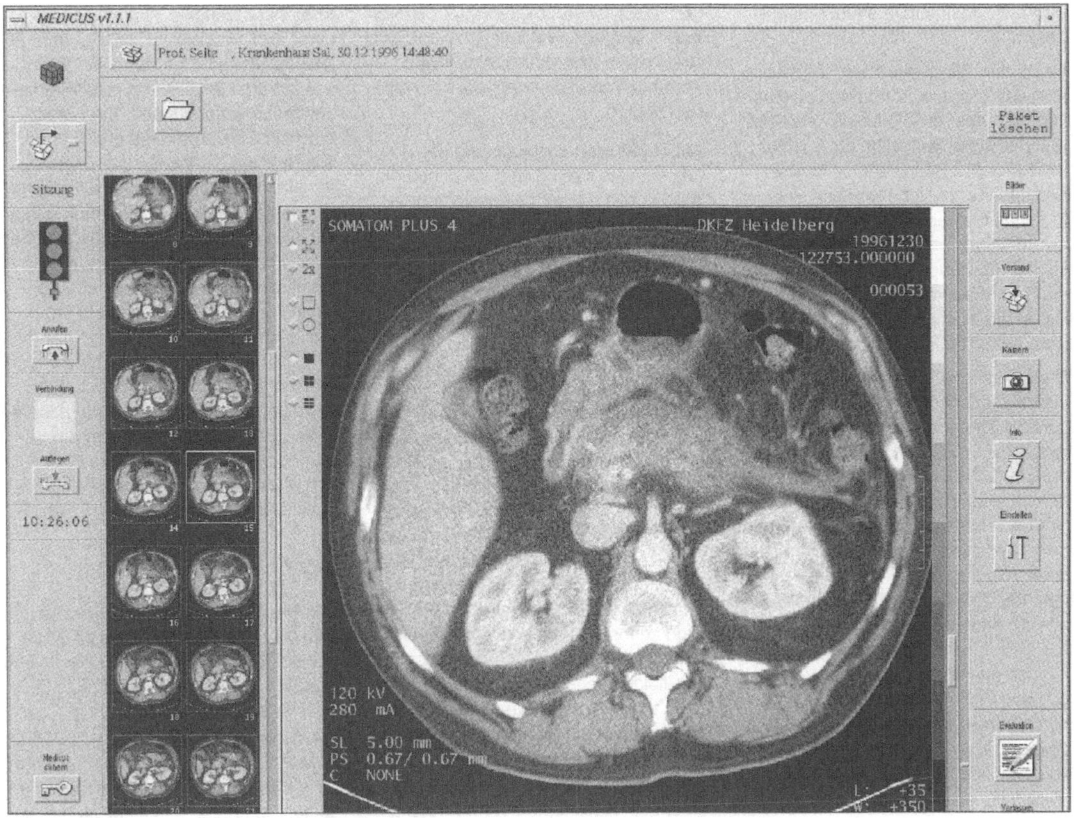

Abb. 68
Die Bildschirmoberfläche des MEDICUS-Programms bietet dem Nutzer die Möglichkeit, die Bilder per Mouseklick in Originalgröße, vergrößert oder als Übersichtsansicht, auszurufen. Die Darstellung interessanter Regionen in abgestuften Grauwerten vereinfacht die Bildauswertung

dende Rolle. Daher wurde für MEDICUS ein eigenes Sicherheitskonzept entwickelt und implementiert. Dieses basiert auf dem Bundesdatenschutzgesetz und dem IT-Sicherheitshandbuch des Bundesamts für Sicherheit in der Informationstechnologie (BSI). Die erarbeiteten Maßnahmen betreffen die Bereiche Organisation, Technik, Schulung und Software. Die Konsequenzen auf der Software-Ebene sind, daß alle lokalen Daten mit einem symmetrischen Verfahren verschlüsselt werden. Für die Kommunikation werden die Datenpakete mit einem aufwendigeren, aber auch sichereren „Public Key"-Kryptographiesystem verschlüsselt. Außerdem werden alle Daten mit einer digitalen Unterschrift des Absenders versehen. Auf diese Weise werden die Unversehrtheit und Authentizität der Daten sowie die

Vertraulichkeit der Datenübertragung gesichert.

Nach dem „Verpacken“ und Verschlüsseln der Daten, werden diese zu einem vom Benutzer definierbaren Zeitpunkt automatisch übertragen. Ein CT-Bild mit 512 x 512 Bildpunkten und einer Bildtiefe von zwölf bit wird auf zwei B-Kanälen eines ISDN-Basis-Anschlusses (64 kbit/s pro Kanal) in etwa 33 Sekunden übertragen. Dies bedeutet, daß die Datenübertragung eines typischen Datensatzes mit 30 bis 60 CT-Bildern etwa 15 bis 30 Minuten dauert.

Die eigentliche Telekonferenz wird mit einem konventionellen Telefonanruf begonnen. Danach starten beide Konferenzteilnehmer ihr MEDICUS-Programm. Einer der beiden Partner ruft den anderen Partner per Programm an, worauf bei diesem ein rotes Telefon auf dem Bildschirm „klingelt“. Die Verbindung wird aufgebaut, wenn der Angerufene das Telefon anklickt. Danach werden die vorhandenen Bilddaten auf beiden Seiten abgeglichen. Beide Partner können nun Bilder auswählen, anzeigen und Bildverarbeitungsfunktionen durchführen. Alle Aktionen werden auf beiden Seiten synchron durchgeführt; so daß beide Konferenzteilnehmer immer das gleiche Bild sehen.

Die Bilder können in Originalgröße, vergrößert, in Vierer- oder Sechserteilung dargestellt werden. Es ist möglich, Grauwerte anzuzeigen und interessante Regionen zu analysieren (Dichte, Größe, Mittelwert, Standardabweichung). Es gibt eine Lupe, mit der Bildausschnitte vergrößert werden können. Der sichtbare Grauwertbereich der 12-bit-Bilder kann mit den Level/Window-Funktionen verändert werden. Mit den Meßfunktionen können Strecken, Rechtecke und Kreise gemessen werden. Dabei sehen beide Partner immer exakt die gleichen Bilder und außerdem die Position des Mousezeigers des Kommunikationspartners auf dem eigenen Schirm.

Auf Funktionen zur Regelung des Aktionsrechts wurde bewußt verzichtet. Im praktischen Gebrauch hat sich erwiesen, daß die üblichen Konventionen der zwischenmenschlichen Kommunikation ausreichen. Auf eine Kontrolle durch den Computer kann daher verzichtet werden.

Als möglicher Einsatzbereich der Teleradiologie wird meist die schnellere und bessere Verfügbarkeit des Rates eines Experten genannt. Für die Teleradiologie als Untergruppe der Telemedizin sind noch weitere Einsatzbereiche denkbar: eine regelmäßige Röntgenbesprechung zwischen den Ärzten eines kleineren oder mittleren Krankenhauses und denen einer radiologischen Einrichtung, die die anfallende Schnittbilddiagnostik für dieses Haus durchführt, ist erst durch den Einsatz der Teleradiologie möglich. Dadurch können dann tägliche zeitaufwendige Dienstreisen entfallen. im Nachtdienst ist durch die Teleradiologie die Möglichkeit gegeben, Dienstpersonal einzusparen, indem ein Radiologe mehrere Abteilungen versorgt. Bei fehlenden direkten Netzwerkverbindungen zwischen einem Strahlentherapieplanungssystem und dem zur Bestrahlungsplanung eingesetzten Computertomographen ist diese Strecke auch durch die Teleradiologie mit einer einfach installierbaren ISDN-Verbindung denkbar. Die Vernetzung innerhalb größerer, dezentraler Röntgenabteilungen ist wegen der anfallenden Datenmengen nicht sinnvoll über eine ISDN-Verbindung zu lösen. Allerdings ermöglicht der Einsatz mehrerer Teleradiologie-Workstations bei einer Vernetzung zum Beispiel über ein lokales Computernetzwerk die Möglichkeit zur direkten Diskussion bei komplizierten Untersuchungen. Eine Steigerung der Effizienz ist dabei durch die Teleradiologie denkbar. Der Datentransfer im Rahmen wissenschaftlicher Kooperationen wird durch den Einsatz der Teleradiologie vereinfacht. Darüber hinaus werden sich neue Wege der Qualitätskontrolle eröffnen, wenn gewonnene Bilddaten nicht mehr umständlich in analoger Form mit der Post versandt werden müssen. Der von den Medien favorisierte „Expertenbefund“ via Teleradiologie scheint nach unseren ersten Erfahrungen wohl eher ein Begründungskonstrukt für diese neue Kommunikationsform zu sein als eine realistische, tägliche Notwendigkeit.

Ergebnisse des Feldtests

Das MEDICUS-Programm wurde von Juni bis Dezember 1996 knapp 3 000 mal aufgerufen. Es wurden über 25 000 digitale CT- und MR-Bilder in das MEDICUS System importiert. Davon wurden mehr als 21 000 Bilder in über 500 Paketen per ISDN an andere medizinische Partner verschickt. Üblicherweise besteht ein Paket aus einer Studie mit mehreren Bild-Serien. Die durchschnittliche Anzahl von Bildern pro Studie betrug 42. Von zehn Partnern wurden im Untersuchungszeitraum knapp 150 Telekonferenzen durchgeführt. Dabei hat eine typische Konferenz etwa fünf Minuten gedauert. Alle Konferenzen waren kürzer als zehn Minuten. Die mittlere Zeit zum Versand einer Studie betrug durchschnittlich zwei Minuten. Diese Zeit lag bei wenigen Sekunden, wenn kein Begleitbrief dazu geschrieben wurde.

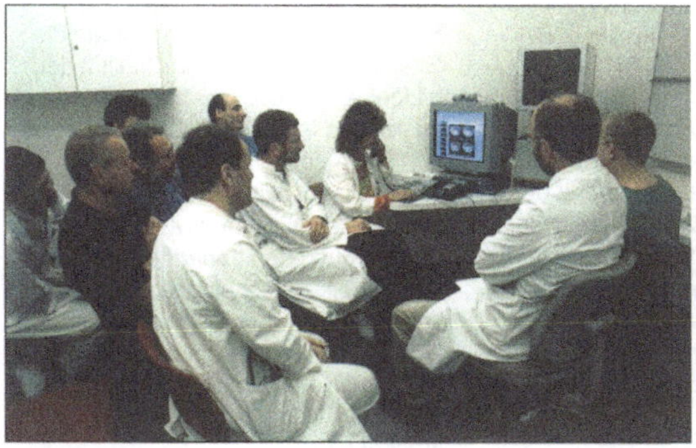

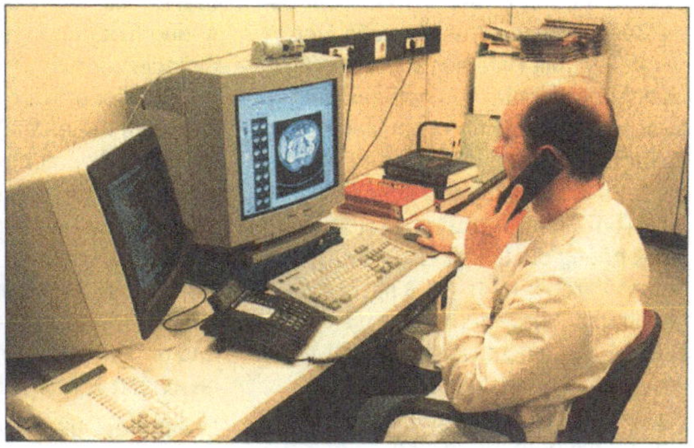

Abb. 69, 70
Telekonferenz von Internisten im Krankenhaus Salem in Heidelberg (linkes Foto) mit einem Radiologen im Deutschen Krebsforschungszentrum (rechtes Foto). Die Konferenzteilnehmer sehen stets das gleiche Bild. Die Freisprechanlage erlaubt dem Radiologen, gleichzeitig mit seinen Gesprächspartnern im Krankenhaus per Telefon zu diskutieren und bestimmte Funktionen am Computer auszuführen

Erfahrungen mit MEDICUS

Das beschriebene System ist in der Abteilung Onkologische Diagnostik und Therapie des Deutschen Krebsforschungszentrums seit Dezember 1995 im klinischen Einsatz. Eine Vernetzung besteht zum einen mit zwei Kliniken Heidelbergs, die regelmäßig ihre Patienten zur computertomographischen Diagnostik in das Krebsforschungszentrum schicken. Darüber hinaus existiert eine Verbindung zur Abteilung Gynäkologische Radiologie der Universitätsklinik Heidelberg. Mit diesen Kliniken führen wir regelmäßig teleradiologische Konferenzen – etwa jeden zweiten Tag – durch.

Das entwickelte System zeichnet sich in erster Linie durch seine übersichtliche Bedienbarkeit aus, die auch dem Computerlaien eine Nutzung dieser Ressource ermöglicht. Als wichtige Aspekte seien hier beispielhaft das sehr einfache Verschicken der Bilddaten zu dem gewünschten Partner, aber auch insbesondere die übersichtliche Gestaltung der sogenannten Benutzerschnittstelle genannt.

Im klinischen Einsatz wurde die Teleradiologie sowohl von Seiten der Radiologen, als auch von den beteiligten Klinikern schnell akzeptiert und in die tägliche Arbeit integriert. Der Informationsfluß zwischen Diagnostiker und behandelndem Klinikarzt wurde verbessert und beschleunigt. Zum Beispiel können die erhobenen Befunde eines Patienten mit unklarer Blutarmut, bei dem mit der Computertomographie ein kleines Nierenkarzinom entdeckt wurde, direkt nach der Untersuchung mit Hilfe der Teleradiologie an den behandelnden Internisten verschickt werden. In der anschließenden Telekonferenz wird dann ein Urologe hinzugezogen und die übertragenen Bilder werden gemeinsam diskutiert. Somit können auch alle Fragen dieses Kollegen, die eventuell bei der Planung der Operation auftauchen, direkt beantwortet und die für den Patienten beste Therapie sofort gemeinsam diskutiert und ausgewählt werden. Der ganze Vorgang ist dabei teilweise kürzer als der Transport des Patienten zurück in die überweisende Klinik, so daß die notwendige Therapie sofort und ohne Zeitverzögerung in der bestmöglichen Qualität eingeleitet werden kann.

Ein zweiter Grund für die hohe Akzeptanz der Teleradiologie liegt in den Möglichkeiten zur Qualitätsverbesserung. Durch die hohe Empfindlichkeit moderner bildgebender Diagnoseverfahren in der Onkologie können frühzeitig kleine, noch heilbare Tumoren entdeckt werden. Allerdings ist die Unterscheidung von anderen gutartigen Tumorerkrankungen manchmal schwierig. Hier ist es dann notwendig, ein weiteres Untersuchungsverfahren anzuwenden. Ein fingernagelgroßer Tumor in der Bauchspeicheldrüse kann sich beispielsweise in der Computertomographie sehr ähnlich wie eine umschriebene Bauchspeicheldrüsenentzündung darstellen. Mit Hilfe der sogenannten Endosonographie, das heißt einer Ultraschalluntersuchung vom Magen und Zwölffingerdarm aus, kann versucht werden, dieses diagnostische Problem zu lösen. Schwierigkeiten allerdings bereitet häufig die Lokalisation der gefundenen Veränderung, da ja mit beiden Untersuchungsverfahren die gleiche Region untersucht werden muß. Mit Hilfe der Teleradiologie bespricht der Radiologe den auffälligen Befund ausführlich mit dem Internisten, so daß dieser bei der anschließenden Endosonographie sich auch sicher sein kann, daß er die gleichen Bereiche des Organs eingesehen hat. Dies ist für den Patienten im Sinne einer Qualitätsverbesserung wichtig, da erst so verläßliche Befunde möglich sind.

Die Teleradiologie eröffnet darüber hinaus Möglichkeiten der Kostenreduktion im Gesundheitswesen, die zunehmende Bedeutung erlangen. Da die behandelnden Kliniker oft die Bilder der durchgeführten radiologischen Untersuchungen benötigen, werden Duplikate der angefertigten Filme zur Verfügung gestellt. Ein Nachteil hierbei sind die anfallenden erheblichen Materialkosten. Mit Hilfe der Teleradiologie können diese Bilder, wenn nötig sogar mehrfach, kostengünstig zur Verfügung gestellt werden, da nur die Nutzung der Telefonleitungen bezahlt werden muß. Für eine einzige übliche Computertomographie ergeben sich hierbei Einsparungen in Höhe von etwa DM 20,–. Denkbar sind darüber hinaus noch weitere Einsparungen zum Beispiel dadurch, daß Patienten schneller und effektiver behandelt und dadurch früher entlassen werden können (sogenannte Liegezeitverkürzung). Auch heute manchmal noch nötige Doppeluntersuchungen könnten mit Hilfe der Teleradiologie vermieden oder zumindest deutlich reduziert werden. Damit können dem Patienten Wartezeiten und unnötige Belastungen erspart werden. Allerdings sind diese Effekte erst durch einen breiten Einsatz der Teleradiologie meßbar, so daß die tatsächlichen Kostenreduktionen durch die Teleradiologie erst noch evaluiert werden müssen und derzeit nur als möglicher Trend abgeschätzt werden können.

In näherer Zukunft wird die Teleradiologie auch zur Qualitätssicherung in der Radiologie eingesetzt werden. Hierbei werden radiologische Bilder an eine zentrale Stelle übertragen, die dann, wenn notwendig, konkrete Vorschläge zur Verbesserung der Qualität unterbreiten kann. Für die onkologische Diagnostik ergibt sich daraus die Möglichkeit, eine gewisse Standardisierung der Untersuchungsverfahren einzuführen. Im Rahmen von möglichen Früherkennungsprogrammen, zum Beispiel der Einführung der Mammographie in das Krebsfrüherkennungsprogramm, ist die Teleradiologie darüber hinaus eine schnelle, kostengünstige Versandform für radiologische Bilder, die erst eine zentrale Qualitätssicherung im Rahmen von Screening-Programmen ermöglichen wird.

Zusammenfassung

Mit MEDICUS wurde ein einfach zu bedienendes Teleradiologie-System entwickelt, das auf Standards für die Kommunikation und den medizinischen Bildaustausch basiert. Es entspricht den Anforderungen der Radiologen an solche Systeme. Die im Testverbund gesammelten Erfahrungen sind ausgesprochen positiv, was Bedienung, Funktionalität des Systems sowie die Effekte auf Effizienz und Qualität der bildgebenden Diagnostik betrifft. Herausragend ist dabei die Verbesserung der Kommunikation in der radiologischen Diagnostik, da hier gemeinsame, zügige Diskussionen zwischen den Radiologen und den behandelnden Klinikern für die Entscheidung über eine individuelle Therapie notwendig sind. Untersuchungen zur genaueren Erfassung finanzieller Auswirkungen auf das Gesundheitssystem werden zur Zeit durchgeführt.

Ausblick

Aufgrund des Erfolges des Projekts entwickelt das Steinbeis-Transferzentrum „Medizinische Informatik" in Heidelberg zur Zeit ein kommerzielles Produkt unter dem Namen CHILI. Dieses basiert auf den Erfahrungen mit MEDICUS. CHILI wurde vollkommen neu konzipiert und programmiert. Dabei wurden die guten Konzepte von MEDICUS beibehalten und Forderungen der Anwender von MEDICUS eingebracht. Das neue System zeichnet sich durch seine noch strengere DICOM-Orientierung und seine Erweiterbarkeit aus. Zusatzmodule, die sogar von Anwendern des Systems entwickelt werden können, lassen sich nachträglich über eine offene Schnittstelle nahtlos in das System integrieren.

Dr. Uwe Engelmann
Abteilung Medizinische und Biologische Informatik
Dr. Malte L. Bahner
Abteilung Onkologische Diagnostik und Therapie

Beteiligte Mitarbeiterinnen und Mitarbeiter

Dipl.-Inform. Med. Ulrike Baur
Irmhild Kocks
Priv.-Doz. Dr. Hans-Peter Meinzer
Henning Müller
Dipl.-Inform. Med. Antje Schroeder
Dipl. Inf. (FH) Andre Schröter
Markus Schwab
Dipl.-Inform. Med. Oliver Werner
Thomas Wolf
Abteilung Medizinische und Biologische Informatik

Isabell Braun
Prof. Dr. Gerhard van Kaick
Abteilung Onkologische Diagnostik und Therapie

Dipl. Ing. (FH) Wilfried Müller
Dipl.-Inf. (FH) Steffen Seeber
Abteilung Medizinische Physik

In Zusammenarbeit mit

Prof. Dr. Max Georgi
Dr. Michael Walz
Institut für klinische Radiologie,
Klinikum der Stadt Mannheim

Dr. Dieter Braus
Zentralinstitut für seelische Gesundheit,
Mannheim

Dr. Rolf Rosenthal
Dr. Johannes R. Bayerl
Heinrich Lanz Krankenhaus,
Mannheim

Dr. Wolfgang Lederer
Dr. Stefan Schneider
Dr. Wolfgang Wrazidlo
Radiologische Gemeinschaftspraxis
ATOS Praxisklinik,
Heidelberg

Klaus Bredtmann
Annemarie Schmidt
Evangelisches Luther-Krankenhaus,
Essen

Prof. Dr. Dr. Harald Hötzinger
Dr. Stefan Leutzbach
Klinikum Niederberg,
Velbert

Prof. Dr. Siegfried Hagl
Priv.-Doz. Dr. Christian Vahl
Abteilung Herzchirurgie,
Chirurgische Universitätsklinik,
Heidelberg

Prof. Dr. Dietrich von Fournier
Dr. Hans Junkermann
Abteilung Gynäkologische und Geburtshilfliche Radiologie,
Universitäts-Frauenklinik,
Heidelberg

Prof. Dr. Helmut Seitz
Prof. Dr. Axel Müller
Abteilung Innere Medizin,
Evangelisches Krankenhaus Salem,
Heidelberg

Prof. Dr. Friedrich Willig
Dr. Horst Cornelius
Gemeinnütziges öffentliches Krankenhaus Speyerershof,
Heidelberg

Dr. Dr. Reinhard Loose
Institut für diagnostische und interventionelle Radiologie,
Klinikum Nürnberg Nord,
Nürnberg

Ausgewählte Publikationen

Baur, H.J., Saurbier, F., Engelmann, U., Schröter, A., Baur, U., Meinzer, H.P.: Aspects of Data Security and Privacy. In: Lemke, H.U., Vannier, M.W., Inamura, K., Farman, A.G. (Ed): CAR '96: Computer Assisted Radiology, 10th International Symposium and Exhibition, Elsevier, Amsterdam, 525–530 (1996)

Engelmann, U., Schröter, A., Baur, U., Schroeder, A., Werner, O., Wolsiffer, K., Baur, H.J., Göransson, B., Borälv, E., Meinzer, H.-P.: Teleradiology System Medicus. In: Lemke, H.U., Vannier, M.W., Inamura, K., Farman, A.G. (Ed): CAR '96: Computer Assisted Radiology, 10th International Symposium and Exhibition, Elsevier, Amsterdam, 537–542 (1996)

Baur, H.J., Engelmann, U., Saurbier, F., Schröter, A., Baur, U., Meinzer, H.P.: How to deal with Security and Privacy Issues in Teleradiology. Computer Methods and Programs in Biomedicine 53, 1–8 (1997)

Bahner, M.L., Engelmann, U., Meinzer, H.-P., van Kaick, G.: Anforderungen an ein Teleradiologiesystem – Erfahrungen aus dem MEDICUS-2 Feldtest. Radiologe 37, 269–277 (1997)

Engelmann, U., Schröter, A., Baur, U., Werner, O., Göransson, B., Borälv, E., Schwab, M., Müller, H., Bahner M.L., Meinzer, H.-P.: Experiences with the German Teleradiology System MEDICUS. Computer Methods and Programs in Biomedicine 54, 131–139 (1997)

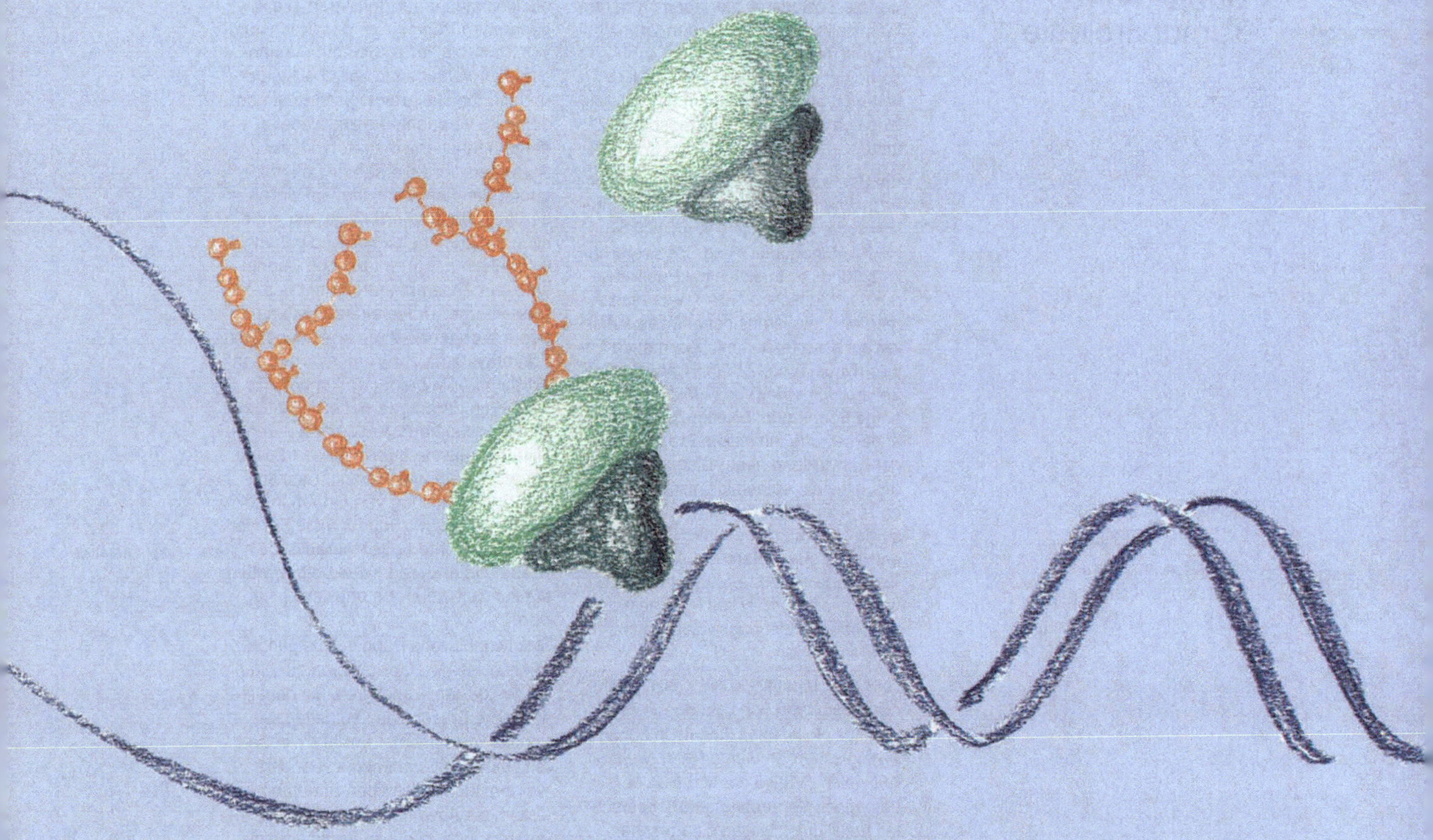

Angewandte Tumorvirologie

7

Angewandte Tumorvirologie

Der Forschungsschwerpunkt Angewandte Tumorvirologie widmet sich den Wechselwirkungen zwischen Viren und Organismus bei der Krebsentstehung sowie der Anwendung der hierbei erhaltenen Informationen auf die Entwicklung von Strategien zur Krebsbekämpfung.

Ein Schwerpunkt der Arbeiten ist die Erforschung des Zusammenhangs zwischen der Entwicklung von Genital-, Haut-, Mundhöhlen- und Speiseröhrenkrebs und der Infektion mit Papillomviren des Menschen (HPV). Wie reagieren der Organismus oder einzelne Zellen auf die Infektion mit bestimmten Papillomvirus-Typen? Wann wandeln sich Zellen infolge der Virusinfektion in bösartige Formen um? Neben der Auseinandersetzung mit diesen Fragen und der Entwicklung neuer Diagnosemethoden gilt auch epidemiologischen Studien zur Häufigkeit der HPV-Infektionen sowie Untersuchungen zur Immunantwort großes Interesse. Auf dieser Grundlage werden Strategien entwickelt, mit deren Hilfe HPV-Infektionen verhindert beziehungsweise bekämpft werden können.

Daß das Hepatitis-B-Virus (HBV) bei der Entstehung von Leberkrebs eine wichtige Rolle spielt, konnte in epidemiologischen Studien gezeigt werden. Auf welche Weise das Virus an der bösartigen Veränderung der Leberzellen beteiligt ist, wollen die Forscher durch die Untersuchung bestimmter viraler Gene nachweisen, vor allem auch mit Hilfe von transgenen Mäusen.

Neben der Erforschung „klassischer“ viraler Substanzen, zum Beispiel der Interferone, die zu den Botenstoffen des Immunsystems gehören, werden auch neue Therapiekonzepte entwickelt.

So ist seit einiger Zeit bekannt, daß die kleinsten unter den Viren, die sogenannten Parvoviren, das Wachstum von Tumorzellen zu hemmen vermögen. Durch epidemiologische Studien und mit molekularbiologischen Methoden wird versucht, die zugrundeliegenden Mechanismen aufzudecken. Außerdem wird die natürliche Infektion mit den den Menschen infizierenden adenoassoziierten Parvoviren, die als nicht krankheitserregend gelten, virologisch näher untersucht. Zudem wird – in Zusammenarbeit mit dem Heidelberger Universitätsklinikum – geprüft, ob diese Viren selbst oder als Trägersysteme zur Verbesserung der Krebstherapie beitragen können. Es wird auch daran gearbeitet, künstliche Viruspartikel herzustellen, mit deren Hilfe genetische Information in Zellen eingeschleust werden soll. Eine solche Einschleusung von Genen in Zellen ist Voraussetzung für viele Formen der sogenannten „Gentherapie“ bei Krebs und anderen Krankheiten, wie sie zur Zeit vielerorts entwickelt werden.

Das lymphotrope Papovavirus gehört ebenso wie die Papillomviren zur Gruppe der kleinen Tumorviren, die doppelsträngige Erbsubstanz enthalten. Sie können experimentell vor allem in Zellen des Burkitt-Lymphoms vermehrt werden, einer bösartigen Entartung von Zellen des Abwehrsystems, an der Kinder und Jugendliche in Afrika erkranken. Die Wissenschaftler gehen der Frage nach, welche Strukturen auf der Oberfläche der entarteten Zellen dafür sorgen, daß das Virus nur diese befällt. Möglicherweise lassen sich auch Papovaviren wie die oben erwähnten Parvoviren zur Einschleusung von genetischen Informationen in Zellen benutzen.

Ein Teil der wissenschaftlichen Arbeiten des Forschungsschwerpunkts befaßt sich mit dem Humanen Immunschwäche-Virus (HIV), dem Erreger von AIDS. Die einzelnen Stadien des Infektionszyklus bieten Ansatzmöglichkeiten, eine erfolgreiche Impfung oder Behandlung zu entwickeln. Deshalb wird untersucht, welche Rolle das Hüllprotein bei der Virusinfektion und der Zellschädigung spielt. Mit Hilfe sogenannter gegensinniger Erbinformation soll die Funktion der einzelnen Virusgene nachgewiesen und versucht werden, sie gezielt zu hemmen, um daraus neue Formen der antiviralen Therapie zu entwickeln.

Eine Arbeitsgruppe beschäftigt sich mit der Aufklärung der Wirkungsmechanismen der Genexpression des Humanen Spumaretrovirus (HSRV), die die Wechselwirkungen der viralen Proteine mit den Wirtszellen und deren Veränderungen beinhalten. Dabei werden Funktionen der bel-Gene untersucht und die zellulären Partnermoleküle identifiziert. Weitere Zielrichtungen sind die mögliche Verbindung von HSRV-Infektionen mit Erkrankungen des Menschen sowie die Entwicklung eines retroviralen Vektorsystems auf der Grundlage der HSRV-Genexpression, das für Gentransfer-Experimente gentherapeutisch eingesetzt werden soll.

Sprecher des Forschungsschwerpunkts:
Prof. Dr. Jean Rommelaere

Abteilungen und ihre Leiter:

Tumorvirologie:
Prof. Dr. Jean Rommelaere

Genom-Veränderungen und Carcinogenese:
Prof. Dr. Lutz Gissmann

Tumorvirus-Immunologie:
N. N.

Virus-Wirtszell-Wechselwirkungen:
Prof. Dr. Claus H. Schröder

Tumorvirus-Charakterisierung
Priv.-Doz. Dr. Ethel-Michele de Villiers

Retrovirale Genexpression:
Prof. Dr. Rolf Flügel

7

Aktivitäten des Forschungsschwerpunkts Angewandte Tumorvirologie

Mechanismen der Tumorhemmung durch Parvoviren

Adenoassoziierte Viren: Tumorsuppressive Eigenschaften und Pathologie

Etablierung und Anwendung eines parvoviralen Vektorsystems; Analyse der durch das AAV-2-rep-Gen vermittelten Hemmung viraler Promotoren

Poly(ADP-Ribosyl)ierung und ihre Bedeutung für Initiation und Alterungsprozesse

Die Rolle von Papillomviren (HPV) bei menschlichen Tumoren

Identifizierung von B- und T-Zell-Epitopen von Proteinen menschlicher Papillomviren

B-lymphotropes Papovavirus (LPV)

Analyse funktioneller Bereiche der HIV-1-Glykoproteine

Untersuchungen zum Mechanismus der durch HPV16 bedingten Tumorentstehung

Serodiagnostik von Zervixkarzinomen durch Nachweis von Papillomvirus-Antikörpern

Unterdrückung pathologischer Genexpression durch Antisense-Nukleinsäuren, Ribozyme und AAV-2

Expressionsmuster von Zytokinen und Identifizierung von zytokininduzierten Genen in Makrophagen der Maus

Funktionsanalyse viraler Onkoproteine

Helfer-abhängige Virusinfektionen

Erstellung von Komplementationsgruppen zwischen HPV-positiven Zellen

Charakterisierung nichtklassifizierter Virusisolate

Isolierung zellulärer Suppressorgene

Molekulare Mechanismen des Alterungsprozesses

Regulation der Zelldifferenzierung

Expression integrierter Hepatitis-B-Virus-DNS

Genexpression humanpathogener Papillomviren und zelluläre Kontrollmechanismen

Molekulare Mechanismen der HPV18-Genexpression

Die Onkoproteine E6 und E7 der Humanen Papillomviren

Epidemiologische und klinische Untersuchungen zur ätiologischen Rolle der Papillomviren in Tumoren des Genital- und Kopf/Hals-Bereichs

Referenzzentrum für humanpathogene krebserzeugende Papillomviren

Charakterisierung humanpathogener krebserzeugender Papillomviren

Untersuchungen von Zellen auf Papillomviren

Untersuchungen zur Tumorvirusbiochemie

Regulation der Genexpression des Humanen Spuma-Retrovirus

Struktur von viralem und zellulärem Chromatin

7.1 Sensibilisierung von Tumorzellen für Chemo- und Strahlentherapie – die Rolle des Schutzfaktors PARP

von Jan-Heiner Küpper

Wenn krebserzeugende Substanzen oder energiereiche Strahlen auf Zellen treffen, können sie Schäden an der Erbsubstanz Desoxyribonukleinsäure (DNS) und damit Streß verursachen. Zellen reagieren auf solchen Streß sehr häufig mit der Bildung einer langkettigen Substanz, die Poly(ADP-Ribose) genannt wird und ähnlich aufgebaut ist wie die DNS selbst. Das Enzym, das diese schon in den sechziger Jahren entdeckte Substanz erzeugt, heißt PARP (der Name steht für Poly[ADP-Ribose]-Polymerase). Man nimmt heute an, daß die PARP – zusammen mit vielen weiteren Eiweißen – mithilft, daß sich Zellen von gefährlichem genotoxischen (genschädigenden) Streß wieder erholen können und nicht etwa absterben oder sich zu Tumorzellen entwickeln. Welche Funktion die Poly(ADP-Ribose) in diesem Prozeß hat, ist nicht geklärt.
Die PARP ist nicht nur für Krebsforscher interessant, die den Zusammenhang von Genomveränderungen und Tumorentstehung untersuchen. Vor mehr als zehn Jahren wurde entdeckt, daß die Menge der in Zellen erzeugten Poly(ADP-Ribose) mit dem Alter zusammenhängt, das ein Mensch oder eine Tierart erreichen kann: Je älter eine Art werden kann, um so mehr Enzymaktivität der PARP zeigt sie nach DNS-Schädigung. Die Zusammensetzung der PARP, die Aminosäuresequenz, ist bei allen bisher untersuchten Spezies – vom Mensch bis zur Fruchtfliege Drosophila melanogaster – sehr ähnlich, wie man später entdeckte. Keine Frage, die PARP wurde in der Evolution nur wenig verändert und hat daher wohl auch eine wichtige Bedeutung innerhalb der Zelle.
Im Deutschen Krebsforschungszentrum in Heidelberg interessieren wir uns ebenfalls seit Jahren für die PARP. Wir wollen besser verstehen, wozu die PARP gebraucht wird, damit dieses Wissen vielleicht eines Tages für die Krebstherapie eingesetzt werden kann. PARP hat ihre Funktion in Tumorzellen genauso wie in normalen Zellen. Daher suchten wir nach einer Möglichkeit, dieses Enzym in Tumorzellen gezielt hemmen zu können. Es waren zwar schon seit Anfang der achtziger Jahre chemische Hemmstoffe der PARP bekannt, die auch in vielen Labors eingesetzt wurden, aber es häuften sich die Berichte über Nebenwirkungen auf andere Stoffwechselwege. Im Krebsforschungszentrum wird statt dessen eine neue molekularbiologische Methode verwendet.
Die Methode beruht auf der Einschleusung der genetischen Information für eine verkürzte PARP in Zellen. Die verkürzte PARP kann zwar noch an DNS-Schäden binden, aber keine Poly(ADP-Ribose) herstellen. Wenn nun viele dieser verkürzten PARP-Moleküle in Zellen vorliegen, dann sollten sie verhindern, daß die normale PARP an DNS-Schäden anlagern kann und somit die Aktivität der PARP hemmen. In Zusammenarbeit mit Professor Myron K. Jacobson von der University of Kentucky in den Vereinigten Staaten, einem der Pioniere auf dem Gebiet der PARP-Forschung, konnte bewiesen werden, daß die Anwesenheit der verkürzten PARP tatsächlich das erwartete Resultat bewirkt: Nach DNS-Schädigung war keine Enzymaktivität der PARP mehr nachweisbar.
Jetzt lag es nahe, den Effekt dieser PARP-Hemmung auf Tumorzellen zu untersuchen, die als Zellkultur wachsen können. Wenn Tumorzellen energiereicher Strahlung ausgesetzt werden, können sie – wie auch normale Zellen – abhängig von der Strahlendosis, die entstandenen Schäden an ihrer DNS reparieren oder sie sterben an diesen Schäden. Auf diesem Prinzip beruht die Strahlentherapie von Tumoren. Bei vie-

len Tumoren wird fraktioniert bestrahlt, das heißt, daß die gewünschte Strahlendosis in Portionen über mehrere Tage oder Wochen verteilt wird. Dadurch kann man die Nebenwirkungen der Strahlentherapie auf gesundes Gewebe reduzieren – auf Null bringen kann man sie jedoch nicht. Es besteht ein großes Interesse daran, die Tumorzellen mit einer möglichst geringen Strahlendosis zu eliminieren, um das umliegende Gewebe zu schonen. In Zusammenarbeit mit Dr. Volker Rudat von der Radiologischen Universitätsklinik, Heidelberg, zeigte sich nun in den Tumorzellen, deren PARP-Funktion durch den genetischen Eingriff gestört worden war, daß die zum Abtöten der Zellen benötigte Strahlendosis fast auf die Hälfte reduziert werden konnte: Die PARP-Hemmung führt also zu einer erheblichen Strahlensensibilisierung. Wir entdeckten ferner, daß die PARP-Hemmung auch zu einer Sensibilisierung gegenüber bestimmten Krebsmedikamenten führt.

Damit besteht die Aussicht, die Strahlen- und auch Chemotherapie mit dieser neuen Methode zu kombinieren und dadurch effektiver zu machen. Bis dieses neue Verfahren jedoch in der Klinik eingesetzt werden kann, muß noch die schwierige Aufgabe gelöst werden, die verkürzten PARP-Moleküle in möglichst viele Tumorzellen einer Krebsgeschwulst einzuschleusen und anschließend zu bestrahlen. Bevor die mögliche Wirksamkeit an Patienten untersucht werden kann, müssen wir das Verfahren in Untersuchungen an Tieren (Mäusen) erproben. In Zusammenarbeit mit Dr. Jürgen Kleinschmidt vom Forschungsschwerpunkt Angewandte Tumorvirologie wollen wir dazu virale Vektoren, das heißt, Viren als Trägersysteme, verwenden. Dabei handelt es sich um rekombinante Viren, bei denen virale Gensequenzen gegen andere genetische Informationen ausgetauscht worden sind: in unserem Fall die genetische Information für die verkürzte PARP. Im Brennpunkt unseres Interesses stehen dabei Trägersysteme, die vom Adeno-assoziierten Virus (AAV) abgeleitet wurden. AAV scheint beim erwachsenen Menschen keine Krankheiten auszulösen und kann sich ohne die Anwesenheit sogenannter Helferviren, zum Beispiel Adenoviren, nicht vermehren. Daher gelten AAV-Vektoren als besonders sicher. Ein besonderer Vorteil könnte aber noch darin liegen, daß Tumorzellen durch die Infektion mit AAV ebenfalls gegen Bestrahlung und Zytostatika sensibilisiert werden, wie die Arbeitsgruppe von Dr. Jörg Schlehofer im Krebsforschungszentrum schon vor Jahren herausgefunden hat. Möglicherweise wird dann der genotoxische Streß für Tumorzellen erheblich erhöht, wenn ein rekombinantes AAV die Information für die verkürzte PARP mitbringt. Damit könnte die Wirksamkeit von Strahlen- und Chemotherapie bei Krebserkrankungen bedeutend intensiviert werden. Im Hinblick auf diese zukünftige Anwendung wurde das Verfahren 1995 international patentiert.

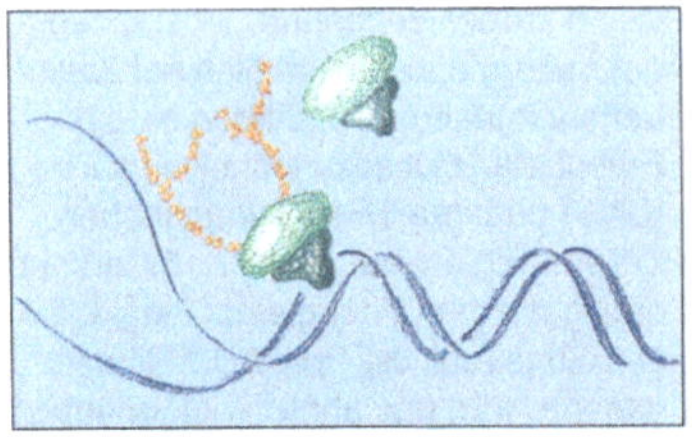

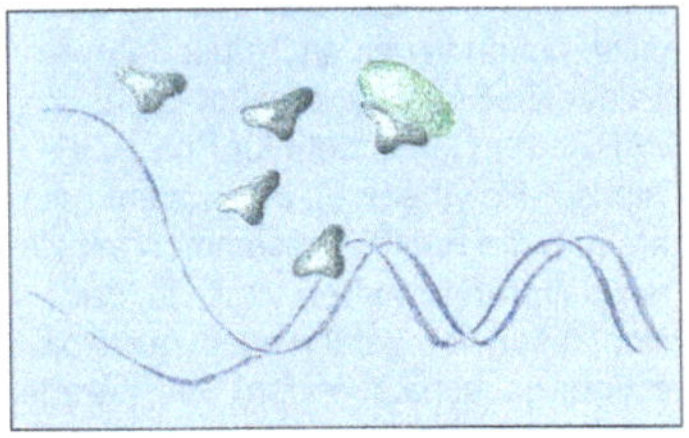

Abb. 71, 72
PARP-Moleküle erkennen Schäden im Erbmaterial. Die Bindung an die Bruchstellen im DNS-Strang ist das Signal für ein Enzym, die Schäden zu reparieren (Abb. 71). Gentechnisch verkürzte PARP-Moleküle können zwar noch an die Bruchstelle binden, die intakte PARP wird jedoch von ihrem Einsatzort verdrängt. Die Enzymaktivität kommt zum Erliegen

Dr. Jan-Heiner Küpper
Abteilung Tumorvirologie

Beteiligte Wissenschaftler:

Dr. Alexander Bürkle
Dr. Jürgen Kleinschmidt

In Zusammenarbeit mit

Prof. Dr. Myron K. Jacobson
Universität von Kentucky,
Lexington, USA

Dr. Volker Rudat
Radiologische Universitätsklinik,
Heidelberg

Ausgewählte Publikationen

Berns, K.L., Giraud, C.: Adenovirus and adeno-associated virus as vectors for gene therapy. Ann. N. Y. Acad. Sci. 772, 95–104 (1995)

Küpper, J.-H., Müller, M., Bürkle, A.: Trans-dominant inhibition of poly(ADP-ribosyl)ation. A novel approach toward tumor cell sensitization. In: Reduction of Anticancer Drug Toxicity. Pharmacologic, Biologic, Immunologic and Gene Therapeutic Approaches. Contributions to Oncology. Ed.: Zeller, W.J., Eisenbrand, G., Hellmann, K., Karger Verlag, Basel, 48, 142–147 (1995)

Küpper, J.-H., Müller, M., Jacobson, M.K., Tatsumi-Miyajima, J., Coyle, D.L., Jacobson, E.L., Bürkle, A.: Trans-dominant inhibition of poly(ADP-ribosyl)ation sensitizes cells against γ-irradiation and N-methyl-N'-nitro-N-nitrosoguanidine but does not limit DNA replication of a polyoma virus replicon. Mol. Cell. Biol. 15, 3154–3163 (1995)

7.2 Die Rolle der Hefe in der Krebsforschung

von Karin Butz und Felix Hoppe-Seyler

„Bier ist flüssiges Brot". Diese in Bayern häufig verwendete Redewendung hat eine biologische Grundlage: Für die Herstellung beider Nahrungsmittel spielt ein Hefepilz eine entscheidende Rolle, die Bäcker- oder Bierhefe (lateinisch Saccharomyces cerevisiae). Beim Backen wird S. cerevisiae zum Treiben des Teiges eingesetzt, beim Bierbrauen wandelt der Mikroorganismus Zucker in Alkohol und Kohlendioxid um. Auf diese Weise hat sich der Mensch schon seit Jahrtausenden die Syntheseleistungen von S. cerevisiae zunutze gemacht.

Mit den Fortschritten auf dem Gebiet der Molekularbiologie und Gentechnologie haben Hefepilze in den letzten Jahren auch eine wichtige Bedeutung in der Biomedizin erlangt. Sie sind Organismen, die im Forschungslabor unter vielen Gesichtspunkten leichter als menschliche Zellen zu handhaben sind. Gleichzeitig sind sie menschlichen Zellen viel näher verwandt als beispielsweise Bakterienzellen. In einem multinationalen Forschungsprojekt konnte im letzten Jahr die gesamte genetische Information (12 057 500 Basenpaare) von S. cerevisiae bestimmt werden. Etwa ein Drittel der Gene in S. cerevisiae ist verwandt mit menschlichen Genen. Viele biochemische Vorgänge sind zwischen einer Hefezelle und einer menschlichen Zelle evolutionär konserviert, das heißt sie laufen unter Beteiligung strukturell ähnlicher Proteine und verwandter Regulationsmechanismen ab.

Die Verwandtschaft zwischen Hefezellen und menschlichen Zellen macht Hefen zu einem potenten Modellsystem für das Studium biochemischer Vorgänge mit humanmedizinischer Relevanz. So führten detaillierte Studien über die Wachstumskontrolle in Hefen (zum Beispiel die Regulation des Zellzyklus) zu wichtigen Erkenntnissen für das Verständnis der entsprechenden Vorgänge in menschlichen Zellen. Auch hat beispielsweise die molekulare Analyse der Steuerung der Genexpression in humanen Zellen viele Impulse aus Studien zur Transkriptionskontrolle in Hefen erhalten.

Neben dem Nutzen für die biomedizinische Grundlagenforschung hat das Arbeiten mit Hefen zudem eine erhebliche Bedeutung für die angewandte Medizin erlangt. So dienen gentechnisch veränderte Hefen als Bioreaktoren für die Synthese von Enzymen, die für die klinische Analyse eingesetzt werden, wie zum Beispiel der Hexokinase für die Blutzuckerbestimmung. Für die Hepatitis-B-Virus-Impfung wird heute ein gentechnisch in Hefezellen hergestellter Impfstoff eingesetzt (Gen H-B-Vax®), der sich aufgrund seiner Reinheit gegenüber früheren Impfstoffen durch eine erhöhte Sicherheit auszeichnet.

Durch die Konservierung vieler biochemischer Regulationswege zwischen Hefen und menschlichen Zellen stellen Hefen auch Modellsysteme für die Entwicklung neuer Medikamente dar. So wirken immunsuppressive Substanzen wie Cyclosporin A oder Rapamycin in Hefezellen und in menschlichen Zellen auf ähnliche Zielproteine ein. Aufgrund dieser verwandten Wirkmechanismen könnten Hefen zur Identifizierung neuer immunsuppressiver Substanzen eingesetzt werden, die in der Klinik beispielsweise für die Verhinderung von Abstoßungsreaktionen bei Transplantatempfängern verwandt werden. S. cerevisiae kann auch als Suchsystem für die Isolierung von therapeutischen Hemmstoffen bestimmter Enzyme ein-

7

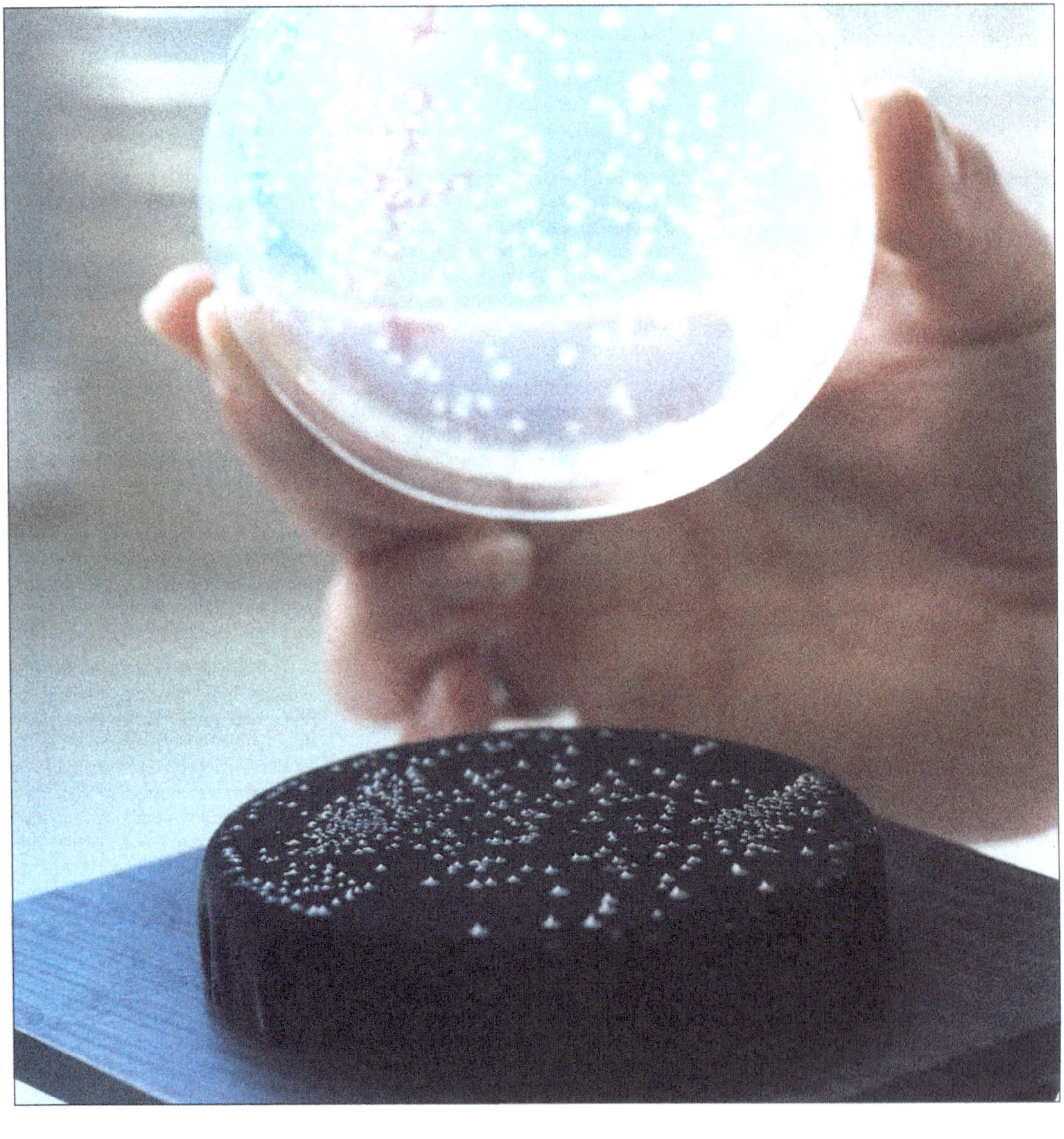

Abb. 73
Mit einem Abdruck einer Kulturschale auf sterilem Samt können Hefekolonien in identischer Anordnung auf neue Nährböden "überstempelt" werden. So lassen sich auf einfache Weise identische Kopien der Ausgangsplatte herstellen

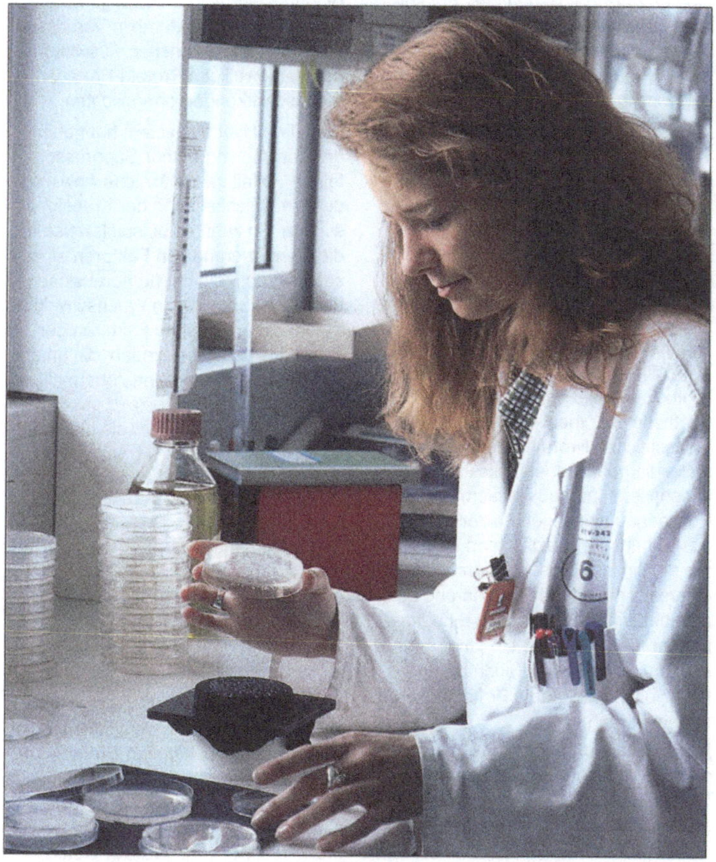

Abb. 74
Die Hefekolonien können nun gleichzeitig auf unterschiedlichen Nährböden untersucht werden. Durch Veränderung der chemischen Zusammensetzung der Nährmedien können solche Hefekolonien identifiziert werden, die bestimmte Stoffwechselbelastungen aufweisen

gesetzt werden, deren Funktion bei Hefezellen und menschlichen Zellen gleich ist (zum Beispiel Hemmstoffe der Cyclo-Nucleotid-Phosphodiesterase mit therapeutischem Potential für Asthma oder Gerinnungsstörungen).

Auch auf dem Gebiet der Onkologie sind nützliche Hefesysteme etabliert worden oder befinden sich im Aufbau. Es sollen nun exemplarisch Hefesysteme mit Relevanz für die Erforschung der Grundlagen der Krebsentstehung, für den Einsatz in der Krebsdiagnostik und für die Entwicklung neuer potentieller Krebsmedikamente dargestellt werden.

Hefen in der Grundlagenforschung: Das „Two Hybrid"-System zur Analyse von Protein-Protein-Wechselwirkungen

Schon Paul Ehrlich erkannte am Anfang dieses Jahrhunderts: „Corpora non agunt nisi fixata", „Körper wirken nicht, wenn sie nicht gebunden sind". In der Tat spielen Protein-Protein-Wechselwirkungen eine entscheidende Rolle für die Regulation fundamentaler biochemischer Prozesse in der Zelle. Rezeptoren für Wachstumsfaktoren leiten über Proteinkaskaden die Signale äußerer Reize in das Innere der Zelle weiter, Enzyme binden Substrate, Transkriptionsfaktoren bilden zur Regulation der Genexpression Multiproteinkomplexe aus, Antikörper erkennen Fremdproteine. Damit diese Regulationsprozesse kontrolliert ablaufen können, muß eine hohe Spezifität der Protein-Protein-Bindungen gewährleistet sein, das heißt ein bestimmtes Protein darf nur mit seinem (seinen) physiologischen Partner(n) binden. Dies wird dadurch erreicht, daß die dreidimensionalen Strukturen der Interaktionspartner genau zueinander passen. Der bedeutende Chemiker Emil Fischer hat dies für die Enzym-Substrat-Reaktion mit dem Schlüssel-Schloß-Prinzip veranschaulicht: Nur wenn die dreidimensionalen Strukturen zweier Partner genau aufeinander abgestimmt sind, paßt der Schlüssel in das Schloß und kann es öffnen.

Störungen der normalen Protein-Protein-Wechselwirkungen in einer Zelle können zu vielfältigen Krankheitsbildern bis hin zur Krebsentstehung führen. Beispielsweise können zelluläre Tumor-Suppressorproteine (Tumor-Unterdrückungseiweiße), deren normale Funktionen der Zelle einen natürlichen Schutz vor einer bösartigen Entartung bieten, durch die Interaktion mit Virus-Proteinen inaktiviert werden. Dies trifft für Faktoren zu, die von bestimmten Typen humaner Papillomviren synthetisiert werden. Diese Viren sind beim Menschen ursächlich an der Entstehung verschiedener bösartiger Tumorformen beteiligt. So spielen sie eine entscheidende Rolle für die Entwicklung des Gebärmutterhalskrebses, der weltweit zweithäufigsten Krebserkrankung der Frau. Die Tumor-assoziierten Typen der humanen Papillomviren synthetisieren dabei Faktoren (E6- und E7-Proteine), die mit den zellulären Tumor-Suppressorproteinen p53 und pRb Komplexe eingehen und deren protektive Funktion als Schutz vor der Krebsentstehung stören können. Dabei führt das E6-Protein zu einem enzymatischen Abbau des p53-Proteins, während das E7-Protein die normalen zellulären Bindungspartner des pRb-Proteins verdrängt. Nach neueren Untersuchungen scheint das E7-Protein zudem ebenfalls den enzymatischen Abbau von pRb einleiten zu können.

Die Identifizierung von Faktoren, die mit Tumor-Suppressorproteinen Wechselwirkungen eingehen und deren Funktion positiv oder negativ regulieren können, ist aufgrund der immensen Bedeutung dieser Proteine als Schutzfaktoren vor der Krebsentstehung von großer biomedizinischer Bedeutung. Für solche Fragestellungen, wie auch für viele andere fundamentale Prozesse bei denen Protein-Protein-Wechselwirkungen wichtig sind, wurde von Stanley Fields und Mitarbeitern von der State University of New York das „Two Hybrid"-System entwickelt. Dieses System erlaubt die Isolierung von Proteinen, die mit einem gegebenen Zielprotein eine Bindung eingehen. Hierfür wird zunächst das Zielprotein in Hefezellen synthetisiert. Gleichzeitig wird eine menschliche Genbibliothek (die Gesamtheit aller Gene einer Zelle) in die Hefezellen eingebracht. Diese Genbibliothek veranlaßt in den Hefen die Synthese aller theoretisch denkbaren menschlichen Proteinmoleküle. Durch molekulargenetische Tricks kann man in den Hefen nun aus diesem Protein-Pool genau diejenigen Faktoren herausfischen, die spezifisch an das Zielprotein binden. Dieser Ansatz erlaubt einerseits die neue Identifizierung bereits bekannter Proteine als Bindungspartner für das Zielprotein, andererseits können in dem Ansatz auch bislang noch völlig unbekannte Proteinfaktoren isoliert werden.

Im Fall der Tumor-Suppressorproteine p53 und pRb konnte durch diese Methode eine ganze Reihe von interagierenden Proteinen identifiziert werden, deren mögliche Rolle als Modulatoren der p53- und pRb-Aktivität intensiv untersucht wird. Darüber hinaus konnten für viele andere wichtige Kontrollproteine, die zum Beispiel an der Regulation des Stoffwechsels und des Zellzyklus beteiligt sind, interagierende Faktoren isoliert und identifiziert werden. Dies trug wesentlich zum verbesserten Verständnis der entsprechenden biochemischen Regulationswege bei. Zusätzlich erlaubte das System Feinanalysen der Bindungspartner, die wichtige Erkenntnisse über die strukturellen Voraussetzungen und funktionellen Auswirkungen der jeweiligen Protein-Protein-Wechselwirkungen ermöglichten.

Das „Two Hybrid"-System hat neben der Analyse von Tumor-Suppressorproteinen vielfältige zusätzliche Anwendungsmöglichkeiten in der Krebsforschung. So kann es beispielsweise für die Identifizierung von Faktoren eingesetzt werden, die mit (tumorauslösenden) Onkoproteinen in Wechselwirkung treten, die an kritische Faktoren der Zellzyklusregulation binden, die an der Proteinkaskade der Signalübermittlung äußerer Wachstumsreize in das Zellinnere beteiligt sind oder die als Transkriptionsfaktoren die Aktivität von Genen steuern. Darüber hinaus sind von verschiedenen Wissenschaftlern dem „Two Hybrid"-System verwandte Untersuchungsverfahren entwickelt worden, wie beispielsweise das „One Hybrid"-System zur Untersuchung von Protein-DNS-Bindungen, das „Three Hybrid"-System zur Analyse von Protein-RNS-Interaktionen oder die „Reverse Two Hybrid"- und „Reverse One Hybrid"-Systeme zur Identifizierung von Hemmstoffen von Protein-Protein- beziehungsweise Protein-DNS-Wechselwirkungen.

Hefen in der Krebsdiagnostik: Ein System zum Nachweis von Mutationen des p53-Tumor-Suppressorproteins

Mutationen, das heißt Veränderungen des p53-Tumor-Suppressorgens, sind

in rund 50 Prozent aller menschlichen Krebserkrankungen nachweisbar und stellen damit die häufigste bekannte genetische Veränderung in Tumorzellen dar. Der Status des p53-Gens hat für den klinischen Verlauf vieler Tumorformen eine prognostische Bedeutung. Zum Beispiel scheinen Patienten mit Lungen-, Dickdarm- oder Brustkrebs eine schlechtere Prognose aufzuweisen, wenn in ihren Tumorzellen das p53-Gen durch Mutation inaktiviert ist. Als ein solcher „prognostischer Marker" könnte p53 für manche Tumorformen zukünftig Behandlungsstrategien beeinflussen. Zudem gibt es Hinweise, daß für bestimmte Tumorformen möglicherweise auch eine Korrelation zwischen dem p53-Status und der therapeutischen Beeinflußbarkeit mit Chemo- oder Strahlentherapie besteht, wobei sich Tumoren mit mutiertem p53-Protein resistenter als andere verhalten.
Zur Erkennung von Mutationen des p53-Gens in Patienten werden verschiedene diagnostische Verfahren eingesetzt. Da die gesamte DNS-Sequenzierung des Gens für viele diagnostische Einrichtungen zu aufwendig ist, werden häufig Suchtests auf p53-Mutationen eingesetzt. Ein solches Verfahren ist der immunologische Nachweis erhöhter p53-Proteinspiegel in Tumorschnitten (Immunhistochemie). Er basiert auf der Tatsache, daß p53-Mutationen häufig zu einer Stabilisierung des Proteins und damit zu einer Erhöhung des intrazellulären p53-Proteinspiegels führen. Der Nachteil des immunhistochemischen Suchverfahrens ist die Tatsache, daß einerseits bestimmte p53-Mutationen nicht zu einer Erhöhung des p53-Proteinspiegels führen und daß andererseits auch normale Zellen unter bestimmten Umständen Erhöhungen der p53-Proteinspiegel aufweisen können, die nicht auf einer Mutation des Gens beruhen. Dies kann zu falsch negativen oder falsch positiven Ergebnissen führen.

Eine andere Methode dient als Suchverfahren für den Nachweis von p53-Mutationen auf der DNS-Ebene, die sogenannte Single Chain Conformation Polymorphismus-Methode, SSCP. Hier werden DNS-Bruchstücke des p53-Gens aus dem Tumorgewebe von Patienten in einem elektrischen Feld auf einem Gel aufgetrennt. Dabei weisen DNS-Fragmente mit Mutationen gegenüber normalen Kontrollfragmenten veränderte Laufeigenschaften auf. Bei dem SSCP-Verfahren werden aber aus methodischen Gründen meist nur die besonders häufig durch Mutationen betroffenen Abschnitte des p53-Gens analysiert und Mutationen außerhalb dieser Bereiche nicht erfaßt. Zudem ist die Methode nicht in der Lage, zwischen funktionell relevanten und funktionell irrelevanten Veränderungen (zum Beispiel normal in der Bevölkerung vorkommenden Gen-Polymorphismen) der DNS-Sequenz zu unterscheiden.

Ein alternatives Suchverfahren wurde von Richard Iggo und Mitarbeitern vom Schweizerischen Institut für Experimentelle Krebsforschung in Epalinges auf der Basis der Beobachtung entwickelt, daß das menschliche p53-Protein in Hefezellen synthetisiert werden kann und funktionell aktiv ist. Eine Schlüsselfunktion des normalen p53-Proteins ist seine Aktivität als Transkriptionsfaktor, das heißt es fungiert als Schaltermolekül, das die Aktivität bestimmter Gene einschaltet. Veränderte p53-Proteine hingegen sind in der Regel weder in menschlichen Zellen noch in den Hefezellen dazu in der Lage. Diesen Unterschied zwischen normalen und mutierten p53-Proteinen hat man sich zunutze gemacht. Dabei wurde ein gentechnisch veränderter Stamm von S. cerevisiae hergestellt, dessen Wachstum unter experimentellen Bedingungen davon abhängt, ob das p53-Protein als Transkriptionsfaktor wirken kann. Durch relativ einfache molekularbiologische Verfahren kann nun das p53-Gen aus menschlichem Untersuchungsmaterial in die Hefezellen eingebracht und die Produktion des p53-Proteins des Patienten in den Hefezellen veranlaßt werden. Enthält das Gewebe des Patienten funktionstüchtiges p53, weisen die Hefen ein normales Wachstum auf und formen typischerweise große, weiße Kolonien auf dem Nährboden. Im Gegensatz dazu zeigen Hefezellen mit mutiertem p53-Protein aufgrund des Verlusts seiner Aktivität als Transkriptionsfaktor nur schwaches Wachstum. Zudem kommt es in Zellen mit mutiertem p53-Protein zu einer Anhäufung eines farbigen Stoffwechsel-Zwischenprodukts, was schließlich in dem Wachstum von nur kleinen, rot gefärbten Kolonien resultiert. Durch dieses Verfahren kann also aufgrund der Größe und Farbe der Hefekolonien auf den p53-Status im Gewebe geschlossen werden. Einer der Vorteile dieses relativ einfach durchzuführenden Verfahrens gegenüber anderen Suchtests ist die Tatsache, daß es sich hierbei um einen funktionellen Test handelt und damit auch Rückschlüsse auf die p53-Funktion gezogen werden können.

Hefen in der Tumortherapie: Suchsysteme zur Identifizierung von Molekülen mit therapeutischem Potential

Viele zentrale Zellfunktionen und die daran beteiligten Regulatorproteine sind zwischen Hefezellen und menschlichen Zellen konserviert. Dies trifft beispielsweise für das Ras-Protein zu. Das menschliche Ras-Protein ist dem Hefe-Ras-Protein strukturell und funktionell sehr ähnlich. So kann das menschliche Ras-Protein die Funktion des Hefe-Ras-Proteins in Hefezellen ersetzen. Veränderungen des humanen Ras-Proteins sind in 20-30 Prozent aller bösartigen Tumoren nachzuweisen. Sie führen zu einer ungehemmten Wachstumsstimulation der Zelle. Für diese Aktivität ist ein bestimmter Reifungszustand des Ras-Proteins notwendig (Farnesylierung), der durch bestimmte Enzyme erzeugt wird. Hemmstoffe dieser enzymatischen Modifikationen könnten die durch das Ras-Protein verursachte Störung des Zellwachstums aufheben und besitzen damit therapeutisches Potential für einen signifikanten Prozentsatz menschlicher Tumorerkrankungen. Aufgrund der Ähnlichkeit der Ras-assoziierten Regulationsphänomene zu menschlichen Zellen bietet sich S. cerevisiae als potentes Suchsystem für solche Inhibitoren der Ras-Funktion an.

Ein neues Hefesystem mit großem therapeutischen Potential ist das von Marc Vidal und Mitarbeitern in Harvard entwickelte „Reverse Two Hybrid"-System, einer Variante des traditionellen „Two Hybrid"-Systems. Hier wird allerdings nicht nach Faktoren gefahndet, die spezifische Protein-Protein-Interaktionen eingehen können. Vielmehr kann man mit diesem Verfahren Moleküle identifizieren, die selektiv bestimmte Protein-Protein-Bindungen verhindern können. Solche spezifische Inhibitoren von bestimmten Protein-Protein-Wechselwirkungen hätten ein großes therapeutisches Potential für die Krebsbehandlung. Am Beispiel der E6- und E7-Proteine der Tumor-assoziierten humanen Papillomviren kann mit diesem Suchverfahren nach Molekülen gefahndet werden, die spezifisch die Bindung der viralen Faktoren an die Tumor-Suppressorproteine p53 und pRb verhindern. Das Einschleusen solcher therapeutischer Moleküle in HPV-positive Krebszellen könnte zu einer Wiederherstellung der normalen Funktion der zellulären Tumor-Suppressorproteine führen und in einem Wachstumsstop oder der Elimination der Tumorzellen resultieren. Ähnliche Ansätze sind mit diesem Verfahren für eine Vielzahl anderer Protein-Protein-Interaktionen denkbar, die im Rahmen der Krebsentstehung zur Entartung des Zellwachstums beitragen. Auf diese Weise stellt das „Reverse Two Hybrid"-System ein vielversprechendes neues Suchverfahren für die Entwicklung einer neuen Generation therapeutischer Moleküle dar, die spezifisch Protein-Protein-Wechselwirkungen mit pathologischer Relevanz verhindern können.

Dr. Karin Butz
Priv.-Doz. Dr. Felix Hoppe-Seyler
Abteilung Virus-Wirtszell-Wechselwirkungen

Beteiligte Mitarbeiterinnen

Angela Ullmann
Renata Zucic

Ausgewählte Publikationen

Schafer, W. R., Kim, R., Sterne, R., Thorner, J., Kim, S.-H., Rine, J.: Genetic and pharmacological suppression of oncogenic mutations in RAS genes of yeasts and humans. Science 245, 379–385 (1989)

Fields, S., Sternglanz, R.: The two hybrid system: an assay for protein-protein-interactions. Trends Genet. 10, 286–292 (1994)

Flaman, J.-M., Frebourg, T., Moreau, V., Charbonnier, F., Martin, C., Chappuis, P., Sappino, A.-P., Limacher, J.-M., Bron, L., Benhattar, J., Tada, M., van Meir, E. G., Estreicher, A., Iggo, R. D.: A simple functional assay for screening cell lines, blood and tumors. Proc. Natl. Acad. Sci. USA 92, 3963–3967 (1995)

Hoppe-Seyler, F., Butz, K.: Molecular mechanisms of virus-induced carcinogenesis: the interaction of viral factors with cellular tumor suppressor proteins. J. Mol. Med. 73, 529–538 (1995)

Vidal, M., Brachmann, R. K., Fattaey, A., Harlow, E., Boeke, J. D.: Reverse two-hybrid and one-hybrid systems to detect dissociation of protein-protein and DNA-protein interactions. Proc. Natl. Acad. Sci. USA 93, 10315–10320 (1996)

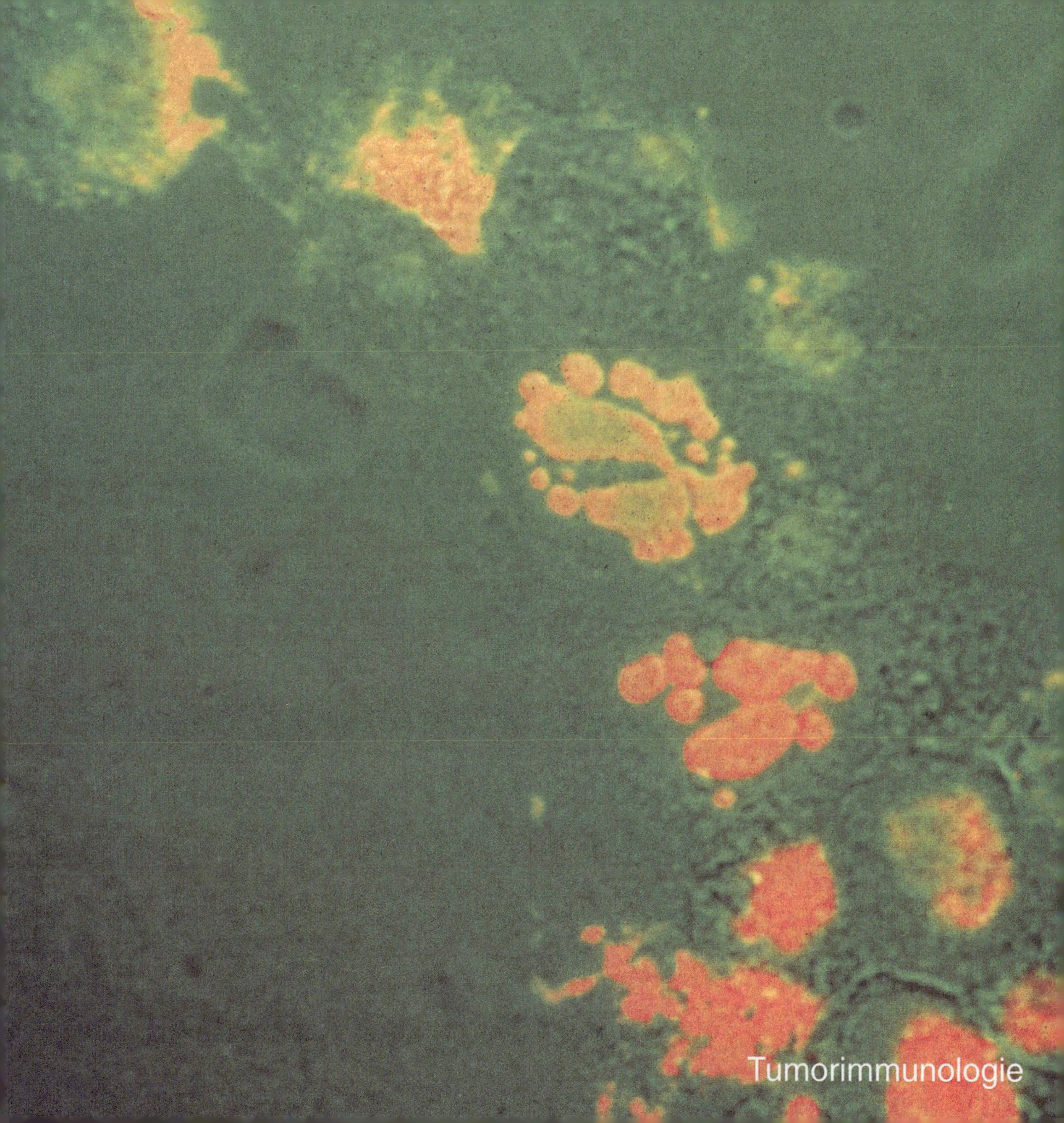
Tumorimmunologie

8

Tumorimmunologie

Die Arbeit des Forschungsschwerpunkts konzentriert sich auf neue immunologische Methoden der Tumordiagnostik, auf immunologische Konzepte für die Tumortherapie sowie auf Untersuchungen der biologischen Mechanismen von Zell-Interaktions- und Metastasierungsprozessen.

Schwerpunkte liegen hierbei auf folgenden Gebieten:

- Herstellung von monoklonalen mono- und bispezifischen Antikörpern gegen tumorassoziierte Antigene und Differenzierungsantigene für die Diagnose und Therapie von Tumoren
- Expression von Membranantigenen auf Zellen und Entwicklung von Tumor-Vakzinen. In diesem Zusammenhang werden nicht nur tumorspezifische Antigene, sondern auch virale Antigene und hauptsächlich Histokompatibilitätsantigene untersucht. Insbesondere wird ihre Rolle bei der immunologischen Auseinandersetzung zwischen Wirt und Tumor erforscht.
- Regulation des Immunsystems. Hierzu gehören die Untersuchungen der Aktivierung und Regulation von T-Lymphozyten unter normalen und pathologischen Bedingungen, Untersuchungen über Immunogenität von mutagenisierten Tumorzellinien sowie die Struktur von Antigen- und Lymphokin-Rezeptoren.
- Analyse der pathogenetischen Mechanismen des körperlichen Verfalls (Kachexie) und der Immunschwäche bei Krebserkrankungen und HIV-Infektion sowie im Alterungsprozeß und bei anderen Erkrankungen mit Muskelschwäche oder Skelettmuskelverlust.

Weiterhin beschäftigt sich der Forschungsschwerpunkt mit programmiertem Zelltod, Apoptose, und seiner Bedeutung für die Tumorforschung.

In transgenen Mäusen werden mit Histokompatibilitäts- und anderen Genen Modelle für Autoimmunkrankheiten und immunologische Tumormodelle etabliert. Damit können wichtige Einblicke in Mechanismen der Regulation und Pathogenese erhalten werden.

Ein weiterer Schwerpunkt beschäftigt sich mit Mechanismen der Tumorinvasion und Metastasenbildung.

Die Entwicklung von neuen Therapiekonzepten auf immunologischer Basis ist ein wichtiges Forschungsziel, das in verschiedenen Ansätzen in allen Abteilungen bearbeitet wird. Diese Untersuchungen werden unter anderem von der Einsicht bestimmt, daß einerseits Tumorzellen vom Immunsystem in vielen Fällen erkannt und potentiell eliminiert werden können, und daß andererseits bisher unbekannte Regulationsmechanismen eine Abwehr im Stil einer Transplantat-Abstoßung verhindern.

Sprecher des Forschungsschwerpunkts:
Prof. Dr. Peter H. Krammer

Abteilungen und ihre Leiter:

Zelluläre Immunologie:
Prof. Dr. Volker Schirrmacher

Immunchemie:
Prof. Dr. Wulf Dröge

Immungenetik:
Prof. Dr. Peter H. Krammer

Molekulare Immunologie:
Prof. Dr. Günter J. Hämmerling

Aktivitäten des Forschungsschwerpunkts Tumorimmunologie

Immunbiologie und Immuntherapie von Tumormetastasen

Zelladhäsion, Homing und Metastasierung: molekulare Untersuchung

Immunbiologie von T-Zellen

Struktur und Funktion von Adhäsions- und Differenzierungsmolekülen humaner normaler und maligner Lymphozyten des B-Zelltyps

Redoxregulation von Transkriptionsfaktoren und Signaltransduktionsprozessen

Signalketten und ihre Regulation bei zytotoxischen und aktivierenden Effekten von Tumor-Nekrose-Faktor

Pathomechanismen des erworbenen Immunmangelsyndroms (AIDS) und anderer Immunmangelsysteme

Wachstumskontrolle von normalen und malignen Lymphozyten

Antigenpräsentation durch MHC-Klasse-I-Moleküle

Antigenpräsentation durch MHC-Klasse-II-Moleküle

Periphere Toleranz im Immunsystem

Monoklonale Antikörper zur Diagnose und Therapie menschlicher B-Zellneoplasien

8

8.1 FLICE: die außergewöhnliche Klonierung eines außergewöhnlichen Proteins

von Marcus E. Peter
und Peter H. Krammer

Der Prozeß der Apoptose, des programmierten Zelltods, hat in den letzten Jahren starkes Interesse hervorgerufen. Die Bedeutung dieses Prozesses wurde vor allem dadurch unterstrichen, daß spezifische Rezeptoren, die Apoptose auslösen können, auf so gut wie allen Zellen entdeckt wurden. Einer dieser Todesrezeptoren ist CD95 (APO-1/Fas). Dieses Molekül auf der Zelloberfläche leitet, wie alle Rezeptoren, ein Signal, das außen auf der Zelle erzeugt wird, in das Zellinnere weiter.

Apoptose unterscheidet sich grundsätzlich von allen anderen Prozessen in der Zelle. Sie ist irreversibel, und sie betrifft fast alle Zellkomponenten. Der Apoptoseprozeß beginnt bei der Zellmembran, die Membranbläschen abwirft. Darauf folgt die Spaltung einer Reihe von essentiellen Makromolekülen, wie Strukturproteinen, Enzymen, ribosomaler RNS und chromosomaler DNS. Letzteres wird durch die Aktivierung einer spezifischen Endonuklease bewirkt, die die DNS in Stücke, die etwa 200 Basenpaare (bp) lang sind, zerschneidet. Das daraus resultierende DNS-Spaltmuster, das man auf Agarosegelen sichtbar machen kann, nennt man „DNS-Leiter". Sein Nachweis ist eines der klarsten Kriterien für einen apoptotischen Vorgang.

Abb. 75
Beim programmierten Zelltod wird die Erbsubstanz durch ein bestimmtes Enzym an definierter Stelle gespalten. Dies stellt sich im Experiment als „DNS-Leiter" dar (rechts). Links ist als Kontrolle die Erbsubstanz einer Zelle zu sehen, in der keine Apoptose abgelaufen ist und die deshalb ungespalten bleibt

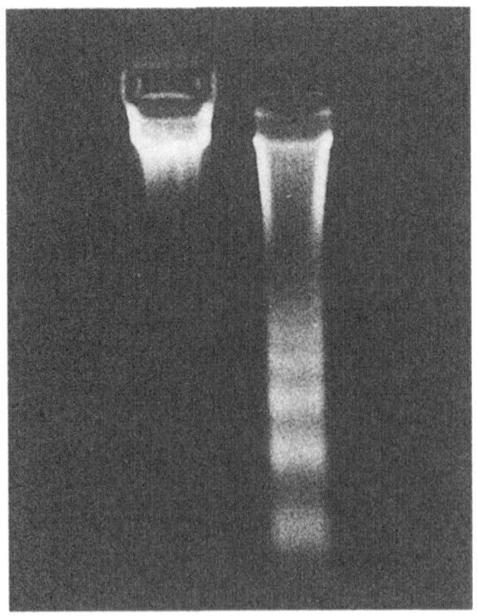

Besondere Aufmerksamkeit hat in den letzten drei Jahren die Erforschung des Signalwegs der Apoptose erfahren. Nach anfänglichen Berichten über die Beteiligung eher klassischer Signalwege stellten wir uns vor, daß den einzigartigen Vorgängen bei Apoptose die Aktivierung eines besonderen, spezialisierten Signalwegs zugrunde liegen müsse. Zu diesem Zeitpunkt wurde klar, daß an der Ausführung einer Reihe von Apoptoseformen spezielle Eiweiß-spaltende Enzyme, die ICE-Proteasen, beteiligt waren. Eine direkte Verbindung der ICE-Proteasenfamilie mit CD95 gab es aber noch nicht.

Mit klassischen biochemischen Methoden gelang uns im Frühjahr 1995 der Nachweis eines Komplexes aus Proteinen, die nur mit dem CD95-Rezeptor assoziierten, wenn dieser ein zytotoxisches Signal erzeugte. Wir nannten diesen Komplex den „death-inducing signaling complex" (DISC). Der DISC besteht aus dem oligomerisierten CD95 Rezeptor und mindestens vier „cytotoxicity-dependent APO-1-associated proteins" (CAP1-4). CAP1 und 2 konnten daraufhin identifiziert werden. Es han-

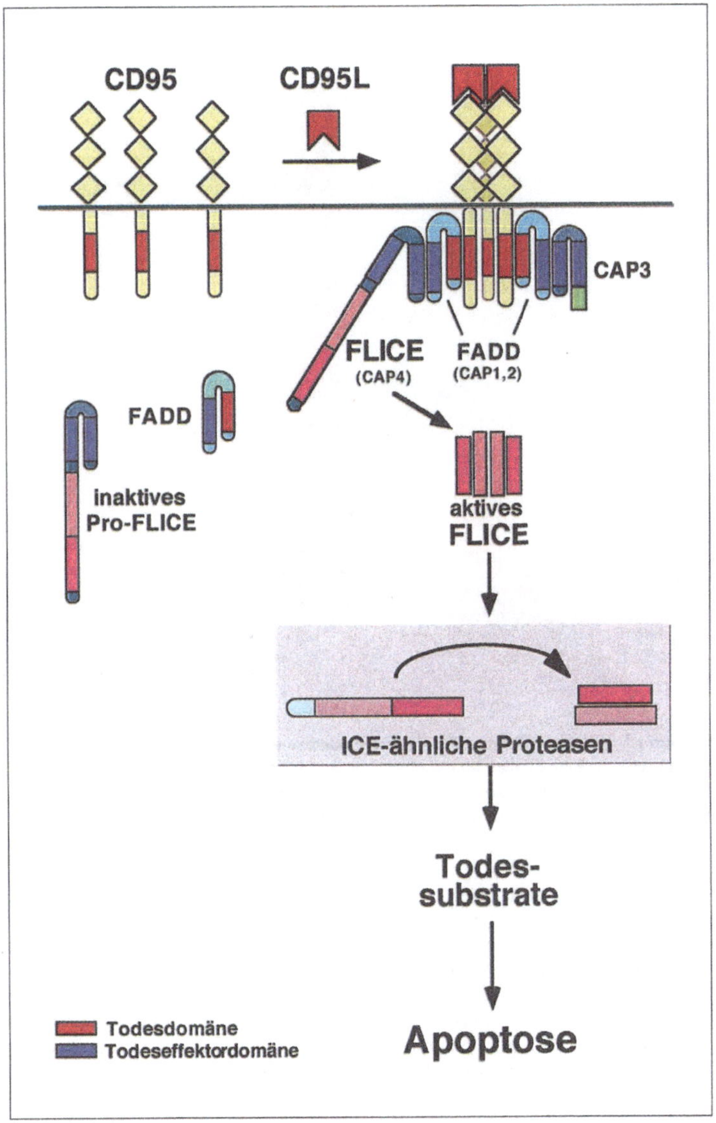

Abb. 76
Prozeß der Vermittlung der „Todesbotschaft" ins Zellinnere: Der „Todesligand" CD95L bindet an den Todesrezeptor CD95. Für die Vermittlung der Botschaft in die Zelle werden Signalmoleküle benutzt, die sich zu einem Komplex an der Zellmembran zusammenlagern (CAP 1 bis 4). Es bildet sich ein aktives Enzym, das eine Kaskade von Enzymen (Proteasen) startet, die die zellulären Strukturen zerstören

delte sich um zwei unterschiedliche Formen desselben Proteins, das kurz vorher zwei andere Gruppen kloniert hatten. Vishva Dixits Gruppe in Ann Arbor in Michigan (USA) nannte es FADD, und David Wallachs Gruppe am Weizmann Institute of Science in Rehovot (Israel) nannte es MORT1. CAP2 entspricht Serin-phosphoryliertem CAP1.

FADD war ein guter Kandidat für ein Zelltod-übertragendes Molekül, da es in allen Zellen exprimiert wird und, wenn es überexprimiert wird, Apoptose auslösen konnte. Was aber war der Mechanismus dafür? Aus der Primärstruktur von FADD konnte man ihn nicht ablesen. Im folgenden konnten wir in Zusammenarbeit mit Dixits Gruppe zwei funktionelle Domänen in diesem Molekül identifizieren. Der C-Terminus band ligandenabhängig nach Rezeptorstimulation mit einer speziellen Struktur, der Todesdomäne, an CD95. Der N-Terminus enthielt den Teil des Moleküls, der zytotoxisch (zelltötend) wirkte. Es stellte sich heraus, daß CAP3 und CAP4 an diesen Teil des Moleküls, der Todeseffektordomäne (DED) genannt wurde, banden. CAP3 und 4 waren somit wahrscheinlich die Effektormoleküle, die das Todessignal vom Rezeptor in die Zelle leiteten.

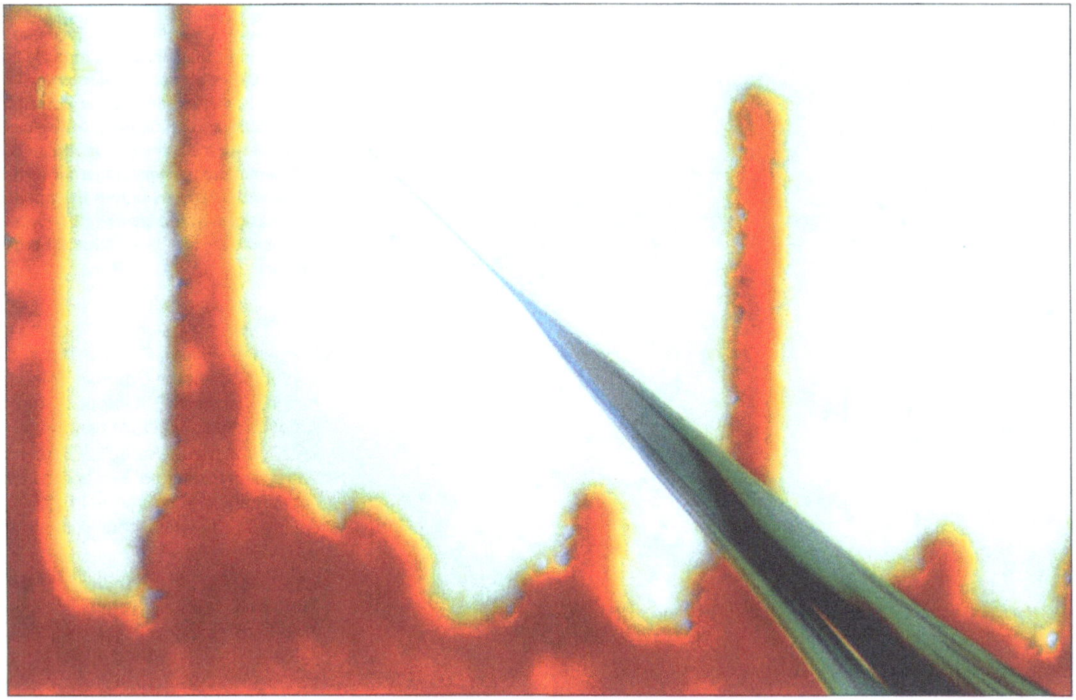

Abb. 77
Die Nano-Elektrospray-Ionisation erlaubt es, hundertfach geringere Mengen von Proteinen als bisher möglich zu analysieren. Ein Millionstel Liter einer Peptidmischung fließt dabei durch eine Metallnadel, an der eine hohe Spannung anliegt. Die aufgeladene Flüssigkeit zerstäubt an der Spitze der Kapillare und verdampft. Die Peptidionen prallen im Massenspektroskop mit Gasatomen zusammen und werden zertrümmert. Aus dem Massenspektrum dieser Bruchstücke läßt sich die Reihenfolge der Aminosäuren direkt ablesen

CAP3 und CAP4 sollten nun in Mengen angereichert werden, die erlaubten, Sequenzinformationen für die Klonierung zu gewinnen. Ein fast unüberwindliches Problem war aber, daß CAP3 und CAP4 nur indirekt über aktiviertes CD95 in sehr geringen Mengen dargestellt werden konnten. Nach ersten Versuchen, diese Proteine mit präparativen 2D-Gelen anzureichern, ergaben Schätzungen, daß etwa 1000 Liter Zellkultur nötig sein würden, um genug Protein für eine Sequenzierung mit konventionellen Methoden aufreinigen zu können. Schon aus finanziellen Überlegungen war dies schwer realisierbar. So wurde im Juli 1995 das von Frank Kischkel aus unserer Arbeitsgruppe bis dahin angereicherte Protein eingefroren. Das Protein ließ sich nur schwach in Form eines Flecks (Spot) in einem mit Silber gefärbten analytischen 2D-Gel nachweisen.
Von da an suchten wir nach alternativen Möglichkeiten, CAP3 und CAP4 zu charakterisieren. Im Herbst 1995 erfuhren wir durch eine Notiz in der Zeitschrift Science, daß Matthias Mann im Europäischen Laboratorium für Molekularbiologie (EMBL) in Heidelberg sich

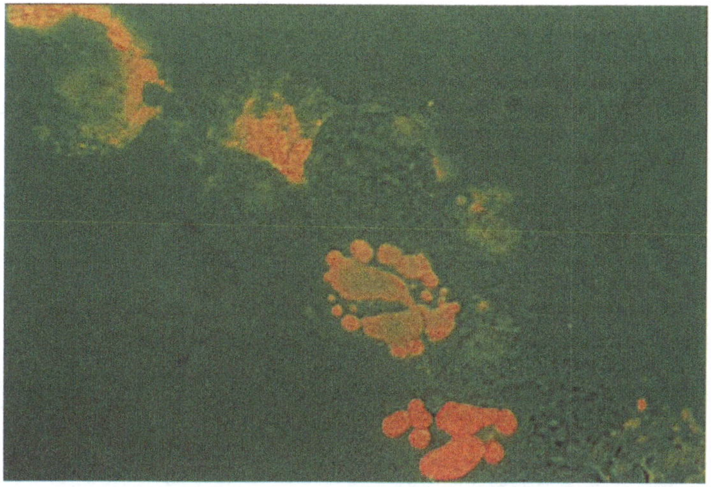

Abb. 78
Krebsmedikamente können den programmierten Zelltod auslösen. Die Zellkerne (orange) zerfallen, und die Zelle stirbt

auch mit der Sequenzierung von Proteinen aus 2D-Gelen befaßte und eine spezielle Datenbank erstellt hatte. Ein Termin wurde vereinbart, um zu besprechen, welche Möglichkeiten es denn gäbe, CAP3 und 4 doch noch zu identifizieren.

Der Termin wurde für Mitte Februar 1996 festgelegt. Gerade an dem Tag, an dem wir zum EMBL fahren wollten, geriet uns eine neue Publikation in die Hände, in der die Gruppe von Matthias Mann das erste Mal bewies, daß es möglich ist, Sequenzinformationen aus sehr geringen Mengen von Proteinen aus Silber-gefärbten 2D-Gelen zu erhalten. Die Technik, die er und seine Mitarbeiter entwickelt hatten, nennt sich Nanoelectrospray Tandemmassenspektrometrie. In Bezug auf die Charakterisierung unserer CAP-Proteine zeigte sich also ein Hoffnungsschimmer. Mit einer Kopie dieser Publikation in der Hand machten wir uns auf den Weg zum EMBL. Matthias Mann und seine Gruppe waren interessiert an unserem Projekt und suchten in der Tat nach Möglichkeiten, das Potential ihrer Methode weiter zu bestätigen. Im März 1996 brachten wir eine Probe des nun schon seit acht Monaten eingefrorenen CAP4-Proteins zur Analyse. Nun konnten wir nur warten.

Im April 1996 hörten wir, daß eine Gruppe aus Israel Proteine kloniert hatte, die von der Größe her unserem CAP3 und CAP4 sehr ähnelten. Wir riefen Matthias Mann an und erfuhren, daß es gerade gelungen war, Sequenzinformationen von vier tryptischen Peptidspaltstücken aus unserem CAP4 zu erhalten. Eine Datenbanksuche ergab, daß eines dieser Peptide identisch war mit einem Proteinfragment, dessen Daten sich in der EST-Datenbank fanden. EST steht für „Expressed Sequence Tags" und ist eine weltweit über das Internet zugängliche cDNS-Datenbank an den National Institutes of Health in Washington, USA, die im Rahmen des „Human Genome Projects" erstellt wird. Diese Datenbank enthält gegenwärtig Daten von etwa 500 000 Fragmenten der exprimierten menschlichen Gene. Dies sind etwa 60 Prozent aller exprimierten Gene. So war es nicht verwunderlich, daß sich die Daten eines der CAP4-Peptide in dieser Datenbank fanden.

Der bewußte EST-Klon war grob mit der Angabe beschrieben „unbekanntes menschliches ICE-Protease-Homolog". Jetzt brach Jubel aus, da wir dadurch schon wußten, daß das mit CD95 direkt assoziierte CAP4 ICE-Proteasefunktion hatte. In der gleichen Nacht noch schickten wir eine E-Mail-Nachricht an Vishva Dixit in Ann Arbor, um zu sehen, ob er uns helfen konnte, den vollständigen Klon zu erhalten. Kurz darauf rief er zurück und erzählte uns, seine Gruppe hätte Zugang zu der privaten Datenbank der Firma Human Genome Sciences (HGS), und diese enthielte schon etwa 80 Prozent der exprimierten menschlichen cDNS. HGS hatte Dixit drei Wochen zuvor einen merkwürdigen Klon mit einer ICE-Proteasedomäne unbekannter Funktion zugeschickt. War dies unser CAP4? Dann sollte er alle von Matthias Manns Gruppe ermittelten Peptide enthalten. Falls es sich um verschiedene Proteine handelte, sollte die Sequenz eines Peptids ausreichen, um dies zu klären. So gaben wir Vishva Dixit vier Aminosäuren eines der Peptide telefonisch durch. Er versprach, uns zurückzurufen. Warten. Dann kam sein Anruf; es war schon 1.30 Uhr in der

Nacht. Unsere vier Aminosäuren fanden sich in Dixits Klon von HGS.

Um ganz sicher zu sein, daß sein Klon unser Protein kodiert, wollte er von uns zwei weitere Tetrapeptide zum Vergleich erfahren. Wir übermittelten die Peptidsequenzen. Er wollte uns sofort nach Vergleich wieder zurückrufen. Warten. Dann sein Anruf. Ein hörbar entspannter Vishva Dixit verkündete, daß sich auch diese Peptide in seinem Klon wiederfanden. Daraufhin schickten wir ihm per E-Mail die vollständige Sequenz aller CAP4-Peptide, die sich dann allesamt in dem unbekannten Klon fanden. Das von diesem Klon kodierte Protein besaß am C-Terminus eine ICE-Proteasedomäne und am N-Terminus zwei Domänen, die mit der DED von FADD homolog waren. Das Protein wurde deshalb FLICE genannt (für FADD-like ICE). Es wurde vereinbart, alle Daten in Zusammenarbeit zu publizieren. Als Zeitschrift wurde „Cell" anvisiert.

In den folgenden Tagen wurden nun fieberhaft die nötigen funktionellen Daten erzeugt. Genau eine Woche nach dem ersten Telefonat mit Vishva Dixit begannen wir, zusammen mit den Gruppen im EMBL und in Ann Arbor das Manuskript zu schreiben. Nicht nur die Art der Sequenzierung und Identifizierung von FLICE war für uns ein Novum, sondern auch die Art und Weise, wie nun das Manuskript geschrieben wurde. Dies geschah nämlich wieder über das Internet. Im EMBL saßen zwei Wissenschaftler am Computer, bei uns drei und zur gleichen Zeit in Ann Arbor zwei. Wir schickten uns gegenseitig Rohfassungen der einzelnen Manuskriptteile per E-Mail hin und her. Auch die Abbildungen wurden so erstellt. Andrej Shevshenko aus Matthias Manns Gruppe schickte uns ein Massenspektrogramm, wir fügten dies in eine unserer Abbildungen ein, und diese wurde dann weitergeleitet und in Ann Arbor ausgedruckt. So wurde nach und nach das gesamte Manuskript geschrieben und am nächsten Morgen, nach 30 Stunden, war es fertig. Um sieben Uhr nordamerikanischer Ostküstenzeit flog Arul Chinnaiyan aus Vishva Dixits Gruppe das Manuskript nach Boston und brachte es direkt ins Editorial Office von „Cell".

Nachdem das Manuskript eingereicht war, gelang es Andrej Shevshenko, auch noch Sequenzinformationen über CAP3 zu erhalten. Es stellte sich heraus, daß CAP3 die zwei DEDs aus FLICE enthielt. Diese Informationen wurden noch an „Cell" nachgereicht. Etwa eine Woche nach dem Einreichen des Manuskripts konnten wir unsere Ergebnisse auf dem 6. Kongreß über Tumornekrosefaktor (TNF) auf Rhodos, Griechenland, vorstellen. Dort erfuhren wir dann, daß „Cell" unser Manuskript zur Veröffentlichung angenommen hatte.

Durch die Entdeckung von FLICE waren zum ersten Mal zwei Ebenen des Apoptosesignalwegs miteinander verbunden: die Ebene der Todesrezeptoren und die der ICE-Proteasen. Der Artikel erschien am 14. Juni 1996 Seite an Seite mit der zeitgleichen Klonierung desselben Proteins von David Wallachs Gruppe aus Israel. Sie hatten es MACH genannt. In der Zwischenzeit konnten wir zeigen, daß FLICE in der Tat im DISC aktiviert wird.

Ein Ziel unserer Arbeiten ist es, apoptoseresistente Zellen (zum Beispiel Leukämiezellen) zu sensitivieren oder zu hohe Apoptoseraten bei anderen Erkrankungen, wie etwa AIDS, zu reduzieren. Zukünftige Untersuchungen werden zeigen, ob diese Regulierung an FLICE ansetzen kann. Falls dies der Fall sein sollte, wäre FLICE ein ideales Zielmolekül, den Apoptosesignalweg zu beeinflussen.

Dr. Marcus E. Peter
Prof. Dr. Peter H. Krammer
Abteilung Immungenetik

Beteiligte Wissenschaftler

Frank Kischkel
Carsten Scaffidi

In Zusammenarbeit mit

Prof. Dr. Vishva Dixit
Arul Chinnaiyan
Dr. Marta Muzio
Department of Pathology,
University of Michigan Medical School,
Ann Arbor, Michigan, USA

Dr. Matthias Mann
Dr. Andrej Shevchenko
Protein & Peptide Group,
Europäisches Laboratorium für Molekularbiologie,
Heidelberg

Ausgewählte Publikationen

Kischkel, F.C., Hellbardt, S., Behrmann, I., Germer, M., Pawlita, M., Krammer, P.H., Peter, M.E.: Cytotoxicity-dependent APO-1(Fas/CD95)-associated Proteins Form a Death-inducing Signalling Complex (DISC) with the Receptor. EMBO J. 14, 5579–5588 (1995)

Boldin, M. P., Goncharov, T. M., Goltsev, Y. V., Wallach, D.: Involvement of MACH, a novel MORT1/FADD-interacting protease, in Fas/APO-1- and TNF receptor-induced cell death. Cell 85, 803-815 (1996)

Muzio, M., Chinnaiyan, A.M., Kischkel, F.C., O' Rourke, K., Shevchenko, A., Scaffidi, C., Zhang, M., Ni, J., Gentz, R., Mann, M., Krammer, P.H., Peter, M.E., Dixit, V.M.: FLICE, a Novel FADD-homologous ICE/CED-3-like Protease, Is Recruited to the CD95 (Fas/APO-1) Death-Inducing Signaling Complex (DISC). Cell 85, 817-827 (1996)

8.2 Bedeutung von Cystein und Glutathion bei der HIV-Infektion und anderen Erkrankungen mit Skelettmuskelschwund und Immunschwäche

von Wulf Dröge

Inzwischen sind weltweit mehr als 20 Millionen Menschen mit dem humanen Immunschwächevirus (HIV) infiziert und nach wie vor ist die Krankheit unheilbar. Die neue Generation von antiviralen Medikamenten, die sogenannten Proteasehemmer, haben zwar einen deutlichen Fortschritt aber – soweit erkennbar – keine endgültige Lösung des AIDS-Problems gebracht. Diese Medikamente können nicht die bereits integrierten Kopien des Virusgenoms aus dem Körper betroffener Patienten entfernen und sind wegen der hohen Kosten selbst in reichen Ländern für viele Patienten nicht erschwinglich. In Deutschland, wo die meisten Patienten eine Krankenversicherung haben, ist eine enorme Belastung der Krankenversicherungen zu erwarten. Vor diesem Hintergrund hat das HIV-Projekt der Abteilung Immunchemie in den letzten Jahren das Ziel verfolgt, unser Verständnis des Krankheitsprozesses zu vertiefen und dadurch Möglichkeiten für eine effektive, aber kostengünstigere Therapie zu eröffnen.

Basis dieses Projekts sind die schon 1987 und 1988 erfolgten Entdeckungen unseres Doktoranden Hans-Peter Eck, daß HIV-infizierte Personen und SIV-infizierte Rhesusaffen abnormal niedrige Plasma-Cystein- und Cystin- beziehungsweise intrazelluläre Glutathionspiegel aufweisen. Cystein und Cystin sind sogenannte Aminosäuren, das heißt Eiweißbausteine, während Glutathion ein aus den Aminosäuren Cystein, Glutamat und Glycin bestehendes Molekül ist, welches für die Funktion des Immunsystems besonders wichtig ist. Deshalb haben wir schon 1988 vorgeschlagen, HIV-infizierte Patienten mit einem Cystein-Derivat, wie zum Beispiel N-Acetyl-Cystein (NAC) zu behandeln. Mehrere vorläufige Studien in verschiedenen Ländern waren bereits erfolgversprechend. Zwei Studien mit individuell ausgesteuerten Dosierungen von N-Acetyl-Cystein werden zur Zeit in der Abteilung Immunchemie in Zusammenarbeit mit dem Klinikum Mannheim durchgeführt. Unser HIV-Projekt hat darüber hinaus gezeigt, daß Cystein und Glutathion nicht nur für das Immunsystem wichtig sind, sondern auch eine bedeutende Rolle in der Regulation der Stickstoffbilanz und der Erhaltung der Muskelmasse spielen. Diese Ergebnisse haben über die HIV-Infektion hinaus auch zum Verständnis des körperlichen Verfalls im Alter sowie bei Krebs, Sepsis, Trauma und anderen Erkrankungen beigetragen. Dazu gehören auch Erkrankungen mit bisher unbekannten Ursachen wie zum Beispiel Morbus Crohn und Colitis ulcerosa.

Die Entdeckung eines krankheitsübergreifenden „CG-Mangel-Syndroms"

Vergleichende Untersuchungen haben überraschenderweise gezeigt, daß bei mehreren Erkrankungen mit völlig unterschiedlicher Ursache ein gemeinsames Muster von biochemischen und immunologischen Anomalien auftritt. Zu diesem Muster, welches wir als „CG-Mangel-Syndrom" bezeichnet haben, gehören abnormal niedrige Plasma-Cystin- und Glutaminspiegel, fortschreitender Skelettmuskel-Verlust oder Skelettmuskel-Ermüdung, abnormal hohe Harnstoffproduktionsraten und immunologische Dysfunktionen (Tabelle).

Die auffallendste immunologische Fehlfunktion im „CG-Mangel-Syndrom" ist die abnormal niedrige Aktivität der sogenannten „natural killer" (NK)-Zellen. Die damit verbundenen opportunistischen Infektionen sind in den meisten Fällen nicht lebensbedrohend. In HIV-infizierten Patienten kann jedoch selbst ein temporärer Abfall der NK-Zell-Funktion katastrophale Konsequenzen haben, weil NK-Zellen eine maßgebliche Rolle bei der Virusabwehr spielen und den für das Immunsystem wichtigen Faktor γ-Interferon ausschütten. Es ist bekannt, daß es nach der Erstinfektion mit HIV zu einer starken Virusvermehrung kommt, und der größte Teil der gebildeten Viren anschließend vom Immunsystem wieder eliminiert wird. Danach kann der Infizierte für viele Monate und Jahre ohne Symptome leben und mit Hilfe seines Immunsystems das Virus erfolgreich unter Kontrolle halten. Früher oder später versagt jedoch das Immunsystem und erlaubt damit eine starke Virusvermehrung, die letztlich zum Ausbruch der Erkrankung führt. Da die Untersuchungen in unserem HIV-Projekt gezeigt haben, daß der Abfall der Plasma-Cystinspiegel zeitlich mit dem massiven Abfall der $CD4^+$ T-Zell-Zahl zusammenfällt, scheint erst die Entwicklung des „CG-Mangel-Syndroms" und der damit verbundene Abfall der NK-Zell-Aktivität die starke Virusvermehrung zu ermöglichen und den Übergang zur offenen Erkrankung auszulösen.

Die Mechanismen des körperlichen Verfalls

Zu den interessantesten Ergebnissen unseres HIV-Projekts gehört die Erkenntnis, daß Cystein und Glutathion unter anderem auch eine wichtige Rolle in der Aufrechterhaltung der Körperzellmasse spielen. Nicht zufällig sind alle Manifestationen des „CG-Mangel-Syndroms" mit einem Skelettmuskel-Schwund oder wenigstens einer Skelettmuskel-Ermüdung verbunden. Bei Krebserkrankungen ist der körperliche Verfall (Kachexie) direkt mit der Überlebensrate korreliert und kann praktisch als die häufigste „Todesursache" betrachtet werden.

Schon frühere Untersuchungen hatten gezeigt, daß der Skelettmuskel-Schwund in den meisten Fällen nicht einfach das Ergebnis einer Mangelernährung, sondern vielmehr die Manifestation einer biochemischen Fehlregulation ist. Bei dieser biochemischen Störung wird der Stickstoff der Aminosäuren in der Leber verstärkt in Harnstoff umgewandelt und dann in den Nieren ausgeschieden. Letztendlich führt die abnormal erhöhte Harnstoff-Produktion zu einem Verlust an Körpereiweiß und zu einer negativen Stickstoffbilanz. Es war auch bekannt, daß die Harnstoffproduktionsrate in der Leber durch Protonen-generierende Prozesse beeinflußt werden kann. Dieser Effekt beruht darauf, daß Ammoniumionen in der Leber entweder in Harnstoff oder Glutamin überführt werden können. Harnstoff-Produktion bedeutet Ausscheidung und unumkehrbaren Verlust an Stickstoff, während die Glutamin-Produktion bedeutet, daß der Stickstoff dem Aminosäure-Reservoir des Körpers erhalten bleibt. Im Gegensatz zur Glutaminsynthese werden bei der Harnstoffsynthese Protonen freigesetzt, weil für die Biosynthese des Carbamoylphosphats im geschwindigkeitsbestimmenden Schritt der Harnstoffbiosynthese Hydrogencarbonatanionen (HCO_3^-) verbraucht werden. Deshalb favorisieren Protonen-generierende Prozesse durch Verbrauch von HCO_3^- die Glutaminproduktion und unterdrücken die Ausscheidung von Stickstoff in Form von Harnstoff.

Erkrankungen und Zustände mit abnormal niedrigen Plasma-Cystin- und Glutamin-Spiegeln

	Cystin	Glutamin	Glutamat	Harnstoff-produktion	immunologische Funktionen
HIV-Infektion, spätes asymptomatisches Stadium	↓↓	↓↓	↑	n.d.	NK-Zell-Funktion ↓↓
Sepsis, Polytrauma[a)]	↓↓	↓↓	↑	↑↑	NK-Zell-Funktion ↓↓
Lungenkrebs	↓↓	↓↓	↑	↑↑	NK-Zell-Funktion ↓↓
Morbus Crohn	↓↓	↓	(↑)	↑↑	NK-Zell-Funktion ↓↓
Colitis ulcerosa	↓↓	↓	(↑)	↑↑	NK-Zell-Funktion ↓↓
Exzessive körperliche Belastungen („Überlebenstraining")	n.d.	↓	↑	↑	NK-Zell-Funktion ↓↓ O.I.
„Chronic fatigue syndrome"	↓↓	↓↓	n.d.	n.d.	NK-Zell-Funktion ↓↓
Chronischer Hungerzustand	↓↓	n.d.	n.d.	↓↓	Immunschwäche; ↓ opportunistische Infektionen

n.d. = nicht dokumentiert; NK=Natürliche Killerzellen des Immunsystems

Unsere Untersuchungen im Rahmen unseres HIV-Projekts haben in den letzten Jahren gezeigt, daß der Abbau von Cyst(e)in zu Sulfat und Protonen (das heißt zu Schwefelsäure) bei der Steuerung der Harnstoffproduktionsrate eine ganz maßgebliche Rolle spielt, und daß die Fehlregulation bei den verschiedenen Erkrankungen mit Skelettmuskel-Schwund maßgeblich auf eine unzureichende Verfügbarkeit des Cysteins zurückzuführen ist. Insofern besteht beim „CG-Mangel-Syndrom" ein kausaler Zusammenhang zwischen dem Absinken des Plasma-Cystin- und Glutaminspiegels, der abnormal erhöhten Harnstoffproduktionsrate und dem Skelettmuskel-Schwund beziehungsweise der Skelettmuskel-Ermüdung. Sowohl bei SIV-infizierten Rhesusaffen als auch bei tumortragenden Mäusen wurden neben erniedrigten Plasma-Cystinspiegeln und stark erhöhten Harnstoff-Konzentrationen auch deutlich erniedrigte Sulfatspiegel in der Leber nachgewiesen. Durch wiederholte Behandlung der tumortragenden Mäuse mit Cystein konnten nicht nur die Sulfatspiegel erhöht, sondern auch die Harnstoff-Konzentrationen auf praktisch normale Werte gesenkt werden. Da ähnliche Veränderungen wie bei tumortragenden Mäusen auch bei gesunden Mäusen nach Behandlung mit dem Hormon-ähnlichen Botenstoff Interleukin-6 gefunden wurden, und da in tumortragenden Tieren ebenso wie bei HIV-Infizierten und Krebspatienten erhöhte Interleukin-6-Spiegel beobachtet werden, spielt Interleukin-6 möglicherweise eine wichtige Rolle bei der Entstehung des „CG-Mangel-Syndroms".

In Zusammenarbeit mit dem Sportmedizinischen Institut der Universität Heidelberg konnte schließlich gezeigt werden, daß der Zusammenhang zwischen

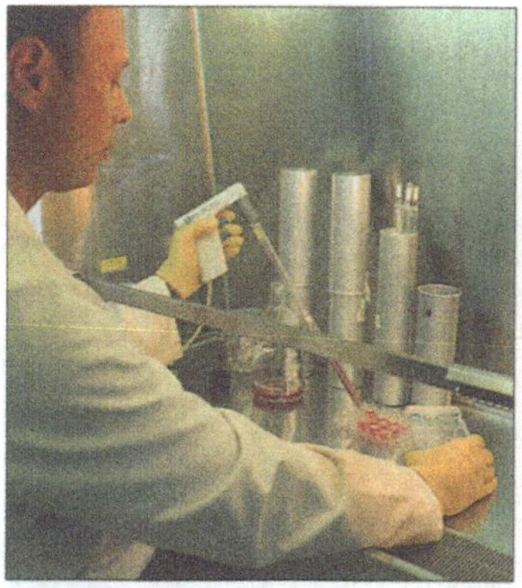

Abb. 79
In der sterilen Werkbank werden Zellkulturen angelegt

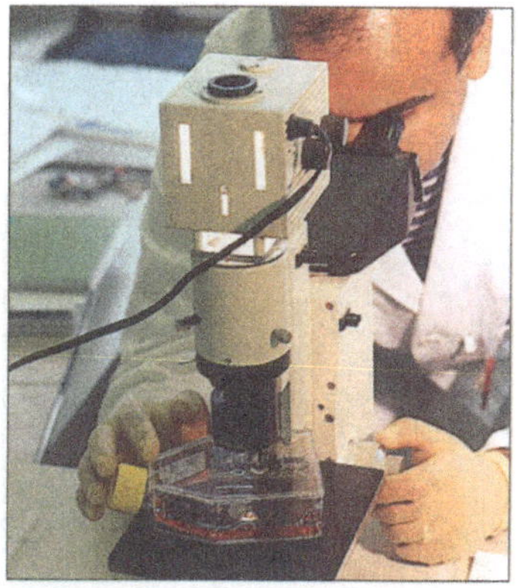

Abb. 80
Unter dem Lichtmikroskop kann man verschiedene Zelltypen voneinander unterscheiden

Plasma-Cystinspiegel und Skelettmuskel-Schwund offensichtlich nicht nur auf die oben genannten Erkrankungen mit „CG-Mangel-Syndrom" beschränkt ist, sondern auch bei scheinbar gesunden Menschen beobachtet werden kann. Personen mit niedrigen Plasma-Cystin- und Glutaminspiegeln zeigten in einem nachfolgenden Beobachtungszeitraum von fünf bis acht Wochen einen deutlichen Verlust an Körperzellmasse, der um so größer war, je niedriger die Plasma-Cystin- beziehungsweise Glutaminspiegel zu Beginn des Zeitraums waren. Eine in diesem Zusammenhang durchgeführte Plazebo-kontrollierte Doppelblindstudie zeigte überdies, daß der Verlust an Körperzellmasse durch das Cystein-haltige Medikament N-Acetyl-Cystein (NAC) verhindert wurde. Ob sich diese Wirkung des N-Acetyl-Cysteins auch bei Krebspatienten therapeutisch anwenden läßt, ist Gegenstand laufender Untersuchungen.

Neben den zahlreichen Beweisen für die Rolle des Cyst(e)ins in der Regulation der Harnstoffsynthese und Körperzellmasse gibt es vorläufige Hinweise darauf, daß auch die Milchsäureproduktion in der Skelettmuskulatur eine Rolle spielt. Eine abnormal hohe glykolytische Aktivität und damit verbundene Milchsäureproduktion in der Skelettmuskulatur ist bisher bei verschiedenen Erkrankungen mit Skelettmuskel-Schwund und zwar unter anderem auch bei noch gut ernährten Krebspatienten beobachtet worden. Wir erwarten, daß dieses Phänomen der abnormal hohen Milchsäure-Produktion deshalb für die Regulation der Harnstoffproduktion relevant ist, weil die Milchsäure in der Leber wiederum in Glukose umgewandelt wird und dabei nicht nur Energie verschwendet, sondern auch noch Protonen verbraucht. Wenn also die Muskulatur vermehrt Milchsäure produziert, sollte dies dem Protonen-

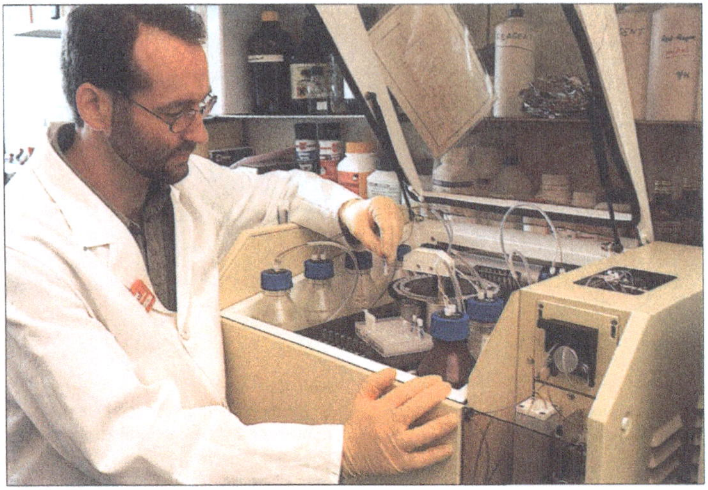

Abb. 81
Die Arbeit am Aminosäureanalysator ist ein zentrales Element der klinischen Untersuchungen zur Rolle von Cystein im Organismus

generierenden Prozeß des Cysteinabbaus in der Leber entgegenwirken. Dieser Effekt sollte sich unter anderem dadurch zu erkennen geben, daß zur Aufrechterhaltung eines bestimmten Glutaminspiegels höhere Plasma-Cystinspiegel benötigt werden, das heißt, die Glutamin/Cystin-Quotienten erniedrigt sind.

Diese Voraussage konnte in unseren Untersuchungen bereits für verschiedene Erkrankungen mit Skelettmuskel-Schwund bestätigt werden. Überdies wurde in Zusammenarbeit mit dem Sportmedizinischen Institut in einer Studie gezeigt, daß die Plasma-Glutaminspiegel sowie die Glutamin/Cystin-Verhältnisse nach einem mehrwöchigen Sportprogramm mit „anaerober" Belastung, das heißt mit starker muskulärer Milchsäure-Ausschüttung, signifikant erniedrigt waren. Bei einem „aeroben" Sportprogramm mit vergleichbarer Intensität, bei der die Muskulatur nur wenig Milchsäure ausschüttet, wurden diese Veränderungen nicht beobachtet.

Untersuchungen zur Regulation und Fehlregulation des Plasma-Cystinspiegels

Im Hinblick auf die abnormal niedrigen Plasma-Cystin- und Glutaminspiegel beim „CG-Mangel-Syndrom" haben wir weiterhin untersucht, wie der Plasma-Cystinspiegel bei gesunden Menschen reguliert wird. Mehrere Untersuchungen mit völlig verschiedenen methodischen Ansätzen zeigten dabei übereinstimmend, daß der Plasma-Cystinspiegel normalerweise durch einen kontrollierten und dem Bedarf angepaßten Abbau von Muskeleiweiß in der sogenannten postabsorptiven Phase, das heißt im nüchternen Zustand, reguliert wird. Wenn zu irgendeinem Zeitpunkt die Harnstoffproduktionsrate und damit der Stickstoffverlust des Körpers zu hoch und die Plasma-Aminosäuren dementsprechend zu niedrig geworden sind, führt dies vorübergehend zu einem kontrollierten Abbau von Muskeleiweiß, der seinerseits zum Export von Cystin und zur Anhebung des Plasma-Cystinspiegels führt und letztendlich die Harnstoffproduktionsrate in der Leber herunterreguliert. Ein weiterer Verlust von Aminosäuren wird damit verhindert. Es wird erwartet, daß diese Erkenntnisse maßgeblich zum Verständnis des körperlichen Verfalls und zur Behandlung von Patienten mit HIV-Infektion, Krebs, Sepsis, Trauma und chronisch entzündlichen Darmerkrankungen beitragen können.

Der körperliche Verfall im Alter

Da ein massiver Verlust an Skelettmuskelmasse auch im Verlauf des Alterns auftritt und dabei zu Pflegekosten und erheblichem psychologischen Streß

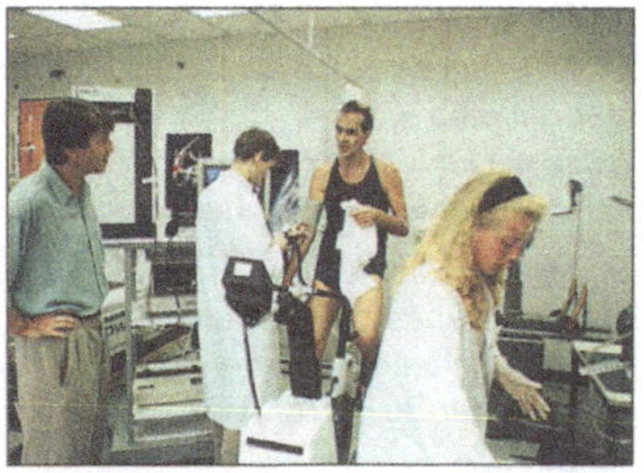

Abb. 82
Die Sportmedizin kann wertvolle Beiträge zum Verständnis des körperlichen Abbaus bei Krebs, AIDS und anderen Erkrankungen liefern: Ein gesunder Proband stellt sich sportmedizinischen Untersuchungen zur Verfügung. Links im Bild Prof. Wulf Dröge

führen kann, haben wir auch altersbedingte biochemische Veränderungen untersucht. Dabei hat sich gezeigt, daß auch bei alten Menschen eine Dysregulation des regulatorischen Netzwerks auftritt. Auch hier wird erwartet, daß sich aus diesen Ergebnissen neue therapeutische Ansätze ableiten lassen.

Der Abfall des Glutathionspiegels im Skelettmuskel

Während die intrazellulären Glutathionspiegel in der Leber von SIV-infizierten Rhesusaffen nicht vermindert und bei tumortragenden Mäusen sogar relativ erhöht sind, haben wir in der Skelettmuskulatur dieser Tiere stark verminderte Glutathionspiegel gefunden. Da es gute Gründe für die Annahme gibt, daß dieser Abfall des intrazellulären Glutathionspiegels indirekt für die erhöhte Milchsäure-Produktion im Skelettmuskel verantwortlich ist, wurde dieses Phänomen genauer untersucht. Zu den wichtigsten Ergebnissen gehört, daß der Abfall des Glutathionspiegels mit einem verminderten Transport von Glutamat in die Skelettmuskelzelle einhergeht und offenbar durch ein Absinken der intrazellulären Glutamat-Konzentration verursacht wird. Interessanterweise führt der verminderte Glutamat-Transport in die Skelettmuskulatur zu einem starken Anstieg des Glutamatspiegels im Blutplasma (vgl. Tabelle). Eine Studie an Lungenkrebs-Patienten in Zusammenarbeit mit der Thoraxklinik der LVA Baden in Heidelberg-Rohrbach ergab, daß die Erhöhung der Plasma-Glutamatspiegel quantitativ mit dem Verlust an immunologischer Reaktivität und invers mit der Überlebenszeit korreliert war.

Therapie mit N-Acetyl-Cystein (NAC) oder anderen Cysteinderivaten

Die hier geschilderten Zusammenhänge legen die Schlußfolgerung nahe, daß jeder substantielle Abfall der Plasma-Cystin- und Glutaminspiegel unabhängig von der zu Grunde liegenden Ursache der Erkrankung eine Behandlung verdient. Die Behandlung sollte primär darauf abzielen, die Cyst(e)in- und Glutaminspiegel wieder in den normalen Bereich zurückzuführen. Schon 1988 haben wir auf der Basis von ersten erfolgversprechenden Beobachtungen an NAC-behandelten HIV-infizierten Patienten empfohlen, generell eine Behandlung mit NAC für diese Patienten in Betracht zu ziehen. Zwei Studien an Patienten im frühen beziehungsweise fortgeschrittenen Stadium der Erkrankung werden zur Zeit in Zusammenarbeit mit dem Klinikum Mannheim durchgeführt.

Eine in Zusammenarbeit mit dem Sportmedizinischen Institut durchgeführte Plazebo-kontrollierte Doppelblindstudie an gesunden freiwilligen Teilnehmern mit relativ niedrigen Durchschnittswerten von Plasma-Cystin und -Glutamin hat bereits gezeigt, daß NAC der Verminderung der Körperzellmasse entgegen wirkt. Außerdem haben wir in Heidelberg seit April 1988 longitudinale Daten von einzelnen NAC-behandelten HIV-infizierten Patienten über Zeiträume von bis zu fünf Jahren gesammelt. Dabei hat sich gezeigt, daß die NAC-Behandlung erwartungsgemäß nicht nur die Plasma-Cystin-Spiegel, sondern auch die Glutaminspiegel substantiell anheben kann. Die longitudinalen Untersuchungen haben aber auch gezeigt, daß eine unkontrollierte Behandlung mit NAC dazu führen kann, daß die Plasma-Cystin- und Cysteinspiegel auf deutlich übernormale Werte ansteigen können. Die Dosis, die erforderlich ist, um Cystin- und Glutaminspiegel auf Werte nahe dem Durchschnitt der gesunden Bevölkerung anzuheben, kann selbst bei ein und demselben Patienten im Verlauf der Erkrankung stark schwanken. Bei den derzeit laufenden Therapiestudien wird deshalb versucht, die therapeutische Wirkung von NAC dadurch zu verbessern, daß die Dosis den individuellen Erfordernissen angepaßt wird. Ob die NAC-Behandlung auch bei anderen Erkrankungen mit Skelettmuskel-Schwund und Immunschwäche-Erscheinungen, wie zum Beispiel bei Krebserkrankungen, erfolgreich sein wird, wird voraussichtlich davon abhängen, inwieweit die nachteilige Wirkung der Laktat-Ausschüttung ausgeschaltet oder kompensiert werden kann.

Neben den neuen Ansätzen zur Therapie bisher unheilbarer Erkrankungen haben die hier dargestellten Untersuchungen nützliche Einsichten in die biologischen Mechanismen geliefert, mit denen die Körperzellmasse und die Stickstoffbilanz des Körpers unter physiologischen und pathologischen Bedingungen reguliert werden. Sie haben zu einem besseren Verständnis des progressiven Verlusts der Skelettmuskelmasse bei kachektischen Erkrankungen und im Alterungsprozeß beigetragen.

Prof. Dr. Wulf Dröge
Abteilung Immunchemie

Beteiligte Wissenschaftler

Dr. Volker Hack
Dr. Raoul Breitkreutz
Dr. Ralf Kinscherf
Alexander Babylon

In Zusammenarbeit mit

Prof. Dr. Eggert Holm
Medizinische Klinik,
Lehrstuhl für Innere Medizin I,
Klinikum der Stadt Mannheim

Dr. Michael Quintel
Institut für Anästhesiologie und Operative Intensivmedizin,
Klinikum der Stadt Mannheim

Dr. Bernd Sido
Abteilung Allgemeine Chirurgie, Unfallchirurgie und Poliklinik,
Chirurgische Universitätsklinik,
Heidelberg

Dr. Friedemann Taut
Prof. Dr. Johann Motsch
Universitätsklinik für Anaesthesiologie,
Heidelberg

Prof. Dr. Detlef Petzold
Dr Helmut Näher
Dr. Martin Hartmann
Universitäts-Hautklinik,
Heidelberg

Prof. Dr. Peter Bärtsch
Dr. Clauss Weiss
Abteilung Sport und Leistungsmedizin,
Medizinische Klinik und Poliklinik,
Universität Heidelberg

Ausgewählte Publikationen

Eck, H.-P., Stahl-Hennig, C., Hunsmann, G., Dröge, W.: Metabolic disorder as an early consequence of simian immunodeficiency virus infection in rhesus macaques. Lancet 338, 346–347 (1991)

Dröge, W., Eck, H.-P., Mihm, S.: HIV-induced cysteine deficiency and T-cell dysfunction – a rationale for treatment with N-acetyl-cysteine. Immunol. Today 13, 211–214 (1992)

Groß, A., Hack, V., Stahl-Hennig, C., Dröge, W.: Elevated hepatic γ-glutamylcysteine synthetase activity and abnormal sulfate levels in liver and muscle tissue may explain abnormal cysteine and glutathione levels in SIV-infected rhesus macaques. AIDS Res. and Human Retroviruses 12,1639–1641 (1996)

Hack, V., Groß, A., Kinscherf, R., Bockstette, M., Fiers, W., Berke, G., Dröge, W.: Abnormal glutathione and sulfate levels after interleukin-6 treatment and in tumor-induced cachexia. FASEB J. 10, 1219–1226 (1996)

Kinscherf, R., Hack, V., Fischbach, T., Friedmann, B., Weiss, C., Edler, L., Bärtsch, P., Dröge, W.: Low plasma glutamine in combination with high glutamate levels indicate risk for loss of body cell mass in healthy individuals: the effect of N-acetyl-cysteine. J. Mol. Med. 74, 393–400 (1996)

Hack, V., Schmid, D., Breitkreutz, R., Stahl-Hennig, C., Drings, P., Kinscherf, R., Taut, F., Holm, E., Dröge, W.: Cystine levels, cystine flux and protein catabolism in cancer cachexia, HIV/SIV infection and senescence. FASEB J. 11, 84–92 (1997)

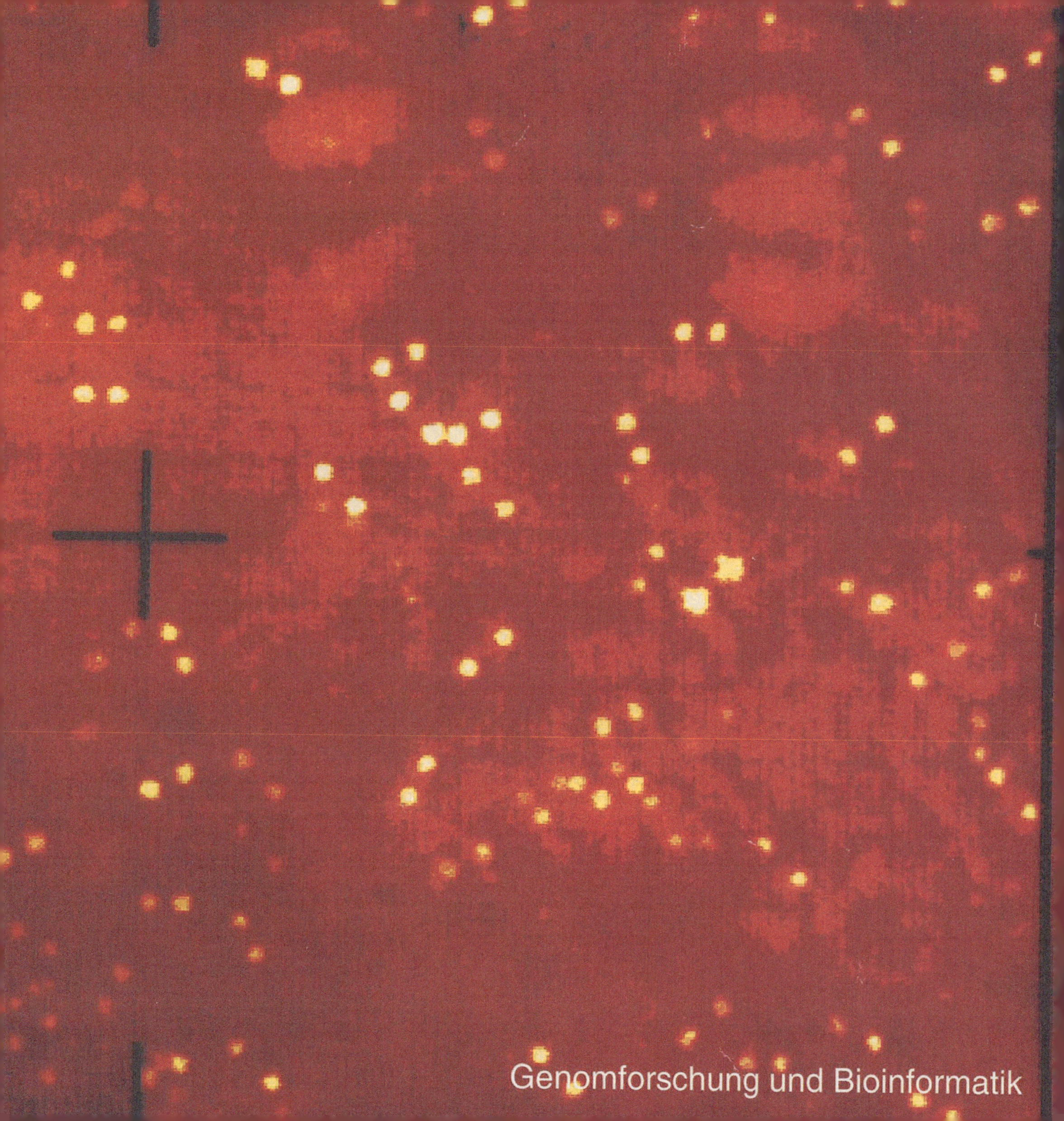

Genomforschung und Bioinformatik

9

Genomforschung und Bioinformatik

Die Gesamtheit der genetischen Informationen, die im Erbgut verankert sind, nennen wir das menschliche Genom. Die rasche Entwicklung der Molekulargenetik in den letzten Jahren hat uns in die Lage versetzt, die Ursachen von Krankheiten auf der molekularen Ebene zu analysieren und zu verstehen. Insbesondere haben wir gelernt, daß Krebserkrankungen eng mit Veränderungen am Genom verknüpft sind. Wir wissen auch, daß das menschliche Genom eine Länge von drei Milliarden molekularer Bausteine hat und in 44 Autosomen (nicht geschlechtsgebundene Chromosomen) und zwei Geschlechtschromosomen aufgeteilt ist. Wegen der Fülle an hochkomplexen Daten, die sich bei der Analyse des Genoms ansammeln, arbeiten Biologen und Genetiker in diesem Forschungsschwerpunkt mit Informatikern und Mathematikern eng zusammen. Mit Hilfe des Computers speichern sie einerseits die bereits entschlüsselten Teilabschnitte der Erbsubstanz und versuchen, aus diesen Puzzlestücken das Gesamtbild der einzelnen Chromosomen richtig zusammenzusetzen. Andererseits verwenden sie biophysikalische Methoden, um die räumliche Struktur und biologische Funktion der einzelnen Gene zu modellieren und zu analysieren. Da die Genprodukte, auch Eiweißmoleküle genannt, nach dem exakten Bauplan der Natur eine wohldefinierte und für die jeweilige Funktion optimierte Raumstruktur aufweisen, schlägt sich ein Fehler in der genomischen Bausteinsequenz auch in der Konstruktion des abgeleiteten Genprodukts nieder. Besonders wichtig wird das Wissen um die Folgen solcher Konstruktionsfehler dann, wenn gerade das fehlerhafte Eiweiß für krebshemmende oder krebsfördernde Funktionen verantwortlich ist.

Ob und wie schnell Zellen sich vermehren, hängt vom Zusammenspiel zahlreicher Faktoren ab. Nur wenn alle Teile des Räderwerks korrekt ineinandergreifen oder zumindest die Reparaturmechanismen funktionieren, kann sich ein Zellverband kontrolliert entwickeln. Andernfalls ist Krebs eine der möglichen Folgen. Mit Hilfe von mathematischen und statistischen Methoden versuchen die Wissenschaftler, auf Grundlage der manchmal auch unvollständigen Daten aus der experimentellen Krebsforschung das Wachstum normaler und bösartiger Zellpopulationen zu analysieren und zu simulieren. Eines ihrer Hauptziele ist es, dabei den Einfluß der verschiedenen inneren und äußeren Faktoren auf die Zellvermehrung besser zu verstehen.

Die zentrale Aufgabe der experimentellen molekularen Genomanalyse ist die Identifizierung spezifischer Bereiche (Gene) am Genom, bei denen Veränderungen (Mutationen) Erbkrankheiten hervorrufen können. Dazu sind insbesondere neue Techniken erforderlich, welche die Identifikation von solchen Genen vereinfachen und beschleunigen und die Isolierung von funktionellen Sequenzen aus größeren genomischen Bereichen ermöglichen. Zum Verständnis der Struktur und Funktion des menschlichen Genoms ist es von großer Bedeutung, die zwei- und dreidimensionale Struktur komplexer Genome zu analysieren. Den Schwerpunkt solcher Arbeiten bilden Genbereiche, deren Produkte regulatorische Funktionen haben und die Kandidaten für tumorrelevante Gene darstellen. Man hofft, über die chromosomale Lokalisation solcher Gene in normalen Zellen und auf abweichenden Chromosomen von Tumorzellen weiteren Aufschluß über das krebserregende (onkogene)

Potential solcher Gene zu erhalten. Über solche strukturellen Überlegungen hinaus spielen auch funktionelle Veränderungen der Biochemie der Genfunktionen eine wichtige Rolle, die den Schwerpunkt der Arbeiten der klassischen und molekularen Zytogenetik darstellen.

Sprecher des Forschungsschwerpunkts:
Priv.-Doz. Dr. Sandor Suhai

Abteilungen und ihre Leiter:

Medizinische und biologische Informatik:
N. N.

Molekulare Biophysik:
Priv.-Doz. Dr. Sandor Suhai

Theoretische Bioinformatik:
Dr. Martin Vingron

Cytogenetik:
Prof. Dr. Manfred Schwab

Biophysik der Makromoleküle:
Prof. Dr. Jürgen Langowski

Organisation komplexer Genome:
Priv.-Doz. Dr. Peter Lichter

Molekulare Genomanalyse:
Priv.-Doz. Dr. Annemarie Poustka

Aktivitäten des Forschungsschwerpunkts Genomforschung und Bioinformatik

Modellierung und Simulation biologischer Prozesse

Diagnose- und Therapieunterstützung durch bildgebende Verfahren

Entwicklung und Anwendung mathematischer, informations- und quantentheoretischer Methoden für die Analyse von Biopolymeren

Analyse, Vergleich und Evolution von Genen und Genomen

Genomveränderungen und molekulare Mechanismen der Entstehung von Krebserkrankungen beim Menschen

Untersuchungen zur Biophysik der Makromoleküle

Genregulation und DNS-Topologie

Kartierung menschlicher Chromosomen

DNS-Replikation des Herpesvirus

Molekulargenetik des Mammakarzinoms

Lineare und räumliche Organisation von Säugetiergenomen

DNS-Chip-Technologie

Genomkartierung und Sequenzierung

Strukturanalyse menschlicher Gene

9

9.1 Gene, Chromosomen und Krebs: neue Verfahren der Tumordiagnostik

von Ruthild Weber und Peter Lichter

Menschliche Tumoren werden derzeit durch die lichtmikroskopische Betrachtung von gefärbten Gewebeschnitt- oder Zellpräparaten auf der Grundlage von morphologischen Kriterien klassifiziert. Dies bedeutet, daß die Tumordiagnostik sich weitgehend an der Gestalt von Zellen und Zellkernen orientiert. In den letzten Jahrzehnten wurden jedoch Techniken entwickelt, die es erlauben, einzelne Bestandteile innerhalb von Zellen genauer zu untersuchen. Dazu gehört die Erbsubstanz DNS, die in den meisten Phasen des Zellzyklus im Zellkern verpackt vorliegt und bei der Zellteilung identisch an die Tochterzellen weitergegeben werden muß, um geregelte Wachstums- und Reifungsvorgänge zu ermöglichen. Während der Zellteilung liegt die DNS in verdichteter Form vor, die wir als Chromosomen bezeichnen. Seit Chromosomen näher untersucht werden können, weiß man, daß sie in Tumorzellen häufig Veränderungen aufweisen. Diese können sogar schon in Tumorvorstufen auftreten. Eine während der Tumorentwicklung zu beobachtende Anhäufung solcher genetischer Veränderungen scheint die Grundlage für das entartete Wachstum von Tumorzellen zu sein.

Daher ist die systematische Erforschung von chromosomalen Veränderungen in unterschiedlichen Tumorarten und -stadien eine wichtige Ergänzung zu bisherigen Bemühungen, Tumoren zu charakterisieren, ihre Entstehung und Entwicklung genauer zu verstehen und ihre Diagnostik zu verbessern.

Abb. 83
Um Erbsubstanz aus Tumorzellen zu gewinnen, „kratzen" die Wissenschaftler unter dem Mikroskop aus einer Gewebeprobe Tumorzellen heraus und lösen aus ihnen auf enzymatischem Weg das Erbgut

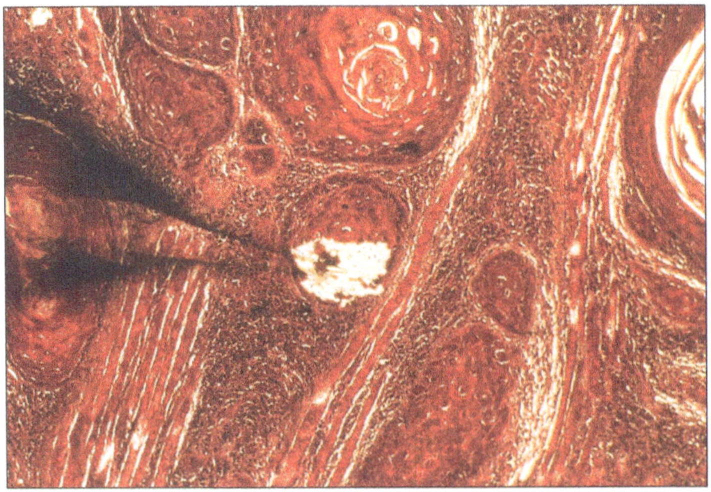

Die konventionelle Tumorzytogenetik ist eine Methode, bei der versucht wird, aus Tumorzellen Chromosomen zu präparieren und durch sogenannte Bänderungstechniken analysierbar zu machen. Es ist jedoch weder leicht, Tumorzellen in Kultur zur Zellteilung anzuregen, noch aus ihnen Chromosomen von ausreichender Qualität zu gewinnen. Zudem können die Kultivierungsbedingungen die Eigenschaften von Zellen ändern und zu falschen Ergebnissen führen.

Um eine Übersicht über chromosomale Veränderungen in Tumoren zu erhalten, ohne mit diesen methodischen Schwierigkeiten konfrontiert zu sein, wurde eine neue Technik entwickelt, die sich vergleichende genomische Hybridisierung, abgekürzt CGH, nennt. Hierbei wird mit normalen Chromosomen gearbeitet, die aus Blutlymphozyten eines Probanden sehr viel unproblematischer gewonnen werden können als Chromosomen aus Tumorzellen. Die normalen Chromosomen dienen als Ziel eines Hybridisierungsexperiments, bei dem Tumor-DNS-Fragmente an die „zu ihnen passenden" Stellen auf den Chromosomen binden. Da gleichzeitig und in gleicher Menge DNS-Fragmente aus normalen Zellen als Kontrolle auf die normalen Chromosomen hybridisiert werden, kann ein Verhältnis zwischen der Hybridisierung der Tumor- und der Kontroll-DNS-Fragmente gemessen werden. Tumor- und Kontroll-DNS-Fragmente werden mit unterschiedlichen Fluoreszenzfarbstoffen (die Tumor-DNS meist grün, die Kontroll-DNS rot) nachgewiesen (vgl. Abbildung 84). Mit Hilfe eines Fluoreszenzmikroskops, einer empfindlichen Kamera (CCD-Kamera) und eines computergestützten Bildanalyseverfahrens werden die grüne und rote Fluoreszenz dann entlang eines jeden Chromosoms gemessen, normalisiert und miteinander ins Verhältnis gesetzt. Weicht dieses vom Normwert über untere und obere Schwellenwerte hinaus ab, so weist dies auf Verluste oder Gewinne von chromosomalem Material in der Tumor- (im Vergleich zur Kontroll-) DNS hin. Hieraus kann man auf Chromosomenregionen schließen, die im Tumor deletiert, das heißt verlorengegangen, beziehungsweise dupliziert oder amplifiziert, das heißt hinzugewonnen wurden. Da die Chromosomenregionen Gene enthalten, denen eine Rolle bei der Entstehung der untersuchten Tumoren zugeschrieben wird, schließen

Abb. 84
Die neue Methode der „vergleichenden genomischen Hybridisierung" erlaubt den umfassenden Nachweis von genomischen Gewinnen und Verlusten in Tumorzellen durch ein einziges Experiment und ist damit zu einem wichtigen Instrument der Tumorgenetik geworden. Die genomische DNS aus Tumorzellen wird gegen die Chromosomen aus einer normalen Zelle hybridisiert und zum Beispiel über einen grünen Fluoreszenzfarbstoff nachgewiesen. Gleichzeitg wird DNS aus normalen Zellen kohybridisiert und über einen roten Farbstoff nachgewiesen. Nach Überlagung der Signale entstehen Mischfarben (links unten). Ein starker Grünanteil zeigt hier Chromosomenregionen an, die im Tumor überrepräsentiert vorliegen, während Regionen mit starkem Rotanteil im Tumor unterrepräsentiert sind. Eine bildanalytische Auswertung der gleichen Metaphase-Zelle zeigt die Darstellung in der rechten Bildhälfte: Gewinne von Genomregionen erscheinen in Grün und Verluste in Rot, während balancierte chromosomale Bereiche in Gelb wiedergegeben sind. Die Abbildung stammt aus der Untersuchung eines Kolonkarzinoms

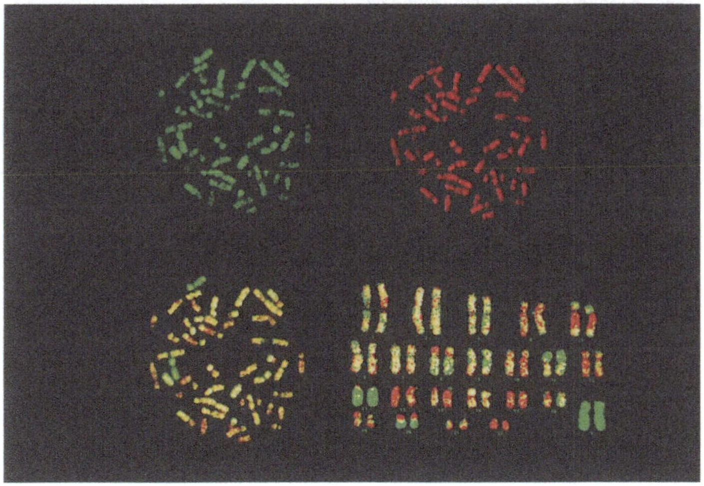

sich an solche Untersuchungen oft Forschungsprojekte an, deren Ziel die molekulare Untersuchung der für die Tumorentwicklung relevanten Gene ist.

Um CGH durchzuführen und eine Aussage über chromosomale Über- oder Unterrepräsentationen in einem Tumor machen zu können, benötigt man also keine Tumorchromosomen, sondern nur Tumor-DNS. Diese kann zum Beispiel auch aus Tumoren, die in pathologischen Instituten archiviert werden, gewonnen werden. Es ist dann möglich, die Ergebnisse über chromosomale Veränderungen mit den Daten über den klinischen Verlauf des betroffenen Patienten zu verbinden und auf diese Weise Prognosen über den Krankheitsverlauf bei Vorliegen bestimmter Chromosomenveränderungen zu entwickeln. Außerdem kann die DNS aus einzelnen Zellgruppen innerhalb eines Tumors oder aus Gewebeveränderungen, die Tumorvorstufen enthalten, selektiv gewonnen werden, um einzelne Zellgruppen gezielt auf chromosomale Veränderungen hin zu untersuchen. Dies erfolgt unter einem Invertmikroskop mit einer feinen Glaskapillare, die über einen Mikromanipulator präzise bewegt wird. Damit genügend DNS für die nachfolgende CGH bereitsteht, wird die DNS aus den mikroskopisch kleinen Gewebsstücken mit einem speziellen Verfahren, einer sogenannten universellen Polymerase-Kettenreaktion (PCR) repräsentativ vermehrt.

CGH erlaubt die Identifizierung chromosomaler Veränderungen in Tumor-DNS in einer sehr viel umfassenderen und schnelleren Weise als herkömmliche Methoden. In unserer Arbeitsgruppe wurde und wird das Protokoll für die Durchführung dieser Technik entscheidend mit- und weiterentwickelt und auf unterschiedliche Tumorarten angewandt. Damit befinden wir uns am Übergang von der ausschließlich zellulären Tumorbetrachtung zu einer Sicht der Dinge, die die genetischen Veränderungen miteinbezieht. Die so erhaltenen Ergebnisse helfen, die Grundlagen der Entstehung und Entwicklung von Tumoren und ihrer Vorstufen zu verstehen und ihre Diagnostik zu verbessern.

Dr. Ruthild Weber
Priv.-Doz. Dr Peter Lichter
Abteilung Organisation komplexer Genome

Beteiligte Wissenschaftler

Dr. Stefan Joos
Dr. Sabina Solinas-Toldo

In Zusammenarbeit mit

Prof. Dr. Thomas Cremer
Institut für Anthropologie und Humangenetik, Universität München

Prof. Dr. Magnus von Knebel-Doeberitz
Abteilung Allgemeine Chirurgie, Unfallchirurgie und Poliklinik,
Chirurgische Universitätsklinik,
Heidelberg

Priv.-Doz. Dr. Martin Bentz
Priv.-Doz. Dr. Hartmut Döhner
Abteilung Innere Medizin V
(Schwerpunkt Hämatologie, Onkologie und Rheumatologie),
Medizinische Universitätsklinik und Poliklinik,
Heidelberg

Ausgewählte Publikationen

Bentz, M., Schröder, M., Herz, M., Stilgenbauer, S., Lichter, P., Döhner, H.: Detection of trisomy 8 on blood smears using fluorescence in situ hybridization. Leukemia 7, 752–757 (1993)

Joos, S., Scherthan, H., Speicher, M. R., Schlegel, J., Cremer, T., Lichter, P.: Detection of amplified genomic sequences by reverse chromosome painting using genomic tumor DNA as probe. Hum. Genet. 90, 584–589 (1993)

Du Manoir, S., Schröck, E., Bentz, M., Speicher, M. R., Joos, S., Ried, T., Lichter, P., Cremer, T.: Quantitative analysis of comparative genomic hybridization. Cytometry 19, 27–41 (1995)

Lichter, P., Bentz, M., Joos, S.: Detection of chromosomal aberrations by means of molecular cytogenetics: Painting of chromosomes and chromosomal subregions and comparative genomic hybridization. Methods Enzym. 254, 334–359 (1995)

Joos, S., Bergerheim, U. S. R., Pan, Y., Matsuyama, H., Bentz, M., du Manoir, S., Lichter, P.: Mapping of chromosomal gains and losses in prostate cancer by comparative genomic hybridization. Genes Chromosom. Cancer 14, 167–276 (1995)

Joos, S., Otano-Joos, M. I., Ziegler, S., Brüderlein, S., du Manoir, S., Bentz, M., Möller, P., Lichter, P.: Primary mediastinal (thymic) B-cell lymphoma is characterized by gains of chromosomal material including 9p and of the REL gene. Blood 87, 1571–1578 (1996)

Bentz, M., Werner, C. A., Döhner, H., Joos, S., Barth, T. F. E., Siebert, R., Schröder, M., Stilgenbauer, S., Fischer, K., Möller, P., Lichter, P.: High incidences of chromosomal imbalances and gene amplifications in the classical follicular variant of follicle center lymphoma. Blood 88, 1437–1444 (1996)

Weber, R. G., Sabel, M., Reifenberger, J., Sommer, C., Oberstrass, J., Reifenberger, G., Kiessling, M., Cremer, T.: Characterization of genomic alterations associated with glioma progression by comparative genomic hybridization. Oncogene 13, 983–994 (1996)

Solinas-Toldo, S., Dürst, M., Lichter, P.: Specific chromosomal imbalances in human papillomavirus transfected cells during progressions towards immortality. Proc. Natl. Acad. Sci. USA 94, 3854–3859 (1997)

9.2 Genomprojekt und Ressourcenzentrum

von Petra Kioschis

Das menschliche Erbgut

Der Mensch besteht aus Billionen von Zellen, die, in verschiedenen Geweben und Organen organisiert, den menschlichen Körper ausmachen. Diese Gewebe mit speziellen Funktionen haben sich auf Grund einer geordneten Differenzierung der einzelnen Zellen während der Embryonalentwicklung eines Menschen gebildet. Alle diese Zellen haben einen Zellkern, der das genetische Material (Desoxyribonukleinsäure, DNS; im Englischen: desoxyribonucleic acid, DNA), den Code des Lebens, enthält. Die DNS ist aus vier verschiedenen Komponenten aufgebaut, die sich aufgrund der doppelsträngigen Struktur der DNS-Helix zu sogenannten Basenpaaren anordnen. Das menschliche Erbgut umfaßt ungefähr drei Milliarden Basenpaare, die in einer bestimmten Reihenfolge (Sequenz) in 24 verschiedene Einheiten, die Chromosomen, aufgeteilt sind.

Das Humangenomprojekt

Die Entschlüsselung des menschlichen Erbguts ist das Ziel eines weltweiten wissenschaftlichen Projektes, das offiziell 1990 begann und als „Human Genome Project" bezeichnet wird. Die an diesem Projekt beteiligten Forschungsgruppen hoffen, die drei Milliarden Bausteine des menschlichen Genoms bis zum Jahr 2005 zu entschlüsseln. Parallel zur Erforschung der Struktur und der Sequenz des menschlichen Genoms sollen mit besonderem Augenmerk die auf 50 000 bis 100 000 geschätzten menschlichen Gene systematisch identifiziert sowie deren Struktur, Funktion und Regulation aufgeklärt werden. Eine international arbeitende Organisation (Human Genome Organization, HUGO) führt die weltweite Koordination dieses Projekts durch, organisiert internationale Kollaborationen und initiiert neue Forschungsprogramme.

Diese Gesamtanalyse des menschlichen Erbguts ist die Voraussetzung für ein besseres Verständnis vieler Krankheitsprozesse und wird zu einem neuen Grundlagenwissen in der Biologie und Medizin führen.

Folgerichtig erweitern sich, über ein tiefes Verständnis der Biologie des Menschen hinausgehend, die Möglichkeiten für Diagnostik und Prävention sowie – in ersten Ansätzen – die der Therapie von Erkrankungen beträchtlich.

Derzeitiger Stand in der Humangenomforschung

Vor allem im Rahmen nationaler Humangenomforschungsprogramme der USA, Frankreichs und Großbritanniens wurden bisher eindrucksvolle Fortschritte in der Erforschung von Struktur und Funktion des menschlichen Genoms erzielt. Die topographische Karte des Genoms wurde bereits weitgehend erstellt. Zusätzlich konnten die Forscher bei fast 4 000 Erbkrankheiten (den sogenannten monogenen Erbkrankheiten) die Ursachen auf jeweils ein einziges defektes Gen zurückführen. Auch die Ursachen von Krankheiten, die durch mehrere Faktoren ausgelöst werden, sogenannte multifaktorielle Erkrankungen (zum Beispiel Herzinfarkt, Krebs, Bluthochdruck, Rheuma, Allergien, Diabetes), sollen mit Hilfe des neuen Wissens um das menschliche Erbgut aufgeklärt werden.

Die systematische Determinierung eines jeden der drei Milliarden Basenpaare des menschlichen Genoms liegt

Abb. 85
Der Fugu-Fisch ist ein wichtiges Studierobjekt der Molekularbiologen, da er ein leicht überschaubares Genom aufweist

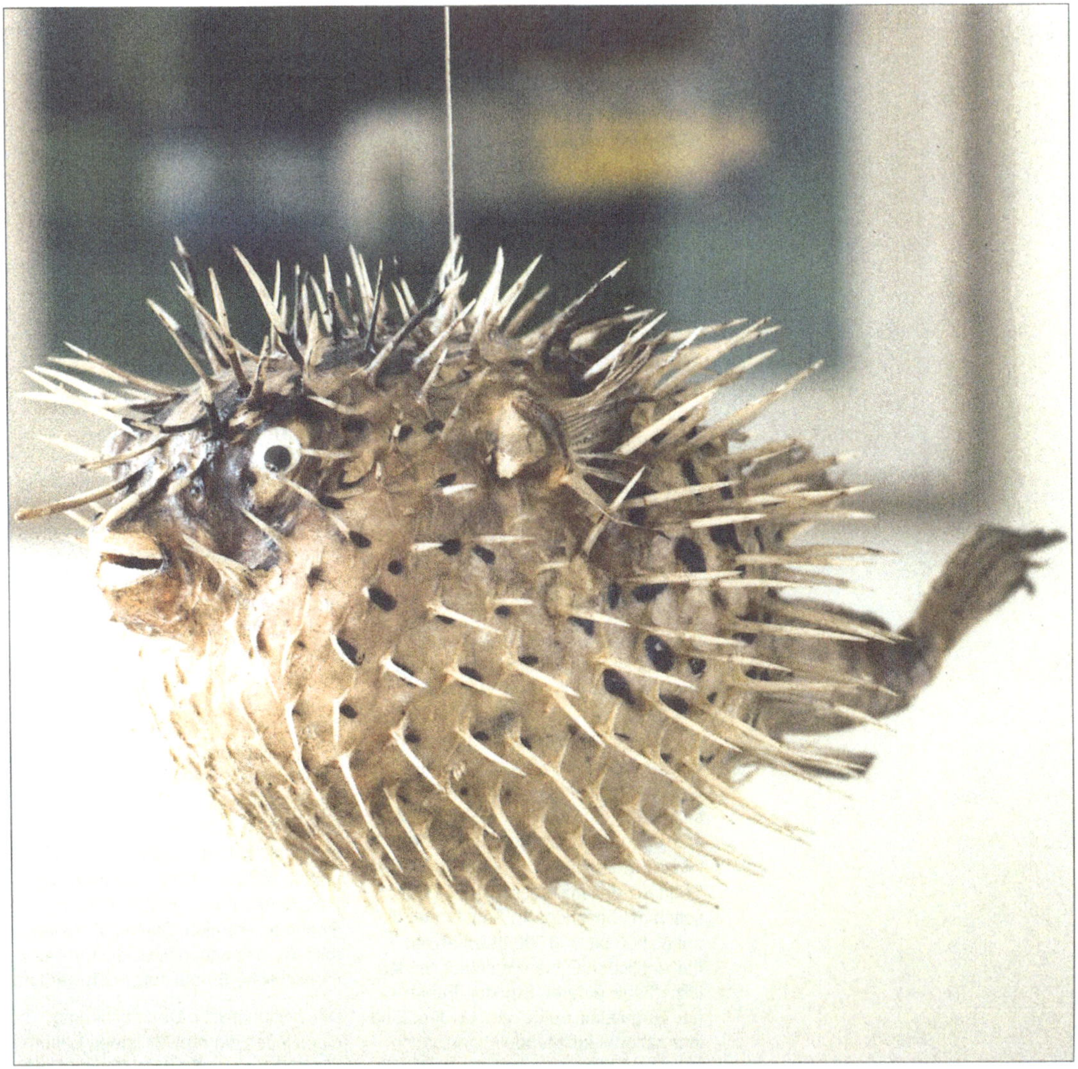

momentan erst bei einem Prozent. In den nächsten Jahren ist allerdings mit Hilfe umfassender Automatisierungsprozesse, verbesserten Sequenzierungstechnologien und beschleunigter Datenverarbeitung geplant, weltweit 500 Millionen Bausteine des menschlichen Codes pro Jahr zu lesen.

Die systematische Identifizierung der 50 000 bis 100 000 Gene, die mit etwa drei bis fünf Prozent nur einen Bruchteil des gesamten Genoms ausmachen, ist ebenfalls schon sehr weit fortgeschritten. Von 30 bis 50 Prozent dieser Gene haben die Forscher bereits Teilkenntnisse erworben.

Modellorganismen

Nicht nur das menschliche Erbgut, auch Genome von anderen Organismen, wie Maus, Ratte, Zebrafisch, Drosophila (Fruchtfliege), Fugu-Fisch, Schizosaccharomyces pombe (Hefe), Caenorhabditis elegans (Fadenwurm), Huhn, Xenopus und Seeigel und einer Reihe von Pflanzenarten, wie zum Beispiel Arabidopsis und Reis, werden parallel analysiert, um zu einem besseren Verständnis von Genfunktionen und Genregulation zu gelangen. Diese Modellorganismen sind durch eine gut definierte Genetik, eine gut erforschte Embryologie oder ein kleines Genom charakterisiert und aus diesen Gründen für die Genomforschung sehr wichtig. Oft unterscheiden sich ihre Gene vom Menschen weit weniger als ihr äußeres Erscheinungsbild. Im Jahr 1996 wurde die Sequenzierung des gesamten Hefegenoms fertig, und auch große Teile des genetischen Codes des Fadenwurms Caenorhabditis elegans sind bereits gelesen. Mit vergleichenden Analysen konnte schon jetzt auf spezifische Gene im menschlichen Erbgut hingewiesen werden, die wichtig für die Regulation der Zellteilung sind. Weitere Vergleiche zwischen menschlichen und tierischen Genen führen auch zu einem tieferen Verständnis grundlegender Mechanismen des Lebens, als Beispiel sei die Evolution des Menschen genannt.

Humangenomforschung in Deutschland

In Deutschland wurde im Juni 1996 offiziell ein „Forschungs- und Förderungsprojekt Humangenomforschung" durch eine gemeinsame Initiative des Bundesministeriums für Bildung, Wissenschaft, Forschung und Technologie (BMBF) und der Deutschen Forschungsgemeinschaft (DFG) ins Leben gerufen. Das erklärte Ziel dieses Programms ist die systematische Identifizierung und Aufklärung der Struktur, Funktion und Regulation menschlicher Gene, besonders solcher mit medizinischer Relevanz.

Den Kern des Forschungskonzepts „Humangenomforschung" bilden zentrale Forschungseinrichtungen, selbständige Arbeitsgruppen und das Ressourcenzentrum, die in arbeitsteiliger Kooperation zusammenwirken. Dieser Kernbereich zeichnet sich durch einen hohen Grad an thematischer, struktureller und organisatorischer Integration, die effektive und kostengünstige Nutzung gemeinsamer Ressourcen und eine Koordination durch ein Wissenschaftliches Koordinationskomitee aus.

In den nächsten drei Jahren werden 29 Forschungsprojekte im Humanforschungsprogramm mit 77 Millionen Mark gefördert. Daraus ergeben sich regionale Schwerpunkte, unter anderem in Berlin, Heidelberg und München. Zur Unterstützung dieser Forschungsvorhaben fördert das BMBF bereits seit Juli 1995 die Entwicklung eines Ressourcenzentrums im Max-Planck-Institut für Molekulare Genetik in Berlin und im Deutschen Krebsforschungszentrum in Heidelberg.

Das Ressourcenzentrum im Deutschen Humangenomprojekt

Das Ressourcenzentrum ist eine Serviceeinheit und wichtiger Bestandteil der Infrastruktur, um ein derart komplexes Forschungsprojekt wie die Entschlüsselung des menschlichen Erbguts verwirklichen zu können. Mit der Etablierung des Zentrums können außerordentlich große Mengen von standardisierten experimentellen Ausgangsmaterialien bereitgestellt werden, die mit Hilfe integrierter und hochautomatisierter Methoden gewonnen werden (zum Beispiel Klonbibliotheken, Hybridisierungsfilter). Dieser unkomplizierte Zugriff auf verschiedenste Genbibliotheken und charakterisierte Klone verbunden mit einer standardisierten Datenerfassung und Datenverarbeitung stellt eine wesentliche Voraussetzung dar, die Ziele des Förderprogramms zu erreichen.

Am Max-Planck-Institut für Molekulare Genetik in Berlin und im Deutschen Krebsforschungszentrum in Heidelberg sind die sieben wissenschaftlich-technischen Aufgabenbereiche vertreten, in die sich das Ressourcenzentrum gliedert: Primärdatenbank, Verteilung biologischer Materialien, Produktion von Hybridisierungsfiltern, Herstellung von Genbibliotheken, Qualitätskontrolle der erzeugten biologischen Materialien, Verwaltung und Verteilung von Genbibliotheken, Screening-Zentrum.

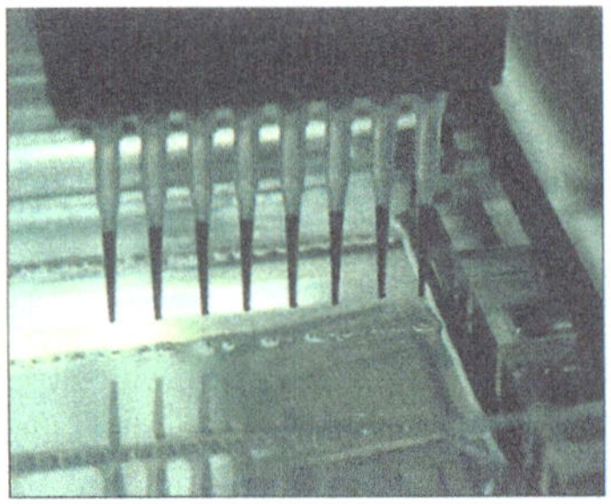

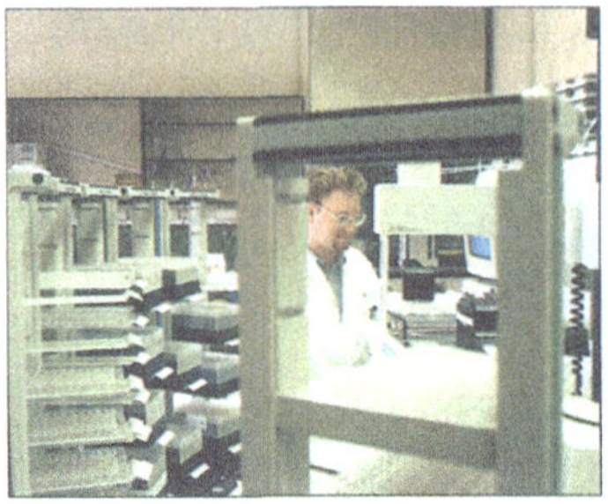

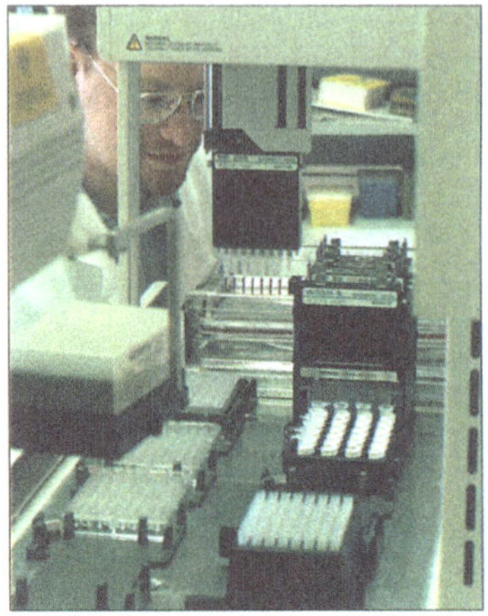

Abb. 86 a, b, c
Die Automatisierung von Prozessen, wie etwa der Polymerase-Kettenreaktion oder des Sequenzierens, das heißt der Analyse der Basenfolge bestimmter Abschnitte des Erbguts, trägt dazu bei, die Aufschlüsselung des menschlichen Genoms erheblich zu beschleunigen. Das Beladen eines Gels geschieht hier automatisch (a). Mitarbeiter des Ressourcenzentrums Heidelberg überwachen die Arbeitsschritte der Roboter (b und c)

Dr. Annemarie Poustka (Deutsches Krebsforschungszentrum, Heidelberg), Dr. Hans Lehrach und Dr. Günther Zehetner (Max-Planck-Institut für Molekulare Genetik, Berlin) nehmen die Aufgaben der wissenschaftlichen Leitung und Dr. Rolf Zettl (Berlin) die Aufgaben der administrativen Leitung des Ressourcenzentrums wahr.

Die zentrale Serviceeinheit des Ressourcenzentrums

Um die Aktivitäten der am Humangenomprojekt forschenden Gruppen gezielt zu unterstützen, vervielfältigen, archivieren und verteilen die 62 Mitarbeiter des Ressourcenzentrums bereits verfügbare und erzeugen neue, bisher nicht vorhandene Klonbibliotheken des menschlichen Genoms und von einer Vielzahl verschiedenster Modellgenome (zum Beispiel Maus, Ratte, Hund, Schwein, Seeigel, Fugufisch, Hefe, Zebrafisch, Drosophila). Zusätzlich werden Nylonmembranen produziert, auf denen die Einzelklone dieser Bibliotheken in Abständen von bis zu 0,1 Millimeter und in einer Dichte von bis zu 150 Klonen pro Quadratzentimeter aufgetragen sind. Der große Vorteil dieser Hybridisationsfilter liegt nicht nur in der großen Anzahl der Klone begründet, die auf einem Filter gebunden sind, sondern auch darin, daß die Klone in einer spezifischen Ordnung aufgetragen sind. Dadurch erhält jeder Klon eine definierte Position, wodurch eine standardisierte Datenerfassung aller Experimente, die mit den jeweiligen Hybridisationsfiltern durchgeführt wurden, möglich wird.

Hochspezialisierte Roboter stehen den Mitarbeitern des Ressourcenzentrums zur Verfügung, um diese Materialien in ausreichender Menge und in reproduzierbarer Qualität herstellen zu können. Vier spezielle „picking"- und „spotting"-Roboter sammeln und transferieren pro Stunde jeweils 3000 Klone in Mikrotiterplatten beziehungsweise auf Nylonmembranen, auf denen diese Klone mit hoher Dichte in einem regelmäßigen Gittermuster angeordnet werden. Somit entstehen Matrixen, auf denen die DNS von Einzelklonen eines spezifischen Genoms gebunden ist, die sogenannten Hybridisationsfilter. Die Einzelklone der hergestellten Genbibliotheken werden in Mikrotiterplatten bei minus 80 Grad Celsius gelagert und bei Anfrage an die Benutzer des Ressourcenzentrums versandt. Ein Replikationsroboter kopiert pro Tag ungefähr 100 dieser Mikrotiterplatten. Eine weitere, hochautomatisierte Maschine vermag 50 000 PCR-Versuche (PCR steht für „Polymerase Chain Reaction", die enzymatische Vervielfältigung von Abschnitten des Erbguts) parallel durchzuführen. All diese als Ressourcen bezeichneten Materialien stellt das Ressourcenzentrum allen an dem Humangenomprojekt beteiligten Forschungsgruppen zur Verfügung. Zusätzlich wird innerhalb des Heidelberger Teils des Ressourcenzentrums ein Screeningzentrum etabliert, in dem ein Screeningservice aufgebaut wird. Zusätzlich werden Schulungen für Wissenschaftler und technisches Personal im Umgang mit Hybridisationsfiltern und Genbibliotheken durchgeführt.

Die Forschungsgruppen führen die bei der Analyse der Materialien gewonnenen Primärdaten dem Ressourcenzentrum wieder zu. Sie werden in einer speziell dafür angelegten Datenbank (Primärdatenbank des Ressourcenzentrums) dokumentiert und der Öffentlichkeit zugänglich gemacht. Dies erlaubt nicht nur allen Gruppen den Zugriff auf essentielles experimentelles Material, sondern führt vor allem auch zu einem standardisierbaren Vergleich der mit diesem Material erzielten Forschungsergebnisse.

Mit der Arbeitsaufnahme im Juli 1995 verzeichnete das Ressourcenzentrum 110 Nutzer aus Deutschland und 980 aus dem Rest der Welt. Im Januar 1996 waren es bereits 151 Kunden aus dem Bundesgebiet gegenüber 1103 internationalen Benutzern, im Juli 1996 229 deutsche Nutzer und 1269 weltweit. Im Dezember 1996 hat sich die Anzahl der deutschen Forschergruppen, die das Angebot des Ressourcenzentrums nutzen, mit 510 um fast das fünffache erhöht. Die internationalen Anfragen lagen bei 1492. Diese Entwicklung zeigt, daß das Ressourcenzentrum einen wichtigen Teil der Infrastruktur in dem Humangenomfor-

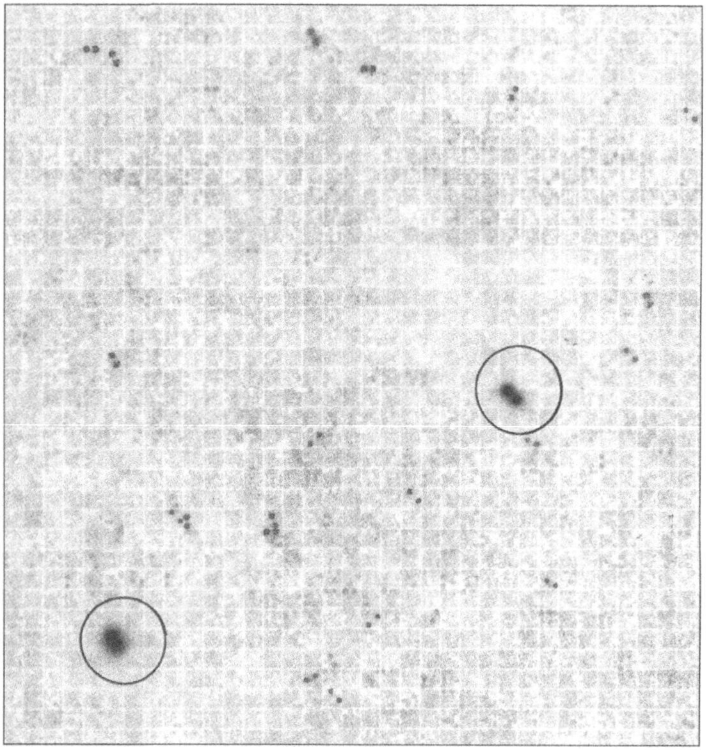

Abb. 87
Autoradiographie eines Hoch-Dichte-Hybridisierungsfilters einer Genbibliothek. Auf engstem Raum ist eine Vielzahl von Klonen systematisch angeordnet. Dies ermöglicht eine einfache Datenerfassung und Archivierung. Die DNS-Proben, die einen entsprechenden Gegenpart in der Klonbibliothek haben, zeigen nach einer Hybridisierung ein deutliches Signal (Kreise). Um eine Kontrolle für die Ergebnisse zu erhalten, wird jeder Klon doppelt aufgetragen. Identifizierte Klone können von Forschergruppen beim Ressourcenzentrum angefordert werden

schungsprogramm darstellt und sich darüber hinaus auch international etabliert hat.

Dr. Petra Kioschis
Abteilung Molekulare Genomanalyse

Beteiligte Wissenschaftlerinnen und Wissenschaftler

Dr. Bernhard Korn
Priv.-Doz. Dr. Annemarie Poustka
Ressourcenzentrum im Deutschen Humangenomprojekt

Komponente Heidelberg:

Abteilung Molekulare Genomanalyse, Deutsches Krebsforschungszentrum

Komponente Berlin:

Max-Planck-Institut für Molekulare Genetik

Ausgewählte Publikationen

Meier-Ewert, S., Maier, E., Ahmadi, A., Curtis, J., Lehrach, H.: An automated approach to generating expressed sequence catalogues. Nature 361, 375–376 (1993)

Zehetner, G., Lehrach, H.: The Reference Library System - sharing biological material and experimental data. Nature 367, 489–491 (1994)

Chumakov, I.M., Rigault, Ph., Le Gall, I., Cohen, D. et al.: A YAC contig map of the human genome. Nature, 377 (Supp.) 175–299 (1995)

Dib, C., Fauré, S., Fizames, C., Weissenbach, J. et al.: A comprehensive genetic map of the human genome based on 5264 microsatellites. Nature 380, 152–154 (1996)

Goffeau, A., Barell, B.G., Bussey, H., Oliver, S.G. et al.: Life with 6000 genes. Science 274, 546–567 (1996)

Heiss, N.S., Rogner, U.C., Kioschis, P., Korn, B., Poustka, A.: Transcriptional mapping in a 700 kb region around the DXS52 locus in Xq28: isolation of six novel transcripts and a novel ATPase isoform (hPMCA5). Genome Res. 6, 478–491 (1996)

Kahn, P.: German genome program. The right mix of form and function. Science 273, 570–571 (1996)

Kioschis, P., Rogner, U.C., Pick, E., Klauck, S.M., Heiss, N., Siebenhaar, R., Korn, B., Coy, J.F., Laporte, J., Liechti-Gallati, S., Poustka, A.: A 900 kb cosmid contig and eleven new transcripts within the candiadte region for myotubular myopathy (MTM1). Genomics 33, 365–373 (1996)

Group 1: Laporte, J., Hu, L.J., Kretz, C, and Mandel, J.L. Group 2: Kioschis, P., Coy, J.F., Klauck, S.M., and Poustka, A. Group 3: Dahl, N.: A gene mutated in X-linked myotubular myopathy defines a new putative tyrosine phosphatase family conserved in yeast. Nat. Genet. 13, 175–182 (1996)

Miklos. G.L., Rubin, G.M.: The role of the genome project in determining gene function: insights from model organisms. Cell. 86, 521–529 (1996)

Rogner, U.C., Heiss, N.S., Kioschis, P., Wiemann, S., Korn, B., Poustka, A.: Transcriptional analysis of the candidate region for incontinentia pigmenti (IP2) in Xq28. Genome Research 6, 922–934 (1996)

Schuler, G.D., Boguski, M.S., Stewart, E.A., Hudson, T.J. et al.: A gene map of the human genome. Science 274, 540–546 (1996)

9.3 Räumliche Organisation großer Genomabschnitte

von Jörg Langowski

Die Aufklärung der Struktur des menschlichen Genoms ist ein zentrales Thema der modernen Molekularbiologie, denn die Hinweise auf genetische Ursachen von Krankheiten verschiedenster Art werden immer zahlreicher. Insbesondere hängen Tumorerkrankungen direkt mit Veränderungen im Erbgut zusammen. Um die Ursachen der Krebsentstehung zu begreifen und Wege zur Krebsfrüherkennung und -therapie zu finden, ist daher das Verständnis der molekularen Struktur des Erbguts von großer Hilfe. Die breit angelegte öffentliche Förderung der Analyse von Sequenz und Struktur des menschlichen Genoms ist vor diesem Hintergrund zu sehen.

Das Erbgut der menschlichen Zelle, die Desoxyribonukleinsäure (DNS), ist in 46 Chromosomen organisiert. Jedes Chromosom enthält genau ein Molekül DNS. Die genetische Information ist in der Basensequenz der DNS kodiert; alle 46 Chromosomen zusammen enthalten sechs Milliarden Basen. Da der Abstand zwischen zwei Basen 340 billionstel Meter beträgt, ist die Gesamtlänge der DNS in jeder einzelnen Zelle ungefähr zwei Meter. Dieser lange dünne „Faden" muß so in den Zellkern von nur 10millionstel Meter Durchmesser verpackt werden, daß die genetische Information schnell und fehlerfrei zugänglich ist. Zudem wird von den etwa 80000 Genen im menschlichen Genom zu jeder Zeit je nach Zelltyp und Entwicklungsstand nur ein Bruchteil abgelesen (transkribiert) und in Proteine übersetzt (translatiert). Die dreidimensionale Organisation der DNS im Zellkern hat einen wesentlichen Einfluß darauf, welche Gene zu einer bestimmten Zeit aktiv sind.

Zentrale Funktionen der Zelle wie Differenzierung in verschiedene Zelltypen und Wachstumskontrolle erfordern eine fein abgestimmte Steuerung der Genaktivitäten; Fehlregulationen können Ursache von Tumorerkrankungen sein. Für diese Steuerung sind in der Regel Proteine verantwortlich, sogenannte Transkriptionsfaktoren, die einige hundert oder tausend Basenpaare entfernt vom Anfang des Gens, dem Promotor, an eine spezifische Erkennungssequenz in der DNS, den Enhancer, binden. Der Transkriptionsfaktor muß außerdem mit der am Promotor gebundenen RNS-Polymerase in Kontakt treten, die daraufhin das Ablesen startet. Für diesen Kontakt muß die DNS zwischen Enhancer und Promotor eine Schleife bilden. Die Organisation des Erbguts in der Zelle spielt eine entscheidende Rolle dafür, wie sich solche weitreichenden Kontakte innerhalb eines DNS-Moleküls ausbilden und wie Proteinfaktoren ihre spezifischen Erkennungsstellen erreichen können.

Forschungsziele

Unser Forschungsziel ist es, die räumliche Organisation des Genoms im Zellkern auf den verschiedenen Stufen der Verdichtung – von DNS zu Chromatin, von Chromatin zu ganzen Chromosomen – zu verstehen und Modelle zu entwickeln, mit denen die dreidimensionale Genomstruktur theoretisch beschrieben werden kann. An Hand solcher Modelle können dann quantitative Voraussagen über mögliche Mechanismen der Genregulation, über Chromosomenorganisation und -schädigungen gemacht werden.

Das Genom als elastischer Faden

Die wesentlichen Merkmale der dreidimensionalen Organisation des Genoms lassen sich unabhängig von den atomaren Eigenschaften der DNS verstehen. Läßt man lokale Effekte wie die basenspezifische Erkennung bestimmter DNS-Abschnitte unberücksichtigt, so kann man die DNS als einen elastischen Faden beschreiben. Dessen Verhalten ist – ganz ähnlich wie das Verhalten eines Gummischlauchs – durch die Dicke und die Elastizität bestimmt. Diese Größen sind für DNS aus Experimenten bekannt, so daß sie direkt in Computermodelle eingesetzt werden können.

Die DNS in der Zelle liegt natürlich nicht als freies Fadenmolekül vor. Zum großen Teil ist sie an Histone gebunden, Proteine, die den DNS-Faden zu der räumlich kompakteren Chromatinfaser verpacken. Die strukturellen Einzelheiten dieser Faser sind noch nicht sehr gut bekannt und gerade zur Zeit Gegenstand intensiver Forschung. Andererseits kennt man auch von der Chromatinfaser Dicke und Elastizität, so daß man sie mit ähnlichen Modellen wie die freie DNS theoretisch beschreiben kann.

Modellierung „nackter" Desoxyribonukleinsäure

Viele Aspekte der Struktur großer Genombereiche können jedoch bereits an kleineren Modellsystemen erklärt werden. Die erwähnte Wechselwirkung eines Transkriptionsfaktors mit dem Promotor hängt zum Beispiel von der Struktur der dazwischenliegenden DNS ab; es ist bekannt, daß die Bindung von DNS-krümmenden Proteinen zwischen Enhancer und Promotor die Genaktivität stark beeinflussen kann. Dieser Effekt läßt sich durch Computermodellierung quantitativ erklären: Die Rechnungen zeigen, daß die Anwesenheit einer Krümmung die Genaktivität bis um das Tausendfache verstärken kann.

Ein anderer Faktor, der die Aktivität von Genen beeinflußt, ist die globale Faltung der DNS. Dadurch, daß das Erbmolekül im Zellkern stark in sich verknäuelt und an Proteinstrukturen gebunden ist, sind die beiden Enden eines beliebigen Genomabschnitts nicht frei gegeneinander drehbar. Bei der Ablesung von Genen oder bei der Verdopplung des Erbguts, der Replikation, baut sich also in der DNS eine Drehspannung auf, die dazu führt, daß das Molekül eine kompaktere, in sich verdrillte Struktur einnimmt. Man bezeichnet diese Form auch als Superhelix. Viele Gene werden in ihrer Aktivität durch die Superhelizität beeinflußt.

Modellrechnungen zeigen, daß die Wechselwirkung zwischen entfernten Stellen auf der DNS stark von der Superhelizität abhängt; sie wird in der Superhelix gegenüber einer linearen DNS etwa hundertfach verstärkt und noch einmal zehn- bis hundertfach, wenn in der Mitte zwischen den beiden Stellen ein DNS-krümmendes Protein bindet. Die Aktivität eines über den „Schleifen"-Mechanismus geregelten Gens wird dementsprechend verstärkt.

Chromatin

Wie erwähnt, ist die DNS im Zellkern durch Histone und andere Proteine zu einer kompakten Chromatinfaser verpackt. Die Grundbausteine dieser Faser sind die Nukleosomen, in denen der DNS-Faden in eindreiviertel Windungen um Histon-„Kerne" gewickelt ist, und „Linker-DNS"-Segmente, die die Nukleosomen untereinander verbinden. Wie diese „Perlenkette" genau zur kompakten Chromatinfaser gepackt ist, wird zur Zeit von vielen Forschergruppen auf der Welt untersucht, da die Art der Packung die Aktivität von Genen stark beeinflussen kann.

Die Verpackung einer Nukleosomenkette in die Chromatinfaser kann durch ein ganz ähnliches Modell beschrieben werden wie die Faltung einer „nackten" DNS. Die Nukleosomen werden durch kugelförmige Verdickungen modelliert, die in regelmäßigen Abständen am elastischen DNS-Faden angebracht sind. Mit einer solch einfachen Beschreibung ist es möglich, die Geschwindigkeit der Faltung und die resultierende Struktur zu berechnen, und die Daten durch Vergleich mit experimentellen Daten zu überprüfen. Durch Weiterentwicklung der Modelle soll jetzt untersucht werden, welche äußeren Bedingungen die Verpackung der Chromatinfaser steuern können.

Chromosomen und Chromosomenterritorien

Chromosomen waren lange Zeit unter dem Mikroskop nur bei der Zellteilung als kompakte „Würstchen" sichtbar, jedoch nicht während der Interphase, der Zeit zwischen den Zellteilungen. Da lange Fadenmoleküle wie DNS oder die Chromatinfaser ohne äußere Beeinflussung zufällige „Knäuelstrukturen" einnehmen, war man der Ansicht, daß in der Interphase die Chromatinstränge aller 46 Chromosomen miteinander ungeordnet verknäuelt sind. Durch moderne Techniken der Fluoreszenz-in-situ-Hybridisierung (FISH), die zum Beispiel im Deutschen Krebsforschungszentrum in der Abteilung „Organisation komplexer Genome" unter der Leitung von Peter Lichter eingesetzt wurden, konnte aber gezeigt werden, daß dem nicht so

Abb. 88
Interne Bewegungen der Erbsubstanz lassen sich mit Hilfe der dynamischen Lichtstreuung messen. Dabei strahlt ein Laser durch eine DNS-Probe in einer Küvette. An der DNS wird das Laserlicht gestreut. Ausgehend von der Intensität des gestreuten Lichts und weiteren Merkmalen schließen die Wissenschaftler auf bestimmte Eigenschaften der Erbsubstanz. Solche Experimente tragen dazu bei, die Wechselwirkungen der Gene in gesunden und kranken Zellen besser zu verstehen

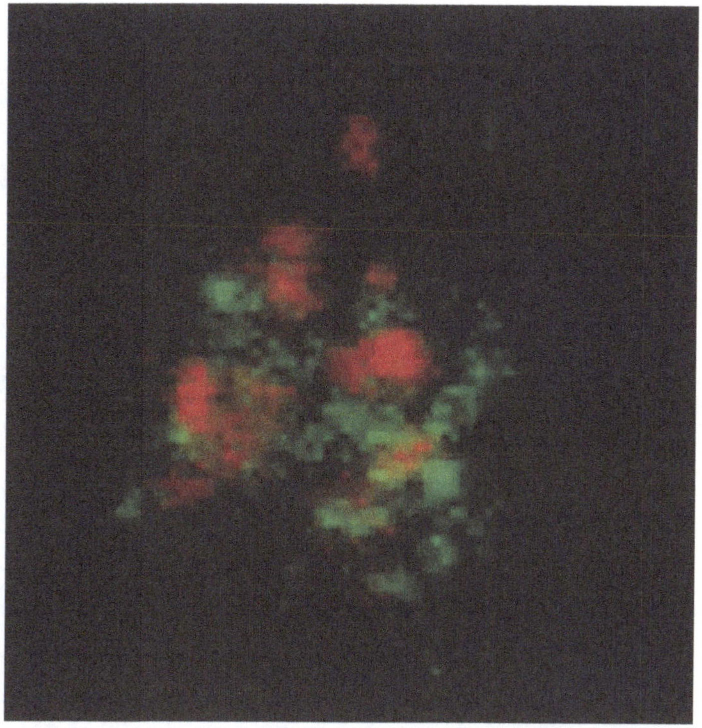

ist: Jedes einzelne Chromosom belegt im Zellkern ein von den anderen deutlich abgegrenztes „Territorium". Gene, die abgelesen werden, befinden sich eher an der Peripherie solcher Territorien, und es wird vermutet, daß der Transport der abgelesenen Messenger-RNS und anderer Makromoleküle in den Kanälen zwischen den Territorien erfolgt.

Für die Überprüfung und Weiterentwicklung solcher Hypothesen können Computermodelle von großem Nutzen sein. Da die Struktur des Zellkerns aber sehr komplex ist, würde eine Modellierung ohne ständigen Vergleich mit experimentellen Daten „in der Luft hängen" und hätte keinen praktischen Wert für unser Verständnis der Struktur und Funktion des Erbguts. Unsere Abteilung „Biophysik der Makromoleküle" verwendet daher eine ganze Reihe moderner biophysikalischer Techniken wie Lichtstreuung, Ultrazentrifugation, Rasterkraftmikroskopie oder Fluoreszenzkorrelationsspektroskopie, um die Struktur von DNS-Molekülen oder Chromatinabschnitten zu vermessen. Neue mikroskopische Meßverfahren erlauben es dabei, auch die Bewegung einzelner Moleküle zu untersuchen; damit sollen die Wanderungen von Proteinen und Nukleinsäuren im Zellkern vermessen und ein dynamisches Bild der Kanäle zwischen den Chromosomenterritorien entwickelt werden. In dem Verbundprojekt „Dreidimensionale Kartierung des menschlichen Genoms", das im Rahmen der deutschen Humangenominitiative gefördert wird, beteiligen sich auch andere Gruppen an dieser Fragestellung: Bei Peter Lichter im Krebsforschungszentrum und Thomas Cremer an der Universität München werden mit FISH- (Fluoreszenz-in situ-Hybridisierungs-) Tech-

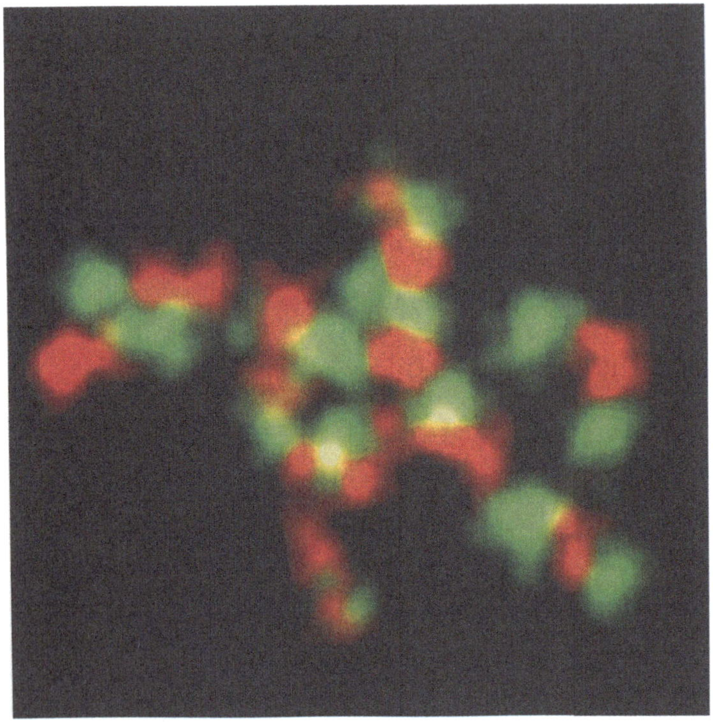

Abb. 89
Beispiel für die gute Übereinstimmung der Simulation eines dekondensierten Chromosoms mit experimentellen Befunden. Rot kennzeichnet die früh replizierenden, aktiven, und Grün die spät replizierenden, inaktiven Bereiche

niken die Positionen von Genen im Zellkern bestimmt; in den Arbeitsgruppen von Christoph Cremer im Institut für Angewandte Physik der Universität Heidelberg und Ernst Stelzer im Europäischen Laboratorium für Molekularbiologie in Heidelberg werden lichtmikroskopische Techniken höchster Auflösung für solche Messungen entwickelt. In der Gruppe von Willi Jäger im Interdisziplinären Zentrum für Wissenschaftliches Rechnen (IWR) der Universität Heidelberg beschäftigt man sich mit modernen Bildverarbeitungstechniken, mit deren Hilfe die Mikroskopiedaten aufgearbeitet und analysiert werden.

Die Anwendung solcher Techniken erlaubt es heute, einzelne Genabschnitte von Chromosomen im Zellkern verschiedenfarbig darzustellen. (In Abb. 89 sind zum Beispiel die aktiven und inaktiven Bereiche des Chromosoms 15 rot und grün markiert). Durch Computermodellierung können wir die wesentlichen Eigenschaften dieser gemessenen Strukturen reproduzieren und durch Vergleich mit Experimenten zwischen verschiedenen Alternativen der Organisation des Chromatins unterscheiden. Mißt man nämlich im Mikroskop bei einer großen Anzahl von Zellkernen die Entfernung zwischen Paaren von Genen, so stellt sich heraus, daß diese in charakteristischer Weise vom Abstand der Gene in der Basensequenz der DNS abhängt. Die experimentell bestimmten Daten lassen sich durch die Modellierung gut reproduzieren, aber nur unter bestimmten Annahmen über die Faltung der Chromatinkette. Am besten stimmt mit den gemessenen Abständen ein Strukturmodell überein, bei dem das Chromatin zu etwa 100 000 Basen langen Schleifen gefaltet ist. Mehrere dieser Schleifen sind zu „Kompartimenten" zusammengefaßt, die in ihrer Größe genau den aktiven und inaktiven Bereichen entsprechen. Aus den Modellrechnungen simulierte Mikroskopbilder sind den experimentell bestimmten Bildern sehr ähnlich. Die Kompartimente überlappen sich nicht, stellen also in gewisser Weise voneinander unabhängige Bereiche des Genoms dar. Als möglicher Mechanismus zur Aktivierung oder Inaktivierung von Genomabschnitten wäre denkbar, daß die Packung der Chromatinfaser in einzelnen Kompartimenten verändert wird.

Chromosomenschäden durch ionisierende Strahlung

Es ist bekannt, daß ionisierende Strahlung wie Radioaktivität oder Röntgenstrahlung durch Schädigung des Erbguts zu Zelltod, Krebs oder genetischen Veränderungen führen kann. Leukämie entsteht oft durch Chromosomenbrüche, bei denen Teile eines Chromosoms mit einem anderen ausgetauscht werden. Nach dem Territorienmodell sollten solche Austausche im Erbgut davon abhängen, daß die entsprechenden Chromosomen im Zellkern direkt benachbart sind. Modelliert man unter dieser Annahme strahlenverursachte Chromosomenschäden, so stellt man fest, daß die Wahrscheinlichkeit eines Genaustauschs in charakteristischer Weise von der Chromosomengröße abhängt. Diese Abhängigkeit hat sich auch bei einer Analyse einer Reihe von Leukämiefällen von Hiroshima-Überlebenden gezeigt. Zu den Fragen, ob eine Schwellendosis existiert, oder wieso bestimmte Gene besonders anfällig gegenüber Strahlenschädigungen sind, können die Modellierungen einen wesentlichen Beitrag leisten.

Technische Voraussetzungen

Moderne Hochleistungsrechner sind notwendig, um die Genomstruktur einer Zelle zu modellieren. Der Rechenaufwand ist sogar so groß, daß die Simulationen bei vernünftigem Zeitaufwand nur auf Parallelrechnern durchgeführt werden können; hierbei werden unterschiedliche Teile des Modells von verschiedenen Recheneinheiten gleichzeitig bearbeitet. Im Krebsforschungszentrum steht dafür eine IBM SP2 mit 54 Recheneinheiten zur Verfügung, deren jede einzelne etwa 500 Millionen arithmetische Operationen pro Sekunde durchführen kann. Eine weitere Maschine ähnlicher Leistungsfähigkeit ist die Parsytec PowerGC des IWR, in der 192 Recheneinheiten parallel arbeiten. Um nur einige tausendstel Sekunden der Bewegung des Genoms zu berechnen, müssen selbst solche Hochleistungsrechner tage- und wochenlang arbeiten. Die erwarteten Ergebnisse – eine dreidimensionale „Karte" des Zellkerns, in der die räumliche Anordnung der einzelnen Gene dargestellt ist – rechtfertigt allerdings einen solchen Rechenaufwand.

Das Fernziel unserer Forschung ist eine Beschreibung der Struktur und Dynamik des gesamten genomischen Materials im menschlichen Zellkern, um die Wechselwirkungen der Gene in der gesunden und kranken Zelle besser verstehen und so Wege zu neuen Therapieansätzen aufzeigen zu können.

Prof. Dr. Jörg Langowski
Abteilung Biophysik der Makromoleküle

Beteiligte Wissenschaftler

Dipl.-Phys. Markus Hammermann
Dr. Konstantin Klenin
Dr. Christian Münkel
Dr. Karsten Rippe
Dipl.-Phys. Michael Tewes
Dr. Katalin Tóth
Dr. Waldemar Waldeck
Dipl.-Phys. Gero Wedemann

In Zusammenarbeit mit

Dr. Giuseppe Chirico
Institut fürFestkörperphysik,
Universität Mailand,
Italien

Dipl.-Phys. Lutz Ehrlich
Europäisches Laboratorium
für Molekularbiologie,
Heidelberg

Ausgewählte Publikationen

Klenin, K., Frank-Kamenetskii, M. D., Langowski, J.: Modulation of intramolecular interactions in superhelical DNA by curved sequences: a Monte-Carlo simulation study. Biophys. J., 68, 81–88 (1995)

Rippe, K., Hippel, P. H. v., Langowski, J.: Action at a distance: the effect of DNA looping on the local protein concentration. Trends-Biochem.Sci. 20, 500–506 (1995)

Chirico, G., Langowski, J.: Brownian dynamics simulations of supercoiled DNA with bent sequences. Biophys. J., 71, 955–971 (1996)

Cremer, C., Münkel, C., Granzow, M., Jauch, A., Dietzel, S., Eils, R., Guan, X.-Y., Meltzer, P.S., Trent, J.M., Langowski, J., Cremer, T.: Nuclear architecture and the induction of chromosomal aberrations. Mutation Res. 366, 97–116 (1996)

Ehrlich, L., Münkel, C., Chirico, G., Langowski, J.: A Brownian dynamics model for the chromatin fiber. CABIOS 13, 271–279 (1997)

9.4 DNS-Chip-Technologie zur Untersuchung von Genaktivität

von Nicole Hauser, Marcel Scheideler und Jörg D. Hoheisel

Im Vordergrund der Genomforschung steht zur Zeit noch die Bestimmung der grundlegenden Sequenz der Nukleinsäureketten der Erbsubstanz (RNS oder DNS). Aber bereits jetzt sind auch Entwicklungen im Gang, die zelluläre Verarbeitung dieser kodierten Information zu analysieren. Dadurch soll der reinen Buchstabenfolge der DNS eine Funktion, sei es struktureller, regulativer oder kodierender Art, zugeordnet werden. Für letztere Information erweitert sich diese Analyse daraufhin zu bestimmen, welche Aufgabe das jeweilige Produkt dieser zellulären Verarbeitung in oder für die Zelle übernimmt. Für eine Reihe dieser Untersuchungen kann die inhärente Eigenschaft von Nukleinsäuren, daß zwei Moleküle bei komplementärer Sequenz durch Basenpaarung – A mit T und G mit C – spezifisch aneinander binden (hybridisieren) und eine Doppelstranghelix ausbilden, genutzt werden. Durch die Selektivität dieses Hybridisationsvorgangs lassen sich sehr genaue Analyseverfahren entwickeln.

Seit einigen Jahren wird für solche Untersuchungen weltweit an der DNS-Chip-Technologie gearbeitet, eine Methode, die durch hohe Parallelität großen Datendurchsatz erlaubt. Als Sensoren werden dabei DNS-Moleküle bekannter und zum Teil synthetischer Sequenz in einem geordneten Raster auf einem Träger fixiert. Auf diese Matrize wird als Sonde die zu untersuchende Nukleinsäure gegeben, die beispielsweise mit einem Fluoreszenzfarbstoff markiert wurde. Eine Hybridisierung an trägergebundene DNS-Sensormoleküle passender Sequenz wird dann durch ein Farbsignal an der entsprechenden Rasterposition angezeigt, wobei die Signalintensität zusätzlich eine Aussage über die Anzahl gebundener Sondenmoleküle zuläßt.

Das zugrunde liegende Prinzip erlaubt eine Vielzahl von potentiellen Anwendungen dieser Technologie. In unserer Arbeitsgruppe liegt das Hauptgewicht der Anstrengungen auf den beiden Gebieten der Sequenzierung und der parallelen Bestimmung der Expression aller Gene eines Organismus. Da die DNS-Raster sehr klein sein können, die bisher kleinsten haben eine Seitenlänge von etwa 1,3 cm bei einer Beladung mit mehreren Tausend unterschiedlicher DNS-Moleküle, ist das Ziel der Entwicklung, ein relativ kleines und damit vergleichsweise billiges Gerät zu entwickeln, das vor Ort, etwa im Krankenhaus oder sogar in der individuellen Arztpraxis, genutzt werden kann. Damit könnten schnell und billig, etwa von einem Tropfen Blut aus der Fingerspitze, eine Reihe von Tests zur molekularen Diagnose einer Erkrankung durchgeführt werden.

Die gleichzeitige Bestimmung der Aktivität aller Gene eines Organismus erlaubt grundlegende wie auch praxisrelevante Untersuchungen. In den Zellen wird von einem Gen bei Bedarf durch Transkription eine RNS-Kopie erstellt, die im Falle von mRNS zur Synthese eines Proteins dient. Eine Regulation dieser Proteinexpression erfolgt unter anderem über eine Variation der Transkriptionsraten. Sind für das Zellwachstum bestimmte Proteine notwendig, werden die entsprechenden Gene stärker transkribiert, während die Transkription andernfalls auch völlig zum Erliegen kommen kann. Durch eine Untersuchung der Transkription läßt sich somit im Rückschluß eine Aussage über den Zustand der Zellen treffen. Die Genexpression wird über einen

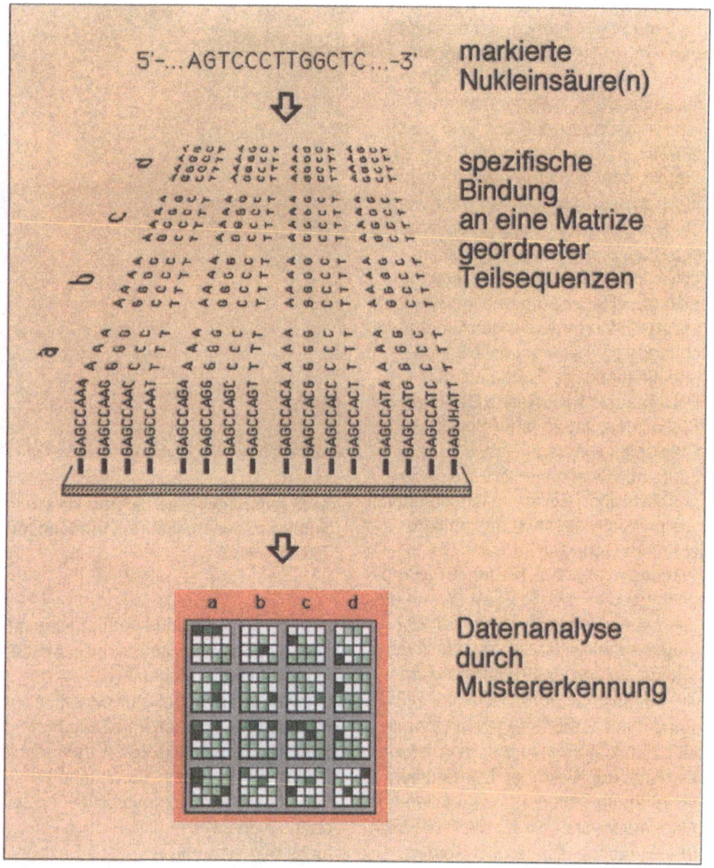

Abb. 90
Prinzipieller Aufbau einer DNS-Chip-Analyse: Von einer unbekannten DNS-Probe wird über ihr Bindungsverhalten (Position und Signalstärke) zu einer Vielzahl an chip-gebundenen Sensormolekülen eine Information über den genetischen Gehalt des Probenmaterials gewonnen

netzwerkartigen Mechanismus reguliert, bei dem die Expression eines Gens die Transkription anderer beeinflussen kann. Dieser Mechanismus ist aber wegen seiner komplexen Zusammenhänge bis heute weitgehend unverstanden. Die gleichzeitige Bestimmung der Transkriptionsraten aller Gene bei unterschiedlichen Wachstumsbedingungen ist für das Verständnis eine grundlegende Voraussetzung.

Mit Abschluß der Sequenzierung des gesamten Genoms der Bäcker- und Bierhefe Saccharomyces cerevisiae durch eine internationale Wissenschaftlergruppe im Frühjahr 1996 sind alle etwa 6000 Gene dieses Organismus bekannt und leicht zugänglich. Bereits an diesem Vorläuferprojekt hatte unsere Arbeitsgruppe tragenden Anteil. Die Hefegene dürften einem Minimalsatz an Genen bereits recht nahe kommen, der für das Überleben einer höheren (eukaryontischen) und damit auch einer menschlichen Zelle notwendig ist. Die relativ geringe Zahl – 6 000 Gene anstelle der etwa 80 000 Gene des Menschen – ist für ein grundlegendes Verständnis der essentiellen Zusammenhänge in einer eukaryontischen Zelle leichter überschaubar. Da zusätzlich eine strukturelle und zum Teil sogar funktionelle Homologie (Gleichartigkeit oder Austauschbarkeit) zwischen einer Reihe menschlicher (Krankheits- und Krebs-) Gene und ihren Äquivalenten in der Hefe besteht, sind die Studien der Expression der Hefegene nicht nur für das Verständnis der Expressionsraten, ihrer Muster und ihrer Regulation in der Hefe selbst, sondern auch für das Erfassen dieser Vorgänge im Menschen und anderen höheren Organismen von großer Bedeutung.

Gefördert vom Bundesministerium für Bildung, Wissenschaft, Forschung und Technologie (BMBF) sowie in drei durch die Europäische Union finanzierten Projekten werden in unserer Arbeitsgruppe die technologischen Grundlagen für diese Untersuchungen entwickelt. Dabei werden die gewonnenen Daten direkt mit zellbiologischen und biochemischen Ergebnissen in Verbindung gebracht, die von anderen Arbeitsgruppen innerhalb der bestehenden Projekt-Netzwerke gewonnen werden. Für die Untersuchungen wurde für jedes der 6000 Hefegene mindestens ein repräsentatives Stück DNS durch eine Polymerasekettenreaktion (PCR) erstellt, oder zum Teil in einem technisch modifizierten Ansatz auch durch die Synthese von Oligonukleotiden geschaffen, und mit allen anderen in einem geordneten Raster auf einem planaren Träger aufgebracht. Aus Hefezellen wird in fortlaufenden Untersuchungen die gesamte mRNS isoliert und als markierte Sonde auf diese DNS-Matrize hybridisiert. Der Grad der Signalintensität an jeder Position eines Chip zeigt, wie häufig jedes der etwa 6000 individuellen mRNS-Moleküle in den jeweiligen Zellen vorlag, und damit wie stark die Abschrift des entsprechenden Gens aktiviert war. Durch Wachstum bei verschiedenen Kulturbedingungen wird so festgestellt, wie die Genexpression variiert, um sich den Gegebenheiten anzupassen und welche Genexpression regulierend die Transkription anderer Gene beeinflußt. Bereits aus Experimenten mit „normalen" Hefekulturen wurden beispielsweise durch den Grad der Transkription sogenannte Pseudogene – kodierende Genombereiche, die für die Proteinsynthese jedoch nicht genutzt werden ‚– oder „house-keeping" Gene – Gene, deren Proteine ständig in der Zelle vorliegen müssen ‚– identifiziert. Durch die Isolation von mRNS zu bestimmten Zeitpunkten aus synchronisiert wachsenden Zellen wird die Regulation individueller Gene während des Zellzyklus festgestellt, eine wichtige Voraussetzung für das molekulare Verständnis von Krebs, bei dem eben diese Regulation der Zellteilung außer Kontrolle ge-

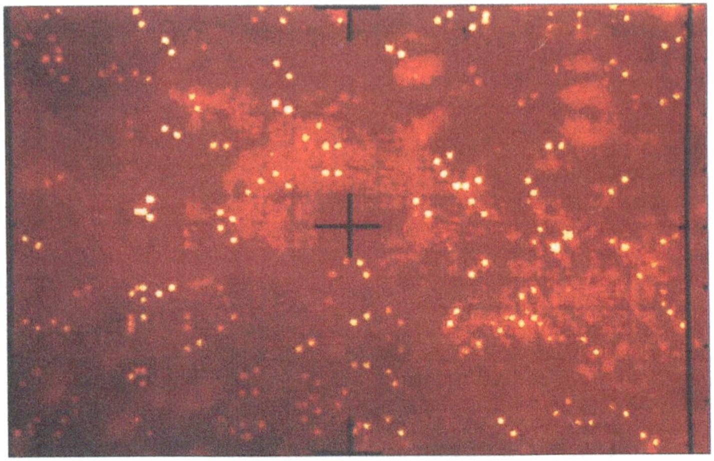

Abb. 91
Nach Aufbringen einer farbmarkierten Probe auf ein DNS-Raster ist in dieser Fotografie deutlich zu sehen, daß eine Bindung nur an spezifische Positionen des Rasters erfolgt (helle Punkte)

raten ist. Untersuchungen auf Regulationsgruppen und Expressionskaskaden nach einem plötzlichen Wechsel der Umweltbedingungen (zum Beispiel Hitzeschock, Zugabe von Zellgiften oder Wachstumsfaktoren, Strahlenbelastung) sind in Arbeit. Durch eine parallele Verwendung exonspezifischer Sensormoleküle werden alternative Reifungsprozesse von RNS bearbeitet, wobei allerdings in Hefegenen nur wenige und meist sehr kurze Intronsequenzen enthalten sind. Mit Analysen an Hefezellen, aus denen gezielt bestimmte Gene entfernt wurden, wird versucht, Aussagen über die Komplementierung verschiedener Gene oder Gengruppen zu machen, speziell interessant im Vergleich mit physiologischen und biochemischen Daten der entsprechenden Stämme, die von anderen Gruppen innerhalb der verschiedenen Projekte bestimmt werden.

Mit Abschluß der technischen Entwicklungen wird das System dazu verwendet werden, um routinemäßig den biologischen Effekt oder die Schädlichkeit bestimmter, und speziell krebsauslösender Substanzen auf molekularer Ebene zu analysieren. Dies eröffnet ein breites Feld möglicher Anwendungen in Molekularer Medizin, das heißt einer Behandlung von Krankheiten aufgrund bekannter und verstandener molekularer Zusammenhänge anstelle von Medikamentenwirkungen, die auf Erfahrungswerten oder aufwendigen (Tier-) Versuchen beruhen. Aber auch auf vielen anderen Feldern wie etwa der Umweltanalyse wird die Technologie von großem Nutzen sein, beispielsweise durch Untersuchungen über den Effekt bestimmter, auf die Bodenflora und -fauna eines Ackers ausgebrachter Substanzen. Ausgehend von den am Hefesystem gerade gewonnenen Erkenntnissen, wird die Untersuchung menschlicher Genexpression weitergeführt werden. Im speziellen sollen Änderungen im Expressionsmuster, die bei der Entstehung von Krebs typisch sind, untersucht werden. Vergleichende Experimente an verschiedenen Organismen sollten interessante Informationen liefern über funktionelle Gleichartigkeit und Unterschiede, und damit möglicherweise Erklärungen liefern, wie sich ein Organismus an die Gegebenheiten seiner Umwelt angepaßt hat. Neben einer Ausweitung der Arbeiten auf menschliche Zellen, findet eine Entwicklung der Technologie speziell auch zur Anwendung bei Mikroorganismen statt. An eine Feinkartierung des Genoms eines Organismus in Plasmiden werden sich direkt Expressionsuntersuchungen an einem Minimalsatz solcher DNS-Fragmente anschließen, da sie aufgrund der hohen Gendichte in Mikroorganismen bereits eine Bibliothek aller Gene darstellen. Damit wird eine funktionelle Analyse eines gesamten Organismus seiner Sequenzierung voranschreiten und die immer noch aufwendige Sequenzanalyse auf die Bereiche eines Genoms beschränken, die aufgrund der funktionellen Studien von Interesse sind.

Nicole Hauser
Marcel Scheideler
Dr. Jörg D. Hoheisel
Abteilung Organisation komplexer Genome

Beteiligte Wissenschaftler

Dr. Jan Weiler
Dr. Patrik Scholler

in Zusammenarbeit mit

Dr. Thomas Gress
Medizinische Klinik I,
Universitätsklinikum,
Ulm

Prof. Albert Hinnen
Hans Knoll Institut,
Jena

Prof. Bernard Dujon
Institut Pasteur,
Paris, Frankreich

Dr. Michel Rossignol
Ecole Nationale Superieur
Agronomique,
Montpellier, Frankreich

Dr. Johannes Hegemann
Institut für Mikrobiologie und Molekularbiologie der Universität,
Gießen

Dr. Mark Johnston
Department of Genetics,
Washington University,
St. Louis, USA

Ausgewählte Publikationen

Gress, T.M., Hoheisel, J.D., Lennon, G.G., Zehetner, G., Lehrach, H.: Hybridisation fingerprinting of high density cDNA-library arrays with cDNA pools derived from whole tissues. Mamm. Genomes 3, 609–619 (1992)

Hoheisel, J.D.: Application of hybridization techniques to genome mapping and sequencing. Trends Genet. 10, 79–83 (1994)

Goffeau, A., Barrell, B.G., Bussey, H., Davis, R.W., Dujon, B., Feldmann, H., Galibert, F., Hoheisel, J.D., Jacq, C., Johnston, M., Louis, E.J., Mewes, H.W., Murakami, Y., Philippsen, P., Tettelin, H., Oliver, S.G.: Life with 6000 genes. Science 274, 546–567 (1996)

Hoheisel, J.D.: Sequence-independent and linear variation of oligonucleotide DNA-binding stabilities. Nucleic Acids Res. 24, 430–432 (1996)

Weiler, J., Hauser, N., Hoheisel, J.D.: New developments in oligomer array technologies. Nucl. & Nucl. 16, 777–780(1997)

Weiler, J., Hoheisel, J.D.: Combining the preparation of oligonucleotide arrays and synthesis of high quality primers. Anal. Biochem. 243, 218–227 (1996)

Hoheisel, J.D.: Oligomer chip technology Trends Biotechnol. 15, 465–469 (1997)

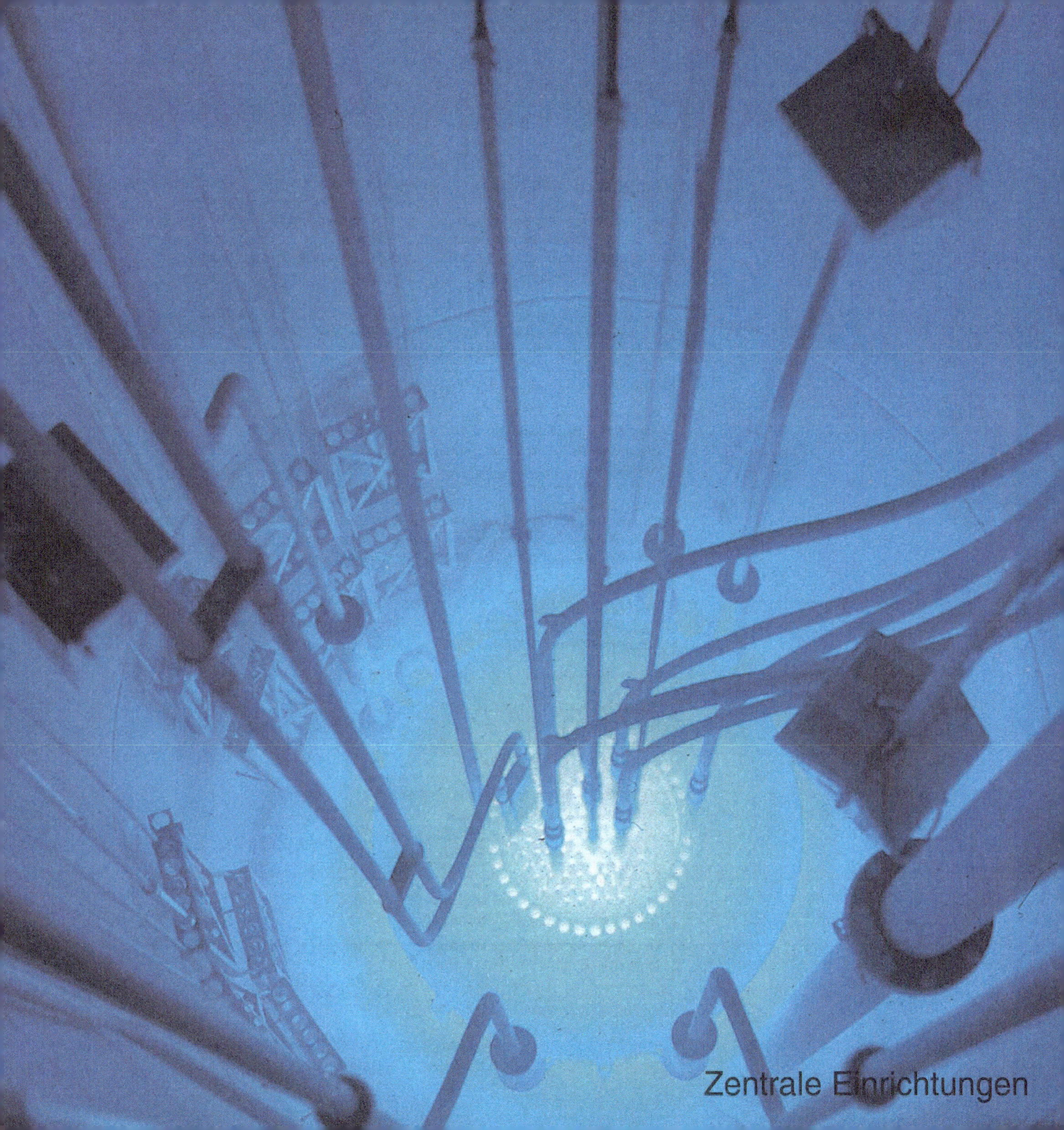

Zentrale Einrichtungen

10

Zentrale Einrichtungen

Zentralbibliothek

Aufgabe der Zentralbibliothek ist die Sammlung, Erschließung und Bereitstellung der für das Deutsche Krebsforschungszentrum relevanten wissenschaftlichen Literatur. Daneben betreut sie die acht den Forschungsschwerpunkten zugeordneten dezentralen Bibliotheken.

Die Bibliothek ist außer den Mitarbeitern des Deutschen Krebsforschungs-

Auswahl der von der Bibliothek im Netz des Deutschen Krebsforschungszentrums angebotenen Literaturdatenbanken, elektronischen Nachschlagewerke, Laborhandbücher, Methodenwerke und Monographien

Literaturdatenbanken und Monographien

Bioethicsline Plus
BIOSIS/Genetic References
BookFinder (lieferbare englischsprachige Literatur)
Cancerlit
CDMARC (Bücherbestand der Library of Congress ab 1969)
Chemical Abstracts
Current Contents (Life Sciences und Chemical and Physical Sciences)
DKFZ-Online-Katalog (Literatur bis 1995 unter "Access", ab 1996 unter "Horizon")
IARC Monographs on the Evaluation of Carcinogenic Risks to Humans (im Volltext)
Medline Express
Science Citation Index
Toxline Plus
Verzeichnis lieferbarer Bücher / VLB (lieferbare deutschsprachige Literatur)

Nachschlagewerke

Cancer Incidence in Five Continents
Collier's Encyclopedia
Duden Rechtschreibung (neu und alt)
Encyclopedia of Virology Plus
European Research and Development Database
Hazardous Substances Data Bank (HSDB)
Journal Citation Reports
Material Safety Data Sheets (MSDS)
Pschyrembel Klinisches Wörterbuch
Registry of Toxic Effects of Chemical Substances (RTECS)
Wer liefert was ?

Methodenwerke und Laborhandbücher

Current Protocols in Molecular Biology
Methods in Enzymology / Recombinant DNA

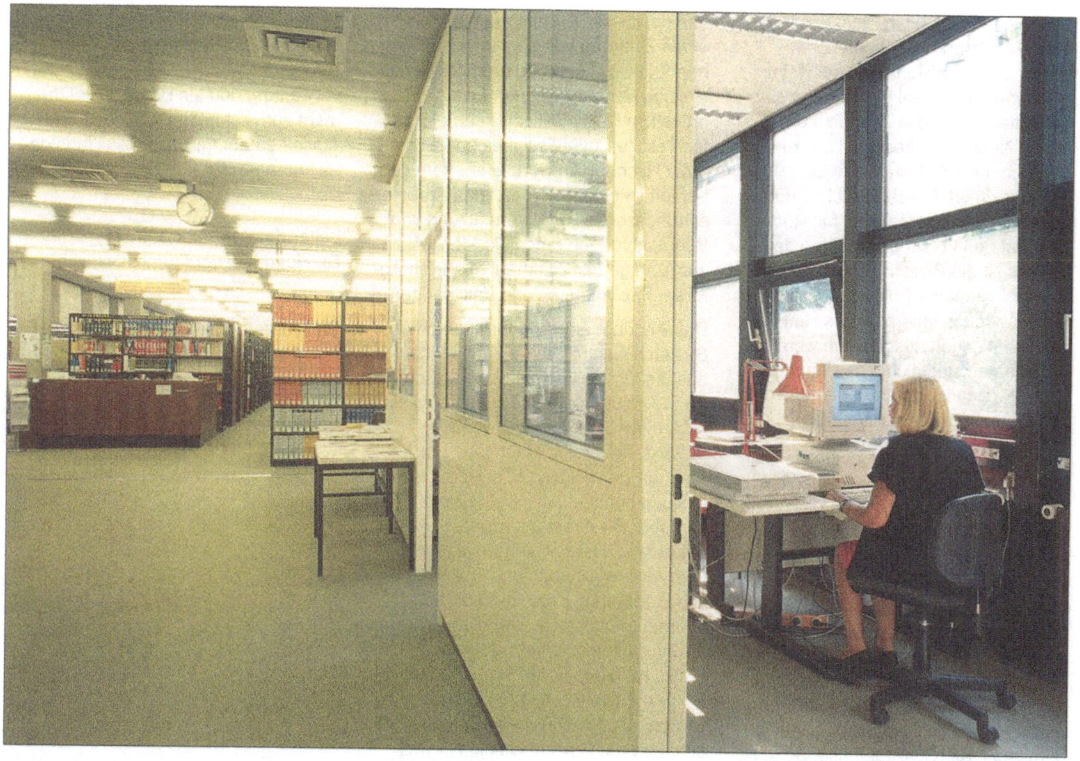

Abb. 92
Elektronischer Rechercheplatz für Benutzer der Zentralbibliothek

zentrums auch Gästen zugänglich. Durch die Lage auf dem Campus der naturwissenschaftlichen und medizinischen Institute und in unmittelbarer Nachbarschaft von Universitätskliniken wird die Bibliothek sehr stark auch von Angehörigen der Universität Heidelberg, insbesondere von Ärzten und Studenten der medizinischen und naturwissenschaftlichen Fakultät, genutzt. Besonders erwähnenswert sind vom Umfang her und im Rahmen der Kooperation mit der Universität Heidelberg die Dienstleistungen für das Tumorzentrum Heidelberg/Mannheim sowie für den Krebsinformationsdienst (KID). Sammelschwerpunkte der Bibliothek sind – entsprechend dem Forschungsauftrag des Zentrums – das Schrifttum über Tumorbiologie, über Mechanismen der Krebsentstehung, über krebsauslösende Faktoren und Krebsprävention sowie über Diagnostik- und Therapieforschung. Der Bestand der Zentralbibliothek umfaßte 1996 rund 75 000 Bände und 870 laufend gehaltene Zeitschriften. In den acht dezentralen Bibliotheken sind zusätzlich 300 Zeitschriften und rund 16 000 Monographien verfügbar.
Die Aufstellung der Bestände nach Sachgruppen, getrennt nach Monographien, Zeitschriften und Referateblät-

tern, erlaubt vielen Literatursuchenden eine unmittelbare Orientierung am Regal, ohne Zuhilfenahme der Kataloge. Rund 80 Prozent der Literatur sind den Mitarbeitern des Zentrums und externen Nutzern im Lesesaal frei zugänglich. Lediglich die ältere Literatur ist magaziniert. Die Bibliothek verfügt über rund 80 Arbeitsplätze. Mit Rücksicht auf den Forschungsauftrag des Hauses ist die Bibliothek – mit gewissen Ausnahmen – Präsenzbibliothek. Bücher können innerhalb des Hauses für zwei Wochen ausgeliehen werden. Zeitschriften sind nicht ausleihbar, jedoch stehen fünf Kopiergeräte, davon zwei Münzkopierer, zur Verfügung.

Von immer größerer Bedeutung ist im Rahmen der rapiden Entwicklung der Informationstechnik die Ergänzung der herkömmlichen Aufgaben der Bibliothek durch das Angebot elektronischer Dienste und der Ausbau zur elektronischen Bibliothek. Das betrifft zunächst das Angebot von Literaturdatenbanken, von elektronischen Nachschlagewerken, Methodenwerken, Laborhandbüchern und Monographien. Derzeit werden über das Speichermedium Compact Disk (CD-ROM) über 30 derartige Datenbestände mit rund 20 Gigabyte Umfang von der Bibliothek angeboten. Sie stehen den informationssuchenden Wissenschaftlern und Wissenschaftlerinnen zur Selbstbedienung auf IBM- und Mac-Plattform über das Hausnetz zur Verfügung.

Insgesamt sind damit unter anderem folgende Vorzüge für die literaturbezogene Arbeitsweise und die Forschung überhaupt verbunden: Themen- und autorenspezifische Recherchierbarkeit von Publikationen weltweit und jederzeit; hohe Aktualität; Vermeidbarkeit von Doppelarbeit durch ständig verfügbare weltweite Fachinformation über einen Zeitraum von 30 Jahren; nahezu hundertprozentige und prompte Bereitstellung der hauseigenen Zeitschriftenartikel; im Gegensatz zu Internet hohe technische Zuverlässigkeit und akzeptable Rechner-Antwortzeiten; Verfügbarkeit im gesamten Netz des Krebsforschungszentrums; Unterstützung von Begutachtungen durch die Möglichkeit zur Abfrage der Zitierhäufigkeit von Autoren, Publikationen und Zeitschriften.

Das Angebot eines bedarfsgerechten Systems elektronischer Zeitschriften, das die für das Zentrum wichtigsten Periodika umfaßt und die Aufsätze einschließlich Bildern und Graphiken im Volltext wiedergibt, steht ganz am Anfang der Entwicklung. Ziel ist die Bereitstellung hochaktueller Volltextinformation über PC direkt am Arbeitsplatz der Mitarbeiter. Derzeit stehen folgende über Internet angebotene Online-Zeitschriften bereit: Experimental Biology, Journal of Biological Chemistry, Journal of Clinical Investigation, Journal of Molecular Biology, Medical Tribune, Nucleic Acids Research, Science, Structure, und 29 Current-Opinion-Zeitschriften wie Current Opinion in Cell Biology oder in Oncology.

Auf Grund der meist unzureichenden Antwortzeiten im Internet ist der praktische Nutzen zur Zeit noch eingeschränkt und reduziert sich im allgemeinen auf den Zugriff auf die jeweils neuesten Hefte zum Beispiel amerikanischer Zeitschriften, die in gedruckter Version in der Bibliothek noch nicht eingetroffen sind.

1996 wurde schließlich ein neues EDV-System namens „Horizon" (Hersteller: Ameritech Library Services) erworben. Nach Abschluß der Anpassung an die Bibliotheksorganisation dient es (mit seinen Komponenten Erwerbung, Katalogisierung, Zeitschriftenverwaltung, Recherche und Ausleihe) der Literaturverwaltung und als Benutzer-Instrument zum schnellen Auffinden und Ausleihen der im gesamten Haus gehaltenen gedruckten Literatur.

Leiter der Zentralbibliothek:
Dr. Horst Metzler (kommissarisch)

Stellvertretender Leiter:
Rolf-Peter Kraft, M. A.

Zentrales Tierlabor

Gesundheit, Lebensqualität und Lebenserwartung des Menschen und der Tiere stehen in direktem Zusammenhang mit der Entwicklung der biomedizinischen Forschung. Trotz des Aufkommens von Ersatz- und Ergänzungsmethoden zum Tierversuch ist der Einsatz von Tiermodellen in klassischen medizinischen Disziplinen nach wie vor unentbehrlich (vergleiche entsprechende Denkschrift der Deutschen Forschungsgemeinschaft aus dem Jahr 1993). Der Einsatz von Tieren wird dabei auf ein unerläßlich notwendiges Maß begrenzt. Untersuchungen an Tieren haben belegbar zu einer Wissensvermehrung über biomedizinische Zusammenhänge beigetragen, so auch zum Verständnis des sehr komplexen Krebsgeschehens. Die noch erforderlichen Untersuchungen an Tieren sind zu etwa 60 Prozent im Bereich der Grundlagenforschung angesiedelt. Sie beschäftigen sich auch damit, Methoden für eine verbesserte Diagnostik und Therapie von Tumoren zu entwickeln und Erkenntnisse über Möglichkeiten der Krebsverhütung zu gewinnen.

Das Zentrale Tierlabor (oder besser zentralisierte Tierlabor) besteht aus fünf Barrieren-Haltungen, zwei in sieben Einheiten untergliederten Isolatorstationen und einer an Bedeutung verlierenden konventionellen (offenen- halboffenen) Tierhaltung. Die Grundverbindlichkeit dieser zentralen Einrichtung besteht unter anderem darin, eine zeitgemäße Unterbringung, Haltung, Versorgung und medizinische Betreuung aller in der Forschung eingesetzten Tierarten (Maus, Ratte; begrenzt Kaninchen, Meerschweinchen, Hühner, verschiedene Amphibien) zu gewährleisten (Orientierung: Tierschutz, Tierverhaltenslehre). Im allgemeinen bestehen keine eigenen Zuchten. Wenn möglich, werden Tierstämme bei ausgewählten und zuverlässigen Züchtern angekauft.

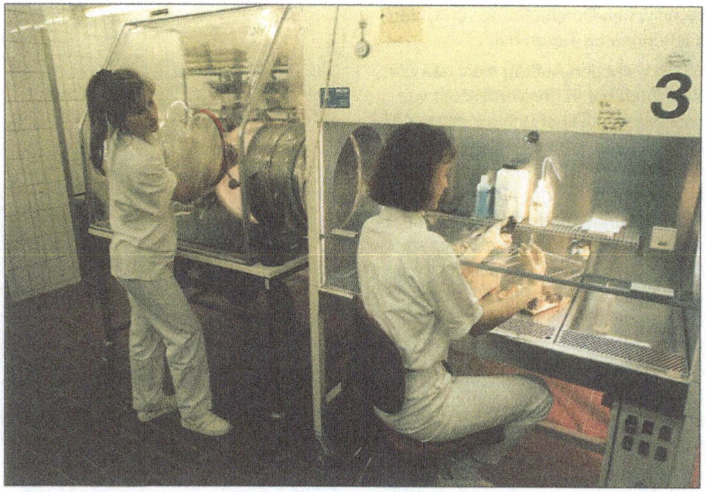

Abb. 93a
Fachpersonal untersucht auf einer sterilen Werkbank Tiere auf gesundheitliche Veränderungen

Hinsichtlich der praktischen Umsetzung aller Aspekte der Personal- und Betriebshygiene sowie Versuchstierkunde besitzt die Leitung des Tierlabors gegenüber den Nutzern eine Weisungsbefugnis. Das Tierlabor ist eine professionell geleitete und betriebene Einheit. In ihr arbeiten Fachtierärzte für Versuchstierkunde und Mikrobiologie, Tierärzte (in der Fortbildung zu Fachtierärzten), Verwaltungskräfte, diagnostisch-technische Mitarbeiter und fast ausschließlich im eigenen Haus ausgebildete Versuchstierpfleger/innen (30) und Arbeiter (8).

Der Laborleiter und sein Vertreter sind dem Stiftungsvorstand direkt unterstellt und persönlich verantwortlich für die Einhaltung und Durchsetzung aller national und international geltenden, die Versuchstierhaltung betreffenden Gesetze, Verordnungen und Vorschriften. Ein gleiches gilt für eine hausinterne, gerade novellierte Benutzungsordnung, die Rechte und Pflichten von Betreibern und Nutzern regelt. Neben dem Betrieb und der Beaufsichtigung der allgemeinen Tierhaltung haben die Mitarbeiter des Tierlabors beratende und Auskunftsfunktion über Eigenschaften bestimmter Versuchstierarten und geeigneter Versuchstiermodelle. Sie wirken auch praktisch an der Planung und technischen Durchführung von Untersuchungen an Tieren mit.

Einen wichtigen Auftrag sieht das Zentrale Tierlabor in der Vermittlung versuchstierkundlicher und experimenteller Grundkenntnisse und Fertigkeiten. So führen wir seit 1990 für Diplomanden und Doktoranden der Fachrichtung Biologie, Veterinärmedizin und Medizin einen „Grundkurs für tierexperimentelles Arbeiten" durch. Die Teilnahme an diesem Kurs ist die Voraussetzung für die Zugangsberechtigung und Arbeitsaufnahme im Tierlabor. Er wurde 1996 an die entsprechende EU-Richtlinie (86/609 EEC, Art. 14, Kategorie B) mit insgesamt 40 Stunden Umfang angepaßt.

Das Zentrale Tierlabor ist seit 1989 zusätzlich Ausbildungsstätte für die Weiterbildung zu Fachtierärzten/innen für Versuchstierkunde und/oder Mikrobiologie.

Genehmigungspflichtige und anzeigepflichtige tierexperimentelle Versuchsvorhaben können im Zentralen Tierlabor grundsätzlich erst dann durchgeführt werden, wenn entsprechende Anträge einen aufwendigen internen und externen (Regierungspräsidium Karlsruhe) Begutachtungs- und Genehmigungsweg von ein bis drei Monaten durchlaufen haben.

Von der Zentralen Biostatistik wird in aller Regel ergänzend zum Einzelantrag ein biometrischer Versuchsplan erarbeitet, der die Grundlage für die spätere konkrete statistische Auswertung der Versuchsergebnisse darstellt. Die Interne Tierschutzkommission (1985 gegründet) führt eine hausinterne Beurteilung der wissenschaftlichen Relevanz eines geplanten Versuchsvorhabens durch. Alle Stadien eines Tierversuchs – von der Ausarbeitung des Genehmigungsantrags bis zum Ende der Beobachtungszeit der eingesetzten Versuchstiere – werden beratend und überprüfend von den Tierschutzbeauftragten (Tierärzten, Ärzten, Biologen) begleitet, die in der Ausübung ihres Amtes nicht weisungsgebunden sind. Im Krebsforschungszentrum sind die tierexperimentell arbeitenden Abteilungen jeweils einem Zuständigkeitsbereich der bis zu sechs (drei aus dem Tierlabor) nebenamtlichen Tierschutzbeauftragten zugeordnet.

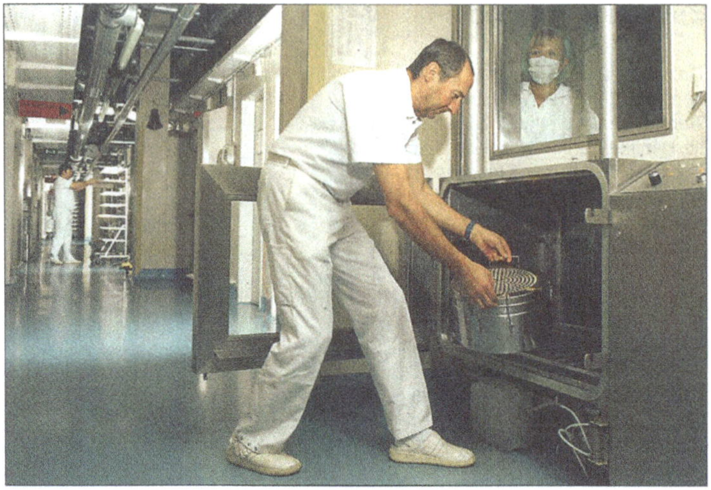

Abb. 93b
Benutzte Tierkäfige werden in einer chemischen Desinfektionsanlage gereinigt

Viele Umweltfaktoren können die Biologie und Physiologie und damit auch die Reaktionslage unserer Versuchstiere beeinflussen. Für die Standardisierung des „Meßsystems" Versuchstier ist es deshalb von entscheidender Bedeutung, daß durch gleichbleibende und genau definierte Umweltbedingungen Abweichungen der physiologischen Eigenschaften der Tiere von der Norm auf ein Minimum reduziert werden. Nur dann ist gewährleistet, daß mit der geringstmöglichen Tierzahl relevante Untersuchungsergebnisse erzielt und unnötige Wiederholungsversuche vermieden werden.

Aufwendige bauliche und technische Einrichtungen in den Tierlabors gewährleisten die Einhaltung eines tierartgerechten Raumklimas. Durch eine geregelte, von der Außenwelt unabhängige Beleuchtung werden starke tages- oder jahreszeitlich in der Außenwelt auftretende Schwankungen weitgehend verringert. Zusammen mit der Gabe ausgewogener und auf die Leistung der jeweiligen Tierart abgestimmter Diäten, sowie der sehr wichtigen Betreuung durch Fachpersonal (dem ausschließlichen Einsatz ausgebildeter Tierpfleger), haben wir weitgehend einheitliche Umweltbedingungen erreicht. Neben der Standardisierung der Labor-Umwelt und der genetischen Standardisierung, die durch die Züchter der Versuchstiere gewährleistet wird, ist insbesondere die mikrobiologisch-parasitologische Standardisierung von erheblicher Bedeutung. Einmal in einen Bestand eingedrungene Infektionserreger können sich ausbreiten und dadurch eine Vielzahl von Tieren befallen. Unser ständiges Ziel ist es daher, alle Mikroorganismen, die die Gesundheit der Tiere (oder der sie betreuenden Mitarbeiter), ihre Lebensdauer oder physiologische Eigenschaften beeinflussen können, von ihnen fernzuhalten. Unsere Tiere sollen also nicht nur gesund sein. Wir streben darüber hinaus an, daß sie frei sind von Erregern, die Versuche mit diesen Tieren beeinflussen könnten, obwohl sie die Tiere nicht erkennbar krank machen. Aus diesem Grund halten wir – soweit möglich – ausschließlich sogenannte „Spezifiziert-Pathogen-Freie" (SPF-) Tiere. Dieser Begriff besagt, daß bei den Tieren der Nachweis erbracht wurde, daß sie frei sind von Infektionserregern (Mikroorganismen wie Makroorganismen), die die Tiere krank machen oder Versuche stören können. Für die Überwachung dieses hohen Standards reicht es nicht aus, wenn die Tiere nur auf das Fehlen klinischer Symptome hin untersucht werden. Der gewünschte Keimstatus, das heißt das Freisein von einzelnen benannten Erregern, wird durch regelmäßige Untersuchungen mit empfindlichen Labormethoden gewährleistet.

Zur Vermeidung von Einzel- und Bestandsinfektionen muß in erster Linie das Einschleppen von Erregern in einzelne Tierhaltungsbereiche vermieden werden. Deshalb werden zugekaufte Tiere und alle nicht desinfizierbaren biologischen Substrate, von denen ein Infektionsrisiko ausgehen kann (zum Beispiel Tumoren, Sera), auf das Freisein von unerwünschten Keimen untersucht. Zusätzlich haben wir ein Untersuchungsprogramm entwickelt, das durch regelmäßige Untersuchung einer ausreichend großen Zahl an sogenannten Such- oder Monitortieren (Stichprobe) mit geeigneten Methoden den frühzeitigen Nachweis ausnahmsweise eingedrungener Erreger ermöglicht. Diese permanente Infektionsüberwachung wird in unserem eigenen Labor durchgeführt, das über moderne diagnostische Methoden zum direkten oder indirekten Nachweis von Infektionserregern wie Bakterien, Viren und Parasiten verfügt. Der mikrobiologische Status aller Tiere ist daher jederzeit bekannt, dokumentiert und kann somit auch im Nachgang bei der Auswertung und Interpretation von Tierversuchen berücksichtigt werden.

Hinter den in 1987/1988 umgesetzten Maßnahmen der Überführung der noch offenen in geschlossene (standardisierte) Versuchstierhaltungen stand die Absicht, die Variabilität der physiologischen und pathophysiologischen Meßwerte an Versuchstieren möglichst gering zu halten und damit den Aussagewert der Tierexperimente zu erhöhen. Dadurch wurde die erforderliche Gesamtzahl an eingesetzten Tieren nachweislich auf weniger als ein Drittel der vorher eingesetzten Tierzahlen reduziert (Verringerung des Bestands um etwa 50 000 auf 20 000 Tiere). Der finanzielle und personelle Aufwand zur Haltung von Spezifisch-Pathogen-Freien Tieren ist erheblich, aber aus wissenschaftlicher Sicht sowie aus Gründen des Tierschutzes unbedingt erforderlich.

Die wissenschaftlichen Mitarbeiter des Zentralen Tierlabors führen folgende wissenschaftlichen Programme durch (beziehungsweise sind an ihnen maßgeblich beteiligt):

- mikrobiologische Diagnostik bei Versuchstieren und Beeinflussung von Tierversuchen durch Infektionserreger – (Dr. Werner Nicklas),
- Anwendung trägergebundener Fluoreszenzfarbstoffe zur Laser-induzierten Fluoreszenzdarstellung maligner Gliome im Rattenhirnmodell – Verbesserung der intraoperativen Tumordarstellung des Glioblastoms beim Menschen – (Dr. Uwe Zillmann, Andreas Wunder, Markus Reinwald, Dr. Hannsjörg Sinn und Dr. Paul Kremer, Klinikum der Universität Heidelberg),
- Fluoreszenzdiagnostik und photodynamische Therapie: Fluoreszenzdiagnostik und photodynamische Therapie des im Mundrachenbereich auftretenden Plattenepithel-Karzinoms (Mausmodell) – (Dr. Uwe Zillmann und Dr. Dr. Alexander Kübler, Universität Heidelberg), intraoperative adjuvante photodynamische Therapie (PDT) von Kolonkarzinomen und Sarkomen (Mausmodell) – (Dr. Johannes Gahlen, Universität Heidelberg, und Dr. Uwe Zillmann),
- Aktivität antineoplastisch wirksamer Alkylphosphocholin-Verbindungen und Metallkomplexe gegen medizinisch bedeutsame afrikanische (und südamerikanische) Trypanosomen (Prof. Martin R. Berger, Dr. Uwe Zillmann).

Leiter:
Dr. med. vet. Uwe Zillmann

Stellvertreter:
Dr. med. vet. Werner Nicklas

10

Zentrale Spektroskopie

In der Zentralen Spektroskopie sind analytische Methoden etabliert, die wegen ihrer Komplexität, der erforderlichen Expertise und der hohen Investitionen für die Instrumente nicht in jeder Abteilung betrieben werden können. Vielfältige Analysen mit unserem Instrumentarium werden als Dienstleistung allen Abteilungen des Deutschen Krebsforschungszentrums angeboten. Zusätzlich zu den täglichen Auftragsarbeiten sind die Mitarbeiter der Zentralen Spektroskopie an zahlreichen längerfristigen und kooperativen Forschungsprojekten beteiligt, bei denen die verfügbaren Techniken weiter entwickelt und problemorientiert eingesetzt werden. Die besonderen Stärken der spektroskopischen Methoden liegen einerseits in ihrer hohen Nachweisempfindlichkeit (Spurenanalytik), andererseits in den detaillierten strukturellen Informationen, die auf molekularer oder atomarer Ebene gewonnen werden können.

Die wichtigsten analytischen Methoden der Zentralen Spektroskopie sind die Kernresonanzspektroskopie und die Massenspektrometrie. Dazu stehen optische Verfahren wie die Infrarot- und Ultraviolett-Spektroskopie auch zur Verfügung.

Als wichtige Ergänzung zu den experimentellen Methoden bearbeiten die Mitarbeiter einen dritten Bereich, die computergestützte Molekül-Modellierung, die es ermöglicht, die strukturellen und dynamischen Eigenschaften einzelner Moleküle sowie die Wechselwirkung zwischen Molekülen in Simulation am Bildschirm zu studieren.

Analytische Dienstleistung und Kernresonanz
Dr. William E. Hull, Leitender Wissenschaftler

Massenspektrometrie
Prof. Dr. Wolf-Dieter Lehmann, Stellvertreter

Molekül-Modellierung
Dr. Claus-Wilhelm von der Lieth, Gruppenleiter

Strahlenschutz und Dosimetrie

Für die vielfältigen Forschungsarbeiten im Deutschen Krebsforschungszentrum wird eine Reihe von offenen radioaktiven Stoffen eingesetzt und Geräte für therapeutische Bestrahlungen mit ionisierenden Strahlen sowie Großgeräte für die Erzeugung von radioaktiven Stoffen betrieben. Dafür sind Umgangs- und Betriebsgenehmigungen gesetzlich vorgeschrieben. Die Zentrale Einrichtung Strahlenschutz und Dosimetrie (ZESD) sorgt mit ihren fachkundigen Mitarbeitern für das Einholen der Genehmigungen und für die Umsetzung und die Gewährleistung der Strahlenschutzvorschriften in den verschiedenen Bereichen. Zu diesen gehören die zahlreichen Radionuklidlaboratorien in den einzelnen Abteilungen von sieben Forschungsschwerpunkten, die experimentellen und klinischen Strahlentherapiegeräte, die Zyklotronanlage und der Forschungsreaktor.

Die Umgangs- und Betriebsgenehmigungen erteilt nach der Strahlenschutzverordnung das Staatliche Gewerbeaufsichtsamt Mannheim; für die Betriebsgenehmigung des Forschungsreaktors ist nach dem Atomgesetz das Ministerium für Umwelt und Verkehr Baden-Württemberg zuständig. Diese Behörden führen auch die staatliche Aufsicht.

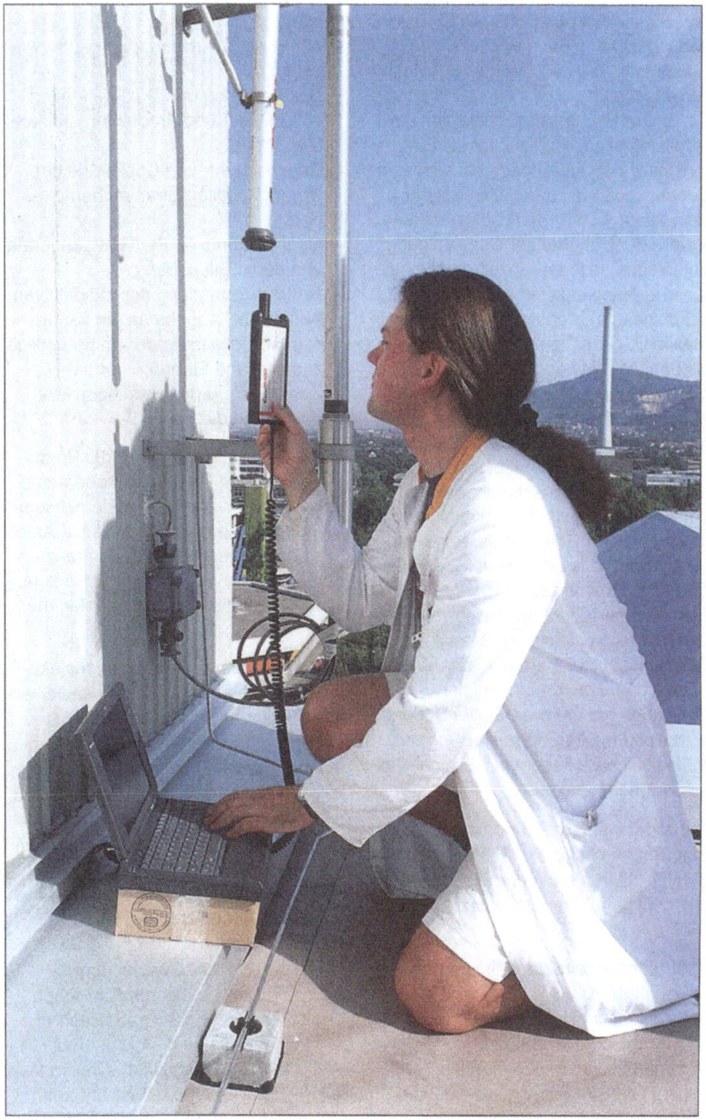

Abb. 94
Über den Dächern von Heidelberg – auf dem Gebäude des Deutschen Krebsforschungszentrums – findet eine kontinuierliche Dosis-Leistungsmessung von Radioaktivität im Rahmen der Umgebungsüberwachung statt

Für den Umgang mit offenen radioaktiven Stoffen hat das Deutsche Krebsforschungszentrum eine umfassende Genehmigung, die den Rahmen der vielen Einzelgenehmigungen für die Arbeit vor Ort in den Radionuklidlaboratorien der Abteilungen bildet. Der Zentrale Strahlenschutz hat die Aufgabe, diese Einzelgenehmigungen zu erstellen, sie auf dem tatsächlichen Stand zu halten und jeweils der Behörde zur Genehmigung vorzulegen. In jeder Einzelfestsetzung für eine Abteilung sind die Strahlenschutzbeauftragten der Abteilung, der maximale Umgang mit radioaktiven Stoffen und die Laborräume, die als Radionuklidlaboratorien eingerichtet sind, aufgelistet. Zusätzlich erstellt der Zentrale Strahlenschutz die Einkaufslisten für die radioaktiven Stoffe, in denen die benannten Strahlenschutzbeauftragten der Abteilungen als die einkaufsberechtigten Personen, die zugelassenen radioaktiven Stoffe und deren Maximalaktivität pro Einkauf genannt werden. Diese Listen liegen den ausgewählten Lieferfirmen vor. So gestatten sie den Strahlenschutzbeauftragten der Abteilungen den direkten Einkauf der benötigten radioaktiven Stoffe. Dadurch wird eine unnötige Vorratshaltung von radioaktiven Stoffen in den Radionuklidlaboratorien vermieden.

Außerdem führt die Zentrale Einrichtung Strahlenschutz und Dosimetrie eine Reihe von routinemäßigen Strahlenschutzarbeiten durch. Dazu gehören die

- Personendosimetrie mit amtlichen Dosimetern,
- Strahlenschutzüberwachung und Beratung am Arbeitsplatz,
- Strahlenschutzbelehrung und Erstellung von Strahlenschutzanweisungen,
- Einrichtung der Radioaktivarbeitsplätze,
- Messungen zur Umgebungsüberwachung,
- Überwachung und Dokumentation von Einkauf und Produktion radioaktiver Stoffe,
- Überwachung und Dosimetrie der experimentellen Strahlentherapiegeräte,
- Qualitätskontrolle der Röntgengeräte und deren Bildgebung,
- zentrale Sammlung der radioaktiven Abfälle und Abgabe an die Landessammelstelle und/oder an behördlich zugelassene Firmen,
- Durchführung der vielfältigen Meldungen an die Behörde.

Die Arbeit der ZESD ist für die Personen, die in den Radionuklidlaboratorien tätig sind, ein wichtiges Sicherheitselement. Außerdem entlastet sie die Abteilungen und macht eine weitgehend unbürokratisierte Forschung mit Radionukliden und ionisierenden Strahlen möglich.

Bei den Experimenten in den molekularbiologisch-biochemischen Radionuklidlaboratorien werden als wichtigste Radionuklide einerseits die betastrahlenden Radionuklide, wie Tritium, Kohlenstoff-14, Phosphor-32, Phosphor-33 und Schwefel-35, verwendet und andererseits solche, die außer Betastrahlen auch noch Gammastrahlen oder charakteristische Röntgenstrahlen aussenden, wie Chrom-51 oder Jod-125. Der Jahreseinkauf an Aktivität liegt zwischen 100 bis 120 Gigabecquerel (GBq). Für die nuklearmedizinischen Anwendungen werden hauptsächlich Technetium-99m, Indium-111, Jod-131 und Gallium-67 eingesetzt. Die umgesetzten Aktivitäten pro Jahr betragen für das Generatornuklid Technetium-99m rund 1000 GBq und insgesamt etwa 200 GBq für die weiteren genannten Radionuklide.

Auch für die Überwachung und Dosimetrie der drei experimentellen Strahlentherapiegeräte, in denen jeweils Strahlenquellen mit dem Radionuklid Cäsium-137 eingebaut sind, ist der Zentrale Strahlenschutz zuständig. Er betreut außerdem mit Medizinphysikern des Forschungsschwerpunkts Radiologische Diagnostik und Therapie das Strahlentherapiegerät GammatronS, das zur Zeit sowohl für Patientenbestrahlungen als auch für experimentelle Bestrahlungen eingesetzt wird. Zusätzlich hat der Zentrale Strahlenschutz die jährliche Überprüfung der Geräte durch die Herstellerfirmen und einen behördlich bestimmten Sachverständigen vorzubereiten.

Das Strahlentherapiegerät für die Patientenbehandlung mit schnellen Neutronen wird seit 1994 nicht mehr betrieben und wurde 1995 stillgelegt und abgebaut. Die nicht radioaktiven Teile wurden verschrottet, die noch vorhandenen Neutronenröhren an die Landessammelstelle abgegeben. Das rund acht Tonnen schwere Strahlenschutzgehäuse für die Neutronenröhre wurde zum Abklingen der Restaktivität, die von den Radionukliden Mangan-54 und, geringfügig, Kobalt-60 herrührt, im Kontrollbereich des Zyklotrons abgestellt. Die Abklingzeit wurde auf fünf Jahre festgelegt; danach können diese Metallteile freigegeben und verschrottet werden. Die Arbeiten wurden in Zusammenarbeit mit einer Fremdfirma durchgeführt.

Der Verwendungszweck des Zyklotrons ist die Herstellung der kurzlebigen Positronenstrahler Kohlenstoff-11, Stickstoff-13, Sauerstoff-15 und insbesondere Fluor-18 für nuklearmedizinische Untersuchungen mit dem Positronenemissionstomographen (PET) und die Erzeugung von schnellen Neutronen für die strahlenbiologische Forschung. Die Aktivitäten der täglich hergestellten Positronenstrahler liegen bei 50 bis 100 GBq.

Die Strahlenschutzberechnungen und Messungen für einen PET-Betrieb wurden von Mitarbeitern der Zentralen Einrichtung Strahlenschutz und Dosimetrie und des Forschungsschwerpunkts Radiologische Diagnostik und Therapie durchgeführt. Die Ergebnisse hinsichtlich der Umgebungsäquivalentdosen, mit denen die Strahlenexposition der in der PET-Umgebung beschäftigten Personen beurteilt und erforderliche Abschirmmaßnahmen bestimmt werden können, sind allgemein für PET-Anlagen anwendbar und wurden publiziert.

Mit den Neutronen des Forschungsreaktors TRIGA HD II können einzelne Radionuklide und ganze Radionuklidgruppen, zum Beispiel für die Radiochemie und den Spurenelementnachweis, hergestellt oder die Neutronen können direkt für die Qualitätskontrolle und die Kalibrierung von Detektoren zur Messung der Neutronenflußdichte benutzt werden. Der Zentrale Strahlenschutz hat dafür zu sorgen, daß die radiologische Sicherheit der Anlage gewährleistet ist und die hergestellten Radionuklide und deren Aktivitäten im genehmigten Rahmen bleiben. Außerdem muß sie die Ergebnisse der Strahlenschutzmessungen regelmäßig der Behörde melden und die vorgeschriebenen Wiederholungsprüfungen der umfangreichen Strahlenschutzinstrumentierung im Beisein unabhängiger Gutachter durchführen.

Der Leiter der Zentralen Einrichtung Strahlenschutz und Dosimetrie ist Mitglied der Arbeitsgemeinschaft für Betriebs- und Sicherheitsfragen an Forschungsreaktoren im Deutschen Atomforum und ihres Arbeitskreises „Stillegung Forschungsreaktoren“ und des Arbeitskreises „Brennstoffkreislauf Forschungsreaktoren“ des Bundesforschungsministeriums.

In der Zentralen Einrichtung sind sechs Mitarbeiterinnen und Mitarbeiter tätig. Ein Mitarbeiter und eine Mitarbeiterin werden im Zentralen Strahlenschutz und an der Berufsakademie Karlsruhe im Rahmen der dualen Ausbildung zu Strahlenschutzingenieuren ausgebildet.

Leiter und Strahlenschutzbevollmächtigter:
Dipl.-Phys. Otto Krauss

Stellvertreter:
Dipl.-Phys. Dr. Wolfgang Kübler

Forschungsreaktor TRIGA Heidelberg II

Im Forschungsreaktor TRIGA Heidelberg II im Deutschen Krebsforschungszentrum ist ein Schwimmbadreaktor mit einer thermischen Leistung von 250 kW. Er ist eine sehr zuverlässige und sichere Neutronenquelle und wird vor allem für folgende Forschungsaufgaben eingesetzt:

- Durchführung von Neutronenaktivierungsanalysen von biologischem Material in der medizinischen Forschung,
- Herstellung von Radionukliden für Markierungsexperimente in der Radiochemie,
- Erzeugung von speziellen Radionukliden für die nuklearmedizinische Diagnostik und Therapie,
- Herstellung von Radionukliden und Durchführung von Aktivierungsanalysen für Gastexperimentatoren aus anderen Forschungseinrichtungen,
- Bestrahlung für die Industrie und sonstige Einrichtungen.

Der TRIGA-Reaktor zeichnet sich durch besondere Sicherheit aus, die durch die kernphysikalischen Eigenschaften seiner Brennstoffelemente aus Uranzirkonhydrit gegeben ist. Diese besitzen einen großen prompten negativen Temperatur-Koeffizienten, der die Leistung des Reaktors begrenzt, und diesen im Fall einer Leistungsexkursion automatisch auf die normale Betriebsleistung zurückführt. Deshalb darf auch ein solcher Reaktor inmitten eines dicht besiedelten Gebiets betrieben werden.

Der Reaktor hat einen maximalen Neutroneneinfluß von 1×10^{13} Neutronen pro Sekunde und cm^2 bei einer Dauerleistung von 250 kW.

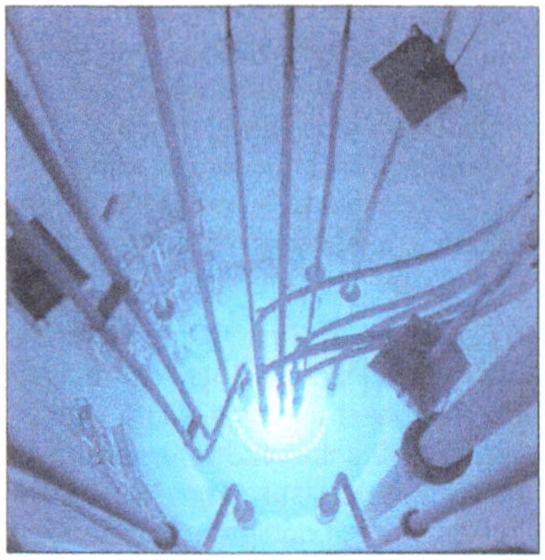

Abb. 95
Blick in den Forschungsreaktor mit der charakteristischen Cerenkov-Strahlung eines Schwimmbadreaktors

Der Reaktor ging in der ersten Betriebsstufe des Deutschen Krebsforschungszentrums erstmalig im August 1966 in Betrieb. In der jetzigen Betriebsendstufe des Zentrums wurde der Reaktor nach einer zehnmonatigen Umbauzeit am 28. Februar 1978 wieder in Betrieb genommen. Seit 1966 wurden über 13 000 Experimente mit rund 3 000 Proben pro Jahr durchgeführt. Die abgegebene Energie betrug in dieser Zeit etwa 9 MW Tage. Für die Bestrahlungen steht ein Bestrahlungskarussell mit 40 Positionen zur Verfügung; außerdem gibt es im Reaktorcore fünf Bestrahlungspositionen mit einem noch höheren Neutronenfluß.

Der Reaktor wird von drei technischen Angestellten des Forschungsschwerpunkts Radiologische Diagnostik und Therapie betrieben, die sämtliche Experimente durchführen und auch alle Kontroll- und Wartungsarbeiten in Zusammenarbeit mit den Spezialwerkstätten des Forschungsschwerpunkts erledigen.

Die Brennelemente des Reaktors sind derzeit zu etwa 12 Prozent abgebrannt und werden nach weiterer Nutzung der Endlagerung zugeführt.

Der Reaktor unterliegt der steten Kontrolle durch die Landesaufsichtsbehörde und durch den TÜV und zeichnet sich dadurch aus, daß er bisher nur wenige belanglose Störungen aufwies, so daß er eine zuverlässige und sichere Einrichtung für die Experimentatoren darstellt.

Leiter der Anlage:
Prof. Dr. Walter J. Lorenz

Reaktorbetriebsleiter:
Dr. Wolfgang Maier-Borst

Zyklotron

Die moderne Variante der nuklearmedizinischen Diagnostik, die Positronen-Emissionstomographie (PET), wird am Forschungsschwerpunkt Radiologische Diagnostik und Therapie zur quantitativen Bestimmung der Vitalität von Tumoren vor und nach der Therapie im Sinn der Überprüfung der Wirksamkeit der Behandlung (Therapiekontrolle) eingesetzt. Sie benutzt zum Nachweis physiologischer Vorgänge radioaktiv markierte Biomoleküle, deren Struktur auf den Stoffwechsel abgestimmt ist. Sie reichern sich im Beobachtungsgebiet mehr oder weniger stark an. Ihre Verteilung und Kinetik erlauben dem Arzt Rückschlüsse auf das Wachstumsverhalten der Krebsgeschwulst.

Durch die Ankopplung des radioaktiven „Etiketts" soll die Biochemie des markierten Präparats möglichst nicht verändert werden. Für PET werden daher die kurzlebigen radioaktiven „Brüder" der physiologischen, das heißt im Gewebe vorkommenden Elemente Kohlenstoff (C), Stickstoff (N) und Sauerstoff (O), nämlich C-11, N-13 beziehungsweise O-15, und, in Ermangelung eines kurzlebigen Wasserstoffisotops, das Nuklid Fluor-18 benutzt. Diese Radioisotope zerfallen sehr schnell, mit Halbwertszeiten zwischen zwei und 110 Minuten. Man kann sie daher mit Ausnahme des

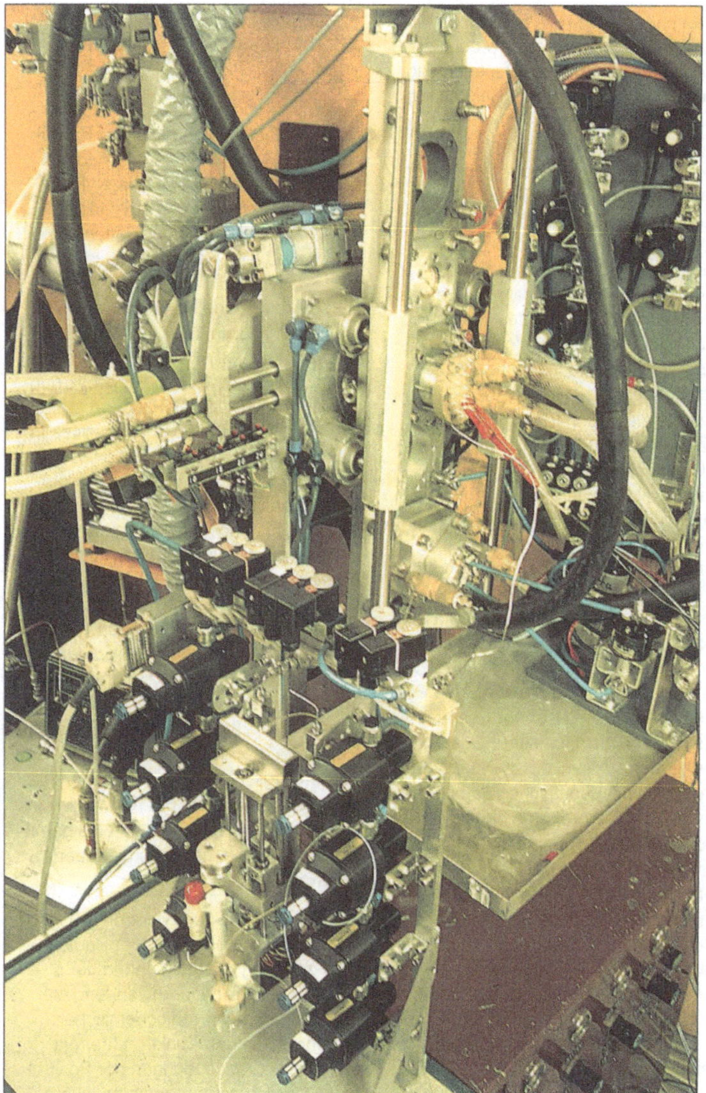

Abb. 96
Produktion von Radioisotopen für diagnostische Untersuchungen mit dem Zyklotron. Im Rahmen der Entwicklung neuer radiochemischer Verfahren werden in dieser Wechselvorrichtung für bis zu vier Targets Untersuchungen mit neuen radioaktiven Substanzen durchgeführt

Fluor-18 nicht von einem externen Lieferanten beziehen. Sie müssen an Ort und Stelle der Anwendung produziert werden, da sie auf dem Transportweg zerfallen würden. Zu ihrer Herstellung benötigt man energiereiche Atomkerne, mit denen eine stabile Substanz – ein Gas, eine Flüssigkeit oder ein Festkörper, eingepackt in eine Targetstation (target = Ziel) –, beschossen wird. In diesem Target entsteht dann durch Kernumwandlungen eine bezüglich ihrer Masse zwar minimale Menge des gewünschten Radionuklids, die jedoch nach chemischer Trennung von der Muttersubstanz höchste spezifische Aktivität besitzt.

In der letzten Ausgabe von „Krebsforschung heute" haben wir den neuen Teilchenbeschleuniger, ein Negativ-Ionen-Zyklotron, vorgestellt, der die erwähnten schnellen Kerne – in unserem Falle Protonen und Deuteronen – liefert. Es ist das erste Kompaktzyklotron für die biomedizinische Forschung gewesen, das negative Ionen sowohl des leichten wie auch des schweren Wasserstoffs (Deuteriums) beschleunigen kann. Deuteronen ermöglichen die Produktion von Fluor-18 in der Gasphase, das heißt im nicht-ionischen Zustand über eine Kernreaktion am Neon-20-Gas. In dieser chemischen Form öffnet das Nuklid eine breite Palette radiochemischer Präparationen, die mit dem üblicherweise benutzten 18Fluor-Ion (aus dem kostspieligen Sauerstoff-18-Wasser, bestrahlt mit Protonen) nicht erreicht werden können. Auch die Darstellung des häufig eingesetzten Sauerstoff-15 aus dem gewöhnlichen, billigen Gas Stickstoff-14 gelingt mit Deuteronen leicht und mit großer Ausbeute. Die weitaus meisten der heute in der Welt laufenden Negativ-Ionen-Zyklotrons erzeugen ausschließlich Protonen. Die Radiochemie der damit erzeugten Radionuklide ist daher bezüglich der möglichen Markierungsverfahren eingeschränkt.

Weitaus der größte Teil des Programms unseres Beschleunigers ist der Produktion der genannten Isotope gewidmet, die zum Teil wegen ihrer kurzen Halbwertszeit „on-line" – und zuverlässig – mit der Untersuchung der Patienten laufen muß. Die Radiopharmaka kommen meist im PET-Projekt der Abteilung Onkologische Diagnostik und Therapie des Zentrums zur Anwendung. Aber auch an externe Kliniken wird geliefert. Ein für die Gehirndiagnostik günstiges, nicht käufliches Präparat (18F-Dopa) wird an ein 100 km entferntes Institut zur Messung der Funktionen des Gehirns versandt. Ein weiteres längerlebiges Isotop, das Rubidium-81, wird regelmäßig in höchster isotopischer Reinheit für die Nuklearmedizinische Abteilung der Radiologischen Universitätsklinik in Heidelberg produziert. Es zerfällt in ein sehr kurzlebiges Edelgas (Krypton-81m) mit nur 13 Sekunden Halbwertszeit, das zur szintigraphischen Darstellung der Lungenfunktion dient. Dieser „81Rubidium-81mKrypton-Generator" hat die vier- bis zehnfache Stärke verglichen mit dem kommerziell verfügbaren Produkt. Für ihn wurde ein spezielles Targetsystem und eine damit fest verbundene, computergesteuerte Apparatur entwickelt.

Die Vielseitigkeit der Zyklotron-Anlage und die guten Ausbeuten der Radionukliderzeugung erlauben neben der direkten medizinischen Anwendung die Entwicklung neuer radiochemischer Verfahren, die das Spektrum der diagnostischen Anwendungen der Positronen-Emissionstomographie erweitern. An dieser Aufgabe arbeiten stets mehrere Doktoranden der Chemischen und Pharmazeutischen Institute der Universität Heidelberg.

Weiteren Forschungsaspekten, insbesondere der Biologie, trägt eine Anlage zur Erzeugung schneller Neutronen Rechnung, die am Zyklotron aufgebaut wurde. Die damit gegebenen Möglichkeiten, die Untersuchung komplexer Strahlenschäden an den Makromolekülen des Erbguts sowie die Aktivierungsanalyse mit schnellen und mit langsamen Neutronen, haben das wissenschaftliche Interesse von Forschergruppen innerhalb und außerhalb des Zentrums geweckt.

Nach den ersten Jahren eines erfolgreichen Betriebs können wir feststellen, daß unser Zyklotron die in seine Konstruktion gesetzten Erwartungen nicht nur erfüllt, sondern hinsichtlich Effektivität und Zuverlässigkeit übertroffen hat. Die Ideen und Forderungen der Experimentatoren sind ein ständiger Ansporn zum Ausbau der Systeme und zur Rationalisierung der Abläufe. Die Kapazität der Anlage ist darauf eingestellt, auch das geplante kooperative Heidelberger PET-Zentrum mit Radionukliden zu versorgen.

Leiter der Anlage:
Prof. Dr. Walter J. Lorenz

Betriebsleiter:
Dr. Gerd Wolber

Zentrale Datenverarbeitung

Im Deutschen Krebsforschungszentrum haben sich der Bedarf und der Einsatz der Informationsverarbeitung in den letzten Jahren stark entwickelt. Dies ist auf mehrere Einflußfaktoren zurückzuführen. Besonders hervorzuheben sind der frühe Einstieg der Abteilung Zentrale Datenverarbeitung (ZDV) in die Organisationsform der verteilten Rechnersysteme (Client-Server-Architektur), der bereits zum Ende 1995 abgeschlossene Übergang vom zentralen traditionellen Großrechner zu einer Vielzahl von dedizierten Servern mit kostengünstigen Prozessoren aus der Groß-Serienproduktion, die Konzentration auf wenige, fortschrittliche Betriebssysteme und eine betont anwenderfreundliche Servicestruktur. Entscheidend ist der Wandel im Selbstverständnis vom zuteilenden „Rechenzentrum" zum Kompetenzzentrum mit ausgeprägtem Dienstleistungscharakter für alle Fragen der Informationstechnik.

Das Serviceangebot der ZDV gliedert sich in:
- Grunddienste für die gemeinsame Nutzung von Großgeräten (Servern),
- Betreuung der zentralen Rechner,
- Zugang zu Rechenservern und Höchstleistungsrechnern,
- Datenhaltung, Datensicherung und Archivierung für alle DKFZ-Rechner.

Anwenderservice für spezielle Endgeräte:
- Diabelichtung, Farbdrucke, Plot- und Listenausgabe,
- PC-Ausleihpool (Notebooks und Standgeräte),
- Allgemein zugängliche PCs im Schulungsraum,
- Hard- und Softwareinstallation für Arbeitsplatzrechner und Workstations.

Schulung und Beratung bei Hardware und Software:
- Beratung und Information bei der Beschaffung von Hard- und Software,
- Ausbildung und Beratung bei PC-Nutzung, Anwendungen und Betriebssystemen,
- Ausleihe von Einführungsvideos für PC-Software,
- Beratung rund um die Vernetzung von Computern.

Zugang zu Rechnern und Informationsdiensten über Netze:
- weltweite E-Mail und Datenaustausch,
- Zugang zu Internet, News und WWW,
- Informationsdienste auf CD, zum Beispiel Fahrpläne, Telefonbuch,
- internes Informationsangebot im Intranet.

Zur Bereitstellung von Rechenleistung, die gemeinsam genutzt wird, sind in der ZDV zwei Supercomputer installiert: ein Parallelrechner IBM SP2 mit 78 Prozessoren (Typ MPP) und ein Mehrprozessorsystem HP-Convex SPP2000 mit 16 Prozessoren (Typ SMP). Die Rechner sind mit ihrer Leistung von 20,8 GFLOPS (= Milliarden Gleitkomma-Berechnungen pro Sekunde) und 11,5 GFLOPS vergleichbar mit den Rechnern der Krebsforschungszentren in den USA und in Japan. Sie greifen auf Daten zu, die auf File-Servern mit RAID Platten (100 GB) und Kassettenrobotern (5 000 GB) gespeichert sind und auch Daten von weiteren Rechnern aus dem ganzen Haus beinhalten. Die Software auf den Supercomputern stammt überwiegend von Anwendungen aus der Bioinformatik, Molekulardynamik, Quantenchemie, DNS-Sequenzanalyse und daraus resultierenden Datenbanken für Genomdaten.

Der Anwenderservice bedient 1 600 registrierte Anwender im Deutschen Krebsforschungszentrum, die über rund 1 000 Personal Computer, etwa 180 Macintosh und 150 Unix Workstations verfügen. Fast alle diese Arbeitsplatzrechner sind über ein strukturiertes, lokales Netz (ATM, FDDI, Fast Ethernet, Ethernet) verbunden. Sie laden Anwendungssoftware, insbesondere das MS-Office-Paket von einem Lizenzserver unter Novell 4.2. Die ZDV unterstützt im Rahmen der verteilten DV-Architektur zehn weitere Abteilungsserver unter Novell und hilft dem Anwender von der Endgeräteauswahl bis hin zur Reparatur im Fehlerfall. Diese Unterstützung schließt auch regelmäßige Schulungen der Mitarbeiter in den gängigen Softwarepaketen ein.

Für die Kommunikation über Rechnernetze nach außen in das deutsche Wissenschaftsnetz (WiN) und das weltweite Internet mit elektronischer Post (E-mail), Dateiaustausch (FTP), Diskussions- und News-Foren betreibt die ZDV einen Hochleistungsanschluß (40 Mbps) mit ATM, der vom Deutschen Forschungsnetz (DFN e.V.) bereitgestellt wird. Auf diesem Weg präsentiert sich das Deutsche Krebsforschungszentrum auch im World Wide Web (WWW) mit über 1 000 Informationsseiten. Parallel dazu befindet sich ein vergleichbares Informationsangebot und Kommunikationsmedium auf innerbetrieblicher Ebene (Intranet) im Aufbau.

Leiter:
Dr. Kurt Böhm

10

Arbeitssicherheit

Die Stabsstelle Sicherheit berät Verantwortliche und Mitarbeiter in allen Fragen des Arbeitsschutzes. Sie nimmt auch Aufgaben des Umweltschutzes wahr. Sie ist dem Wissenschaftlichen Vorstand unterstellt. Der leitende Sicherheitsingenieur ist der Abfallbeauftragte des Zentrums. In dieser Funktion berät er bei Fragen der Entsorgung von Sonderabfällen, insbesondere aus dem Forschungsbereich, und kontrolliert die Einhaltung der strengen gesetzlichen Vorschriften bei der Abfallentsorgung und der Wiederverwertung von Stoffen.

Wissenschaftliche Forschung mit dem Umgang mit chemischen, biologischen und infektiösen Arbeitsstoffen erfordert die Beachtung einer Vielzahl an Gesetzen, Vorschriften, Richtlinien und Normen. Insbesondere seit 1994 ist durch Europäisches Recht eine stete Zunahme an Verordnungen zu verzeichnen. Die entsprechende Umsetzung von EU-Richtlinien in nationales Recht und die Anpassung von DIN-Normen an EU-Normen bedingt die Zunahme von Maßnahmen in Labor und Betrieb. Dazu ist die Erstellung interner Anweisungen und Regeln erforderlich.

Ein Schwerpunkt der sicherheitstechnischen Arbeit liegt in der Beratung der Experimentatoren beim Einsatz von krebserzeugenden und erbgutverändernden Stoffen. Durch die Festlegung von Sicherheitsmaßnahmen werden negative Auswirkungen auf Menschen und Umwelt verhindert. Gleiches gilt für die Nutzung gentechnischer oder infektiöser biologischer Methoden. Beratung, Kontrolle von Sicherheitseinrichtungen, Dekontaminations- und Desinfektionsmaßnahmen sind, neben internen Betriebsanweisungen, wichtige

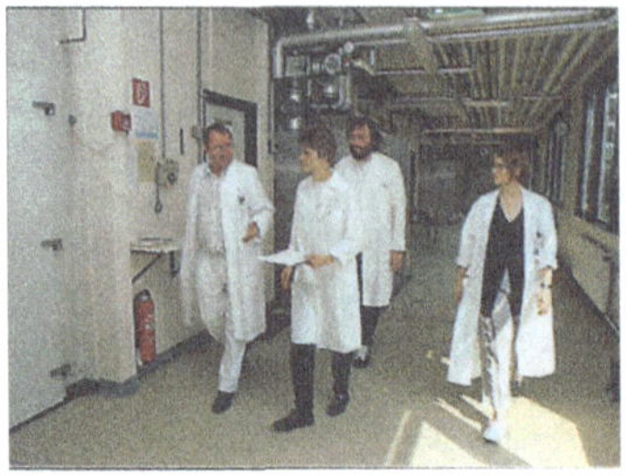

Abb. 97
Zur Überprüfung der Sicherheit der Einrichtungen und Anlagen werden regelmäßige Begehungen zusammen mit Vertretern des Personalrats durchgeführt

Grundlagen zur Optimierung der Sicherheit.

Begehung und Mängelfeststellungen, Ermittlung von Gefährdungsmöglichkeiten, Messungen an Arbeitsplätzen sowie Entwicklung und Erprobung von Schutzmaßnahmen sind wichtige Eckpfeiler der Sicherheitsarbeit.

Für die Messung chemischer und physikalischer Einflußgrößen ist das Labor der Stabsstelle Sicherheit mit modernen Meßgeräten ausgestattet. In Kooperation mit anderen internen Stellen, wie die Abteilung Toxikologie und Krebsrisikofaktoren oder die Zentrale Spektroskopie, können deren Analytik und andere Ressourcen mit genutzt werden. Eine enge Zusammenarbeit besteht auch mit der für die Abfallentsorgung und Gefahrgutfragen zuständigen Hausverwaltung. Chemische Umsetzung, Bestimmung wichtiger meßtechnischer Parameter, Kategorisierung und Deklaration von Sonderabfällen sind Schwerpunkte gemeinsamer Tätigkeiten.

Eine Betriebsfeuerwehr, deren Mitglieder speziell für die Erfordernisse im Forschungsbereich ausgebildet sind, ermöglicht ein schnelles Eingreifen bei Zwischenfällen und Havarien. Dies erfolgt in Abstimmung mit der Berufsfeuerwehr.

Bei allen Aufgaben der Arbeitssicherheit ist die enge Zusammenarbeit mit dem Betriebsärztlichen Dienst und dem Personalrat selbstverständlich. Nur im gemeinsamen Bemühen sind vergleichsweise niedrige Unfallzahlen erreichbar, wie sie das Deutsche Krebsforschungszentrum aufweist.

Der Arbeitsschutzausschuß, dem neben den meist wissenschaftlich ausgebildeten Sicherheitsbeauftragten unter anderem Vertreter der Technik und des Strahlenschutzes angehören, diskutiert regelmäßig Sicherheitsprobleme und schlägt Maßnahmen vor.

Von besondere Bedeutung ist die Mitarbeit in externen Ausschüssen und Gremien, zum Beispiel der Berufsgenossenschaften, des Verbands Deutscher Sicherheitsingenieure (VDSI) oder der Hermann von Helmholtz-Gemeinschaft Deutscher Forschungszentren.

Leiter:
Dipl. Ing. Edgar Heuss

Stellvertreter:
Dipl. Ing. Annekathrin Kollenda
Sich. Ing. Mathias Beyer

Anhang

Ergebnisbewertung und Schwerpunktsetzung

Interne Präsentationen der wissenschaftlichen Arbeit in den einzelnen Abteilungen und externe Begutachtungen des gesamten Forschungsschwerpunkts mit seinen Abteilungen wechseln sich seit 1983 in regelmäßigem Rhythmus ab.

Eine interne Vorstellung der wissenschaftlichen Aktivitäten findet regelmäßig statt und wird vom Wissenschaftlichen Rat, den Sprechern der Forschungsschwerpunkte und dem Vorstand durchgeführt. Dabei referieren die Wissenschaftler einer Abteilung über ihre Arbeiten und Ergebnisse und tragen ihre Vorstellungen für die Forschungsarbeiten in der Zukunft vor. In der Regel präsentiert sich eine Abteilung alle zwei Jahre vor den Mitarbeitern des Hauses und alle fünf Jahre vor einem Gutachtergremium, das sich aus der Wissenschaftlichen Kommission des Kuratoriums und externen deutschen und ausländischen Wissenschaftlern zusammensetzt. Konsequenzen aus diesen Begutachtungen können neu gesetzte wissenschaftliche Prioritäten, angepaßte Ressourcenverteilung, Personalaustausch, Vergrößerung oder Verkleinerung der Raumkapazität, Ergänzungen bei den Investitionen wie auch die Anregung zur Bildung von Arbeitsgruppen oder neuen Abteilungen sein. Die Ergebnisse der Präsentationen und der externen Begutachtungen werden im Wissenschaftlichen Rat diskutiert und in Abstimmung mit dem Kuratorium und dem Stiftungsvorstand umgesetzt. In den Jahren 1994 bis 1996 sind fünf Forschungsschwerpunkte begutachtet worden. Dreißig interne Präsentationen fanden in diesem Zeitraum statt.

Im Berichtszeitraum wurden mehrere neue Abteilungen eingerichtet. Abgesehen von den in den Jahren 1994, 1995 und 1996 neu etablierten Abteilungen wurden weitere Aktivitäten im Rahmen der kontinuierlichen Neuorientierung definiert und als befristete Abteilungen ausgeschrieben.

Im Lauf des Generationswechsels schieden außerdem Abteilungsleiter aus, deren Forschungsbereich durch neue Zielsetzungen abgelöst wurde.

Ein Berufungsverfahren für die klinische Kooperationseinheit Dermato-Onkologie im Klinikum der Stadt Mannheim wurde 1995 eingeleitet und 1997 abgeschlossen.

Forschungsförderorganisationen im In- und Ausland finanzieren eine große Zahl von Projekten, die von Wissenschaftlern des Deutschen Krebsforschungszentrums beantragt und von Gutachtergremien als förderungswürdig beurteilt wurden.

1994 wurden 270 Projekte (29,3 Mio DM) bewilligt, 1995 299 Projekte (33,3 Mio DM) und 1996 318 Projekte (36,6 Mio DM). Die Förderung durch die Europäische Union belief sich auf rund 7,6 Mio DM im Jahr 1994, 5,5 Mio DM im Jahr 1995 und 6,9 Mio DM im Jahr 1996.

Die Veröffentlichung der wissenschaftlichen Ergebnisse des Zentrums in führenden Fachzeitschriften des In- und Auslands ist ein weiteres Element kontinuierlicher Ergebnisbewertung.

Neue Abteilungen

Das Deutsche Krebsforschungszentrum hat im Berichtszeitraum 1995 bis 1996 fünf neue Abteilungen eingerichtet.

Tumorgenetik, Genomforschung und Entwicklungsbiologie des Immunsystems sind die Schwerpunkte der neuen unbefristeten Abteilung Experimentelle Therapie maligner Tumoren. Ihr Leiter, Prof. Dr. Thomas Boehm, war vorher in der Abteilung Medizin I im Albert-Ludwigs-Universitätsklinikum Freiburg tätig. Bei der Herausbildung des Immunsystems untersucht Thomas Boehm die frühen Phasen der Thymusreifung. In diesem Organ, das beim Menschen hinter dem Brustbein liegt, lernen bestimmte Abwehrzellen, die T-Lymphozyten, zwischen „Selbst" und „Fremd" zu unterscheiden. Das ist eine wichtige Voraussetzung, um bestimmte Krebszellen zu identifizieren und Körperzellen aufzuspüren, die von Viren befallen sind. Boehm hat eine Erbanlage (nude/whn), die für eine der am längsten bekannten Abwehrschwächen bei Mäusen und Ratten verantwortlich ist, entdeckt. Bei Tieren mit einem defekten whn-Gen entsteht kein funktionstüchtiger Thymus, so daß die Abwehrzellen in diesem Organ nicht mehr reifen können. Gleichzeitig ist die Haarbildung gestört, die Tiere haben daher kein Fell. Die Wissenschaftler können in diese Nacktmäuse menschliches Tumorgewebe einbringen, ohne daß es zu einer Abstoßreaktion kommt. Dies ermöglicht zum Beispiel, die Reaktion der menschlichen Tumorzellen auf neue Krebsmedikamente in einer Umgebung zu testen, die dem menschlichen Organismus in den Grundzügen ähnelt, und so neue Behandlungsansätze zu entwickeln.

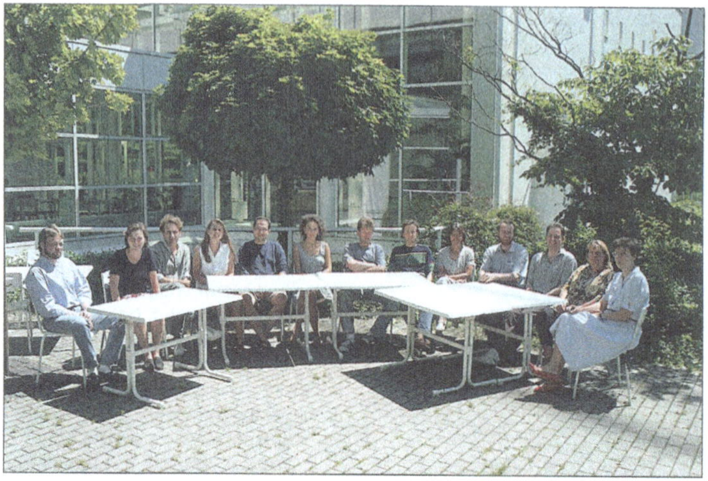

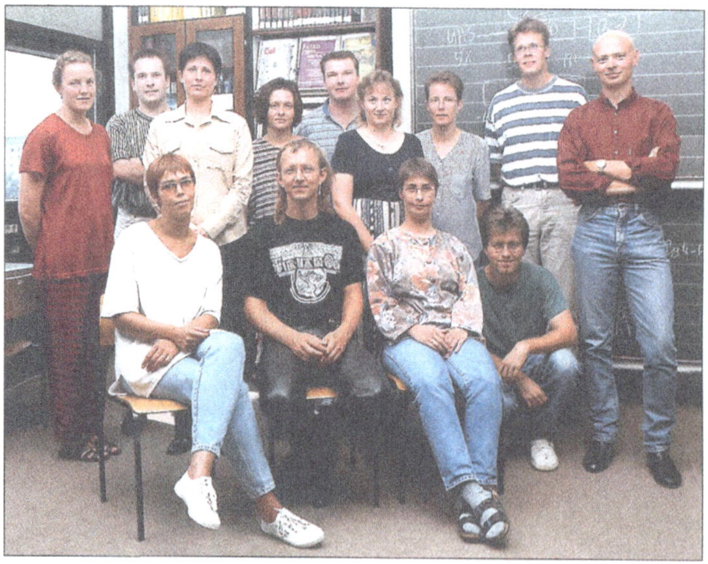

Abb. 98, 99
Neue Abteilungsleiter mit ihren Mitarbeitern: Prof. Dr. Thomas Boehm (vierter von rechts, Abb. 98), Dr. Peter Angel (rechts außen, Abb. 99)

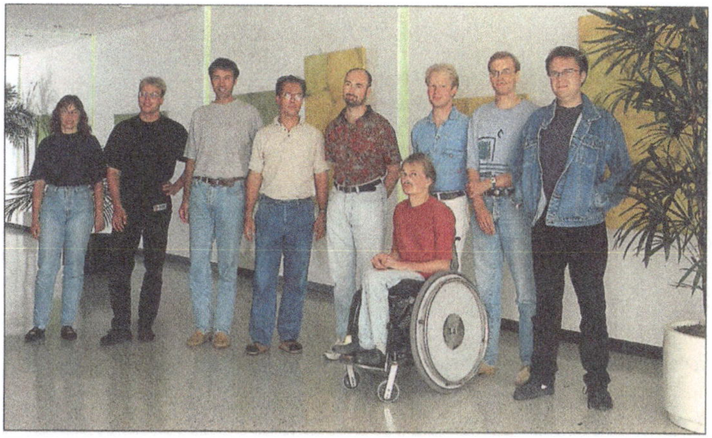

Abb. 100
Dr. Martin Vingron (vierter von links) mit seinen Mitarbeitern

Um evolutionäre Vorgänge besser zu verstehen und zu modellieren, entwickelt Dr. Martin Vingron, Leiter der neuen Abteilung Theoretische Bioinformatik, mathematische Verfahren und Computerprogramme zur Strukturierung der evolutionären Stammbäume. Die große Menge an Daten, die im Zusammenhang mit dem Projekt zur Erforschung des menschlichen Erbguts produziert wird, vervollständigt die bisherigen Kenntnisse, etwa die der molekularen Evolution.

Computerunterstützte Verfahren in der onkologischen Radiologie entwickelt Prof. Dr. Wolfgang Schlegel in der neuen Abteilung Medizinische Physik. Zuvor in der Abteilung Biophysik und medizinische Strahlenphysik tätig, will der Wissenschaftler mit Hilfe von Physik, Technik und moderner Datenverarbeitung wie bisher Verfahren der Präzisionsstrahlenbehandlung von Tumoren entwickeln. Neben der klassischen radiologischen Bestrahlung möchte Schlegel in der lokalen Tumortherapie neue methodische Wege beschreiten. So stehen Laseranwendungen und die Planung von chemotherapeutischen Eingriffen, die auf definierte Bereiche des Gewebes abzielen, auf dem Forschungsprogramm.

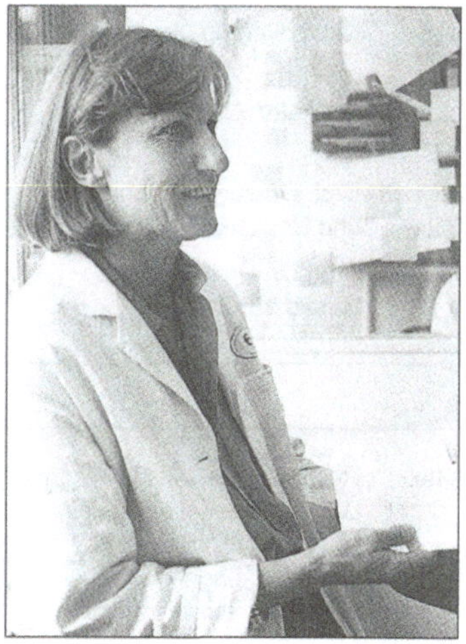

Abb. 101
Priv.-Doz. Dr. Annemarie Poustka an ihrem Arbeitsplatz

Die Wirkung von Hormonen, Wachstumsfaktoren, energiereicher Strahlung und krebsauslösenden Umweltgiften auf molekulargenetischer Ebene auf Zellen untersucht Dr. Peter Angel mit seiner neuen Abteilung Signaltransduktion und Wachstumskontrolle. Der Biologe und seine Mitarbeiter erforschen die Wirkungsweise von sogenannten Transkriptionsfaktoren, die die Aufgabe haben, das Umschreiben der genetischen Information in eine "Transportform" für die Eiweißbiosynthese zu kontrollieren. Defekte einiger dieser Transkriptionsfaktoren spielen eine Rolle bei der Umwandlung einer gesunden Zelle in eine Krebszelle.

Die Identifizierung von Genen, die Erbkrankheiten verursachen, steht im Mittelpunkt der neuen Abteilung Molekulare Genomanalyse von Priv.-Doz. Dr. Annemarie Poustka. Die Molekularbiologin leitete vorher eine Arbeitsgruppe im Forschungsschwerpunkt Angewandte Tumorvirologie. Poustka beschäftigt sich vor allem mit einer Region auf dem menschlichen X-Chromosom, die sich durch eine hohe Dichte an „Krankheitsgenen" auszeichnet. Die Wissenschaftlerin war maßgeblich an der Auffindung des defekten Gens bei Chorea Huntington, dem „Veitstanz", auf Chromosom vier beteiligt. Um Gendefekte zu lokalisieren, arbeitet Poustka auch an der Verfeinerung von Verfahren zur Genkartierung.

Auszeichnungen und Ehrungen

In den Jahren 1994 bis 1997 wurden erneut zahlreiche Wissenschaftler und Mitarbeiter des Deutschen Krebsforschungszentrums mit Preisen und Ehrungen ausgezeichnet.

1994

Walter-Friedrich-Preis der Deutschen Röntgengesellschaft	Dr. Peter Bachert
Posterpreise der Deutschen Röntgengesellschaft 1994	Michael Bock, Boris Krems, Clemens Müller
Gottron-Just-Wissenschaftspreis der Universität und der Stadt Ulm	Dr. Petra Boukamp
Helax-Preis der 11. International Conference on Computers in Radiation Therapy, Manchester	Dr. Thomas Bortfeld
Tierschutz-Forschungspreis 1994 des Bundesministers für Gesundheit	Dr. Harald Enzmann und Prof. Dr. Peter Bannasch
Carl-Zeiss-Lecture der Deutschen Gesellschaft für Zellbiologie	Prof. Dr. Werner Franke
Hans-Bloemendahl-Preis der Fakultät für Biochemie der Universität Nijmwegen	Prof. Dr. Werner Franke
Falcon-Preis der Firma Becton-Dickinson	Dr. Jan-Michael Peters
Philips-Preis 1994 der Deutschen Gesellschaft für Medizinische Physik	Katrin Rempp
Posterpreis der Deutschen Gesellschaft für Nuklearmedizin	Dr. Peter Schmidlin
Forschungspreis „Rauchfrei Leben" des Ärztlichen Arbeitskreises Rauchen und Gesundheit	Prof. Dr. Jürgen Wahrendorf und Dr. Heiko Becher
Paul-Ehrlich-Preis 1994 der Paul-Ehrlich- und Ludwig-Darmstaedter-Stiftung	Prof. Dr. Dr. h. c. mult. Harald zur Hausen

1995

Publizistik-Preis 1995 der SmithKline Beecham Stiftung	Redaktion „einblick": Susanne Glasmacher, Renate Ries, Dr. Birgitt Sickenberger, Dr. Luise Wagner-Roos, Hilke Stamatiadis-Smidt

1995

Deutscher Krebspreis (Klinischer Teil) 1995 der Deutschen Krebsgesellschaft	Prof. Dr. Werner Franke
Feldberg-Preis 1995 der Feldberg-Stiftung	Prof. Dr. Werner Franke
Posterpreis im Rahmen der internationalen Jahrestagung der Deutschen Gesellschaft für Nuklearmedizin	Dr. Uwe Haberkorn, Iris Morr
DEGUM-Promotionspreis 1995 der Deutschen Gesellschaft für Ultraschall in der Medizin	Dr. Peter Huber
Posterpreis für Tumordiagnostik anläßlich des Forschungssymposiums des Tumorzentrums Heidelberg/Mannheim	Dr. Stefan Joos und weitere am ausgezeichneten Projekt Beteiligte
Ernst-von-Bergmann-Plakette der Bundesärztekammer und des Deutschen Ärztetages	Prof. Dr. Gerhard van Kaick
Posterpreis anläßlich des Forschungssymposiums des Tumorzentrums Heidelberg/ Mannheim	Dr. Michael Knopp und weitere am ausgezeichneten Projekt Beteiligte
Erna-Weber-Preis 1995 der Deutschen Region der Internationalen Biometrischen Gesellschaft	Dr. Annette Kopp-Schneider
Robert-Koch-Preis der Robert-Koch-Stiftung	Prof. Dr. Peter Krammer
Behring-Vorlesung 1995 der Philipps-Universität Marburg, gestiftet von den Behringwerken AG	Prof. Dr. Peter Krammer
Philips-Preis 1995 der Deutschen Gesellschaft für Medizinische Physik	Boris Krems
Posterpreis für Tumortherapie anläßlich des Forschungssymposiums des Tumorzentrums Heidelberg/Mannheim	Dr. Markus Lindauer und weitere am ausgezeichneten Projekt Beteiligte
Hans-Popper-Förderpreis 1995 anläßlich des 10. Internationalen Lebersymposiums	Rosemarie Mayer
Posterpreis anläßlich des Deutschen Röntgenkongresses 1995	Martin Mory und weitere am ausgezeichneten Projekt Beteiligte
Preis der Gesellschaft für Versuchstierkunde	Dr. Werner Nicklas
Auszeichnung der Deutschen Röntgengesellschaft, Gesellschaft für medizinische Radiologie e. V. 1995	Dr. Katrin Rempp und Priv.-Doz. Dr. Gunnar Brix
Walter-Friedrich-Preis 1995 der Deutschen Röntgengesellschaft	Priv.-Doz. Dr. Lothar Schad

1995	
Grünenthal-Förderpreis „Haut und Umwelt“ (zur Hälfte)	Dr. Klaus Schulze-Osthoff
Posterpreis anläßlich des Forschungssymposiums des Tumorzentrums Heidelberg/ Mannheim	Simone Seiter und weitere am ausgezeichneten Projekt Beteiligte
Auszeichnung der Organisation of European Cancer Institutes (OECI) für den besten Vortrag anläßlich der Conference on Cancer and Quality of Life	Hilke Stamatiadis-Smidt
Johann-Peter-Süßmilch-Medaille der Deutschen Gesellschaft für Medizinische Informatik, Biometrie und Epidemiologie (GDMS)	Dr. Karen Steindorf
Posterpreis im Rahmen des Kongresses der europäischen Radiologenvereinigung	Dr. Gerald Weißer
Landesforschungspreis Baden-Württemberg	Prof. Dr. Margot Zöller

1996	
Coolidge Award 1996 der General Electric Systems und der Deutschen Röntgengesellschaft	Dr. Matthias Bellemann
Gottfried-Wilhelm-Leibniz-Preis der Deutschen Forschungsgemeinschaft	Prof. Dr. Thomas Boehm
Posterpreis anläßlich des Kongresses „Environmental UV-Radiation, Risk of Skin Cancer and Primary Prevention“	Dr. Petra Boukamp
EACR Young Cancer Researcher Award Lecture 1996 der European Association for Cancer Research	Raffaella Corvi
Baltimore Student Award 1996 anläßlich des 15. Internationalen Papillomavirus Workshop in Brisbane, Australien	Kerstin Crusius
Vier Magellan-Sterne der McKinleys Group	Dr. Uwe Engelmann
Mallinckrodt-Förderpreis für Nuklearmedizin 1996 der Deutschen Gesellschaft für Nuklearmedizin	Priv.-Doz. Dr. Uwe Haberkorn
Erna-Weber-Preis 1996 der Deutschen Region der Internationalen Biometrischen Gesellschaft	Dr. Carsten Heuer
Posterpreis der Deutschen Röntgengesellschaft	Knut Jöchle
Deutscher Krebspreis (Experimenteller Teil) 1996 der Deutschen Krebsgesellschaft	Prof. Dr. Peter Krammer

1996	
Heinz-Ansmann-Preis der Heinz-Ansmann-Stiftung	Prof. Dr. Peter Krammer
Meyenburg Preis der Wilhelm und Maria Meyenburg-Stiftung	Prof. Dr. Peter Krammer
Verdienstorden der Bundesrepublik Deutschland 1. Klasse	Prof. Dr. Peter Krammer
Behring-Kitasato-Preis 1996 der Hoechst-Japan Ltd.	Prof. Dr. Peter Krammer
Award for Creative Work in Organofluorine Chemistry der Division of Fluorine Chemistry der American Chemical Society	Dr. Franz Oberdorfer
Paul-Ehrlich-Preis 1996 der Paul-Ehrlich- und Ludwig-Darmstaedter-Stiftung	Prof. Dr. Hans-Georg Rammensee
Karl-Heinz-Beckurts-Preis 1996 der Karl-Heinz-Beckurts-Stiftung	Prof. Dr. Wolfgang Schlegel
GDMS-Förderpreis für Studierende der Deutschen Gesellschaft für Medizinische Informatik, Biometrie und Epidemiologie	Silke Schmidt
International Partner Award des National Cancer Institute/Cancer Information Service, USA	Hilke Stamatiadis-Smidt, Krebsinformationsdienst
Verdienstorden der Bundesrepublik Deutschland 1. Klasse	Hilke Stamatiadis-Smidt
Ernst-Jung-Preis für Medizin der Jung-Stiftung für Wissenschaft und Forschung, Hamburg	Prof. Dr. Dr. h. c. mult. Harald zur Hausen

1997	
Wissenschaftspreis für Klinische Forschung 1997 der Smithkline Beecham Stiftung	Prof. Dr. Klaus-Michael Debatin
2. Preis des Wettbewerbs „Medizin-Software" von Human Interfaces, Luzern	Dr. Uwe Engelmann
Behring Kitasato Award 1997 der Behring Kitasato Foundation	Prof. Dr. Günter Hämmerling
Posterpreis anläßlich des Europäischen Radiologen-Kongresses	Dr. Hans Hawighorst
Forschungsstipendium des ECR Forschungs- und Ausbildungsfond	Priv.-Doz. Dr. Michael Knopp
Posterpreis anläßlich des Europäischen Radiologen-Kongresses	Priv.-Doz. Dr. Michael Knopp

1997	
Posterpreis anläßlich des Jahrestreffens der Deutschen Gesellschaft für Bindegewebsforschung	Jan Tuckerman
Posterpreis der Deutschen Gesellschaft für Nuklearmedizin	Sven Wagner
Carl-Gottfried-Schmidt-Forschungspreis von Pharmacia & Upjohn	Dr. Bianca Wittig
Jacob-Henle-Medaille der Georg-August-Universität Göttingen	Prof. Dr. Dr. h. c. mult. Harald zur Hausen

Dr. Lutz Edler wurde 1994 zum Ordentlichen Mitglied des International Statistical Institute und für den Zeitraum 1995 bis 1997 zum Vize-Präsidenten der „International Association for Statistical Computing" gewählt.

Prof. Dr. Norbert Fusenig wurde 1995 zum „Honorary Member" des Sky Club for Skin Research gewählt.

Prof. Dr. Ingrid Grummt wurde von 1996 bis 1997 in die Stiftung Deutsch-Amerikanisches Akademisches Konzil (DAAK) berufen.

Brigitte Hobrecker wurde 1996 in den Senat der Hermann-von-Helmholtz-Gemeinschaft Deutscher Forschungszentren berufen.

Dr. Martina Pötschke-Langer wurde 1995 in das „Advisory Board" des „European Network on Young People and Tobacco" als deutsche Vertreterin berufen.

Dr. Annemarie Poustka ist 1995 für drei Jahre zum „HUGO Council Member" gewählt worden.

Prof. Dr. Manfred Schwab wurde 1996 als Vizepräsident in den Vorstand der Deutschen Krebsgesellschaft gewählt.

Hilke Stamatiadis-Smidt wurde 1995 als Vertreterin der „Koalition gegen das Rauchen" in das „European Network for the Prevention of Smoking" berufen.

Prof. Dr. Dr. h.c. mult. Harald zur Hausen wurde 1995 die Ehrendoktorwürde für Medizin der Karls-Universität Prag verliehen und 1997 die Ehrendoktorwürde der University of Salford in Salford, England.

Ausgeschiedene Abteilungsleiter

In den Jahren 1994, 1995 und 1996 schied eine Reihe von Abteilungsleitern durch Pensionierung oder Emeritierung aus dem Deutschen Krebsforschungszentrum aus. Die Generation, die an führender Stelle das Zentrum, das 1964 gegründet worden ist, vertreten, das Forschungsprogramm ausgebaut und über viele Jahre weiterentwickelt und fortgeführt hat, wird praktisch bis zum Jahr 2000 wegen Erreichens der Altersgrenze ausscheiden.

Im Jahr 1994, 1995 und 1996 gingen in den Ruhestand Prof. Dr. Gerhard Sauer, Leiter der Abteilung DNS-Tumorvirus, Prof. Dr. Hans-Christian Kaerner, Leiter der Abteilung Tumorvirus-Genetik, und Prof. Dr. Erich Hecker, Leiter der Abteilung Mechanismus der Tumorgenese und Gründungsdirektor des ehemaligen Instituts für Biochemie. Prof. Hecker ist nach wie vor deutscher Koordinator des Kooperationsprogramms zwischen dem Deutschen Krebsforschungszentrum und dem israelischen Wissenschaftsministerium.

Prof. Dr. Claus Köhler, Leiter der Abteilung Medizinische und biologische Informatik, ging 1995 in den Ruhestand. Er war seit 1994 Sprecher des Forschungsschwerpunkts Bioinformatik.

Die Inhalte der Abteilungen wurden neu definiert. Teilweise konnten bereits neue Abteilungsleiter berufen werden (vgl. Kapitel „Ergebnisbewertung und Schwerpunktsetzung“, „Neue Abteilungen“).

Drei Abteilungsleiter sind wegberufen worden. Im Jahr 1995 nahm Dr. Hans-Georg Kräusslich die Berufung auf eine C4-Professur im Fachbereich Medizin und die er Abteilung für Zellbiologie und Virologie des Heinrich-Pette-Instituts für Experimentelle Virologie und Immunologie an der Universität Hamburg an.

Prof. Dr. Stefan Meuer, seit 1987 Leiter der Abteilung Angewandte Immunologie des Deutschen Krebsforschungszentrums, wurde als Ärztlicher Direktor des Instituts für Immunologie an die Universität Heidelberg berufen.

1996 verließ Prof. Dr. Hans-Georg Rammensee, Leiter der Abteilung Tumorvirus-Immunologie, das Krebsforschungszentrum, um eine C4-Professur für Immunologie und die Leitung des interfakultären Instituts für Zellbiologie an der Universität Tübingen anzunehmen.

Abb. 102
Dr. Marion Meyenburg übergibt den Meyenburg-Preis 1994 an Prof. Dr. Gert Riethmüller, Institut für Immunologie der Universität München

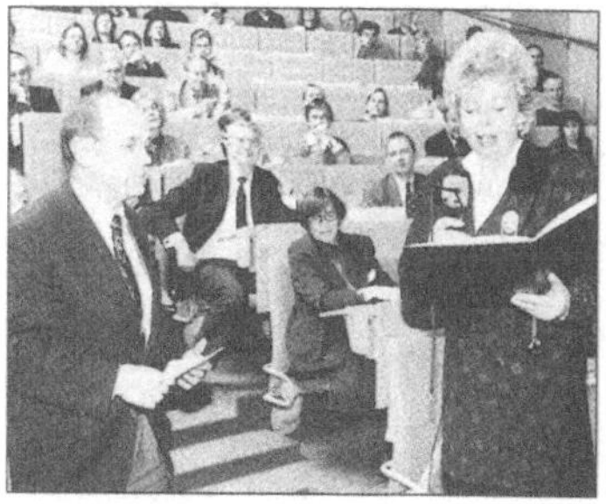

Preise – vergeben vom Deutschen Krebsforschungszentrum

In Kooperation mit dem Deutschen Krebsforschungszentrum werden fünf Preise für besondere Leistungen auf dem Gebiet der Krebsforschung und Krebsfrüherkennung vergeben.

Die Wilhelm und Maria Meyenburg-Stiftung vergibt seit 1981 für herausragende Leistungen in der Krebsforschung jährlich den mit inzwischen 30 000 DM dotierten Wilhelm und Maria Meyenburg-Preis. Der Vorstand der Stiftung unterstützt außerdem Forschungsaufenthalte von Wissenschaftlern aus dem In- und Ausland im Deutschen Krebsforschungszentrum und Forschungsprojekte von Wissenschaftlern des Deutschen Krebsforschungszentrums und der mit diesen kooperierenden Einrichtungen.

Den Meyenburg-Preis 1994 erhielt Prof. Dr. med. Gert Riethmüller. Dem Direk-

Abb. 103
Prof. Dr. David P. Lane von der schottischen Universität Dundee (Mitte) erhält den Meyenburg-Preis 1995 aus der Hand der Vorstandsmitglieder Prof. Dr. Stefan Meuer (rechts) und Dr. Wolfgang Henkel

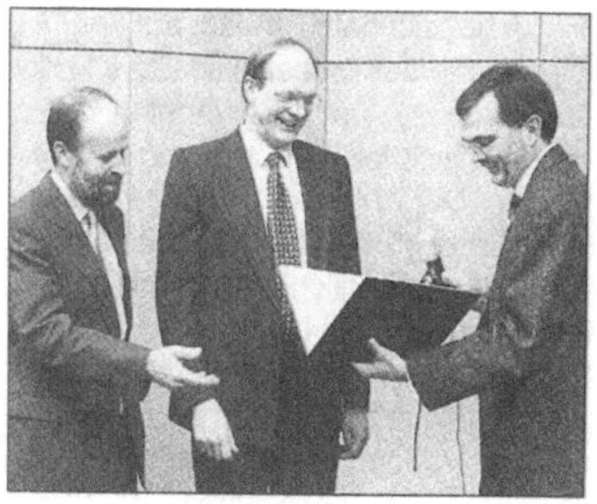

tor des Instituts für Immunologie der Ludwig-Maximilians-Universität München gelang es erstmalig mit monoklonalen Antikörpern, das Leben Krebskranker durch Stärkung der Immunabwehr deutlich zu verlängern.

Antikörper werden vom Immunsystem in ungezählten Varianten produziert, um Krankheitserreger abzuwehren. In einer von der Deutschen Krebshilfe unterstützten Studie, an der Kliniken in München, Augsburg, Essen, Hamburg, Hannover und Köln beteiligt waren, entfernten die Mediziner zunächst bei 189 Darmkrebspatienten die Tumoren chirurgisch. Metastasen in weit entfernten Organen waren zu diesem Zeitpunkt noch nicht nachweisbar, der Befall der dem Tumor benachbarten Lymphknoten wies allerdings auf vagabundisierende Krebszellen hin. Dann wurde mehrmals ein aus Mäusen stammender Antikörper in die Blutbahn von 90 Menschen injiziert. Die Patienten einer etwa gleich großen Kontrollgruppe wurden nur operiert. Alle Studienteilnehmer wurden zwischen 1985 und 1990 behandelt. Fünf Jahre danach waren in der Kontrollgruppe 51 Prozent der Patienten gestorben, von den zusätzlich mit Antikörpern behandelten Kranken dagegen nur 36 Prozent.

Der Antikörper heftet sich an eine als 17-1A bezeichnete Struktur auf der Oberfläche der Krebszellen. So erkennt das Immunsystem die entarteten Zellen offensichtlich leichter und kann sie vernichten. Der Antikörper kann so Metastasen aufspüren, die sich weit entfernt von der ursprünglichen Geschwulst festsetzen und die Ursache für einen Großteil der tödlich verlaufenden Fälle von Darmkrebs sind. Da 17-1A-Antikörper auch ruhende Zellen markieren – im Gegensatz zu Krebsmedikamenten, die nur sich teilende Zellen angreifen – will der Münchner Forscher in der Zukunft eine Kombination aus Antikörper- und Chemotherapie auf den Weg bringen.

Der Meyenburg-Preis 1995 wurde an Prof. David P. Lane von der Schottischen Universität Dundee vergeben. Mit der Auszeichnung ehrte die Wilhelm und Maria Meyenburg-Stiftung die herausragenden Beiträge des Wissenschaftlers zur Identifizierung und funktionellen Charakterisierung des Tumor-Suppressorgens p53 und zur Umsetzung dieser Erkenntnisse in die klinische Anwendung.

Von den über sechs Millionen diagnostizierten Krebsfällen pro Jahr lassen sich bei jedem zweiten Fehler in der Erbsubstanz des Eiweißes p53 feststellen. Die Aufgabe des Proteins ist es, die Stabilität der menschlichen Erbinformation sicherzustellen: Es stoppt das Zellwachstum, wenn etwa Röntgenstrahlen oder eine krebserregende Chemikalie die Desoxyribonukleinsäure (DNS) geschädigt hat, so daß zelluläre Reparaturwerkzeuge den Defekt beheben können. Im Falle eines zu großen Schadens leitet p53 den zellulären Selbstmord, die Apoptose, ein. Ist aber der molekulare „Wächter des Erbguts“ p53 durch eine fehlerhafte Veränderung in seiner eigenen Erbinformation oder durch ein zelluläres oder virales krebserzeugendes Eiweiß, ein sogenanntes Onkogen, aktiviert, teilt sich die Zelle auch im Falle von DNS-Schäden ungehemmt. Die Folge kann eine bösartige Krebsgeschwulst sein. – Dieses inzwischen allgemein akzeptierte Modell hat David P. Lane maßgeblich mitentworfen.

Lane entdeckte p53 Ende der siebziger Jahre im Rahmen seiner Forschung über das Affen-Tumorvirus SV 40, als er eine enge Verbindung zwischen dem bis dahin unbekannten zellulären 53-Kilodalton-Protein und dem großen T-Antigen, einem Onkogen des Virus, beobachtete. Damit war erstmals ein Komplex dieser Art gefunden, der, wie man heute weiß, die Grundlage für die krebserzeugende Potenz bestimmter Tumorviren darstellt.

Große Einsichten über die Funktion von p53 und dessen Auftreten in den verschiedenen Organtumoren erarbeiteten Lane und seine Mitarbeiter durch die Herstellung und genaue Charakterisierung monoklonaler Antikörper. Mit Hilfe solcher hochspezifischen Eiweißstoffe erhielt Lane Aufschluß über die Beziehung von p53 zur DNS und zellulären Proteinen wie auch über die Struktur intakter und veränderter p53-Moleküle. In Tumoren des Enddarms und der Brust beobachtete er stark erhöhte Konzentrationen von p53. Lanes nachfolgende Untersuchungen zeigten, daß dieses Phänomen bei der überwiegenden Zahl menschlicher Krebserkrankungen auftritt und mit einer schlechten Prognose für den Patienten einhergeht. Um Tumorgewebe auf p53 in der Routinediagnostik untersuchen zu können, haben Lane und seine Mitarbeiter an der Universität Dundee zusätzlich verschiedene immunologische Untersuchungen entwickelt.

Prof. Dr. Peter Krammer, Leiter der Abteilung Immungenetik des Deutschen Krebsforschungszentrums, wurde mit dem Meyenburg-Preis 1996 ausgezeichnet.

Krammer und seine Mitarbeiter entdeckten, daß Krebszellen Apoptose, das heißt programmierten Zelltod, bei Immunzellen auslösen können. Bei diesem Prozeß bindet ein „Todesbotschafter“, das Eiweiß CD95L, an CD95, ein Molekül auf der Oberfläche vieler Körperzellen. Dadurch wird im Zellinnern eine Kaskade biochemischer Vorgänge angeregt, die zum Tod der Zelle führt. Die Wissenschaftler fanden, daß bestimmte Krebszellen die Produktion von CD95 eingestellt haben und daher unempfindlich gegen den von Immunzellen ausgelösten programmierten Zelltod sind. Gleichzeitig bilden sie große Mengen des Apoptose-Auslösers CD95L. Aktivierte T-Lymphozyten aber, die Verteidiger des Körpers gegen Tumoren, tragen das CD95-Molekül auf ihrer Oberfläche, sind also empfänglich für die tödliche Botschaft. Krebszellen können nun den Spieß umdrehen: Statt von den Immunzellen vernichtet zu werden, gehen sie ihrerseits zum Angriff auf die Abwehrzellen über.

Der Walther- und Christine-Richtzenhain-Preis wird vom Deutschen Krebsforschungszentrum jährlich wechselnd an Doktoranden von Heidelberger Forschungsstätten und an Wissenschaftler aus der Bundesrepublik Deutschland für Arbeiten auf dem Gebiet der experimentellen Krebsforschung verliehen. Der Preis wird aus dem Nachlaß der Eheleute Walther und Christine Richtzenhain finanziert.

Der Preis 1994 ging an Dr. rer. nat. Robert Arch aus der Abteilung Tumorprogression und Tumorabwehr, die von Prof. Dr. Margot Zöller geleitet wird. Der Biologe erhielt die Auszeichnung für seine Dissertation zum Thema „Physiologische Funktionen von CD44-Isoformen bei der Lymphozytenaktivierung als Schlüssel zur Metastasierung“.

Robert Arch arbeitet an der Frage, welche Eigenschaften es einer Krebszelle ermöglichen, Tochtergeschwülste zu setzen. Sie ist bisher weitgehend ungeklärt, ebenso wie die Frage der Abfolge der Ereignisse, die zum Wachstum metastasierender Zellen im fremden Organ führt. An Metastasen eines Bauchspeicheldrüsenkrebses der Ratte konnten die Wissenschaftler um Prof. Dr. Margot Zöller in Zusammenarbeit mit der Arbeitsgruppe von Prof. Dr. Peter Herrlich vom Institut für Genetik des Forschungszentrums Karlsruhe ein bestimmtes Molekül, CD44v, nachweisen, das unter bestimmten Bedingungen auch auf gesunden weißen Blutkörperchen (Lymphozyten) gefunden wurde.

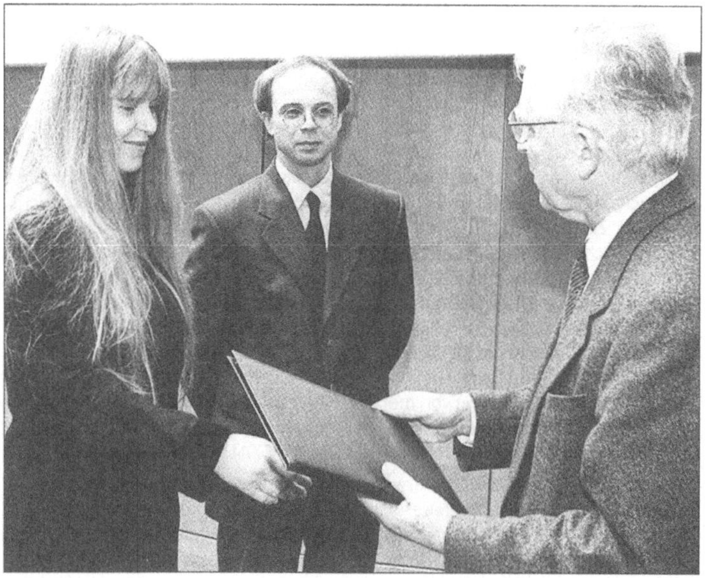

Abb. 104
Dr. Kirsten Falk und Dr. Olaf Rötzschke wird der Richtzenhain-Preis 1995 durch Prof. Dr. Harald zur Hausen, den Wissenschaftlichen Stiftungsvorstand des Deutschen Krebsforschungszentrums, überreicht

Metastasierende Tumorzellen scheinen ein ähnliches Programm wie die Lymphozyten zu benutzen. Möglicherweise übernehmen sie damit deren Fähigkeit, im Gewebe und mit dem Blut zu wandern und sich in andere Organe einbetten und vermehren zu können. In Zellen nicht-metastasierender Tumoren konnte das Molekül CD44v nicht nachgewiesen werden. Auch bei einigen menschlichen Tumoren, zum Beispiel bei Darm- oder Magenkrebs, wird CD44v exprimiert.
Arch konnte in seiner Dissertation zeigen, daß CD44v eine wichtige Rolle bei der Vermehrung sowohl von Lympho-

zyten während der Immunantwort als auch von metastasierenden Tumorzellen spielt. Beide Zelltypen sind dabei auf Zell-Zell-Wechselwirkungen mit anderen Zelltypen in Lymphknoten angewiesen. CD44v verstärkt dabei nicht nur den Kontakt zwischen den verschiedenen Zellen, sondern ist daneben auch ein wichtiges Bindeglied zwischen der Zelloberfläche und dem Zellinneren. Archs Blockierungsstudien mit einem Antikörper gegen das Protein CD44v sind ein erster Schritt zum molekularen Verständnis der Funktion des Moleküls beim komplexen Metastasierungsprozeß. Er liefert damit Grundlagen, Strategien zur Therapie von metastasierenden Tumoren zu entwickeln und die Metastasierung zu verhindern.

Zu gleichen Teilen erhielten Dr. Kirsten Falk und Dr. Olaf Rötzschke den Richtzenhain-Preis 1995. Der diesmal mit 20 000 Mark dotierte Preis richtete sich an Nachwuchswissenschaftler, die molekulare Ansätze der Krebstherapie entwickeln.

Im Innern der meisten Zellen des Körpers sammeln sogenannte MHC-Moleküle (major histocompatibility complex-Moleküle) Bruchstücke aller Eiweiße ein und befördern sie zur Zelloberfläche. Dort werden sie dem Immunsystem als eine Art molekularer Ausweis präsentiert. Denn stammen diese Peptide genannten Fragmente von Proteinen, die in der Zelle nichts zu suchen haben (etwa von einem Virus oder einem krebsspezifischen Eiweiß), so wird die Zelle vom Immunsystem als fremd erkannt und umgebracht. Damit ist ein potentieller Gefahrenherd ausgeschaltet.

Kirsten Falk und Olaf Rötzschke erhielten den Preis für ihre Arbeiten in der Gruppe von Prof. Hans-Georg Rammensee, vom 1. 6. 93 bis 31. 3. 96 Leiter der Abteilung für Tumorvirus-Immunologie im Krebsforschungszentrum. Ihnen gelang es, diese Peptide aus Zellen zu isolieren und zu untersuchen. Sie zeigten, daß die Struktur der MHC-Moleküle, die sich bei allen Menschen unterscheiden, darüber bestimmt, wie die Bruchstücke zur Präsentation zurechtgeschnitten werden. Außerdem konnten sie nachweisen, daß einzelne Familien von MHC-Molekülen nur Peptide mit einem ganz charakteristischen Aufbau binden können. Das ermöglichte den beiden Wissenschaftlern, zusammen mit Prof. Günther Jung, Institut für Organische Chemie der Universität Tübingen, jeder MHC-Familie genaue Peptid-Motive zuzuordnen.

Diese Ergebnisse brachten die Impfstoffentwicklung und Tumorimmunologie einen großen Schritt voran: Die Proteinbausteine von Krankheitserregern können jetzt gezielt nach solchen Motiven durchsucht werden. Denn nur ein Impfstoff, der passende Motive für die verschiedenen MHC-Familien enthält, bietet Gewähr, daß die Immunzellen vieler Patienten ausreichend gegen den Krebs oder Viren mobil gemacht werden.

Seit 1990 vergibt das Deutsche Krebsforschungszentrum alle zwei Jahre den Ernst-von-Leyden-Preis als Ansporn und Auszeichnung für herausragende Aktivitäten auf dem Gebiet der Krebsfrüherkennung. Der seit 1996 von der Firma SKD gestiftete Preis ist mit DM 20 000 dotiert. Die Vergabe wird von der Stabsstelle für Presse- und Öffentlichkeitsarbeit des Deutschen Krebsforschungszentrums betreut.

Der Mediziner Ernst von Leyden (1832–1919), nach dem der Preis benannt ist, war lange Jahre Vorsitzender des Deutschen Zentralkomitees für Krebsforschung und Direktor der I. Klinik für Innere Medizin der Charité in Berlin. Er gilt als Pionier der Krebsforschung in Deutschland.

1994 wurde zum dritten Mal der ursprünglich von der Firma Procter & Gamble (ehemals Röhm Pharma GmbH, Darmstadt) gestiftete Ernst-von-Leyden-Preis für hervorragende Verdienste auf dem Gebiet der Krebsfrüherkennung in Bonn durch den Bundesminister für Gesundheit vergeben. Der Preis in Höhe von DM 20 000 ging zu gleichen Teilen an Dr. med. h.c. Hans Mohl, Medizinjournalist und Publizist, und an Helga Ebel, Leiterin der Krebsberatungs- und Kontaktstelle für Selbsthilfegruppen in der Krebsnachsorge des Paritätischen Wohlfahrtsverbandes, Landesverband Nordrhein-Westfalen, und Mitarbeiterin des Förderkreises des Tumorzentrums Aachen.

Hans Mohl, 30 Jahre lang Leiter der ZDF-Redaktion „Gesundheit und Natur" hat den Medizinjournalismus im Deutschen Fernsehen begründet und mit seinem „Gesundheitsmagazin Praxis", dem ältesten TV-Fachmagazin der Welt, die erfolgreichste Medizinsendung in Deutschland geschaffen. Damit hat er Maßstäbe für den Medizinjournalismus gesetzt und Aufklärungs- und kritische Informationsarbeit für zahlreiche Bereiche der Medizin geleistet. Insbesondere im Programm „Europa gegen den Krebs" war er publizistischer Partner in der gezielten Information über die Chancen von Krebsfrüherkennungsmaßnahmen.

Die Krebsfrüherkennung als entscheidendes Instrument der Krebsheilung ist bis heute ein zentrales Thema von Hans Mohl und der ZDF-Redaktion geblieben. Millionen Zuschauer wurden so jahrelang und kontinuierlich auf eigene Handlungsmöglichkeiten auch bei Krebs hingewiesen.

Helga Ebel wurde ausgezeichnet für eine Bürgerinitiative im Rahmen des Förderkreises des Tumorzentrums Aachen e.V., deren Ziel es war, einerseits Bürger und Bürgerinnen anzuhalten, Untersuchungen zur Krebsfrüherkennung in Anspruch zu nehmen, andererseits Ärzte zu motivieren, ihren Patienten Untersuchungen zur Krebsfrüherkennung anzubieten. Durch die Kampagne wurde seit ihrem Start im Sommer 1992 erreicht, daß die Beteiligung an den Untersuchungen in drei bislang ausgewerteten Quartalen im Vergleich zu den vorangegangenen folgendermaßen zugenommen hat: bei Männern um 34,8 Prozent (von 4,19 auf 5,65 Prozent), bei Frauen um 28,35 Prozent (von 49,05 auf 62,96 Prozent).

1996 wurde Prof. Dr. med. Günter Flatten mit dem Ernst-von-Leyden-Preis für erfolgreiche Umsetzung des gesetzlichen Krebsfrüherkennungsprogramms ausgezeichnet. Dr. Flatten ist seit 1977 als Ärztlicher Geschäftsführer und Dezernent der Kassenärztlichen Bundesvereinigung in Köln und seit 1985 gleichzeitig als Geschäftsführer des Zentralinstituts für die kassenärztliche Versorgung in der Bundesrepublik Deutschland tätig. 1994 wurde er zum Honorarprofessor der Universität zu Köln ernannt.

Günter Flatten erhielt den Ernst-von-Leyden-Preis in Würdigung seines beispielhaften Einsatzes für die Akzeptanz des Krebsfrüherkennungsprogramms in West- und Ostdeutschland sowie in Würdigung seines Engagements, Konzeptionen für Modellvorhaben zu entwickeln, die der Qualitätssicherung einzelner Früherkennungsmaßnahmen dienen.

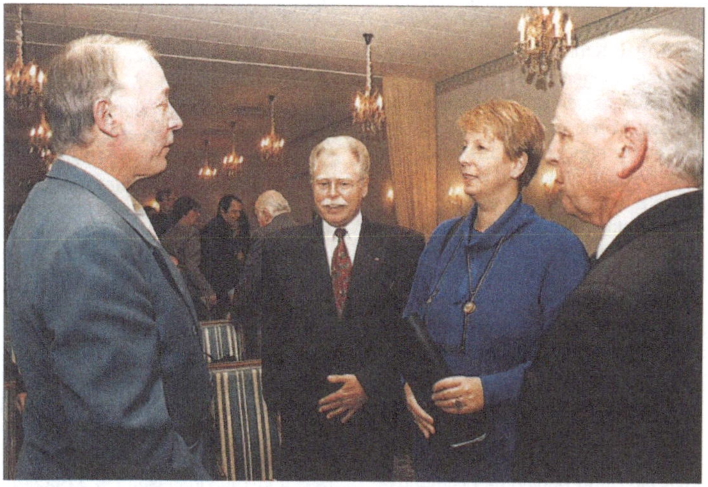

Abb. 105
Für die erfolgreiche Umsetzung des gesetzlichen Krebsfrüherkennungsprogramms wurde Prof. Dr. Günter Flatten mit dem Ernst-von-Leyden-Preis 1996 ausgezeichnet (von links nach rechts: Dr. Andreas Johnsen, SKD Pharma, Stifter des Preises, Prof. Günter Flatten, Staatssekretärin Dr. Sabine Bergmann-Pohl, Bundesministerium für Gesundheit, Prof. Harald zur Hausen)

Im Jahr 1996 wurde der Dr. Emil-Salzer-Preis zum zehnten Mal vergeben. Das Deutsche Krebsforschungszentrum verleiht ihn im Auftrag des baden-württembergischen Ministeriums für Wissenschaft, Forschung und Kunst. Er geht zurück auf seinen gleichnamigen Stifter, den Reutlinger Arzt, Wissenschaftler und engagierten Bürger Emil Salzer, der sich neben seiner praktischen Tätigkeit als niedergelassener Arzt auch mit Forschungen unter anderem zu Tuberkulose und Krebs beschäftigte. Er starb im Jahr 1963 im Alter von 81 Jahren. Seinen Nachlaß überließ er dem Land Baden-Württemberg mit der Auflage, die Erträge zur Förderung der „chemisch-physikalisch-biologischen Krebsforschung" einzusetzen.

Für die experimentelle Aufklärung des molekularen Mechanismus der durch das Epstein-Barr-Virus ausgelösten Veränderungen an Zellen des Immunsystems erhielt Priv.-Doz. Dr. med. vet. Wolfgang Hammerschmidt, Institut für Klinische Molekularbiologie und Tumorgenetik des GSF-Forschungszentrums München, den Dr. Emil-Salzer-Preis für Krebsforschung des Landes Baden-Württemberg 1996. Die Auszeichnung umfaßt einen Geldpreis in Höhe von

DM 20 000 und die Übergabe eines „Wanderringes". Wolfgang Hammerschmidt wird für seine grundlegenden Untersuchungen zum Epstein-Barr-Virus ausgezeichnet. Dieses Virus steht mit dem Burkitt-Lymphom in Zusammenhang, einer unter anderem im tropischen Afrika und in Asien bei Kindern und Jugendlichen vorkommenden Krebserkrankung, die meist im Gesicht oder am Hals auftritt. Hammerschmidt konnte zeigen, welche Veränderungen das Virus am Immunsystem bewirkt und wie sich in der Folge eine Tumorentwicklung vollziehen kann.

In Zusammenarbeit mit der Boehringer Mannheim GmbH hat das Deutsche Krebsforschungszentrum 1996 erstmals ein Curt-Engelhorn-Forschungsstipendium ausgeschrieben. Das Stipendium wird von Boehringer Mannheim mit dem Ziel gestiftet, den deutschen naturwissenschaftlichen Nachwuchs in der biotechnologischen Forschung zu fördern, und wird für Forschungsaufenthalte in führenden onkologisch ausgerichteten internationalen Arbeitsgruppen an zwei bis vier Wissenschaftler vergeben (für je zwei Jahre). Der angesprochene Bewerberkreis sind junge promovierte Forscher, die auf dem Gebiet der molekularen Onkologie arbeiten. Im Rahmen des Stipendiums soll ein besonderer Schwerpunkt gesetzt werden auf dem Gebiet der molekularen Genetik unter besonderer Berücksichtigung neuer diagnostischer und therapeutischer Ansätze.

Veröffentlichungen

Die Wissenschaftlerinnen und Wissenschaftler des Deutschen Krebsforschungszentrums veröffentlichen ihre Forschungsergebnisse regelmäßig in Zeitschriften, Hochschulschriften und Büchern. Ende 1996 konnten die jährlich neu zusammengestellten Verzeichnisse „Veröffentlichungen" auf insgesamt 13 140 Publikationen von Wissenschaftlern des Zentrums verweisen. Einschließlich 1996 erschienen nach diesen Verzeichnissen seit der Gründung des Zentrums 8418 Beiträge in wissenschaftlichen Zeitschriften, 1310 Diplomarbeiten, Dissertationen und Habilitationen und 3412 sonstige Publikationen, darunter in den Jahren 1994, 1995 und 1996 insgesamt 429 Bücher und Beiträge in Handbüchern.

Diese Veröffentlichungen wurden ergänzt durch inzwischen Tausende von Präsentationen in Vorträgen auf wissenschaftlichen Kongressen und vor Gruppen der Bevölkerung.

Das Verzeichnis „Veröffentlichungen" wird jedes Jahr neu herausgegeben und auf Anfrage kostenlos abgegeben beziehungsweise zugeschickt.

Die Vermittlung der Arbeitsergebnisse und ihrer Bedeutung für Vorbeugung, Früherkennung und Verbesserung der Behandlungsmöglichkeiten für Krebskranke an die allgemeine Öffentlichkeit geschieht durch die Abteilung Presse- und Öffentlichkeitsarbeit, die kontinuierlich Kontakte zu allen Medien und zu den Bürgern direkt unterhält (siehe das Kapitel Presse- und Öffentlichkeitsarbeit).

Detaillierte Informationen über die wissenschaftlichen Aktivitäten des Deutschen Krebsforschungszentrums enthält der alle zwei Jahre erscheinende „Wissenschaftliche Ergebnisbericht". Er gibt eine Übersicht über die im Zentrum durchgeführten Projekte, ihre Ziele und Ergebnisse. Die aktuelle Ausgabe 1994/1995 wurde 1996 veröffentlicht.

Internationale und nationale Zusammenarbeit

Die Integration der Forschungsarbeiten des Deutschen Krebsforschungszentrums in internationale Forschungskonzepte ist durch den hohen Anteil von etwa 50 Prozent gemeinsamer Veröffentlichungen mit Wissenschaftlern anderer Forschungsinstitute im In- und Ausland dokumentiert. Das Forschungsprogramm weist insgesamt rund 800 Kooperationen mit Forschern im In- und Ausland aus. Im internationalen Bereich bestehen Arbeitskontakte zu rund 300 Universitäten und außeruniversitären Forschungseinrichtungen. Die Zusammenarbeit mit der Universität Heidelberg beruht schwerpunktmäßig auf den gemeinsamen klinisch-experimentellen Projekten im Rahmen des Tumorzentrums Heidelberg/Mannheim, auf Projekten im Rahmen des Deutschen Genomprojekts und im Verbundprogramm BioRegio. In der Grundlagenforschung ist die Kooperation im Rahmen von Sonderforschungsbereichen in Heidelberg besonders hervorzuheben. Es handelt sich insbesondere um den Forschungsbereich 229 „Molekulare Mechanismen der Genexpression und Differenzierung".

Die gute internationale Stellung des Zentrums läßt sich aus Daten über die Frequenz der Zitierungen aus Veröffentlichungen des Deutschen Krebsforschungszentrums in internationalen Fachjournalen, unter anderem aus Berichten über das Zentrum in der US-amerikanischen, französischen und italienischen Fachpresse nachlesen (vgl. Artikel auf S. 21f.).

Langjährige Kooperationen mit den Wissenschaftlern in den Vereinigten Staaten, Japan, Israel und Frankreich sowie vielen anderen Ländern wurden vertieft. Dies wird auch durch eine hohe Anzahl von Gastwissenschaftlern, die für einen längeren Forschungsaufenthalt in das Krebsforschungszentrum kamen, nachhaltig untermauert.

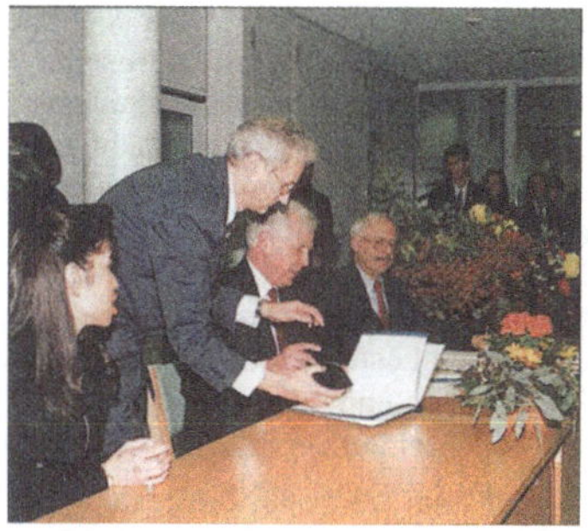

Abb. 106
Unterzeichnung eines Vertrags zwischen dem Deutschen Krebsforschungszentrum und dem Chulabhorn Research Institute, Thailand, im Bereich Krebsrisikofaktoren und Krebsprävention. Von links: Prinzessin Prof. Chulabhorn Mahidol, Dr. Norbert Frank, Prof. Harald zur Hausen, Prof. Helmut Bartsch, Deutsches Krebsforschungszentrum

Die Zusammenarbeit im Rahmen von bilateralen Vereinbarungen mit anderen Ländern ist ebenfalls intensiv weitergeführt worden. Mit den USA findet die Zusammenarbeit auf der Basis eines "Memorandum of Understanding" mit dem National Cancer Institute (NCI) in Bethesda statt, mit dem "National Council of Research and Development" (NCRD) in Israel auf der Basis einer Vereinbarung, die bereits seit mehr als zwanzig Jahren eine sehr erfolgreiche Forschungsarbeit mit Wissenschaftlern verschiedener israelischer Forschungseinrichtungen ermöglicht. Es sind die Ben Gurion University, die Tel Aviv University, die Hebrew University of Jerusalem, das Weizmann Institute of

Science, das Technion in Haifa und das Hadassah University Medical Hospital in Jerusalem. Auch im administrativen Bereich haben sich enge Kontakte, insbesondere mit dem Weizmann Institute, entwickelt, die zu der Entsendung von Delegationen aus Israel und Deutschland und zu einem intensiven Austausch von Lösungen für administrative Probleme geführt haben, die kontinuierlich weitergeführt werden.

Das mit dem „Tanzania Tumor Centre", jetzt umbenannt in „Ocean Road Hospital", vereinbarte Forschungsprogramm in Daressalam beinhaltet molekularbiologische, epidemiologische und klinische Projekte. Diese Zusammenarbeit wird auf der organisatorischen, technischen und humanitären Ebene untermauert und unterstützt durch den Verein „Tansania Tumorhilfe", in dem sich Wissenschaftler des Krebsforschungszentrums und andere Bürger aus Heidelberg und Umgebung zusammengefunden haben. Der Verein unterstützt das Tumorzentrum in Tansania durch regelmäßige Spenden von wissenschaftlichen Geräten, mit technischer Ausstattung, mit der Ausbildung von Mitarbeitern im Deutschen Krebsforschungszentrum und mit Sach- und Geldsammlungen.

Charakteristisch für die Forschungsarbeit bleibt der Einzelkontakt zwischen Wissenschaftlern verschiedener Nationen. Offizielle Vereinbarungen sind besonders unterstützend, wenn es sich um den Einsatz von Sondermitteln handelt.

Internationaler wissenschaftlicher Austausch

Die Wissenschaft lebt vom Gedankenaustausch, der durch Gastforscheraufenthalte nachdrücklich unterstützt wird. Dies gilt insbesondere für ein Forschungsgebiet wie die Krebsforschung, das in seiner Problematik nahezu alle Fächer der Medizin und zugleich vieler Naturwissenschaften berührt.

Die zeitlich begrenzten Forschungsaufenthalte dienen den Gästen einerseits zur Einblicknahme in bestimmte Arbeitsrichtungen und zum Erlernen von Techniken, in denen Wissenschaftler des Deutschen Krebsforschungszentrums führend sind; sie dienen zum anderen dazu, Wissenschaftler mit bestimmtem „Know-how" zu gewinnen, mit dem sie die wissenschaftliche Tätigkeit im Deutschen Krebsforschungszentrum sinnvoll ergänzen.

Die Entwicklung und Durchführung gemeinsamer Projekte und Programme auf dem Gebiet der Krebsforschung ist ein wesentliches Ziel internationaler Zusammenarbeit.

Die Zahlen der vergangenen Jahre dokumentieren in eindrucksvoller Weise die Intensität internationaler und nationaler Zusammenarbeit im Deutschen Krebsforschungszentrum:

Abb. 107
Gespräch mit einem ausländischen Gastforscher

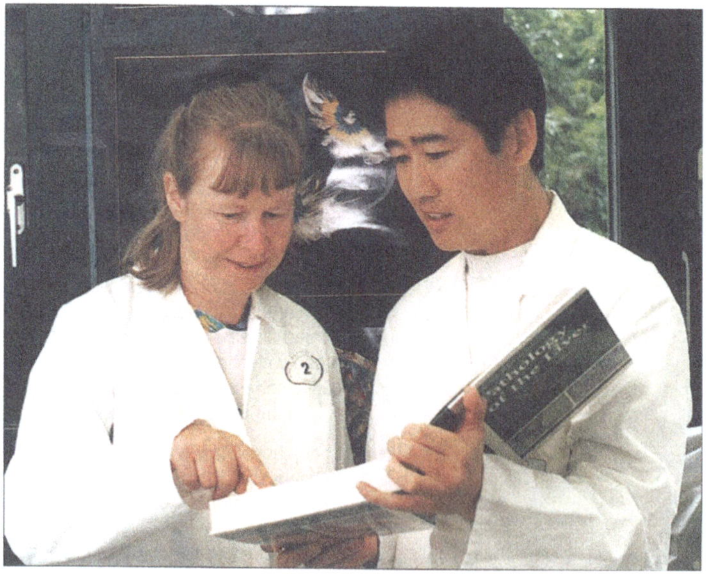

In den Jahren 1994, 1995 und 1996 arbeiteten insgesamt 527 Gastwissenschaftler aus 52 Nationen im Deutschen Krebsforschungszentrum.

Neben den internen Förderungsmöglichkeiten und Stipendienprogrammen wurden Gäste des Deutschen Krebsforschungszentrums unter anderem durch folgende Einrichtungen gefördert:

Europäische Union

Deutscher Akademischer Austauschdienst

Alexander-von-Humboldt-Stiftung

World Health Organization

Deutsche Forschungsgemeinschaft

Studienstiftung des Deutschen Volkes

Europäische Molekularbiologische Organisation

NATO

Union Internationale Contre le Cancer

Bundesministerium für Bildung, Wissenschaft, Forschung und Technologie

Internationale Atomenergie-Organisation

Boehringer-Ingelheim-Fond

Hanns-Seidel-Stiftung

Dr. Mildred-Scheel-Stiftung

Volkswagen-Stiftung

European Science Foundation

Roland-Ernst-Stiftung

Theo-Nasemann-Stiftung

Stifterverband für die Deutsche Wissenschaft

weitere Stiftungen, verschiedene internationale Programme sowie Regierungen und Universitäten.

Darüber hinaus bestehen zahlreiche Kooperationen auf nationaler und internationaler Ebene.

Dem Zentrum stehen für die Unterbringung seiner Gäste 46 voll ausgestattete Wohneinheiten (Ein- bis Dreizimmerwohnungen) in drei Gästehäusern in Heidelberg zur Verfügung.

Nach wie vor ist die Kapazität der Gästehäuser angesichts der intensiven internationalen Forschungskontakte voll ausgelastet. Sie können damit kostendeckend geführt werden.

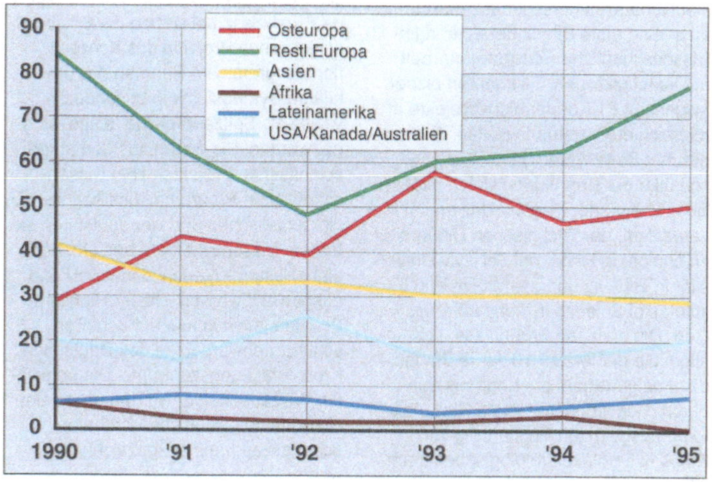

Abb. 108
Entwicklung der Aufenthalte von Gastwissenschaftlern im Deutschen Krebsforschungszentrum

Kooperationsprogramm mit Israel – 20 Jahre erfolgreiche Forschungsarbeit

Im Deutschen Krebsforschungszentrum fand am 17. und 18. März 1997 der 7. Workshop (Statusseminar) des Kooperationsprogramms mit Israel statt. Dieses Programm wird seit 1976 in enger Zusammenarbeit mit wissenschaftlichen Institutionen in Israel betrieben. Die leitenden Wissenschaftler der derzeit 14 laufenden Kooperationsprojekte berichteten und diskutierten im Workshop über ihre wissenschaftlichen Ergebnisse, aber auch über technische und andere Probleme, die bei der aktuellen Arbeit in den Laboratorien vor Ort und bei der Kooperation auftreten. Derartige Workshops des Kooperationsprogramms finden alle drei Jahre statt und werden von den beteiligten Wissenschaftlern als ein wichtiges Instrument der Zusammenarbeit und des Austauschs von Know-how geschätzt.

Das Kooperationsprogramm, seine Projekte und wie sie finanziert werden

Ein 1976 zwischen dem Krebsforschungszentrum und dem israelischen Ministerium für Wissenschaft (MOS) als Partnerorganisationen geschlossener Vertrag begründete das Programm. Der Vertrag mit MOS konnte in den zurückliegenden 20 Jahren in eine überaus lebendige wissenschaftliche Wirklichkeit überführt werden. Die Projekte bestehen in der Regel aus einem israelischen und einem deutschen Subprojekt, in denen bei einer Laufzeit von drei Jahren die Wissenschaftler über ein gemeinsames Thema aktiv kooperieren. In seltenen Einzelfällen und wenn thematisch geboten, kann auch ein kompetenter Partner von außerhalb des Krebsforschungszentrums (Universität Heidelberg oder andere deutsche Universitäten) beteiligt sein. Das Programm wird über das Budget des Krebsforschungszentrums finanziert. Auf diese Weise hat das Krebsforschungszentrum in den Austausch von wissenschaftlichem Know-how mit Israel auf ausgewählten Gebieten der Krebsforschung seit 1976 bis Ende 1996 insgesamt 21,6 Mio. DM investiert. Davon flossen 8,6 Mio. in die entsprechenden deutschen Subprojekte und 13 Mio. DM in die israelischen Subprojekte. Das aktuelle Kooperationsprogramm lebt von den persönlichen Kontakten zwischen den beteiligten israelischen und deutschen Wissenschaftlern.

Das Jubiläumssymposium

Als Teil des 7. Workshops hat das Deutsche Krebsforschungszentrum auch eine erste Bilanz der 20jährigen wissenschaftlichen Zusammenarbeit mit Israel gezogen. Es konnten bisher insgesamt 61 Kooperationsprojekte erfolgreich durchgeführt werden. Auf israelischer Seite waren daran Wissenschaftler der Ben Gurion Universität in Beer Sheva, der Hebrew Universität in Jerusalem, der Technischen Universität (Technion) in Haifa, der Tel Aviv Universität in Tel Aviv und des Weizmann Institutes of Science in Rehovot engagiert. Die erzielten Ergebnisse, vor allem die der letzten 10 Jahre, haben dazu beigetragen, die Kenntnis der durch chemische und virale Risikofaktoren ausgelösten Entstehung von Krebs mit molekularbiologischen Techniken voranzubringen. Dabei wurde zum Beispiel die schon vor fast 70 Jahren von dem Heidelberger Chirurgen und Initiator des deutschen Krebsforschungszentrums, Prof. Karl Heinrich Bauer, postulierte grundlegende „Somatische Genmutationshypothese der Krebsentstehung“ erstmals experimentell geprüft. Tatsächlich konnte ihre prinzipielle Richtigkeit im Sinne einer Theorie auch in zahlreichen anderen Laboratorien weltweit bewiesen werden; darüber hinaus wurde sie im Kooperationsprogramm wesentlich vertieft, weiterentwickelt und in zahlreichen Details verfeinert. Aus den grundlegend neuen Erkenntnissen und molekularbiologischen Techniken resultierten bereits zahlreiche Anregungen für neuartige Therapieansätze bei krebskranken Patienten, an deren Realisierung auch das Zentrum engagiert arbeitet.

Die Spitzenprojekte

Vom Stiftungsvorstand des Krebsforschungszentrums konnten hervorragende Ergebnisse bei sieben der 61 abgeschlossenen Projekte des Kooperationsprogramm im Rahmen des Jubiläumssymposiums in besonderer Weise als Spitzenprojekte ausgezeichnet werden. Sie waren aus den abgeschlossenen Projekten vom wissenschaftlichen Programmkomitee, das aus vier israelischen und vier deutschen externen Wissenschaftlern besteht, nach einheitlichen Kriterien identifiziert und ausgewählt worden. Diese „Highlight“-Projekte fallen in fünf der acht Forschungsschwerpunkte des Deutschen Krebsforschungszentrums. Die beteiligten Wissenschaftler wurden durch eine Urkunde des Deutschen Krebsforschungszentrums ausgezeichnet.

Besonders hervorgehoben wurde vom Stiftungsvorstand die 20jährige Arbeit des wissenschaftlichen Programmkomitees seit Bestehen des Kooperationsprogramms. Stellvertretend für alle Mitglieder des Programmkomitees wurde das israelische Mitglied Prof. Dr. Michael Schlesinger, Hadassah Medical School, Hebrew Universität, Jerusalem, geehrt: Als Ausdruck seines Dankes hat der Stiftungsvorstand Prof. Schlesinger zu einer Meyenburg-Vorlesung im Krebsforschungszentrum eingeladen. Die Mittel speziell dazu werden durch die Wilhelm und Maria Meyenburg-Stiftung, Heidelberg, dem Krebsforschungszentrum zur Verfügung gestellt.

Bewertung des Programms

Das 20jährige Jubiläum des Kooperationsprogramms war dem Bundesministerium für Bildung, Wissenschaft, Forschung und Technologie in Verbindung mit dem israelischen Ministerium für Wissenschaft Anlaß, es einer eingehenden wissenschaftlichen Bewertung unterziehen zu lassen. Das durch beide Ministerien gemeinsam bestellte dreiköpfige internationale Evaluierungskomitee bestand aus Prof. Paul Kleihues (Vorsitz), WHO Lyon, Prof. Bernhard Fleckenstein, Virologie, Erlangen, und Prof. Leo Sachs, Zellbiologie, Rehovot (Israel). Es begutachtete und bewertete die Aktivitäten des

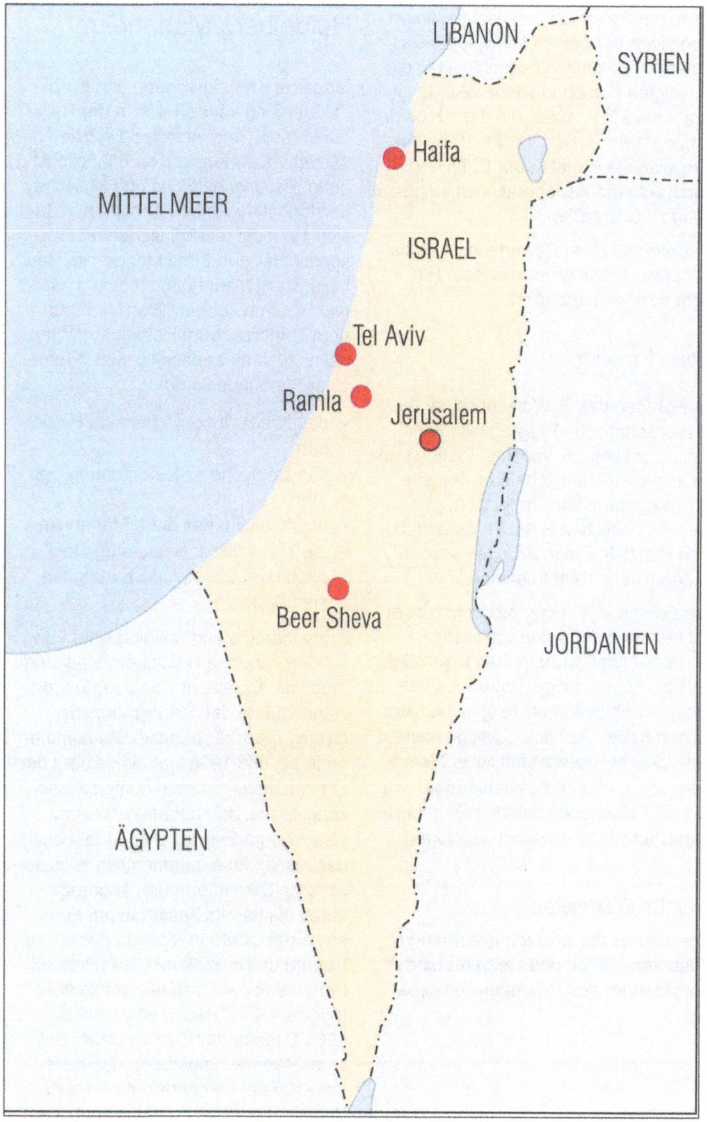

Abb. 109
Forschungseinrichtungen in Israel und ihre Beteiligung am Kooperationsprogramm 1976 - 1996: 4 Projekte im Technion Haifa, 10 Projekte an der Universität Tel Aviv, 23 Projekte am Weizmann-Institut in Rehovot, 18 an der Hebrew University in Jerusalem und 6 Projekte an der Ben Gurion Universität in Beer Sheva

20jährigen Programms und die Ergebnisse der Projekte nach gemeinsamen Direktiven der beiden Ministerien. Das Bewertungskomitee besuchte dazu die beteiligten Forschungseinrichtungen in Israel am 23. 7. 1996 und das Krebsforschungszentrum am 11. 11. 1996, um ausgewählte Projekte der 61 bisher durchgeführten Kooperationen eingehend zu überprüfen.

Die internationale Bewertung ist für das Kooperationsprogramm in jeder Hinsicht positiv ausgefallen.

Neue Projekte

Im Rahmen des 7. Workshops hat das wissenschaftliche Programmkomitee aus insgesamt 25, von israelischen und deutschen Wissenschaftlern gemeinsam eingebrachten Projektanträgen nach einheitlichen Kriterien die acht besten ermittelt. Diese Arbeiten werden mit dem Jahr 1998 beginnen.

Die Erfolge, die in den bisherigen zwei Jahrzehnten des Kooperationsprogramms erzielt wurden, haben gezeigt, daß die gegenseitige Stimulation von Ideen durch nationale Talente, der Austausch neuer Technologien und soeben entwickelter wissenschaftlicher Methoden, sowie ihre gemeinsame Arbeit vor Ort die Fähigkeiten des einzelnen partnerschaftlich zu erweitern vermögen.

Prof. Dr. Erich Hecker

Koordinator der deutsch-israelischen Zusammenarbeit und stellvertretender Vorsitzender des Programmkomitees

Tumorzentrum Heidelberg/Mannheim

Moderne Krebsforschung und Krebsbekämpfung können sich in der Regel nur in multi- und interdisziplinären Ansätzen vollziehen. Um eine möglichst hohe wissenschaftliche und klinische Leistungsfähigkeit zu erreichen, haben sich 1979 die medizinischen und wissenschaftlichen Einrichtungen im Raum Heidelberg/Mannheim zu einem interdisziplinären kooperativen Verbund, dem Tumorzentrum Heidelberg/Mannheim, zusammengeschlossen. Partner diese Verbundes sind:

- das Klinikum der Universität Heidelberg
- das Deutsche Krebsforschungszentrum
- das Klinikum der Stadt Mannheim
- die Thoraxklinik Heidelberg-Rohrbach der Landesversicherungsanstalt Baden.

Krebstherapie und onkologische Forschung haben in Heidelberg eine lange Tradition. Bereits um die Jahrhundertwende führte der Chirurg Vinzenz Czerny die intraoperative Strahlentherapie ein und 1906 war Heidelberg der Ort des ersten internationalen Krebskongresses, den ebenfalls Vinzenz Czerny organisierte. Er gründete auch das Institut für experimentelle Krebsforschung (Samariterhaus), angeregt durch die bereits bestehenden Forschungsinstitute in Moskau (Morosow Institut) und in Buffalo/ USA (Roswell Park Memorial Institute). Schließlich gründete K. H. Bauer, von 1941 bis 1964 Direktor der Chirurgischen Universitätsklinik Heidelberg, das Deutsche Krebsforschungszentrum, eine Stiftung des öffentlichen Rechts des Landes Baden-Württemberg, später Großforschungseinrichtung von Bund und Land.

Der Kooperationsverbund Tumorzentrum Heidelberg/Mannheim geht auf die bereits 1966 in Heidelberg und 1973 in Mannheim gegründeten Onkologischen Arbeitskreise zurück. Die beiden Onkologischen Arbeitskreise spielen im Rahmen der Versorgung von Patienten mit bösartigen Erkrankungen eine große Rolle. Sie bilden das gemeinsame Forum für die interdisziplinäre Diskussion und Zusammenarbeit in der klinischen Onkologie. Sie erarbeiten „Empfehlungen für eine standardisierte Diagnostik, Therapie und Nachsorge" – die auch als „Grüne Reihe" bekannte Schriftenreihe des Tumorzentrums Heidelberg/Mannheim. Diese Empfehlungen werden innerhalb der Onkologischen Arbeitskreise Heidelberg und Mannheim als verbindlich angesehen. Ihre Anwendung im Einzelfall unterliegt jedoch der individuellen ärztlichen Verantwortung. Diese Broschüren werden den kooperierenden und interessierten Ärzten als diagnostische und therapeutische Empfehlungen zur Verfügung gestellt und wenden sich an Niedergelassene ebenso wie an Kliniker.

Jeweils ein Exemplar je Titel und Auflage dieser Broschüre kann kostenlos bei der Koordinations- und Geschäftsstelle des Tumorzentrums Heidelberg/Mannheim, Im Neuenheimer Feld 105/110, 69120 Heidelberg, Tel.: (0 62 21) 56 65 57 oder 47 26 45, Fax: (0 62 21) 56 50 94 angefordert werden. Für jedes weitere wird eine Schutzgebühr erhoben. Die Broschüren, die bei Neuerscheinung von der Koordinations- und Geschäftsstelle automatisch an einen umfangreichen Bezieherkreis dieser Schriftenreihe verteilt werden, gehen in alle Teile Deutschlands und auch ins Ausland.

Das Tumorzentrum ist bestrebt, diese Schriftenreihe den Erfordernissen entsprechend zu ergänzen, auf dem neuesten Stand zu halten und zu überarbeiten, wenn neue Erkenntnisse dies erfordern. Folgende „Empfehlungen für eine standardisierte Diagnostik, Therapie und Nachsorge" sind in zum Teil überarbeiteten Auflagen bereits erschienen:

1. Das Bronchialkarzinom (1. Aufl. Juli 1979) – wurde durch Heft 8 ersetzt
2. Gastrointestinale Tumoren (1. Aufl. Januar 1981) – wurde durch die Hefte 9, 12, 15 und 17 ersetzt
3. Malignes Melanom (4. vollständ. überarb. Aufl. September 1991)
4. Weichteilsarkome im Erwachsenenalter (4. Aufl. Mai 1992)
5. Morbus Hodgkin (3. überarb. Aufl. Dezember 1993)
6. Das Mammakarzinom (4. vollst. überarb. Aufl. Januar 1993)
7. Non-Hodgkin-Lymphome (2. Aufl. Juli 1985)
8. Die bösartigen Tumoren von Lunge, Pleura und Thymus (2. überarb. Aufl. September 1991) – Neuauflage der Broschüre 1
9. Das Pankreaskarzinom (2. Aufl. März 1996)
10. Das Nierenzellkarzinom (2. überarb. Aufl. Juni 1991)
11. Das Schilddrüsenkarzinom (2. vollständ. überarb. Aufl. Mai 1993)
12. Das kolorektale Karzinom (1. Aufl. Januar 1987)
13. Das Sozialrecht in der medizinischen und sozialen Rehabilitation von Krebskranken (4. überarb. Aufl. September 1994)
14. Diagnostik und Therapie des Tumorschmerzes (2. überarb. Aufl. Januar 1993)
15. Das Magenkarzinom (1. Aufl. Januar 1990)
16. Die bösartigen Tumoren der ableitenden Harnwege (1. Aufl. Dezember 1990)
17. Das Oesophaguskarzinom (1. Aufl. Januar 1991)
18. Die bösartigen Tumoren der männlichen Geschlechtsorgane (1. Aufl. Juni 1991)
19. Hausärztliche Mit- und Nachsorge von Tumorpatienten (1. Aufl. Januar 1992)
20. Die bösartigen Tumoren der Kopfspeicheldrüsen (1. Aufl. Juli 1992)
21. Das Prostatakarzinom (1. Aufl. November 1992)
22. Der geriatrische Tumorpatient (1. Aufl. März 1993)
23. Hypophysentumoren (1. Aufl. Juni 1995)
24. Krebs-Früherkennung (1. Aufl. Oktober 1995)
25. Die bösartigen Tumoren des Kehlkopfes und des Rachens (1. Aufl. Juni 1995)
26. Das Ovarialkarzinom (1. Aufl. September 1995).

Im Berichtszeitraum erschienen eine Neuauflage der Broschüre „Das Pankreaskarzinom" sowie Neuerscheinungen über Hypophysentumoren, über Früherkennung, über die bösartigen Tumoren des Kehlkopfes und des Rachens sowie über das Ovarialkarzinom. In Vorbereitung sind Neuauflagen der Broschüren über das Melanom, das Kolonkarzinom und das Magenkarzinom sowie Neuerscheinungen über Knochentumoren, über chronische myeloproliferative Erkrankungen und über das Rektumkarzinom.

Die Onkologischen Arbeitskreise treffen sich regelmäßig: der Onkologische Arbeitskreis Heidelberg tritt jeweils mittwochs 16.00 Uhr im Großen Hörsaal der Chirurgischen Universitätsklinik Heidelberg zusammen. Nach Vorträgen über aktuelle onkologische Themen werden Anfragen auswärtiger Kollegen zu problematischen Krankheitsfällen oder wichtige onkologische Fälle der Heidelberger Kliniken behandelt. Die Anfragen werden schriftlich in Form einer Empfehlung für das weitere diagnostische und therapeutische Vorgehen beantwortet. Der Onkologische Arbeitskreis Mannheim hält seine interdisziplinären Krankenbesprechungen jeweils dienstags 16.15 Uhr im Besprechungsraum des Onkologischen Zentrums in Mannheim ab und trifft sich jeden zweiten Monat zu seinen Sitzungen, die mit einem Vortrag eingeleitet werden.

Neben dem Hauptanliegen, einer beispielhaften Versorgung von Tumorpatienten an den Kliniken in der Region, hat der Verbund des Tumorzentrums die Aufgabe, die Übertragung von Forschungsergebnissen in die klinische Praxis zu beschleunigen. Als Instrument hierfür dienen interdisziplinäre klinisch-grundlagenwissenschaftliche Forschungsprojekte. Zudem bestehen auch Kooperationen mit anderen Tumorzentren und onkologischen Schwerpunkten in Baden-Württemberg. Eine Basis dafür schuf der Krebsverband Baden-Württemberg e.V., der mit seinen jährlichen Tagungen (Arbeitsgemeinschaft der Tumorzentren und Onkologischen Schwerpunkte Baden-Württembergs, ATO) eine zusätzliche Möglichkeit zum Erfahrungsaustausch ermöglicht.

Die Leitung des Tumorzentrums Heidelberg/Mannheim obliegt dem Lenkungsausschuß. Er besteht aus 14 Mitgliedern, die sich aus Vertretern der vier Vertragspartner, Vertretern der niedergelassenen Ärzteschaft sowie den

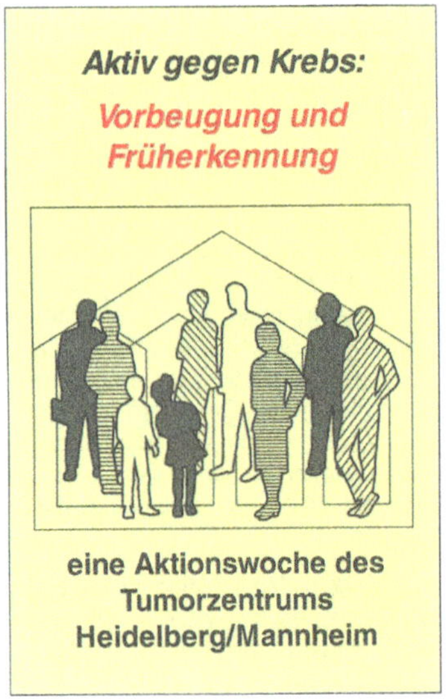

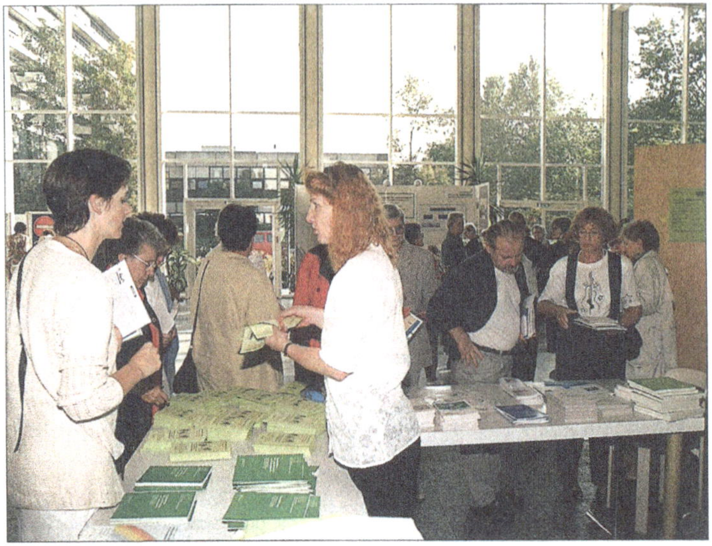

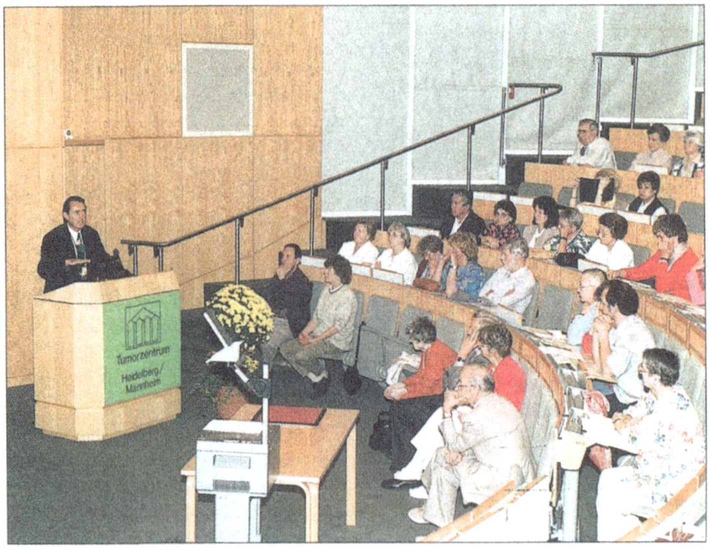

Abb. 110, 111, 112
Das Tumorzentrum veranstaltete eine Aktionswoche „Vorbeugung und Früherkennung" für die Bevölkerung Heidelbergs

Vorsitzenden der Onkologischen Arbeitskreise Heidelberg und Mannheim zusammensetzt. Die Vorsitzenden der Onkologischen Arbeitskreise sowie die Koordinatoren der Forschungsschwerpunkte des Tumorzentrums haben beratende Stimme. Der Lenkungsausschuß definiert die Schwerpunkte der Tätigkeit des Tumorzentrums.

Die Schwerpunkte im Tumorzentrum liegen auf folgenden Gebieten:

1. Klinische Onkologie

1.1. Koordination und Abstimmung der onkologischen Patientenversorgung (zum Teil über die Onkologischen Arbeitskreise)

1.2. Planung und Koordination der Fort- und Weiterbildung

1.3. Koordination des klinischen Krebsregisters der angeschlossenen Kliniken

2. Planung und Organisation der kooperativen Forschungsprojekte.

Die Sitzungen des Lenkungsausschusses werden vom Vorsitzenden geleitet (bis August 1996: Prof. Dr. Christian Herfarth, seit September 1996: Prof. Dr. Dr. Michael Wannenmacher). Ihm untersteht auch die Koordinations- und Geschäftsstelle des Tumorzentrums Heidelberg/Mannheim.

Optimale Versorgung von Tumorpatienten

Spezielle onkologische Einheiten an den Kliniken des Tumorzentrums bilden gewisse Kristallisationspunkte für besondere diagnostische und therapeutische Probleme. Ihnen obliegt auch ein Teil der klinisch-grundlagenwissenschaftlichen Forschungskoordination. Hierzu gehören:

- die Sektion für Chirurgische Onkologie der Chirurgischen Universitätsklinik Heidelberg
- die Abteilung Innere Medizin V der Medizinischen Klinik und Poliklinik Heidelberg
- die Sektion für Onkologie/Hämatologie der Universitäts-Kinderklinik Heidelberg
- die Sektion Orthopädische Onkologie der Stiftung Orthopädische Universitätsklinik Heidelberg
- die Sektion für spezielle Onkologie der III. Medizinischen Klinik, Onkologisches Zentrum am Klinikum der Stadt Mannheim und
- die Abteilung Innere Medizin – Onkologie der Thoraxklinik Heidelberg-Rohrbach der Landesversicherungsanstalt Baden.

Die Radiologischen Universitätskliniken in Heidelberg und Mannheim behandeln fast ausschließlich Tumorpatienten. Andere Einrichtungen der Kliniken in Heidelberg und Mannheim, die ebenfalls Patienten mit bösartigen Erkrankungen therapieren, kooperieren über die Onkologischen Arbeitskreise und durch interdisziplinäre Konsilien.

Neben den Onkologischen Arbeitskreisen in Heidelberg und Mannheim gibt es weitere spezielle Einrichtungen für eine optimale Versorgung von Tumorpatienten.

Dazu zählt die Psychosoziale Nachsorgeeinrichtung und das ihr angeschlossene Fortbildungsseminar an der Chirurgischen Universitätsklinik Heidelberg – 1979 von der Deutschen Krebshilfe e.V. gegründet und seit 1984 in Trägerschaft des Landes Baden-Württemberg. Diese Einrichtung widmet sich der psychosozialen Versorgung von Karzinompatienten – hier besonders an der Chirurgischen Universitätsklinik, der Universitäts-Frauenklinik und der Medizinischen Poliklinik in Heidelberg – sowie der Fort- und Weiterbildung von Ärzten, Pflegenden, psychosozialen Fachkräften und Laien und der patientenzentrierten Forschung. Den Tumorpatienten wird über diese Einrichtung behandlungsflankierende psychosoziale Versorgung durch Beratung, Krisenintervention und Psychotherapie angeboten. Des weiteren wird das klinische, an psychosoziale Fragestellungen interessierte Personal entsprechend fortgebildet. Auch den ambulant behandelten Patienten bietet die Psychosoziale Nachsorgeeinrichtung entsprechende Betreuungsmöglichkeiten an.

Seit Mitte der achtziger Jahre erfolgt in Heidelberg eine Fort- und Weiterbildung für Krankenpflege in der Onkologie. Durch Unterstützung des Sozialministeriums Baden-Württemberg und des Bundesministeriums für Gesundheit wurden berufsbegleitende Lehrgänge für Krankenpflege in der Onkologie entwickelt. Die Fachweiterbildung „Pflege des Tumorpatienten und schwerst-chronisch Kranken“ besitzt seit 1991 die staatliche Anerkennung. Sie findet berufsbegleitend über zwei Jahre statt und richtet sich an Krankenschwestern/-pfleger und Kinderkrankenschwestern/-pfleger, welche mindestens zwei Jahre Berufserfahrung aufweisen können. Im Mai 1992 begann der erste zweijährige Weiterbildungskurs mit 11 Teilnehmerinnen. Der zweite Kurs wurde im April 1995 mit einer erfolgreichen Prüfung abgeschlossen.

Im Herbst 1993 hat der Landeskrankenhausausschuß Baden-Württemberg eine sogenannte Gesamtkonzeption „Brückenschwestern" mit 50 bewilligten Stellen für Baden-Württemberg verabschiedet. Der Name „Brückenschwestern“ aus dem sich der Ausdruck „Brückenpflegeteam“ entwickelte, verkörpert den Leitgedanken des Konzeptes: die „Brückenschwestern“ sollen eine Brücke zwischen Krankenhaus und häuslichem Umfeld schlagen.

Für den Bereich des Tumorzentrums Heidelberg/Mannheim wurden vier Stellen – davon drei für den Bereich Heidelberg und eine für Mannheim – genehmigt. Mittlerweile hat das Klinikum Mannheim das Team um zwei Teilzeitkräfte aufgestockt. Ziel der Brückenpflege ist es, dem tumorkranken Menschen lange Klinikaufenthalte zu ersparen. Der Patient, seine Angehörigen, die Pflegedienste, das gesamte häusliche Umfeld sollen dabei so unterstützt werden, daß für den Kranken im häuslichen Umfeld eine Betreuung möglich wird, die dem Versorgungsstandard des Krankenhauses gleicht. Die Übernahme normaler Pflegetätigkeit gehört dabei (mit Ausnahme pflegerischer Notfälle in der Rufbereitschaft) nicht zu den Aufgaben des Brückenpflegeteams, da der Schwerpunkt in der Organisation und Koordinierung der häuslichen Pflege liegt, das heißt, das Brückenpflegeteam stellt sicher, daß der Patient in seiner häuslichen Umgebung gepflegt wird und gibt auf Wunsch entsprechende Anleitung und Beratung. Bei den nachfolgenden Hausbesuchen stehen im Mittelpunkt die Beratung bei pflegerischen Fragen, die Hilfe bei der weiteren Finanzierung der Pflege sowie die psychosoziale Betreuung der Betroffenen und seiner Angehörigen.

Kooperative Forschungsprojekte des Tumorzentrums

Die Auswahl der zu fördernden Forschungsprojekte aus einem erheblichen Antragsumfang erfolgt durch ein externes Gutachtergremium, das sich aus Experten der einschlägigen Fachrichtungen zusammensetzt und die förderwürdigen Projekte sowie die dafür im Rahmen des Forschungsetats verfügbaren Sachmittel und Personalstellen zuweist. Regelmäßige Zwischenbegutachtungen entscheiden über die weitere Förderung der einzelnen Projekte, so daß die Effizienz der Forschung im Tumorzentrum Heidelberg/Mannheim auf hohem Niveau gesichert ist.

Die kooperativen Forschungsprojekte des Tumorzentrums Heidelberg/Mannheim unterliegen auch einer internen Selbstkontrolle, die dadurch gewährleistet ist, daß ein Koordinatorengremium gebildet wurde, das Sitz im Lenkungsausschuß hat. Es berichtet regelmäßig zu den einzelnen Projekten und über Forschungssymposien, in denen die Ergebnisse der Projekte der Öffentlichkeit vorgestellt werden. Der bei den Forschungssymposien erreichte Erfahrungsaustausch wird seit 1997 durch regelmäßige Forschungskolloquien der Projektleiter ergänzt.

Die Forschungsprojekte des Tumorzentrums Heidelberg/Mannheim sind durch die Verknüpfung von klinischer Forschung und Grundlagenforschung geprägt. Die Projekt werden in der Regel von einem Projektleiter aus dem klinischen Bereich und einem weiteren Projektleiter aus der Grundlagenwissenschaft bearbeitet. Die Forschungsprojekte bilden damit Forschungsachsen zwischen den Kliniken und dem Deutschen Krebsforschungszentrum.

Nachdem in den ersten Jahren des Tumorzentrums einzelne onkologische Forschungsprojekte gefördert wurden, die untereinander keine wesentliche Beziehung hatten, wurde 1983/84 das Konzept der Schwerpunktprojekte für bestimmte Tumorarten eingeführt. Schwerpunktprojekte waren zum Beispiel „Maligne Lymphome und Leukämien“, „Kolorektales Karzinom“, „Mammakarzinom“ und „Bronchialkarzinom“. Obgleich die Arbeit in diesen Schwerpunktprojekten sehr fruchtbar war und die Entwicklung zeigte, daß diese Planung sich als richtig erwies, lebt Forschung von der Weiterentwicklung der Konzepte, von neuen Fragestellungen. Anfang der neunziger Jahre wurde daher im Tumorzentrum die Schwerpunktbildung nach Methodenforschung ausgiebig diskutiert. Diese Idee wurde auch durch die externen Gutachter stark unterstützt. So wurden für die Jahre ab 1992 folgende Forschungsschwerpunkte entwickelt, denen jeweils ein klinischer und ein grundlagenwissenschaftlicher Koordinator vorsteht (Stand: 11. 2. 1997):

Forschungsschwerpunkt I: Immunologische und molekularbiologische Ansätze für die Tumordiagnostik

Koordinatoren: Priv.-Doz. Dr. Hartmut Döhner, Dr. Gerhard Moldenhauer

Forschungsschwerpunkt II: Biological Response Modifiers und molekulare Therapieansätze

Koordinatoren: Prof. Dr. Stefan Meuer, Prof. Dr. Peter H. Krammer

Forschungsschwerpunkt III: Lokoregionäre Tumortherapie – Strahlentherapieforschung einschließlich Diagnostik

Koordinatoren: Dr. Dr. Jürgen Debus, Prof. Dr. Gerhard van Kaick

Forschungsschwerpunkt IV: Tumorzellheterogenität, Metastasierung und Resistenz

Koordinatoren: Priv.-Doz. Dr. Thomas Lehnert, Prof. Dr. Werner W. Franke.

Die vier Forschungsschwerpunkte setzen sich jeweils aus mehreren Projekten zusammen. Derzeit werden folgende Projekte gefördert:

Forschungsschwerpunkt I:

Gruppe 1: Molekularbiologie und Zytogenetik

Projekt 1:

Charakterisierung unbalancierter chromosomaler Regionen bei malignen Lymphomen und myeloischen Leukämien, Identifizierung von pathogenetisch relevanten Genen

Projektleiter:
Priv.-Doz. Dr. Hartmut Döhner,
Priv.-Doz. Dr. Peter Lichter

Projekt 2:

Untersuchung chromosomaler Veränderungen in Weichgewebssarkomen mittels moderner molekular-zytogenetischer Methoden

Projektleiter:
Dr. Gunhild Mechtersheimer

Projekt 3:

Molekulare Genetik und Expression von Tumor-Suppressorgenen beim Mammakarzinom in der Prämenopause: Analyse der klinisch diagnostischen Bedeutung

Projektleiter:
Dr. Ute Hamann, Dr. Peter Sinn

Projekt 4:

Immunhistologische, elektronenmikroskopische und molekularbiologische Untersuchung zu Apoptose, apoptoserelevanten Genen und EBV-Status

Projektleiter:
Dr. Caroline Verbeke,
Priv.-Doz. Dr. Hanswalter Zentgraf

Gruppe 2: Residuale Erkrankung und Mikrometastasierung

Projekt 1:

Molekulare Mechanismen und diagnostischer Nachweis der Invasion und Dissemination solider Tumoren

Projektleiter:
Prof. Dr. Margot Zöller,
Prof. Dr. Magnus von Knebel Doeberitz

Projekt 2:

Tumorzellnachweis im Knochenmark, peripherem Blut und Blutstammzelltransplantation bei Patientinnen mit Mammakarzinom

Projektleiter:
Priv.-Doz. Dr. Rainer Haas,
Prof. Dr. Werner W. Franke

Gruppe 3: Tumorassoziierte Antigene und Tumortargeting

Projekt 1:

Phage-Display-Antikörperbibliotheken: Eine neue Strategie zur Identifizierung tumorassoziierter Antigene kolorektaler Karzinome

Projektleiter:
Dr. Rüdiger Ridder,
Dr. Gerhard Moldenhauer

Forschungsschwerpunkt II

Gruppe 1: Blutstammzelltransplantation und residuale Tumorzellen

Projekt 1:

Therapeutische Nutzung von Adhäsionsmolekülen bei Mobilisierung und Transplantation hämatopoetischer Stammzellen

Projektleiter:
Priv.-Doz. Dr. Rainer Haas,
Prof. Dr. Margot Zöller

Projekt 2:

Molekulare Mechanismen der Interaktion von Adhäsionsmolekülen bei Mobilisierung und Transplantation hämatopoetischer Stammzellen

Projektleiter:
Priv.-Doz. Dr. Rainer Haas,
Priv.-Doz. Dr. Reinhard Schwartz-Albiez

Projekt 3:

Hemmung der leukämiespezifischen BCR-ABL-Expression und der Proliferation Philadelphia-Chromosom-positiver CML-Zellen durch Antisense Nukleinsäuren und Ribozyme

Projektleiter:
Dr. Ralf Kronenwett,
Dr. Andreas Hochhaus

Gruppe 2: Apoptose

Projekt 1:

Aktivierung des CD95 Signalwegs in Leukämien und soliden Tumoren durch Zytostatika und Strahlentherapie

Projektleiter:
Prof. Dr. Klaus-Michael Debatin,
Prof. Dr. Peter H. Krammer

Projekt 2:

Immunevasion von Tumorzellen durch Interferenz mit dem APO-1/Fas (CD95) Rezeptor/Liganden System bei hepatozellulärem Karzinom

Projektleiter:
Priv.-Doz. Dr. Peter R. Galle,
Prof. Dr. Peter H. Krammer

Projekt 3:

Molekulare Grundlagen des Signawegs der APO-1 (Fas/CD95) vermittelten Apoptose bei Leukämien

Projektleiter:
Prof. Dr. Peter H. Krammer,
Prof. Dr. Klaus-Michael Debatin

Projekt 4:

Bedeutung der Apoptose bei Zellen des Stützgewebes, insbesondere bei Osteosarkomzellen und Osteoblasten

Projektleiter:
Dr. Hans C. Mau,
Prof. Dr. Klaus-Michael Debatin

Gruppe 3: Tumortoleranz

Projekt 1:

Identifikation tumorspezifischer T-Zell-Antigene beim Kolonkarzinom des Menschen

Projektleiter:
Prof. Dr. Stefan Meuer,
Dr. Ulrich Moebius

Projekt 2:

Induktion spezifischer Immunantworten gegen Mamma- und Ovarialkarzinome unter Verwendung immunogener Tumorzellvarianten

Projektleiter:
Prof. Dr. Diethelm Wallwiener,
Dr. Ulrich Moebius

Projekt 3:

Blockade der immunsuppressiven Wirkung des „Tumormarkers" neuronspezifische Enolase (NSE)

Projektleiter:
Dr. Yvonne Samstag,
Priv.-Doz. Dr. Georg Sczakiel

Gruppe 4: Tumortherapie mit bispezifischen Antikörpern und rekombinanten ScFv-Konstrukten

Projekt 1:

Herstellung und präklinische Evaluation bispezifischer monoklonaler Antikörper und rekombinanter ScFv-Konstrukte zur Induktion einer T-Lymphozyten-vermittelten Zytotoxizität gegen menschliche kolorektale Karzinome

Projektleiter:
Dr. Gerhard Moldenhauer,
Dr. Stefan Riedl

Projekt 2:

Herstellung und Prüfung rekombinanter humaner Immuntoxine für die Behandlung lymphatischer Leukämien und maligner Lymphome

Projektleiter:
Prof. Dr. Melvyn Little,
Prof. Dr. Klaus-Michael Debatin

Forschungsschwerpunkt III:

Gruppe 1: Diagnostik

Projekt 1:

PET zur Rezidivdiagnostik und zum Monitoring neuer Therapieansätze bei malignen Tumoren

Projektleiter:
Dr. Dr. Jürgen Debus,
'Dr. Michael Knopp

Projekt 2:

PET zur Rezidivdiagnostik und Monitoring neuer Therapieansätze bei malignen Tumoren

Projektleiter:
Prof. Dr. Peter Georgi,
Dr. Uwe Haberkorn

Gruppe 2: Tumortherapie

Projekt 1:

Stereotaktisch geführte Bestrahlungstechniken im Kopf- und Ganzkörperbereich

Projektleiter:
Dr. Dr. Jürgen Debus,
Prof. Dr. Wolfgang Schlegel

Projekt 2:

Konformations-Strahlenbehandlung mit Hilfe inverser Planung und intensitätsmodulierten Photonen-Feldern

Projektleiter:
Dr. Dr. Jürgen Debus,
Prof. Dr. Wolfgang Schlegel

Projekt 3:

Einsatz und Weiterentwicklung neuer Bestrahlungstechniken unter Einbeziehung eines computergesteuerten Multivane-Schlitzkollimators in Kombination mit der Tischtranslations-Bewegungsbestrahlung

Projektleiter:
Dr. Dr. Jürgen Debus,
Dr. Bernd-Michael Hesse

Projekt 4:

Verbund zur klinischen Einführung von Laserinduzierter Fluoreszenzdiagnostik (LIFD) und Photodynamischer Therapie (PDT) maligner Tumoren mit makromolekular gekoppelten Photosensibilisatoren

Projektleiter:
Dr. Johannes Gahlen,
Dr. Wolfgang Maier-Borst

Forschungsschwerpunkt IV

Projekt 1:

Identifizierung und Charakterisierung karzinomspezifischer Oberflächen-Domänen in einzelnen metastasierenden Zellen und Mikrometastasen: Zell- und molekularbiologische Grundlagen zur Verbesserung der Transplantation von Stammzellen

Projektleiter:
Priv.-Doz. Dr. Rainer Haas,
Prof. Dr. Werner W. Franke

Projekt 2:

Differenzierungsspezifische Expression der Plakoglubin/Armadillo-Genfamilie in der Haut und ihren Tumoren: Neue diagnostische Möglichkeiten

Projektleiter:
Prof. Dr. Ingrid Moll,
Prof. Dr. Werner W. Franke

Projekt 3:

Überwindung von Tumorresistenzmechanismen durch die kovalente Kopplung von Methotrexat an Albumin

Projektleiter:
Dr. Gernot Hartung,
Dr. Eva Frei

Projekt 4:

Genetische Veränderungen als Marker für die Diagnose und Prognose gastrointestinaler Tumoren

Projektleiter:
Prof. Dr. Manfred Schwab,
Dr. Johannes Gebert

Projekt 5:

Zellbiologische Untersuchungen zur Expression und Lokalisation der Zell-Zell-Kontakte vermittelnden Komponenten Desmoplakin, Desmoglein und E-Cadherin und ihre Bedeutung für die Progression von Kopf-Hals-Karzinomen

Projektleiter:
Dr. Franz X. Bosch,
Priv.-Doz. Dr. Jürgen Kartenbeck

Projekt 6:

Expression des Multidrug Resistance Proteins (MRP) in humanen Hepatozellulären Karzinomen

Projektleiter:
Prof. Dr. Dietrich Keppler,
Dr. Markus Möhler

Projekt 7:

Rationale Chemotherapie beim Bronchialkarzinom

Projektleiter:
Dr. Heinrich Becker,
Priv.-Doz. Dr. Christof Granzow

Projekt 8:

Molekulargenetische Untersuchungen zur Bedeutung des genetischen Status des p53-Tumor-Suppressorgens für die Progression von Kopf-Hals-Karzinomen

Projektleiter:
Dr. Franz X. Bosch,
Priv.-Doz. Dr. Hanswalter Zentgraf

Projekt 9:

Die Bedeutung des „Parathormon-related Protein" für Tumormetastasierung und -wachstum

Projektleiter:
Dr. Tobias Schilling,
Prof. Dr. Werner W. Franke

Projekt 10:

Multimodale Analyse der Tumorzellheterogenität beim Pankreaskarzinom unter Berücksichtigung von Zytogenetik, Proliferation, apoptotischer Aktivität und Chemotherapie-Resistenz

Projektleiter:
Dr. Caroline Verbeke,
Priv.-Doz. Dr. Hanswalter Zentgraf

Projekt 11:

Untersuchungen mit neuen funktionellbiologischen Verfahren und nichtinvasive Bestimmung der Multidrug-Resistenz bei Patienten mit Mammatumoren und malignen Lymphomen zur Optimierung und Individualisierung des Therapiemanagements

Projektleiter:
Prof. Dr. Ludwig Strauss,
Priv.-Doz. Dr. Adelheid Weiss

Projekt 12:

Tenascin-C-Isoformen und Abbauprodukte in Metastasen kolorektaler Karzinome und ihre klinische Relevanz

Projektleiter:
Dr. Stefan Riedl

Projekt 13:

Navigationssystem für die Leberchirurgie: 3-D-Rekonstruktion zur Erfassung der Wachstumskinetik von Lebermetastasen

Projektleiter:
Dr. Wolfram Lamadé,
Priv.-Doz. Dr. Hans-Peter Meinzer

Die beschriebenen Forschungsaktivitäten des Tumorzentrums werden teilweise durch Studien ergänzt, die mit anderen Tumorzentren und Einrichtungen, wie beispielsweise mit der European Organisation for Research on Treatment of Cancer (EORT), mit dem Schweizerischen Institut für Angewandte Krebsforschung (SIAK) und mit den Onkologischen Arbeitsgemeinschaften der Deutschen Krebsgesellschaft, durchgeführt werden.

Für die Planung und Auswertung von Studien im Bereich der klinischen Onkologie im Tumorzentrum, für Forschungsprojekte zu Fragen der Epidemiologie des Krebses sowie der Bewertung medizinischer Therapien und diagnostischer Verfahren ist im Tumorzentrum ein Biometriker tätig, der auch von vielen Kooperationspartnern des Tumorzentrums konsultiert wird.

Die Tumordokumentation am Tumorzentrum Heidelberg/Mannheim erfolgt in Form eines klinischen Krebsregisters, für die drei klinischen Vertragspartner jeweils getrennt. Datenschutzfragen verhindern ein zentralisiertes Krebsregister des Tumorzentrums als Ganzes.

Weitere Aktivitäten

Zu den Zielen des Tumorzentrums gehören nach seiner Satzung auch die Fort- und Weiterbildung der Ärzte in der

Onkologie. Regelmäßig werden im Tumorzentrum Fortbildungsveranstaltungen durchgeführt, die von den Onkolgischen Arbeitskreisen Heidelberg oder Mannheim in Zusammenarbeit mit der Bezirksärztekammer Nordbaden getragen werden. Diese Fortbildungsveranstaltungen dienen dazu, Ergebnisse der klinischen Tumorforschung und der onkologischen Grundlagenforschung den in der Praxis tätigen Ärzten zugänglich zu machen sowie die Fort- und Weiterbildung der Ärzte zu gewährleisten. Dabei werden insbesondere Forschungsergebnisse, die als neue Behandlungsmethoden in den Kliniken des Tumorzentrums bereits übernommen werden konnten, den niedergelassenen und Krankenhausärzten vermittelt. In der Auswahl der Referate wird die Bedeutung der interdisziplinären Kooperation in der Tumorforschung und Tumorbehandlung dokumentiert. Die Akzeptanz dieser Fortbildungsveranstaltungen bei den Ärzten ist hoch.

Die Themen der Veranstaltungen lauteten:

Onkologischer Arbeitskreis Heidelberg:

1997 (01.02.): Multimodale Kombinationstherapien

1996 (03.02.): Aktueller Stand in Diagnostik und Therapie gastrointestinaler Tumoren

1995 (07.10): Früherkennung – die Chance für den Krebspatienten

1995 (04.02.): Hochdosistherapie mit Blutstammzell-Transplantation bei soliden Tumoren und hämatologischen Systemerkrankungen

Onkologischer Arbeitskreis Mannheim:

1997 (18.10.): Kolorektale Tumoren

1996 (19.10.): Mammakarzinom – neue Trends in Diagnostik und Therapie

1995 (21.10): Neoadjuvante Therapiekonzepte.

Im Zweijahresrhythmus werden in Heidelberg spezielle Fortbildungsveranstaltungen für Hausärzte :„Onkologie für den Hausarzt – Themen der Vor-, Nach- und Mitsorge" durchgeführt; am 7. 12. 1996.

Im Rahmen der Aktion „Europa gegen Krebs" führte das Tumorzentrum vom 7. bis 14. Oktober 1995 die Aktionswoche „Aktiv gegen Krebs – Vorbeugung und Früherkennung" durch. Für die Mediziner entstand eine Broschüre „Früherkennung" im Rahmen der beschriebenen Schriftenreihe des Tumorzentrums, und am Samstag, dem 7. Oktober 1995, fand eine Fortbildungsveranstaltung unter dem Motto „Früherkennung – die Chance für den Krebspatienten" statt. Eine Aufklärungskampagne über Krebsursachen, Krebsprävention und Möglichkeiten der Früherkennung wandte sich an die Bürger. Mit einem Merkblatt, das an rund 100 000 Haushalte der Region Heidelberg durch Postwurfsendung verteilt wurde, wurde auf Möglichkeiten der Prävention, auf Warnzeichen, bei deren Auftreten man den Arzt aufsuchen sollte, und auf Früherkennungsuntersuchungen hingewiesen. Mit dieser Postwurfsendung wurde auch zu einem Vortrags- und Beratungsprogramm für Bürger, von Montag, dem 9., bis Samstag, dem 14. Oktober, eingeladen. An jedem Tag fanden Vorträge über eine bestimmte Krebsform statt: am Montag über Lungenkrebs, am Dienstag über Brustkrebs, am Mittwoch über Krebs im Magen-Darm-Bereich, am Donnerstag über Leukämien und Lymphome, am Freitag über Prostatakrebs und am Samstag sowohl über Hautkrebs wie auch über Krebs im Kopf-Hals-Bereich. Den Vorträgen der Kliniker folgte ein äußerst interessiertes Publikum. Nicht selten waren es Betroffene oder Angehörige von Krebskranken, die sich informieren wollten und sich zum Beispiel nach dem familiären Risiko erkundigten. Den Vorträgen folgte immer eine rege Diskussions- und Fragerunde. Im Foyer des Kommunikationszentrums des Deutschen Krebsforschungszentrums, in dem die Veranstaltungen stattfanden, ließen sich die Besucher im Rahmen eines Informationsprogramms über gesunde Ernährung, geeignete sportliche Betätigung, Möglichkeiten der Prävention oder über die Arbeit von Selbsthilfeorganisationen informieren. Am Dienstag, als der Brustkrebs auf dem Programm stand, fand außerdem ein Training zur Selbstuntersuchung der Brust auf Knoten statt und am Mittwoch, als die Tumoren im Magen-Darm-Bereich behandelt wurden, gab es am Informationsstand der Barmer Ersatzkasse, die diese Aktionswoche finanziell unterstützt hat, eine individuelle Ernährungsberatung durch eine Diätassistentin. „Eine solche Veranstaltung könnten Sie auch dreimal im Jahr machen" lautete das Urteil von Besuchern der Aktionswoche.

Finanzierung

Die klinische Onkologie wird aus dem Haushalt der Kliniken finanziert. Die Finanzierung der Forschungsaktivitäten des Tumorzentrums erfolgt auf der Basis der oben beschriebenen externen Begutachtung mit Mitteln des Bundesministeriums für Bildung, Wissenschaft, Forschung und Technologie (90 Prozent) und des Ministeriums für Wissenschaft, Forschung und Kunst des Landes Baden-Württemberg (10 Prozent), die über den Haushalt des Deutschen Krebsforschungszentrums laufen.

Der Betrieb der Koordinations- und Geschäftsstelle und ihrer Aktivitäten wird von den vier Vertragspartnern finanziert. Die ständige Aktualisierung und Ergänzung der Schriftenreihe des Tumorzentrums wird zu einem Teil durch Spendenmittel ermöglicht.

Verbund Klinisch-Biomedizinische Forschung

Der Verbund Klinisch-Biomedizinische Forschung (KBF) wurde 1992 von fünf Einrichtungen der jetzigen Hermann von Helmholtz-Gemeinschaft Deutscher Forschungszentren (HGF) gegründet, deren Schwerpunkt die Gesundheitsforschung ist. Die Gründungsmitglieder sind in alphabetischer Reihenfolge:

DKFZ – Stiftung Deutsches Krebsforschungszentrum, Heidelberg,

GBF – Gesellschaft für Biotechnologische Forschung mbH, Braunschweig,

GSF – GSF-Forschungszentrum für Umwelt und Gesundheit GmbH, München,

KFA – Forschungszentrum Jülich GmbH, Jülich,

MDC – Stiftung Max-Delbrück-Centrum für Molekulare Medizin, Berlin-Buch.

In der Folgezeit wurden mit dem Forschungszentrum Karlsruhe (FZK), Karlsruhe, dem Institut für Luft-und Raumfahrtmedizin der Deutschen Forschungsanstalt für Luft- und Raumfahrt (DLR), Köln, und der Gesellschaft für Schwerionenforschung mbH (GSI), Darmstadt, drei weitere Helmholtz-Einrichtungen aufgenommen. Als assoziierte Mitglieder kamen das Deutsche Institut für Ernährungsforschung (DIfE), Potsdam-Rehbrücke, das Forschungszentrum Borstel (FZB), Borstel, das Heinrich-Pette-Institut für Experimentelle Virologie und Immunologie (HPI), Hamburg, die Klinik für Tumorbiologie (KTB), Freiburg, sowie das Zentralinstitut für Seelische Gesundheit (ZI), Mannheim, hinzu, so daß der Verbund inzwischen aus 13 Einrichtungen besteht.

Ziel des Verbunds ist es, durch die Qualitätsoptimierung entsprechender Forschungsansätze sowie die gezielte Förderung von Gemeinschaftsprojekten mit dem klinischen Umfeld einen Beitrag zur Verbesserung der klinisch orientierten biomedizinischen Forschung zu leisten.

Der Verbund hat zwei Organe, den Vorstand und den Koordinierungsausschuß, die die Verbundarbeit in enger Zusammenarbeit steuern.

Den Vorstand bilden die wissenschaftlichen Geschäftsführer der beteiligten Einrichtungen und zwei kaufmännische Vorstandsmitglieder.

Der Koordinierungsausschuß wird vom Vorstand berufen und besteht aus wissenschaftlich besonders ausgewiesenen Repräsentanten der betreffenden Einrichtungen. Ihre Zahl richtet sich nach dem Anteil der Gesundheitsforschung am Gesamtbereich wissenschaftlicher Aktivitäten in der betreffenden Einrichtung. Gegenwärtig besteht der Koordinierungsausschuß aus 17 Mitgliedern. Vorstand und Koordinierungsausschuß beraten in der Regel gemeinsam über organisatorische und inhaltliche Belange des Verbunds.

Qualitätsoptimierung soll im wesentlichen durch eine entsprechende Berufungspolitik und die Leistungsbewertung der eigenen Forschung erzielt werden.

Die beteiligten Einrichtungen verpflichten sich, in die Berufungskommissionen zwei vom Verbund benannt externe Mitglieder aufzunehmen, um auf der Basis eines möglichst breiten Sachverstandes am besten qualifizierte Kandidaten für Leitungsfunktionen auszuwählen.

Die Verbundeinrichtungen messen der regelmäßigen Bewertung der eigenen Forschung durch interne und externe – in der Regel dann international besetzte – Gutachterkommissionen große Bedeutung bei. Der Verbund bemüht sich, die bestehenden Begutachtungsmodalitäten in den Mitgliedereinrichtungen zu harmonisieren und dazu beizutragen, daß die besten Fachwissenschaftler des betreffenden Gebiets eine neutrale Stellungnahme zur geleisteten Arbeit abgeben oder gegebenenfalls Empfehlungen zur Neuausrichtung aussprechen. Diese Bewertungen können Struktur und Ausrichtung bestehender Schwerpunkte tiefgreifend beeinflussen. Mitglieder des Verbunds nehmen grundsätzlich an Begehungen der Mitgliedseinrichtungen teil.

Der Verbund ist ebenfalls bemüht, eine gewisse Koordination künftiger Forschungsansätze zu übernehmen – insbesondere, um intensive Überschneidungen wissenschaftlicher Aktivitäten zu vermeiden.

Neben den zuvor geschilderten organisatorischen Maßnahmen zur Qualitätsoptimierung der beteiligten Einrichtungen will er einen Beitrag zur klinischen Forschung leisten: Dieser Beitrag soll in der gezielten Förderung von Kooperationsprojekten zwischen zwei Gruppen der Verbundeinrichtungen und klinischen Partnern – bevorzugt Universitätskliniken – bestehen sowie in der Bereitstellung von Mitteln für Forschungsaufenthalte von wissenschaftlich engagierten Klinikern in Einrichtungen des Verbunds. Für die Zeit ihrer Forschungstätigkeit in den Verbundeinrichtungen sollen den Kliniken entsprechende Stellen zur Kompensation der ärztlichen Leistung zur Verfügung gestellt werden.

Der Verbund legt in Jahresversammlungen Rechenschaft über die geleistete Arbeit ab und verbindet diese jeweils mit einem wissenschaftlichen Symposium, an dem renommierteste Wissenschaftlerinnen und Wissenschaftler aus dem In- und Ausland teilnehmen.

Das erste Symposium fand im Herbst 1993 zum Thema „Gene Diagnosis and Gene Therapy" in Heidelberg im Deutschen Krebsforschungszentrum statt.

Weitere Symposien wurden im Jahr 1994 zum Thema „Genetic Instability" vom GSF-Forschungszentrum für Umwelt und Gesundheit, im Jahre 1995 zum Thema „Complex Genetic Diseases" vom Max-Delbrück-Centrum für Molekulare Medizin und im Jahr 1996 zum Thema „Molecular Targets for Drug Development" von der Gesellschaft für Biotechnologische Forschung mbH veranstaltet.

Organe der Stiftung

Kuratorium

Das Kuratorium hat gemäß § 8 der Stiftungssatzung die Aufgabe, die Rechtmäßigkeit, Zweckmäßigkeit und Wirtschaftlichkeit der Führung der Stiftungsgeschäfte zu überwachen. Es entscheidet über die allgemeinen Forschungsziele und die wichtigen forschungspolitischen und finanziellen Angelegenheiten der Stiftung. Außerdem beschließt es Bewirtschaftungsgrundsätze und Grundsätze für die Erfolgskontrolle und stellt die mehrjährigen Finanzpläne einschließlich der Ausbau- und Investitionsprogramme fest. Das Kuratorium tritt in der Regel zweimal jährlich zusammen.

Das Kuratorium faßte im Jahr 1994 unter anderem folgende Beschlüsse:

- Zustimmung zur Berufung von Dr. Peter Angel zum Leiter der befristeten Abteilung „Signaltransduktion und Wachstumskontrolle".
- Zustimmung zur Gründung der befristeten Abteilung „Theoretische Bioinformatik".
- Zustimmung zur Gründung der Abteilung „Medizinische Physik" und Berufung von Prof. Dr. Wolfgang Schlegel zu ihrem Leiter.
- Zustimmung zur Gründung der Abteilung „Molekulare Genomanalyse" und Berufung von Dr. habil. Annemarie Poustka zu ihrer Leiterin.
- Zustimmung zur Umwandlung der befristeten Abteilung „Organisation komplexer Genome" in eine unbefristete.

Die Ergebnisse der externen Begutachtungen der Forschungsschwerpunkte „Krebsrisikofaktoren und Krebsprävention" und „Radiologische Diagnostik und Therapie" wurden behandelt.

Im Jahr 1995 faßte das Kuratorium unter anderem folgende Beschlüsse:

- Zustimmung zum Bericht „Entwicklung und Perspektiven des Deutschen Krebsforschungszentrums".
- Zustimmung zur thematischen Neuausrichtung des Forschungsschwerpunkts „Bioinformatik" in „Genomforschung und Bioinformatik".
- Zustimmung zur Gründung der befristeten Abteilung „Funktionsanalyse viraler Onkoproteine".
- Berufung des Abteilungsleiters der befristeten Abteilung „Theoretische Bioinformatik" Dr. Martin Vingron.
- Berufung des Abteilungsleiters der Klinischen Kooperationseinheit „Dermato-Onkologie" Dr. Dirk Schadendorf.

Darüber hinaus befaßte sich das Kuratorium mit den Ergebnissen der externen Begutachtungen der Forschungsschwerpunkte

- „Angewandte Tumorvirologie"
- „Krebsentstehung und Differenzierung"
- „Tumorzellregulation"
- „Diagnostik und Experimentelle Therapie".

Im Jahr 1996 wurden unter anderem folgende Beschlüsse gefaßt:

- Bestellung des neuen Administrativen Mitglieds des Stiftungsvorstands, Dr. Josef Puchta.
- Zustimmung zur Einrichtung der Klinischen Kooperationseinheit „Strahlentherapie" und Berufung von Dr. Dr. Jürgen Debus zu ihrem Leiter.
- Zustimmung zur Bestellung des Sprechers des Forschungsschwerpunkts „Genomforschung und Bioinformatik" Priv.-Doz. Dr. Sandor Suhai.

– Zustimmung zur Gründung der Abteilung „Experimentelle Pathologie".

– Zustimmung zur Gründung der Abteilung „Molekulare Mechanismen der Krebsentstehung und Krebsabwehr".

– Zustimmung zur Gründung der Abteilung „Medizinische Physik und Biophysik".

– Zustimmung zur Gründung der befristeten Abteilung „Mechanismen der viralen Onkogenese".

– Zustimmung zur Gründung einer Zentralen Einrichtung „Biostatistik".

Das Kuratorium befaßte sich außerdem mit den Ergebnissen der externen Begutachtung des Forschungsschwerpunkts „Tumorimmunologie".

Das Wissenschaftliche Komitee des Kuratoriums hat nach § 10 der Stiftungssatzung die Aufgabe, die Entscheidungen des Kuratoriums in allen wissenschaftlichen Angelegenheiten vorzubereiten. Es ist insbesondere verantwortlich für die fortlaufende Ergebnisbewertung durch wissenschaftliche Begutachtung.

Neben der Erarbeitung von Entscheidungsgrundlagen für das Kuratorium hat das Wissenschaftliche Komitee Gutachtergremien, bestehend aus international führenden Wissenschaftlern, zu externen Begutachtungen berufen.

Mitglieder des Kuratoriums (Stand: 15. März 1998)

Parlamentarische Staatssekretärin Elke Wülfing (Vorsitzende des Kuratoriums)	Bundesministerium für Bildung, Wissenschaft, Forschung und Technologie Postfach 20 02 04, 53170 Bonn
MinDirig Dr. Heribert Knorr (stellvertretender Vorsitzender)	Ministerium für Wissenschaft, Forschung und Kunst des Landes Baden-Württemberg Postfach 10 34 53, 70029 Stuttgart
Prof. Dr. Peter Bannasch	Forschungsschwerpunkt Krebsrisikofaktoren und Krebsprävention Deutsches Krebsforschungszentrum Im Neuenheimer Feld 280, 69120 Heidelberg
MinDirig Dr. Knut Bauer	Bundesministerium für Bildung, Wissenschaft, Forschung und Technologie Postfach 20 02 04, 53170 Bonn
Prof. Dr. Dr. Max Burger*	Friedrich Miescher-Institut Postfach 2543, CH-4002 Basel/ Schweiz
Prof. Dr. Ingrid Grummt	Forschungsschwerpunkt Krebsentstehung und Differenzierung Deutsches Krebsforschungszentrum Im Neuenheimer Feld 280, 69120 Heidelberg
Prof. Dr. Peter Gruss*	Max-Planck-Institut für Biophysikalische Chemie Karl-Friedrich-Bonhoeffer-Institut Postfach 2841, 37018 Göttingen
Prof. Dr. Christoph Huber*	3. Medizinische Klinik und Poliklinik Klinikum der Johannes-Gutenberg-Universität Langenbeckstr. 1, 55101 Mainz
MinR Dr. Gabriele Hundsdörfer	Bundesministerium für Gesundheit Deutschherrenstr. 78, 53117 Bonn
Prof. Dr. Joachim R. Kalden* (Vorsitzender des Wissenschaftlichen Komitees)	Medizinische Klinik III mit Poliklinik der Friedrich-Alexander-Universität Erlangen-Nürnberg Krankenhausstr. 12, 91054 Erlangen
Prof. Dr. Paul Kleihues*	International Agency für Research on Cancer 150, cours Albert Thomas F-69372 Lyon Cedex 08/Frankreich
N. N.	Deutsches Krebsforschungszentrum Im Neuenheimer Feld 280, 69120 Heidelberg
Prof. Dr. Hans-Jürgen Quadbeck-Seeger*	BASF AG 67056 Ludwigshafen
MinR Robert Fischer	Finanzministerium des Landes Baden-Württemberg Postfach 10 14 53, 70013 Stuttgart
Prof. Dr. Harald Stein*	Freie Universität Berlin Institut für Pathologie des Universitätsklinikums Steglitz Hindenburgdamm 30, 12203 Berlin
RegDir Dr. Ulrich Teichmann	Bundesministerium der Finanzen Graurheindorfer Str. 108, 53117 Bonn
Prof. Dr. Jürgen Siebke	Rektor der Universität Heidelberg Grabengasse 1, 69117 Heidelberg
Prof. Dr. Reinhard Ziegler	Medizinische Universitätsklinik und Poliklinik (Ludolf-Krehl-Klinik) Bergheimer Str. 58, 69115 Heidelberg

*) Mitglieder des Wissenschaftlichen Komitees

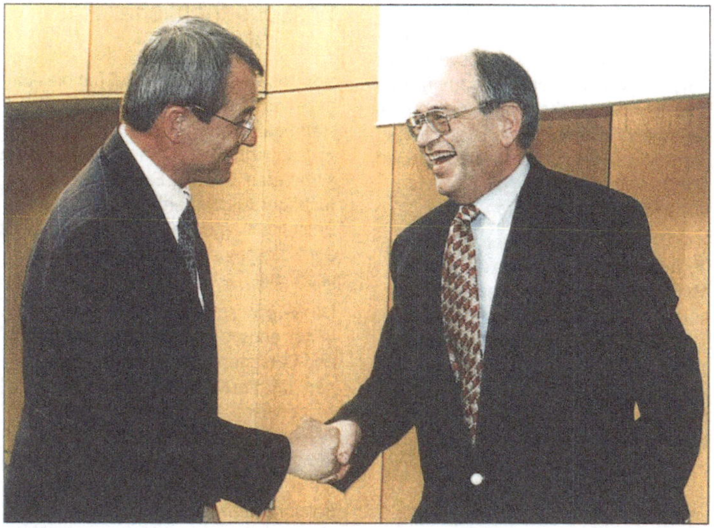

Abb. 113
Verabschiedung des Administrativen Mitglieds des Stiftungsvorstands, Dr. Reinhard Grunwald, im April 1996 durch Prof. Dr. Werner Franke, Vorsitzender des Wissenschaftlichen Rats

Stiftungsvorstand

Der Stiftungsvorstand leitet nach § 14.1 der Satzung die Stiftung. Er setzt sich (§ 15.1) aus mindestens einem wissenschaftlichen und einem administrativen Mitglied zusammen. Der Vorsitzende ist wissenschaftlicher Repräsentant der Stiftung. Das Kuratorium bestellt die Mitglieder des Stiftungsvorstands nach Anhörung des Wissenschaftlichen Rats (§ 15.2).

Seit dem 1. Mai 1983 leitet Prof. Dr. med. Dr. h.c. mult. Harald zur Hausen als Vorsitzender und wissenschaftliches Mitglied den Stiftungsvorstand. Er wurde zu einer dritten Amtsperiode ab Mai 1993 für fünf Jahre berufen. Dr. jur. Reinhard Grunwald, der seit 1984 Administratives Mitglied des Stiftungsvorstands war, wurde in seiner dritten Amtsperiode zum Generalsekretär der Deutschen Forschungsgemeinschaft (DFG) gewählt und schied 1996 aus dem Stiftungsvorstand aus. Seine Nachfolge trat Dr. rer. pol. Josef Puchta

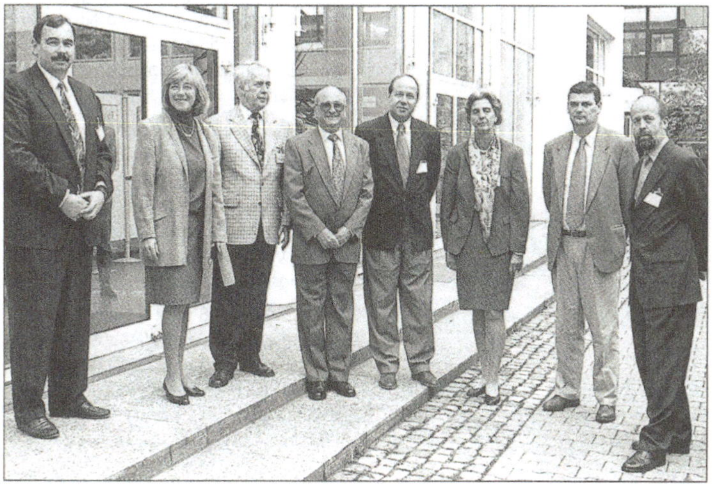

Abb. 114
Kurz nach seinem Amtsantritt: Dr. Josef Puchta, Administratives Mitglied des Vorstands des Deutschen Krebsforschungszentrums (links) mit Teilnehmern an der 6. Heidelberg-Rehovot-Konferenz über Managementinstrumente und -erfahrungen: Oberbürgermeisterin Beate Weber, Dr. Bernd Martin, Max-Planck-Institut für Kernphysik, Yaakob Naan, Weizmann-Institut, Rehovot, Moshe Vigdor, Hebrew University, Jerusalem, Romana Gräfin vom Hagen, Universität Heidelberg, Dr. Israel German, Ben Gurion Universität, Beer Sheva, Dr. Wolfgang Henkel, Deutsches Krebsforschungszentrum

an, der zum 1. August 1996 als Administratives Mitglied des Stiftungsvorstands für eine Amtsperiode von fünf Jahren berufen wurde.

Die herkömmlich als Planen, Entscheiden und Kontrollieren umschriebenen betrieblichen Leitungsfunktionen haben in einer einerseits multidisziplinären, andererseits vielschichtig und notwendig stark dezentral gegliederten Forschungseinrichtung weniger hierarchische Struktur. Die wissenschaftliche Leitung beruht vielmehr stärker auf der Auslösung und Förderung von Ideen, der Koordinierung von Abläufen sowie dem Abgleich vielfältiger Interessen.

Schwerpunkte der Arbeit des Stiftungsvorstands lagen daher bei der Definition des wissenschaftlichen Programms des Deutschen Krebsforschungszentrums, insbesondere auf Überlegungen zur Aufnahme von Forschungsaufgaben oder zu ihrer Beendigung, bei der leistungsbezogenen Ressourcenverteilung und der weiteren Verbesserung betrieblicher Abläufe. Fragen der Zusammenarbeit mit den Gremien der Stiftung, den Zuwendungsgebern und wissenschaftlichen Partnern im In- und Ausland sowie insbesondere die Verhandlungen zur Etablierung klinischer Kooperationseinheiten prägten die Arbeit des Stiftungsvorstands. Ein weiterer Schwerpunkt lag auf der Weiterentwicklung der Vernetzung des Deutschen Krebsforschungszentrums mit dem internationalen, vor allem dem europäischen, und dem nationalen wissenschaftlichen Umfeld.

Die Arbeit des Stiftungsvorstands wird durch Beratergremien wesentlich unterstützt. Der Stiftungsvorstand hat ständigen Kommissionen in den vergangenen Jahren folgende Aufgaben zur Beratung übertragen: Bewertung der Leistungen der Abteilungen nach den internen Begehungen durch die Mitglieder des erweiterten Stiftungsvorstands, Auswahl von Wissenschaftlern für Auszeichnungen, Höhergruppierungen, Zulagen und Übernahme in unbefristete Verträge, Bewertung aller Anträge und Kontrolle der Arbeiten, die dem Gentechnikgesetz unterliegen.

Für andere Aufgaben werden Ad-hoc-Kommissionen eingesetzt. Der Stiftungsvorstand wird bei seiner Leitungsaufgabe durch seine Stabsstellen und durch die Verwaltung unterstützt.

Wissenschaftlicher Rat

Der Wissenschaftliche Rat hat die Aufgabe, das Kuratorium und den Vorstand der Stiftung in allen bedeutsamen Angelegenheiten wissenschaftlicher Art zu beraten. In einer Reihe besonders wichtiger Angelegenheiten bedürfen Entscheidungen des Stiftungsvorstands der Zustimmung des Wissenschaftlichen Rats.

Der Wissenschaftliche Rat befaßt sich insbesondere mit Forschungsprojekten und Forschungsprogrammen, Berufungen, der Verwendung von Forschungsergebnissen, der Erfolgskontrolle, der Förderung des wissenschaftlichen Informationsflusses, der Zusammenarbeit mit Hochschulen und anderen Forschungseinrichtungen sowie mit der Haushaltsplanung und den Investitionsprogrammen.

Der Wissenschaftliche Rat besteht aus 16 Mitgliedern und setzt sich aus den acht Sprechern der Forschungsschwerpunkte des Zentrums sowie einer gleichen Anzahl von gewählten Vertretern der wissenschaftlichen Mitarbeiter zusammen.

Der Wissenschaftliche Rat tagt in der Regel einmal pro Monat. Bei der Wahrnehmung seiner Aufgaben und der Vorbereitung seiner Entscheidungen wird der Wissenschaftliche Rat durch eine Reihe von Fachausschüssen sowie ein ständiges Sekretariat unterstützt.

Im Februar 1998 geht die siebte dreijährige Amtszeit des Wissenschaftlichen Rats zu Ende, so daß gegen Ende 1997 Neuwahlen vorbereitet werden müssen.

Mitglieder des Wissenschaftlichen Rats (Februar 1995–Januar 1998)

Prof. Dr. Werner W. Franke (Vorsitzender)
Priv.-Doz. Dr. Jürgen Kartenbeck
Forschungsschwerpunkt Krebsentstehung und Differenzierung

Prof. Dr. Friedrich Marks
Dr. Petra Boukamp
Forschungsschwerpunkt Tumorzellregulation

Prof. Dr. Helmut Bartsch
Dr. Nikolaus Becker
Forschungsschwerpunkt Krebsrisikofaktoren und Krebsprävention

Prof. Dr. Thomas Boehm
Prof. Dr. Melvyn Little
Forschungsschwerpunkt Diagnostik und Experimentelle Therapie

Prof. Dr. Gerhard van Kaick
Prof. Dr. Wolfgang Schlegel
Forschungsschwerpunkt Radiologische Diagnostik und Therapie

Prof. Dr. Jean Rommelaere
Priv.-Doz. Dr. Elisabeth Schwarz (stellvertretende Vorsitzende)
Forschungsschwerpunkt Angewandte Tumorvirologie

Prof. Dr. Peter Krammer
Dr. Gerhard Moldenhauer
Forschungsschwerpunkt Tumorimmunologie

Priv.-Doz. Dr. Sandor Suhai
Priv.-Doz. Dr. Hans-Peter Meinzer
Forschungsschwerpunkt Genomforschung und Bioinformatik

Dipl.-Math. Siegfried Herz
Sekretär des Wissenschaftlichen Rats

Mitglieder des Wissenschaftlichen Rats (Stand: Februar 1998)

Prof. Dr. Werner W. Franke (Vorsitzender)
Prof. Dr. Eberhard Spiess
Forschungsschwerpunkt Krebsentstehung und Differenzierung

Prof. Dr. Friedrich Marks
Priv.-Doz. Dr. Petra Boukamp
Forschungsschwerpunkt Tumorzellregulation

Prof. Dr. Helmut Bartsch
Dr. Barbara Bertram
Forschungsschwerpunkt Krebsrisikofaktoren und Krebsprävention

Prof. Dr. Margot Zöller
Prof. Dr. Melvyn Little
Forschungsschwerpunkt Diagnostik und Experimentelle Therapie

Prof. Dr. Gerhard van Kaick
Priv.-Doz. Dr. Dr. Jürgen Debus
Forschungsschwerpunkt Radiologische Diagnostik und Therapie

Prof. Dr. Jean Rommelaere
Priv.-Doz. Dr. Elisabeth Schwarz (stellvertretende Vorsitzende)
Forschungsschwerpunkt Angewandte Tumorvirologie

Prof. Dr. Peter Krammer
Priv.-Doz. Dr. Bruno Kyewski
Forschungsschwerpunkt Tumorimmunologie

Priv.-Doz. Dr. Sandor Suhai
Prof. Dr. Jörg Langowski
Forschungsschwerpunkt Genomforschung und Bioinformatik

Dipl.-Math. Siegfried Herz
Sekretär des Wissenschaftlichen Rats

14

Personalrat

Personalabbau und seine Auswirkungen auf die Arbeitsbedingungen der Beschäftigten im Deutschen Krebsforschungszentrum prägen die Arbeit des Personalrats immer stärker. Nicht allein den Schutz von Arbeitnehmerrechten gilt es innerbetrieblich zu bewahren, sondern gleichermaßen auch die Verantwortlichen in Bund und Land auf die aus Sicht des Personalrats falsche Sparpolitik in der Forschung hinzuweisen. Die Forderung, die Leistungsfähigkeit der mit öffentlichen Mitteln finanzierten Forschung durch Flexibilität bei der Bewirtschaftung und durch Wettbewerb zwischen den Forschungseinrichtungen zu fördern, wird vom Personalrat unterstützt. Wegen der großen Bedeutung der Forschung für die Zukunftsgestaltung darf dies aber keinesfalls zu weiterem Stellenabbau und zu weiteren Mittelkürzungen führen.

Der Personalrat des Krebsforschungszentrums setzt sich für diese Ziele ein und beteiligt sich intensiv an der Arbeit der Arbeitsgemeinschaft der Betriebs- und Personalräte außeruniversitärer Forschungseinrichtungen (AGBR) der Hermann von Helmholtz-Gemeinschaft Deutscher Forschungszentren. Stellungnahmen und Verlautbarungen zur Forschungspolitik des Bundes, in denen sich die Betriebs- und Personalräte kritisch mit ihr auseinandersetzen, belegen dies.

Durch die Finanzierung von Projekten als vorrangiges forschungspolitisches Ziel werden überwiegend Zeitverträge abgeschlossen. Dies bedeutet für noch mehr Beschäftigte in den Forschungszentren soziale Unsicherheit und läßt den Weg in die Arbeitslosigkeit vorausahnen. Nach Auffassung des Personalrats muß der unbefristete Vertrag der Grundkonsens des gesellschaftlichen Zusammenlebens bleiben. Nach dem Prinzip der Sozialpartnerschaft hat der Staat eine Verantwortung gegenüber seinen Arbeitnehmern wahrzunehmen. Wir sehen, daß an dieser Stelle von diesem Grundsatz in unverantwortlicher Weise abgewichen wird.

Zwei Probleme sind kritisch zu beleuchten:

- Im Krebsforschungszentrum arbeitet eine große Zahl von Doktorandinnen und Doktoranden. Der zahlenmäßige Aufwuchs dient zum Teil bereits dem Ausgleich fehlender Planstellen. Doktorandinnen und Doktoranden arbeiten wie wissenschaftliche Mitarbeiter, sind fest in das Forschungsprogramm eingebunden und werden bei Stundensätzen von 24,82 DM zu billigen Arbeitskräften.

Die Vernachlässigung der Förderung junger Wissenschaftler haben allein die Politiker zu verantworten. Sie gefährden durch ihre Entscheidungen zur Kürzung der Finanzmittel die wissenschaftliche Basis für eine zukunftsfähige Forschung in Deutschland. Die Kürzung des Hochschulsonderprogramms III, aus dem zusätzlich Doktorandinnen und Doktoranden finanziert wurden, auf annähernd Null unterstreicht nur noch die falsche Weichenstellung in der Forschungspolitik, die eigentlich die Verbesserung der Forschungsstruktur in der Bundesrepublik Deutschland zum Ziel hat.

- Frauenförderung fällt den Sparzielen zum Opfer. Es wird kaum noch über Frauenförderung gesprochen, geschweige denn etwas Entscheidendes getan. Das Krebsforschungszentrum hat, trotz der intensiven Forderung der Fraueninitiative nach externer Stellenbesetzung für eine Frauenvertreterin, bestehende Chancen der Frauenförderung bisher nicht genutzt. Die Aktivitäten der Fraueninitiative sind zwar akzeptiert, können aber die Arbeit einer Frauenvertreterin nicht voll ersetzen. Die Fraueninitiative hat eine Umfrage unter den Frauen durchgeführt, deren Ergebnis unter anderem zeigt, daß Frauen schlecht bezahlt und in ihrer Lebensplanung zur Vereinbarkeit von Familie und Beruf durch die zeitlich befristeten Verträge stark eingeschränkt sind.

Mitglieder des Personalrats (Stand: Juni 1997)

Dr. Folker Amelung, Vorstandsmitglied

Dr. Holger Friesel

Hanspeter Götz

Siegfried Herz

Brigitte Hobrecker, Vorsitzende

Annekathrin Kollenda

Jutta Müller-Osterholt

Dr. Hartmut Richter

Heinrich Schmitt, Stellvertretender Vorsitzender

Rolf Schmitt, Vorstandsmitglied

Ingeborg Vogt

Ulrike Wagner

Peter Zöpfgen

15

Verwaltung

Die Erneuerung der wissenschaftlichen Struktur des Zentrums prägte die Verwaltungstätigkeit Anfang der neunziger Jahre. In der Folgezeit seit 1993 bestimmten die Stagnation und der teilweise Rückgang der Förderung der öffentlichen Hände weitgehend den Rahmen für das Verwaltungshandeln. Weitere Effizienzsteigerungen im Leistungsangebot der Verwaltung (unter anderem durch Ausbau der Qualifizierungsmöglichkeiten der Mitarbeiter), die Erprobung der externen Wahrnehmung von Verwaltungstätigkeiten im Hinblick auf die entstehenden Kosten (Outsourcing), die Verstärkung der Einwerbung von Drittmitteln sowie Maßnahmen im Zusammenhang mit der wirtschaftlichen Verwertung von Forschungsergebnissen (Teilnahme am BioRegio-Wettbewerb des Bundesministeriums für Bildung, Wissenschaft, Forschung und Technologie) definierten vorrangig die Ziele der Verwaltung. Schwerpunkte des Verwaltungshandelns waren dabei vor allem:

- Fortsetzung der Reorganisation der Datenverarbeitung in der Verwaltung
- Personal/Stellenverwaltung, Lohn- und Gehaltsabrechnung und Reisekostenabrechnung
- Leistungsorientierte Nutzung des Instrumentariums der Stellenplanflexibilisierung, einzelfallbezogener Ausbau der Möglichkeiten zur Teilzeitarbeit
- Umstellung des Rechnungswesens auf das System der kaufmännischen doppelten Buchführung. Diese soll zu Beginn des Haushaltsjahres 1998 abgeschlossen und dann an die Praxis in den übrigen Einrichtungen der Helmholtz-Gemeinschaft Deutscher

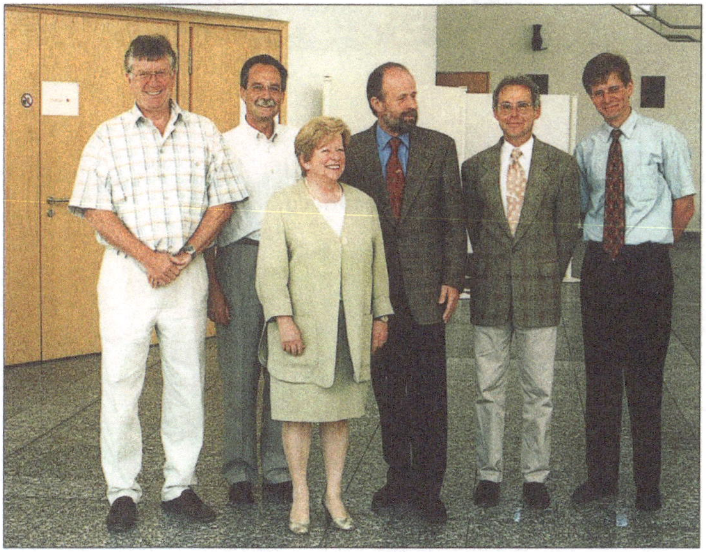

Abb. 115
Abteilungsleiter der Verwaltung: Winfried Schwarz, Finanz- und Rechnungswesen, Rudi Lange, Technik, Elfriede Egenlauf, Allgemeine Verwaltung, Dr. Wolfgang Henkel, Leiter der Verwaltung, Klaus Pregartner, Personal- und Sozialwesen, Dr. Rolf Zimmermann, Beschaffung/Materialwirtschaft. Es fehlt Gerhard Sommer, Hausverwaltung

Forschungszentren angeglichen sein. Mit der Reorganisation geht eine Neuordnung der Anwendungen im Bereich des Haushalts-, Rechnungs- und Beschaffungswesens einher mit dem Ziel, das Berichts- und Informationswesen zu verbessern. Die künftigen Anwendungen werden durch SAP-Standardsoftware unterstützt werden und schaffen die Grundlage für ein wirksames Controlling.

- Räumliche und organisatorische Zusammenfassung der ehemals getrennten Läger für Technik, Geschäftsbedarf und Laborbedarf sowie der Warenannahme
- Weiterentwicklung der DV-technischen Unterstützung für dezentrale Beschaffungen
- Erwerb weiterer Gästewohnungen zur Unterbringung vor allem von Gastwissenschaftlern
- Mitwirkung bei der Beschaffung und Aufstellung von Großgeräten (unter anderem Positronenemissionstomograph; Linearbeschleuniger; Ganzkörper-MR-System; Computertomograph)
- Erfahrungsaustausch und Kooperation mit der Universität Heidelberg und mit dem Klinikum der Universität zur wirtschaftlicheren Beschaffung von externen Serviceleistungen
- Intensivierung der Einwerbung von Drittmitteln (zum Beispiel von der Europäischen Union, dem Klinisch-Biomedizinischen Verbund und der Deutschen Forschungsgemeinschaft)
- Umfangreiche bauliche Sanierungsmaßnahmen (zum Beispiel Innenhofsanierung; Betonsanierung; Austausch der Hauptzuluftanlagen)
- Bauliche Betreuung der klinisch-biowissenschaftlichen Kooperationseinheiten mit der Universität Heidelberg
- Grundsanierung des 6. Stockwerks im Hauptgebäude und Fortführung der baulich und gewerbeaufsichtlich bedingten Sanierungs- und Modernisierungsmaßnahmen
- Vorbereitung und Begleitung der Aufstockung des siebenstöckigen Hauptgebäudes um ein weiteres Stockwerk
- Einbau der technischen Anlagen für ein Zugangssicherungssystem.

Finanzvolumen 1997
208,0 Mio DM

Ausgaben

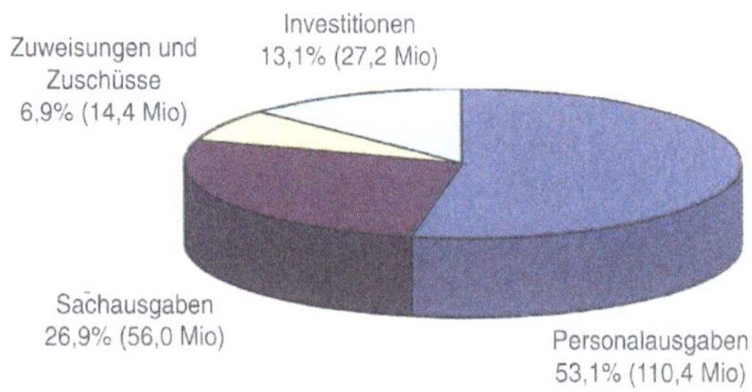

Finanzierung

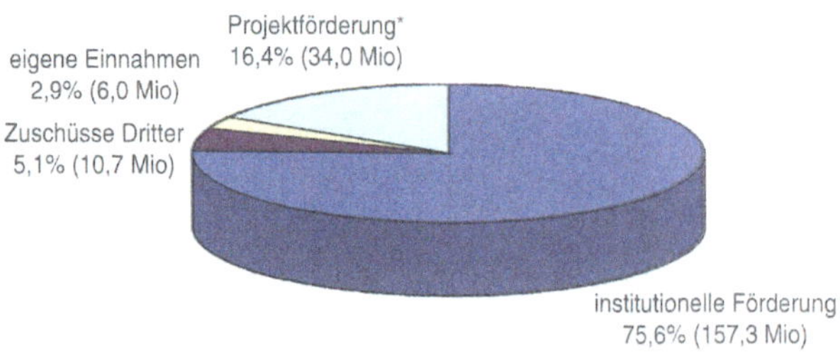

* einschließlich Weitergabe an Dritte

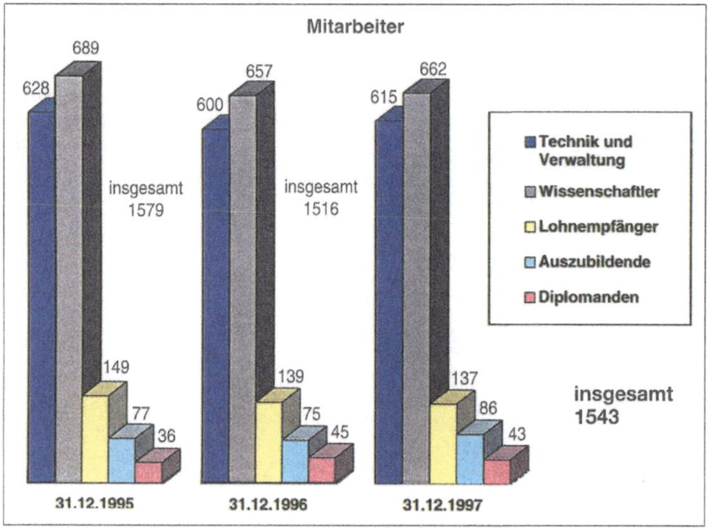

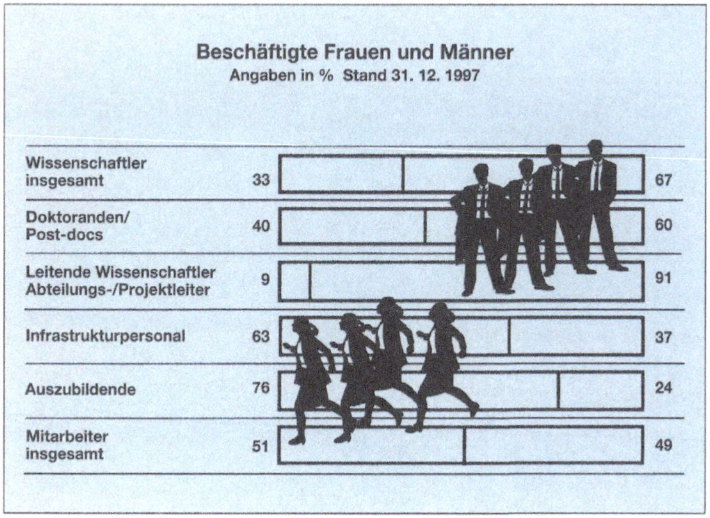

Weitere Akzente setzten die abwechselnd in Rehovot (Israel) und Heidelberg stattfindenden Treffen von Administratoren deutscher und israelischer Forschungseinrichtungen. Diese Treffen boten erneut Gelegenheit zur Fortsetzung des grenzüberschreitenden Erfahrungsaustauschs.

Die Verwaltung des Deutschen Krebsforschungszentrums berücksichtigt in besonderem Maß, daß streng hierarchische und auf Zentralisierung ausgerichtete Strukturen, wie sie das herkömmliche Verwaltungsbild von Behörden und anderen öffentlichen Verwaltungen zum Teil auch heute noch prägen, auf eine Wissenschaftsverwaltung nicht oder nur bedingt anwendbar sind. Die „markt- und kundengerechte Dezentralisierung und Segmentierung des Verwaltungsangebots", die heute bei Überlegungen zur Reform der öffentlichen Verwaltungen eine wichtige Rolle spielen, entsprechen nach Auffassung der Verwaltung des Krebsforschungszentrums eher den Anforderungen einer Wissenschaftsverwaltung. Der Gesichtspunkt der „Kundenorientierung", bezogen vor allem auf die Wissenschaftler als die Hauptnutzer der Verwaltung, wird zukünftig noch mehr als bisher in allen Bereichen der Verwaltung an Bedeutung gewinnen.

Die Dezentralisierung von Verwaltungsabläufen kann dabei auch im Deutschen Krebsforschungszentrum dem einzelnen Wissenschaftler einen größeren Gestaltungsspielraum bei der Abwicklung seiner administrativen Bedürfnisse geben, sofern die Verantwortung für das administrative Handeln weiterhin klar definiert ist und die unmittelbare Wahrnehmung von Verwaltungsaufgaben durch Wissenschaftler nur gut begründet erfolgt.

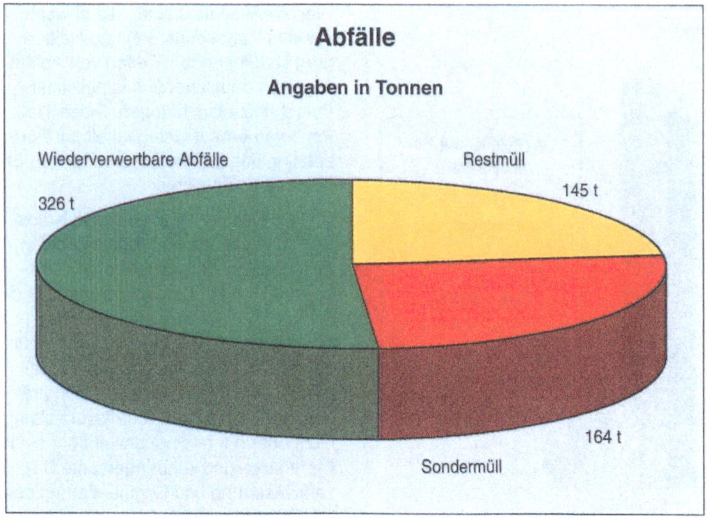

Luftaufnahme des Neuenheimer Felds in Heidelberg. In der Mitte das Hauptgebäude des Deutschen Krebsforschungszentrums, rechts dahinter das Gebäude der Angewandten Tumorvirologie, links dahinter das Zentrum für Molekulare Biologie Heidelberg

Die Verwaltung konzentriert ihre Bemühungen deshalb vor allem darauf, die geforderten Dienstleistungen im Bedarfsfall qualifiziert anbieten zu können und damit dem Wissenschaftler die Wahl des der konkreten Situation angemessenen Wegs zu geben.

Dr. Wolfgang Henkel
Leiter der Verwaltung

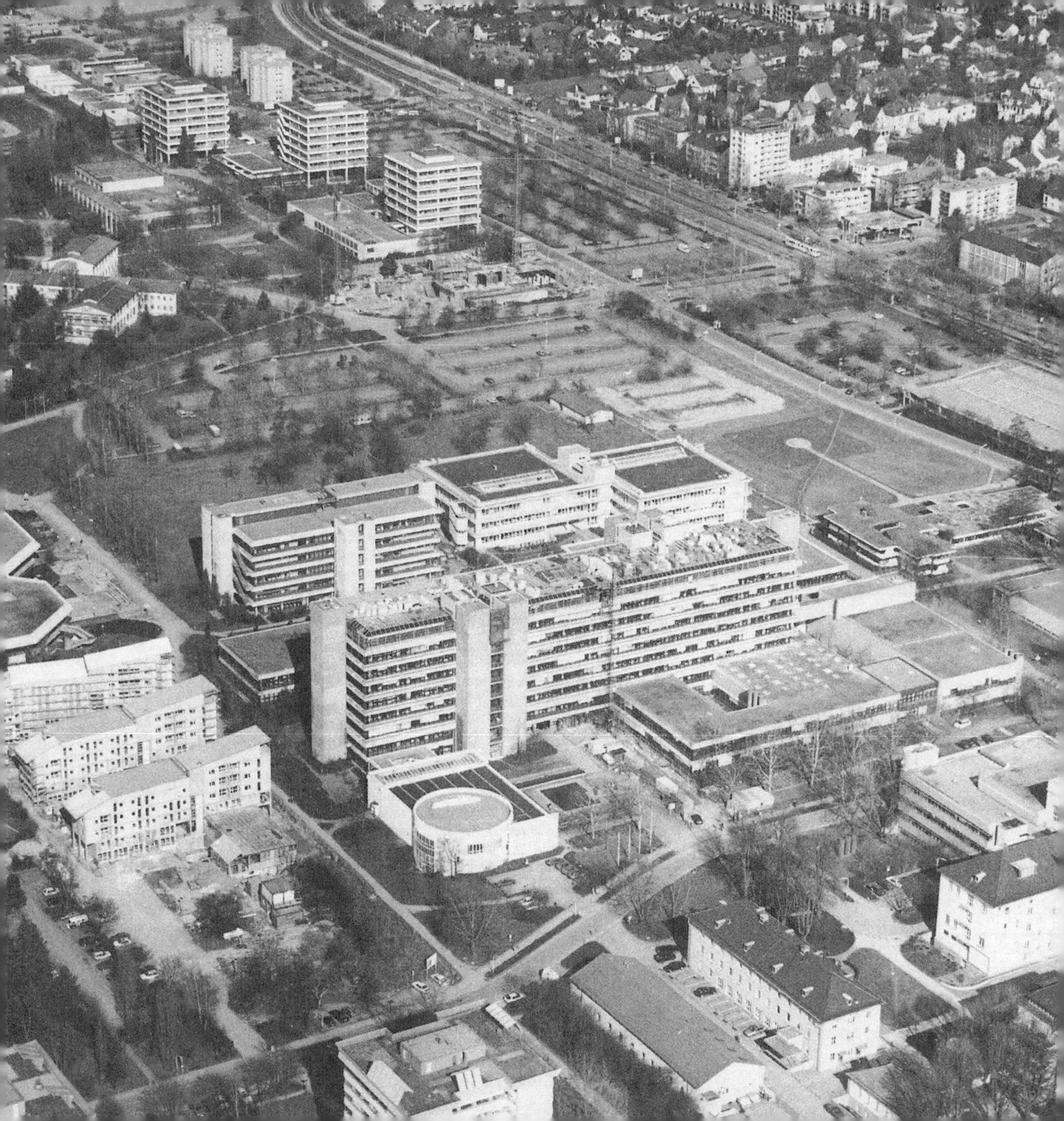

16

Lehre, Ausbildung, Fortbildung

Lehre

Wissenschaftler des Deutschen Krebsforschungszentrums engagieren sich in der Lehre mit einem vielfältigen Angebot an Praktika für Fortgeschrittene, Seminaren, Kolloquien und Vorlesungen. In der Hauptsache an der Universität Heidelberg, aber auch an den Universitäten Karlsruhe, Tübingen und Kaiserslautern und an Fachhochschulen, werden pro Semester über 100 Lehrveranstaltungen von Wissenschaftlern des Zentrums durchgeführt.

In den Jahren 1994, 1995 und 1996 waren 637 Doktoranden und Diplomanden an Forschungsarbeiten im Deutschen Krebsforschungszentrum beteiligt. Diese führten in diesem Zeitraum zu 262 im Verzeichnis „Veröffentlichungen" aufgeführten Diplomarbeiten, Dissertationen und Habilitationsschriften.

Auch in der Fortbildung, zum Beispiel der ärztlichen Fortbildung und Spezialisierung, ist das Zentrum, insbesondere mit seinem Forschungsschwerpunkt Radiologische Diagnostik und Therapie, beteiligt. Regelmäßig finden zum Beispiel Ultraschallgrundkurse, Aufbau- und Abschlußkurse statt.

Zur Förderung hochqualifizierten wissenschaftlichen Nachwuchses werden jährlich fünf Nachwuchswissenschaftlerstellen und weitere zehn bis 15 Stellen auf der Basis von teamorientierten Projektvorschlägen aus dem Sondervermögen, das heißt aus an das Deutsche Krebsforschungszentrum gegebenen Spenden, finanziert. Im Rahmen von Projekten, die von Wissenschaftlern des Hauses kompetitiv eingereicht werden, können somit jüngere Wissenschaftler maximal drei Jahre lang in der Forschung arbeiten. Auch ein Praktikantenprogramm ist dem wissenschaftlichen Nachwuchs gewidmet. Studenten der Studienstiftung des Deutschen Volkes können bis zu acht Wochen Erfahrungen in der Krebsforschung sammeln - ähnlich Studenten der Stanford University (Krupp Foundation), USA.

Preisträger des Wettbewerbs „Jugend forscht" werden regelmäßig zu Aufenthalten in das Deutsche Krebsforschungszentrum eingeladen. Sie können etwa eine Woche lang in einer Abteilung hospitieren, deren Forschungsaktivitäten thematisch oder methodisch für sie von besonderem Interesse sind.

Kontinuierlich finden Veranstaltungen zur Einführung in neue Techniken und Methoden für Wissenschaftler aus aller Welt statt.

Auch das Kolloquiumsprogramm des Deutschen Krebsforschungszentrums dient als Instrument, neue wissenschaftliche Anregungen in das Zentrum hineinzubringen und die wissenschaftliche Diskussion mit intern und extern arbeitenden Forschern zu beleben. In den Jahren 1994 bis 1996 fanden fast 700 Fachvorträge mit Referenten aus 32 Ländern statt. Das Kolloquiumsprogramm des Deutschen Krebsforschungszentrum ist ein Teil des Programms „Biowissenschaftliche Vorträge" der Universität Heidelberg, der in Heidelberg ansässigen Max-Planck-Institute und des Europäischen Laboratoriums für Molekularbiologie. Angaben zu geplanten Vortragsveranstaltungen aller dieser Institute werden in der Presseabteilung des Deutschen Krebsforschungszentrums in einer Übersicht zusammengestellt und wöchentlich aktualisiert. Die Übersicht ist im Internet über die Homepage des Krebsforschungszentrums abrufbar (www.dkfz-heidelberg.de/kid/kolloq. htm) oder ausgedruckt per Post zu beziehen.

Ausbildung

Seit 20 Jahren wird im Deutschen Krebsforschungszentrum Ausbildung nach dem Berufsbildungsgesetz und in Zusammenarbeit mit den Berufsakademien Baden-Württembergs durchgeführt. Die berufliche Ausbildung hat sich als fester Bestandteil des Hauses etabliert und genießt in den Industrieunternehmen des Rhein-Neckar-Kreises hohes Ansehen.

Das Spektrum der angebotenen Ausbildungsberufe hat seinen Schwerpunkt im Laborbereich.

Verteilung nach Berufssparten

Labor 82 Prozent:

69 Prozent Biologielaborant/in

13 Prozent Arzthelfer/in, Chemielaborant/in, Dipl.-Strahlenschutzingenieur/in (BA), Tierpfleger/in (Fachrichtung Haus- und Versuchstierpflege)

Technik 4 Prozent:

Feinmechaniker/in, Tischler/in

Verwaltung 14 Prozent:

Dipl.-Betriebswirt/in (BA), Fachrichtung Öffentliche Wirtschaft, Kaufmann/Kauffrau für Bürokommunikation.

Das Deutsche Krebsforschungszentrum bildet verstärkt in der Region aus, um einer möglichst großen Zahl von Schulabgängern, weit über den eigenen Bedarf hinaus, die Möglichkeit einer modernen, zukunftsorientierten Berufsausbildung anzubieten. Das Verhältnis der Planstellen zu Ausbildungsplätzen liegt seit 1990 bei etwa 10 Prozent und damit weit über den in der Industrie gehaltenen Werten.

Bis Ende 1996 wurden über 600 Ausbildungsverhältnisse erfolgreich abgeschlossen. Dabei ist das Ausbildungsniveau konstant hoch geblieben. Trotz Ausbildung über den eigenen Bedarf hinaus finden die jungen Mitarbeiter in der Region, aber auch überregional, gute Arbeitsplätze. Die Attraktivität der Ausbildung im Deutschen Krebsforschungszentrum zeigt sich an der relativ hohen Zahl von Bewerbern.

Die geburtenschwachen Jahrgänge ließen die Zahl der Bewerbungen allerdings zurückgehen, inzwischen pendeln die Bewerbungen um 500 jährlich. Das Krebsforschungszentrum stellt jährlich 25 Ausbildungsplätze zur Verfügung. Auf jeden Ausbildungsplatz bewerben sich 10 bis 15 Schulabgänger.

Weiter steigen werden die inhaltlichen Anforderungen an die berufliche Ausbildung. Heute schon werden die jungen Leute in den verschiedenen Abteilungen, gleichgültig ob in den Verwaltungs- oder den Laborberufen, in modernsten Techniken im Vorgriff auf neue Anforderungen ausgebildet. Während der Ausbildungszeit wechseln die Auszubildenden regelmäßig forschungsschwerpunktsübergreifend die Abteilungen, um das breite, sich ständig verändernde Spektrum einer Forschungsinstitution kennenzulernen.

Wesentliches Ausbildungsziel soll sein, die persönlichen Fähigkeiten und Kompetenzen der Auszubildenden wie Verantwortungsbereitschaft, Lernfähigkeit und Kooperationsbereitschaft in hohem Maße heranzubilden.

Eine Ausbildung nach „Schema F" reicht für die komplexer gewordenen Anforderungen einer Forschungsinstitution wie des Deutschen Krebsforschungszentrums heute nicht mehr aus. Von den Auszubildenden und Mitarbeitern wird grundsätzlich erwartet, daß sie in unterschiedlichen Arbeitsfeldern flexibel einsetzbar sind. Das setzt neben exzellenten fachlichen Kenntnissen eine Reihe von Schlüsselqualifikationen voraus, die vor allem im Persönlichkeitsprofil angelegt sind. Dazu gehören Einsatzbereitschaft, Leistungsstärke, Belastbarkeit ebenso wie Kreativität, Entscheidungsfähigkeit und Verantwortungsbewußtsein. Für Auszubildende sind diese Qualifikationen besonders wichtig. Im Deutschen Krebsforschungszentrum werden bei der Ausbildung in den jeweiligen Forschungslabors Theorien und Methoden vermittelt, die weit über den Rahmen der gesetzlich vorgeschriebenen Inhalte der Ausbildungsordnung hinausgehen. Die Auszubildenden werden direkt an den Forschungsarbeiten beteiligt. Es wird versucht, durch Verantwortung zu motivieren. Die Realisierung dieses Qualifizierungskonzepts verlangt von den Ausbildern die Bereitschaft, die gewachsene Autonomie in Verhalten und Handeln der Auszubildenden zu ermöglichen und zu unterstützen. Die Auszubildenden erfahren, daß ständige Lernbereitschaft und die Fähigkeit zur Umsetzung von der Theorie in die Praxis Qualifizierungsmerkmale moderner Techniken sind. Mit der Übernahme von höherer Verantwortung wächst auch der Entscheidungsspielraum und die Selbständigkeit und damit auch die Arbeitszufriedenheit.

Die praxisbezogene Ausbildung in den Labors wird durch regelmäßigen praktischen und theoretischen Unterricht im Ausbildungslabor vertieft und abgerun-

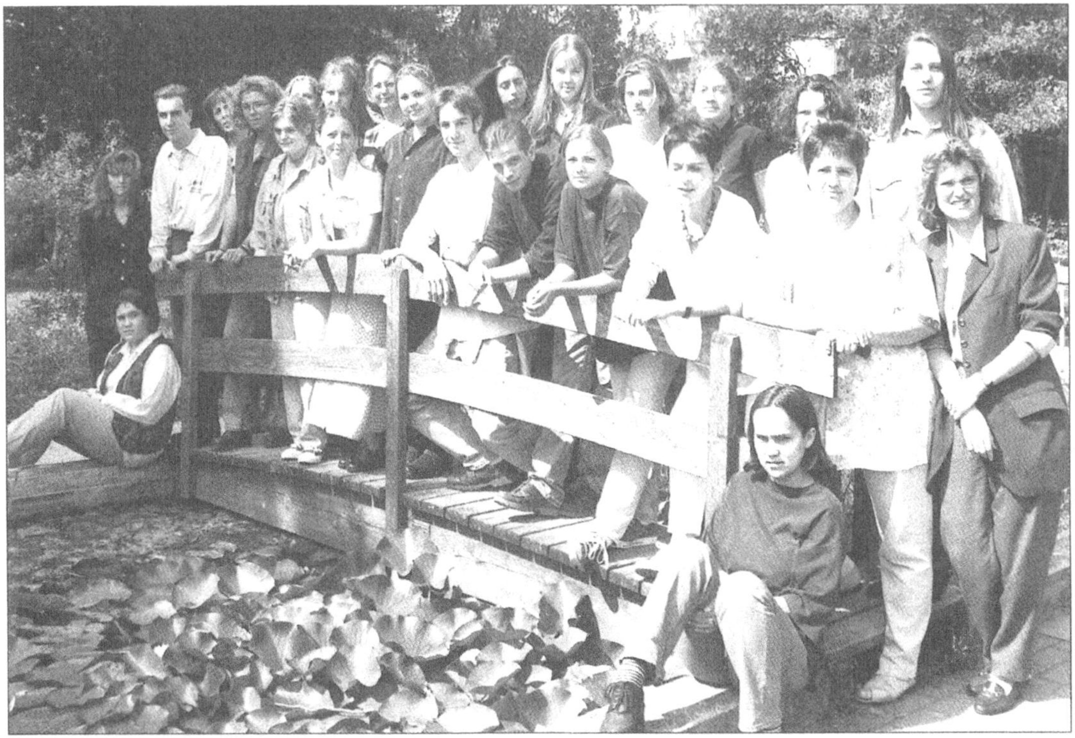

Abb. 116
Die Auszubildenden des Deutschen Krebsforschungszentrums im Jahr 1996 mit ihren Ausbilderinnen Dr. Nesta Ehler, Leiterin der Arbeitsgruppe (dritte von links, im Hintergrund), Tatjana Kirchhoff-Muranyi, Sybille Zottmann, Karin Ruppert (von rechts, mittlere Reihe)

det, wodurch eine sinnvolle Synthese zwischen Theorie und Praxis herbeigeführt wird.
Die Ausbildung im Zentrum geht weit über die gesetzlich vorgeschriebenen Inhalte hinaus. Dies schlägt sich in der hohen Zahl der vorzeitigen Prüfungen und in der Qualität der Abschlüsse nieder. In den letzten sechs Jahren ist für 31 von 77 Biologielaboranten die Ausbildungszeit wegen guter Leistungen um ein halbes Jahr verkürzt worden.
Immer wieder legen Auszubildende des Deutschen Krebsforschungszentrums als Kammerbeste ihre Prüfung als Biologielaboranten ab.
1996 wurden fünf auszubildende Biologielaboranten von der Industrie- und Handelskammer Rhein-Neckar in Anerkennung der ausgezeichneten Leistungen für ein Stipendium der Begabtenförderung „Berufliche Bildung des Bundesministeriums für Bildung, Wissenschaft, Forschung und Technologie" vorgeschlagen.
Für die Ausbildung im Deutschen Krebsforschungszentrum Heidelberg sind drei hauptamtliche Ausbilder verantwortlich. Ihre Kompetenz ist auch außerhalb des Zentrums anerkannt.

Praktikanten

In den letzten beiden Jahren haben sich über 500 Schülerinnen und Schüler aus der Region über die Arbeitsschwerpunkte der wissenschaftlichen Labors informiert. Es finden regelmäßig Schülerforen zum Thema „Ausbildung und Forschung" statt, eine Möglichkeit, sich über das Ausbildungsspektrum des Deutschen Krebsforschungszentrums zu informieren. Im Ausbildungslabor des Zentrums werden zweimal jährlich berufsorientierende Praktika durchgeführt, da aus sicherheitstechnischen Gründen eine Vielzahl an Fachlabors nicht mehr zur Berufserkundung von Jugendlichen (angehenden Auszubildenden) betreten werden können.

Über 60 Schülerinnen und Schüler der allgemeinbildenden Schulen absolvieren ein berufsorientiertes Praktikum in den Fachlabors unseres Hauses. Dabei wird den individuellen Wünschen der Praktikanten bezüglich der Fachrichtung Rechnung getragen. Die Praktikantenzeit ist ein wichtiger Baustein zur Berufserkundung.

Desweiteren leisteten 50 Studenten von Fachhochschulen der Fachrichtungen Biotechnologie, Informatik, Elektrotechnik und Chemie in den vergangenen Jahren ihr Praxissemester im Zentrum ab.

In zunehmenden Maß bewerben sich Studierende der Biologie und Medizin um Praktika während der Semesterferien. Die Fachbereiche Molekularbiologie, Biochemie, Immunologie und Genetik werden bevorzugt.

Die hohe Zahl der Praktikanten, die alle ohne Bezahlung ihr Praktikum absolvieren, zeigt, welch hohe Erwartungen in die Forschungslabors des Zentrums für die spätere Berufsfindung gesetzt werden.

Fortbildung

Fortbildung ist für die Mitarbeiterinnen und Mitarbeiter des Deutschen Krebsforschungszentrums unumgänglich, da Wissen und Kenntnisse rascher denn je veralten. Das Spektrum der wissenschaftlichen Arbeiten und ihre Zielsetzungen hat sich im Laufe der letzten Jahre stark gewandelt; die immer komplexer und vielschichtiger werdenden Aufgaben der Forschungseinrichtung stellen hohe Anforderungen an ihre Beschäftigten. Der Erfolg des Zentrums hängt vor allem von den Menschen ab, die in ihm arbeiten. Lernen ist eine Form der Arbeit. Die individuelle Bereitschaft zum Lernen ist auch Ausdruck des Engagements für das Krebsforschungszentrum. Deshalb ist systematische Fortbildung eine Investition, die sich längerfristig sowohl für die Beschäftigten als auch für die Institution lohnt.

Im Deutschen Krebsforschungszentrum wird bereits seit Jahren den Mitarbeiterinnen und Mitarbeitern auf der Grundlage einer Dienstvereinbarung ein reichhaltiges Fortbildungsprogramm angeboten. Das Programm konnte jedes Jahr erweitert werden. Es enthält neben bewährten Kursen der Vorjahre Themen allgemeiner Art und fachbezogene Kurse, die Anregungen und Vorschläge der Beschäftigten berücksichtigen und deren wechselnden Bedürfnissen und Wünschen Rechnung tragen.

Diese Gesichtspunkte schlagen sich bei der Erstellung des jährlich erscheinenden internen Fortbildungsprogramms und bei der Entscheidung über die Freistellung von Beschäftigten für Bildungsmaßnahmen nieder. Zu den Fortbildungsaktivitäten des Zentrums gehören:

- gezielte Einzelmaßnahmen, um individuelle Wissensvermittlung zu gewährleisten,
- Maßnahmen für Gruppen aus den verschiedenen Organisationseinheiten, um den wechselnden Anforderungen Rechnung zu tragen,
- Veranstaltungen zur Verbesserung der Kooperation und Kommunikation.

Im vergangenen Jahr haben etwa 1300 Mitarbeiterinnen und Mitarbeiter an internen Fortbildungsveranstaltungen teilgenommen, die Teilnahme an externen Veranstaltungen nutzten 337 Beschäftigte. Dabei ist zu berücksichtigen, daß weder wissenschaftliche Vorträge noch Kongresse der verschiedenen Forschungsschwerpunkte oder -projekte in diese Berechnungen eingehen.

Die Fortbildungsabteilung bietet verstärkt Bildungsmaßnahmen für Doktoranden und Diplomanden an, da Wissen und Können der über 250 Jungwissenschaftler eine entscheidende Voraussetzung für die Leistungsfähigkeit des Zentrums sind.

Die fachübergreifenden Seminare des Graduiertenförderprogramms wie zum Beispiel „Einführung in die Versuchstierkunde mit praktischen Übungen" oder „Biostatistik" werden ebenso wie die allgemeinen Themen – Erstellen wissenschaftlicher Manuskripte oder Präsentationstechniken – von einer großen Zahl der Jungwissenschaftler besucht.

16

Vertrauensdozent für Doktoranden

Der Zustrom an Interessenten für Diplom- oder Doktorarbeiten ist am Deutschen Krebsforschungszentrum sehr groß. Er liegt bei einer Zahl, die etwa drei- bis fünfmal höher ist als die Aufnahmekapazität. Die Interessenten kommen überwiegend von der Heidelberger Universität, aber auch von vielen anderen Universitäten Deutschlands und vereinzelt auch aus dem Ausland.

Die Statistik der Verwaltung gibt zum Jahresende 1996 etwa 250 Doktoranden an. Etwa zwei Drittel davon werden aus Mitteln des Hauses bezahlt, die übrigen meist aus eingeworbenen Drittmitteln. Die Anzahl männlicher Doktoranden ist mit 60 Prozent höher als die der weiblichen. Das Durchschnittsalter aller Doktoranden liegt bei 29,3 Jahren; die Männer sind mit 29,7 Jahren deutlich älter als die Frauen, bei denen das Durchschnittsalter 28,6 Jahre beträgt. Nach Fachrichtung dominieren die Biologen, sie machen etwa 60 Prozent aller Doktoranden aus. Mediziner, Physiker, Chemiker und Pharmazeuten, Mathematiker und Informatiker sind mit etwa gleichen Teilen an der Gesamtzahl beteiligt. Diese Verteilung spiegelt sehr deutlich den multidisziplinären Charakter des Hauses wider. Etwa 85 Prozent der Doktoranden werden von verschiedenen Fakultäten der Universität Heidelberg promoviert.

Seit 1990 wird im Krebsforschungszentrum für die Gruppe der Doktoranden und Diplomanden durch einen Vertrauensdozenten eine Graduiertenbetreuung sichergestellt. Drei Aufgaben sollen erfüllt werden:

- Bewerber für Diplom- und Doktorarbeiten sollen beraten und gemäß ihren eigenen Wünschen und Fähigkeiten gezielt an potentielle Betreuer weitervermittelt werden;
- ein Graduiertenprogramm soll durchgeführt werden;
- die Graduierten sollen Rat und Unterstützung in Problemsituationen bekommen.

Beratung von Bewerbern

Die Beratung durch den Vertrauensdozenten wird durchweg als positiv empfunden, da sie persönlich und dadurch effektiv ist. Viele Fragen können im Vorfeld der Bewerbung bereits geklärt werden.

Graduiertenprogramm

Das Graduiertenprogramm beruht auf freiwilliger Basis. Besonderen Anklang haben Veranstaltungen zur Fortentwicklung der kommunikativen Fähigkeiten und der besseren Darstellung von Arbeitsergebnissen gefunden. Kurse, die methodische oder theoretische Fähigkeiten oder Einblicke in moderne Untersuchungstechniken vermitteln, die offensichtlich im Laufe des Studiums zu kurz kommen, finden reges Interesse.

Solche Bereiche werden deshalb besonders gefördert; dies geschieht in Zusammenarbeit mit der Arbeitsgruppe für Aus- und Weiterbildung. Allgemeine wissenschafts- und krebsforschungsspezifische Themen werden aber nicht außer acht gelassen. Hierzu dient die von den Abteilungsleitern und Seniorwissenschaftlern abgehaltene Ringvorlesung „Grundlagen und Fortschritte der Krebsforschung".

In einer besonderen Veranstaltung präsentieren Doktoranden und Diplomanden am Jahresanfang ihre Forschungsergebnisse. Ein Anreiz, an dieser Veranstaltung teilzunehmen, sind nicht zuletzt Reisestipendien, die für hervorragende Ergebnisse und die besten Präsentationen vergeben werden.

Kontakte zur Industrie wurden durch Informationsveranstaltungen hergestellt. Diese sollen Einblicke in die Einstellungspraxis für Forschung, Produktion und Marketing vermitteln und mögliche Berufsperspektiven erkennen lassen.

Die Doktoranden haben aber auch eigene Initiativen ergriffen.

Arbeitskreise befaßten sich mit ethischen Aspekten, die die Methoden und Anwendungen der modernen Biologie und Medizin aufwerfen. Podiumsdiskussionen und Vortragsreihen, die weit über das Zentrum hinaus einen großen Zuspruch erfuhren, waren die Ergebnisse dieser Bemühungen. Inzwischen ist ein Buch mit den Vorträgen aus diesen Veranstaltungen erschienen mit dem Titel: „Gentechnik, Ethik und Gesellschaft" (Springer Verlag, Heidelberg). Eine andere Initiative veranstaltet ein Graduiertenforum. Es hat zum Ziel, in einer zwei- bis dreitägigen Veranstaltung fernab von Heidelberg und ohne die „Aufsicht" durch die Betreuer, durch Vorträge und Diskussionen den wissenschaftlichen und persönlichen Kontakt zwischen den Doktoranden zu verbessern.

Ein großes Problem stellt die Finanzierung der Doktoranden dar. Es ist unbestritten, daß ihr großes Engagement einen erheblichen Beitrag der Forschungsleistung des Deutschen Krebsforschungszentrums ausmacht. Demgegenüber steht eine geringe finanzielle Honorierung. Gestützt vom Personalrat hat sich eine Initiative die Verbesserung der finanziellen Situation der Doktoranden zum Ziel gesetzt. Das erzielte Modell war ein Kompromiß. Aus der Sicht der Doktoranden bedarf es weiterer Verbesserungen. Die Auflagen des Zuwendungsgebers und die gegenwärtig schlechte ökonomische Situation stellen jedoch bereits wieder das erzielte Ergebnis in Frage. Diese Situation ist nicht nur für das Krebsforschungszentrum ein Problem; sie hat allgemein gesellschaftliche Dimensionen: Die ungenügende Förderung des Nachwuchses beeinträchtigt unsere Zukunft. Obwohl dieses Problem erkannt ist, wird zu schleppend an seiner Lösung gearbeitet.

Wo auf engem Raum intensiv zusammengearbeitet wird, bleiben menschliche Probleme nicht aus. Oft empfinden sich Doktoranden in einer unterlegenen, verfahrenen Situation. In solchen Fällen hat sich die aktive Unterstützung durch eine außenstehende Person, wie sie der Vertrauensdozent darstellt, als sehr hilfreich erwiesen.

Vertrauensdozent:

Prof. Dr. Eberhard Spiess

Karl Heinrich Bauer-Kurslaboratorium

Finanziell unterstützt durch den „Verein zur Förderung der Krebsforschung in Deutschland e.V." konnte Ende 1992 das Karl Heinrich Bauer-Kurslaboratorium seiner Bestimmung übergeben werden.

Auf einer Gesamtfläche von rund 250 qm ist es seitdem möglich, Methodenkurse für bis zu 25 Teilnehmer durchzuführen. Ein Hauptlabor mit Laborbänken wird ergänzt durch ein Zellkulturlabor, einen Kühlraum, einen Geräteraum, einen Radionuklidraum, eine Dunkelkammer und eine Spülküche. Zur Durchführung von Versuchen ist das Labor mit einer „Grundausstattung" von wissenschaftlichen Geräten versehen, die eine breite Anwendung zell- und molekularbiologischer Techniken ermöglicht. Sterile Werkbänke, begaste Inkubatoren, Spektralphotometer, Ultra- und Kühlzentrifuge gehören zu dieser Grundausstattung ebenso wie automatische Pipetten, Wasserbäder, Flockeneisbereiter, Feinwaagen und zum Beispiel Geräte, die alle gängigen elektrophoretischen Trennmethoden erlauben.

Hauptnutzer des Labors sind Wissenschafter und Wissenschaftlerinnen des Deutschen Krebsforschungszentrums, die mit der Durchführung von Praktika ihren – häufig nicht geringen – Lehrverpflichtungen gegenüber der Universität nachkommen. Die Zulassung des Labors als gentechnische Anlage der Sicherheitsstufe 1, die Umgangsgenehmigung für die Anwendung radioaktiver Substanzen und die gute apparative und technische Ausstattung ermöglichen es den Nutzer/innen, unter Anwendung modernster Methoden Versuche aus ihrer praktischen Routine in die Lehre einzubringen. In begrenztem Umgang stehen die Räume auch Mitgliedern der medizinischen und naturwissenschaftlichen Fakultäten der Universität Heidelberg für Lehrverpflichtungen zur Verfügung.

Außerdem werden die Praktikumsräume für die Durchführung von internationalen Methodenkursen genutzt. In diesen Kursen werden den Teilnehmern häufig spezielle Techniken vermittelt, für deren Anwendung die apparative Ausstattung durch Leihgaben von Firmen – die manchmal auch als Mitveranstalter beteiligt sind – ergänzt wird.

Abb. 117
Im Kurslabor

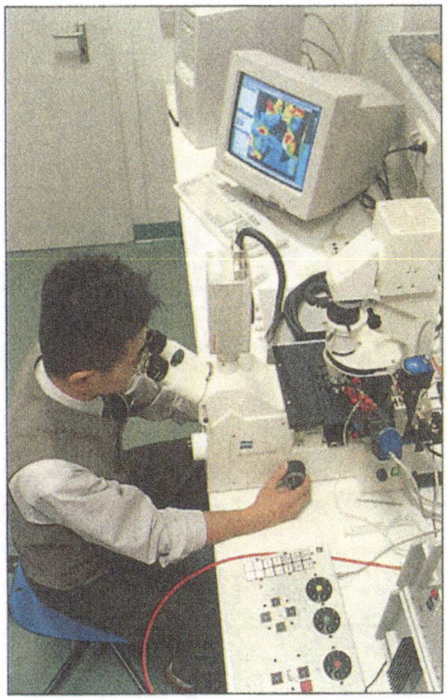

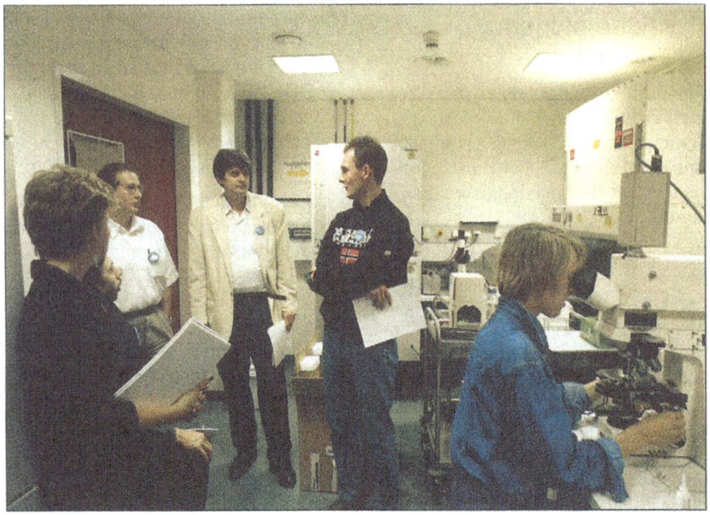

Die direkte räumliche Anbindung an das Kommunikationszentrum des Krebsforschungszentrums, in dem sich auch ein Hörsaal und Seminarräume befinden, bietet bei der Durchführung derartiger Kurse einen weiteren Vorteil.

Die starke Nachfrage hat zu einer dichten Belegung der Praktikumsräume während der Semester und zu einem großen Teil auch der Semesterferien geführt. Verbleibende Buchungslücken werden gegen Miete von Firmen genutzt, die den Umgang mit ihren eigenen neuen Produkten in anwendungsorientierten Kursen einem internationalen Kundenkreis anbieten.

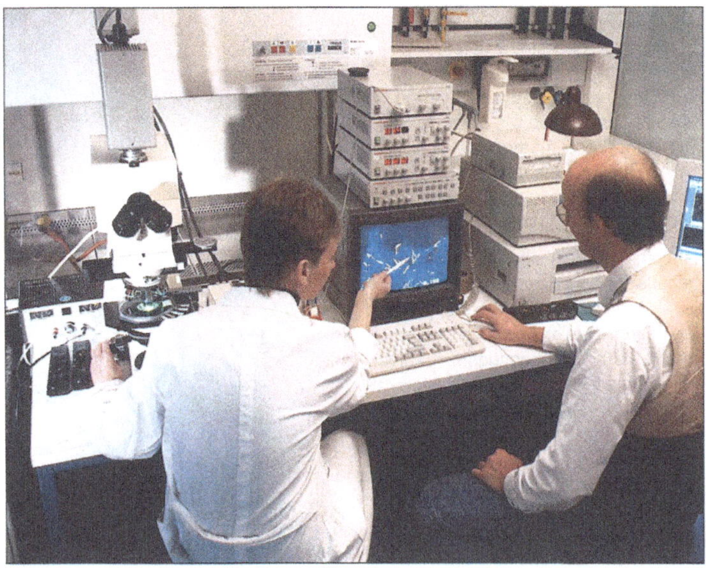

Abb. 118, 119
Diskussionen und Arbeiten im K. H. Bauer-Kurslabor

Aktuelle Berichte

Technologietransfer im Deutschen Krebsforschungszentrum

von Wolfgang Henkel

Die Bundesrepublik Deutschland fördert zur Zeit die außeruniversitäre Forschung mit jährlich rund 12 Milliarden DM. Sie tut dies im Interesse der Daseinsvorsorge ihrer Bürger in der Erwartung, daß die Förderung der reinen und zielorientierten Grundlagenforschung sowie der anwendungsorientierten Forschung zu Ergebnissen führt, die für die gesellschaftliche und für die wirtschaftliche Entwicklung von Nutzen sind. Dabei stehen die Anmeldung von Patenten, die Erzeugung von verwertungsfähigem Know-how sowie die Vergabe von Lizenzen aus dieser Forschung zwar nicht an erster Stelle der Prioritätensetzung, sind aber dennoch wichtiger Ausdruck des Erfolgs staatlicher Forschungsförderung.

Das Deutsche Krebsforschungszentrum unterstützt deshalb seit langem die Bemühungen der Bundesregierung um industrielle Verwertung der in der Forschung erzielten Ergebnisse. Wenn auch im Krebsforschungszentrum als einer Einrichtung der Grundlagenforschung von seiner Aufgabenstellung her der Veröffentlichung von Forschungsergebnissen und der Weitergabe von Informationen und Materialien im Rahmen des wissenschaftlichen Austauschs Priorität zukommen muß, so werden dennoch Schutzrechte und Schutz von Know-how gesichert, wenn sie sinnvoll in die Arbeit des Zentrums eingebunden werden können. Dies ist insbesondere der Fall,

- wenn eine wirtschaftliche Verwertung aussichtsreich erscheint, weil eine Kooperation mit einem gewerblichen Partner bereits besteht oder in absehbarer Zeit die Bemühungen um einen Kooperationspartner Erfolg versprechen,
- zur Sicherung von Schlüsselpositionen,
- zur Beschleunigung der Umsetzung von Arbeitsergebnissen, zum Beispiel in Therapien,
- wenn eine wirtschaftliche Verwertung erst durch ein Schutzrecht ermöglicht wird.

Das Deutsche Krebsforschungszentrum versucht damit, die im Rahmen öffentlich finanzierter Forschung gewonnenen Ergebnisse für die Allgemeinheit nutzbar zu machen. Es öffnet die Wege zur industriellen Verwertung und ermuntert seine Wissenschaftler, stärker als bisher auch die industrielle Nutzung von Forschungsergebnissen zu bedenken und darin auch Wege zur Finanzierung künftiger Forschungsaufgaben zu sehen. Gleichzeitig ist es darauf bedacht, die Freiheit und Unabhängigkeit seiner Grundlagenforschung zu wahren und die Grenzen zwischen kommerzialisierter Nutzung einerseits und freier Forschung andererseits ständig deutlich zu machen. Dies ist eine schwierige Gratwanderung, die großes Einfühlungsvermögen erfordert und nur im fortlaufenden Dialog zwischen Wissenschaftlern, administrativen Betreuern und den industriellen Partnern geleistet werden kann.

Zur Erfüllung dieser Zielsetzung arbeitet das Deutsche Krebsforschungszentrum seit Jahren im Rahmen von Kooperationsverträgen und Patentverwertungen mit kleinen, mittleren und großen Firmen eng zusammen. Informationsveranstaltungen, die gemeinsam mit Patentanwälten und Patent-

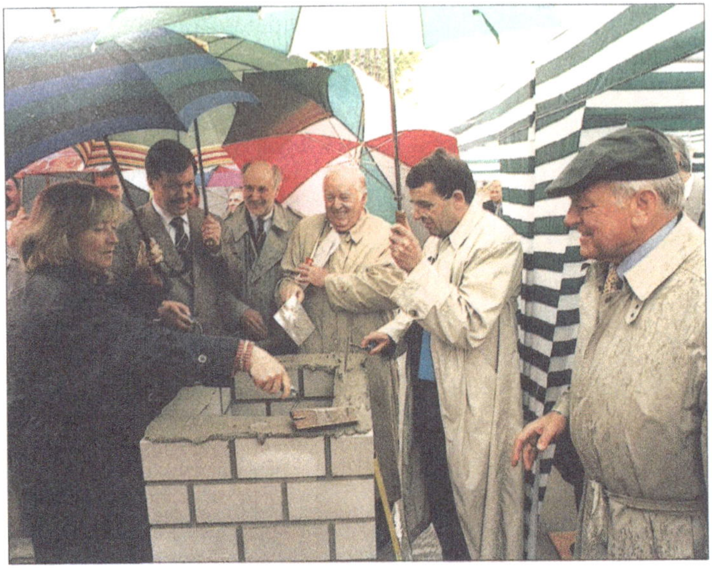

Abb. 120
Oberbürgermeisterin Beate Weber, Baden-Württembergs Wirtschaftsminister Dr. Walter Döring, Bauträger Roland Ernst und Dr. Klaus Plate, Geschäftsführer der Technologiepark Heidelberg GmbH, legten am 6. Mai 1997 den Grundstein für ein neues Gebäude „Biopark“ im Technologiepark Heidelberg

stellen der deutschen Forschungseinrichtungen durchgeführt wurden, dienten in der Vergangenheit vor allem der Information der Doktoranden und Postdoktoranden über die Verfahren zur Patentanmeldung und zeigten Wege zu Firmengründungen auf. Eine mit der Industrie- und Handelskammer Heidelberg im Krebsforschungszentrum durchgeführte Tagung diente im Frühjahr 1995 ebenso der Kontaktherstellung zwischen Wissenschaft und Industrie wie die danach folgenden vierteljährlich im Zentrum abgehaltenen Industrietage des Technologieparks Heidelberg. Das Krebsforschungszentrum ist Mitglied der Vereinigung Rhein-Neckar-Dreieck, in der sich Industrie, Wissenschaftseinrichtungen sowie die zuständigen Bereiche der Öffentlichen Hände zusammengefunden haben. Nicht zuletzt war das Krebsforschungszentrum maßgeblich beteiligt an der Erstellung des Antrags im Rahmen des vom Bundesministerium für Bildung, Wissenschaft, Forschung und Technologie (BMBF) ausgeschriebenen Wettbewerbs „BioRegio“, aus dem das Rhein-Neckar-Dreieck als eine von drei Siegerregionen hervorging.

In organisatorischer Hinsicht wird die Förderung des Technologietransfers im Deutschen Krebsforschungszentrum unterstützt durch eine Stabsstelle des Stiftungsvorstands, die mit einer naturwissenschaftlich ausgebildeten und einige Jahre in der Industrie tätig gewesenen Technologietransferberaterin besetzt ist, sowie durch die Arbeitsgruppe Patente/Lizenzen in der Verwaltung, die für Beratungen im Vorfeld von Patentanmeldungen den Mitarbeitern des Zentrums zur Verfügung steht, Erfindungsmeldungen entgegennimmt und die Inanspruchnahme durch das Krebsforschungszentrum veranlaßt. Anschließend übernimmt die weitere Bearbeitung ein Patentanwaltsbüro, das sich auf Initiative des Krebsforschungszentrums seit 1997 mit einem Zweig in Heidelberg angesiedelt hat. Dieses Patentanwaltsbüro unterstützt das Zentrum auch bei seinen Bemühungen um die Verwertung der Patente.

Nach dem sogenannten MPG-Modell (Modell der Erfindervergütung in der Max-Planck-Gesellschaft) erhalten Erfinder des Deutschen Krebsforschungszentrums als Anreiz 30 Prozent der Nettolizenzeinnahmen einer Verwertung als Arbeitnehmer-Erfindervergütung. Weitere 30 Prozent erhält die Arbeitsgruppe des Erfinders zur Verstär-

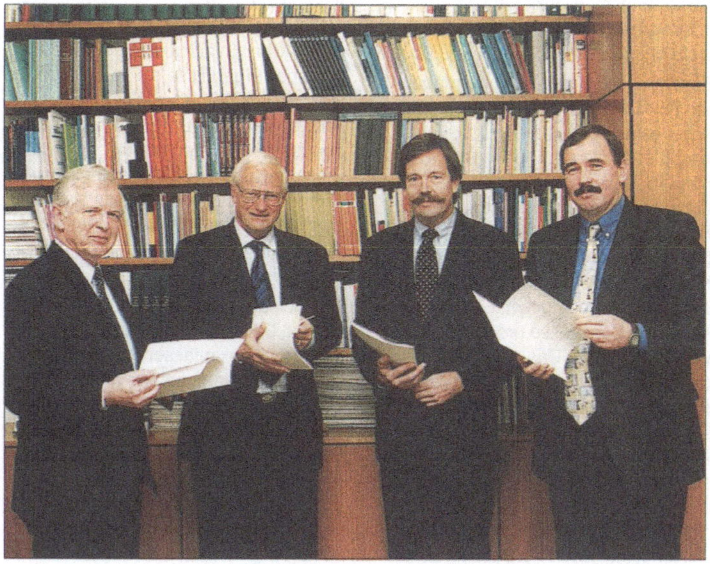

Abb. 121
Vertragsabschluß über ein Lizenzabkommen mit der Firma Klinge Pharma GmbH, München, zur Nutzung von Patenten für die Chemotherapie von soliden Tumoren (Kopplung von Krebsmedikamenten an die Trägersubstanz Human-Serum-Albumin). Von links nach rechts: Prof. Dr. Harald zur Hausen, Wissenschaftlicher Stiftungsvorstand, die beiden Geschäftsführer der Klinge Pharma GmbH, Wolfgang Schoch und Dr. Wolfgang Tinhof, Dr. Josef Puchta, Administrativer Stiftungsvorstand

kung ihrer Forschungsarbeit. Die restlichen 40 Prozent werden dem zentralen Haushalt zugewiesen.
Das Krebsforschungszentrum hat bereits in den achtziger Jahren Wissenschaftler bei deren Bemühungen, Forschungsergebnisse in einer eigenen Firma verwerten zu lassen, notwendige Unterstützung zukommen lassen, indem für junge Unternehmen der Zugang zu den Forschungsergebnissen erleichtert wurde und personelle wechselseitige Hilfe bei speziellen Labortechniken gewährt wurde. Diese Bemühungen werden in jüngster Zeit durch Gründungsinitiativen für Steinbeis-Zentren und die unterstützende Begleitung von gemeinsamen Firmenneugründungen von Unternehmern und Wissenschaftlern verstärkt. Darüber hinaus bietet das Krebsforschungszentrum in jüngster Zeit im Rahmen des Konzepts BioRegio des Rhein-Neckar-Dreiecks potientiellen Firmengründern theoretische und im Rahmen der Vorgaben der Zuwendungsgeber, die im Memorandum über die Unterstützung von Ausgründungen sowie in Leitlinien des BMBF vom August 1996 ihren Niederschlag gefunden haben, auch materielle Unterstützung an.
Das Krebsforschungszentrum begrüßt alle Maßnahmen der Zuwendungsgeber, die darauf abzielen, durch Bereitstellung zusätzlicher, gegebenenfalls zweckgebundener, Mittel, die Anmeldung und Sicherung von Schutzrechten zu gewährleisten. Damit wird die Möglichkeit geschaffen, im Vorfeld von Verwertungen ohne Minderung der Forschungsmittel einen Pool an Schutzrechten zu schaffen, die oftmals erst in einigen Jahren nach ihrer Entstehung einer wirtschaftlichen Verwertung zugeführt werden können.

Dr. Wolfgang Henkel
Leiter der Verwaltung und Technologietransferbeauftragter des Deutschen Krebsforschungszentrums

17

Meßbarkeit von Forschungsqualität? Der Zeitschriften-Impact-Faktor und die Zitieranalyse

von Rolf-Peter Kraft

Knapper fließende Forschungsmittel, ein angespanntes Gutachtersystem und die Sinnfälligkeit von Ranglisten führen auch in Deutschland zum zunehmenden Einsatz bibliometrischer Methoden zur Messung von Forschungsqualität. Zur Einschätzung der Relevanz der Arbeiten von Wissenschaftlern wird (neben anderen Bewertungsverfahren) immer häufiger das Publikationsverhalten der Autoren als Kriterium herangezogen. Grundlage der meisten Bewertungen sind dabei Zitieranalysen mit Hilfe des Science Citation Index (SCI) und seiner Produktfamilie.

Der SCI wird in Deutschland mittlerweile bei der Besetzung von Professorenstellen, bei der leistungsbezogenen Mittelzuweisung in öffentlich sowie privatwirtschaftlich finanzierten Forschungseinrichtungen oder anläßlich der Zulassung von Wissenschaftlern zur Habilitation zu Rate gezogen. Auch bei der Präsentation von Jahres- oder Leistungsberichten von Forschungseinrichtungen und Universitätskliniken sowie in der Werbung hochrangiger Fachzeitschriften wird davon Gebrauch gemacht. Anwendung findet der Index in weiten Bereichen der Grundlagenforschung, darunter in der Biomedizin, in deren Fächern Publikationen beim wissenschaftlichen Gedankenaustausch eine große Rolle spielen.

Zwei willkürlich ausgewählte Pressemeldungen aus den Monaten November 96 bis Januar 97 lassen die „Konjunktur" für entsprechende quantitative Bewertungsmöglichkeiten von Forschungsergebnissen erahnen, wenn nicht erkennen.

Die Deutsche Presseagentur meldet am 28.11.96: Der Etat des Bundesforschungsministeriums wird „1997 um knapp 900 Millionen auf 14,8 Milliarden Mark reduziert. Das entspricht einem überproportionalen Rückgang von 5,6 Prozent.... Neue politische Schwerpunkte werden (nach Rüttgers) mit mehr wettbewerbsorientierter Forschungsförderung gesetzt." Und: „Bonn fordert für Zuschüsse größere Leistung von Forschern.... Das HWWA (eines der wirtschaftswissenschaftlichen Forschungsinstitute der Bundesrepublik) scheint in seiner Arbeit gefährdet.... Dort fehlen den Gutachtern (des Wissenschaftsrates) die Zusammenarbeit mit akademischen Einrichtungen sowie Veröffentlichungen in renommierten wissenschaftlichen Zeitschriften" (Frankfurter Rundschau am 7.1.97). Das letzte Zitat leitet unmittelbar zum Thema über. Der Science (wie der Social Science) Citation Index liefern die Maßzahlen zum Beispiel für die Bewertung naturwissenschaftlicher (wie sozial- und wirtschaftswissenschaftlicher) Zeitschriften.

Der Science Citation Index

Der 1963 begründete Science Citation Index ist eine der umfangreichsten verfügbaren Literaturdatenbanken mit zur Zeit etwa 650 000 Hinweisen auf naturwissenschaftliche, mathematische und biomedizinische Publikationen pro Jahr. Er enthält neben den Quellenangaben und Inhaltskurzfassungen auch die Literaturhinweise (Referenzen, Zitierungen) aus dem Anhang der Publikationen. Ausgangspunkt dieses speziellen, in den Naturwissenschaften einmaligen Index war die Überlegung, daß wissenschaftliche Autoren in aller Regel diejenigen Arbeiten zitieren, deren Gedanken oder Ergebnisse sie verwenden, weiterentwickeln oder falsifizieren. Die Anzahl der in der Datenbank (beziehungsweise in der gedruckten Version) recherchierbaren Zitierungen einer bestimmten Publikation wird als Maß der Resonanz oder der Wirkung der Veröffentlichung unter den Fachkollegen betrachtet.

Der SCI berücksichtigt einen Kernsatz von ca. 3 500 wissenschaftlichen Zeitschriften. Sie umfassen mehr als 12 Millionen Zitierungen pro Jahr. In der Datenbank werden ausschließlich Peer-Review-Zeitschriften erfaßt, also Publikationsorgane, in die Veröffentlichungen nur nach Begutachtung durch ausgewiesene Fachgutachter gelangen. Besonders renommierte Fachzeitschriften (wie etwa Science) lehnen auf Grund ihrer Qualitätsmaßstäbe bekanntermaßen bis 85 Prozent der eingereichten Artikel ab. Auf diese Weise findet eine in der Regel fundierte qualitative Auswahl von Publikationen und damit eine entsprechende Auswahl der im SCI berücksichtigten Beiträge statt.

Der Zeitschriften-Einflußfaktor

Als ein wichtiges Nebenprodukt des Science Citation Index erscheinen seit 1976 die Journal Citation Reports (JCR). Sie werden, wie das Grundwerk, vom Institute for Scientific Information (ISI), einer erfolgreichen Nonprofit-Organisation in Philadelphia, USA, herausgegeben. Begründer ist Eugene Garfield, Chemiker und Bibliothekar, zugleich Vorreiter und Pionier der Zitationsforschung und -praxis.

Wird im Science Citation Index aufgelistet, welcher Autor welchen anderen

Journal Citation Reports (JCR) on CD-ROM -- 1995 Science Edition
Journal Rankings Sorted by Impact Factor

Rank	Journal Abbreviation	ISSN	1995 Total Cites	Impact Factor	Immed. Index	1995 Articles	Cited Half-Life
1	*CLIN RES	0009-9279	1651	58.286		0	5.7
2	*ANNU REV IMMUNOL	0732-0582	9088	49.509	3.333	24	4.4
3	*ANNU REV BIOCHEM	0066-4154	17825	44.414	3.167	30	7.4
4	*CELL	0092-8674	139106	40.481	7.373	475	4.6
5	*ABSTR PAP AM CHEM S	0065-7727	66	31.000	0.000	7	
6	*ANNU REV CELL BIOL	0743-4634	5223	30.548			5.1
7	*PHARMACOL REV	0031-6997	6013	30.387	1.800	15	5.8
8	*ANNU REV NEUROSCI	0147-006X	5552	29.083	3.600	20	5.3
9	*NAT GENET	1061-4036	15056	28.543	7.161	180	2.0
10	*NATURE	0028-0836	257287	27.074	6.043	945	6.2
11	*IMMUNOL TODAY	0167-5699	12127	25.228	2.752	101	3.6
12	*NEW ENGL J MED	0028-4793	103033	22.412	4.913	413	6.4
13	*MICROBIOL REV	0146-0749	6439	22.098	1.552	29	5.7
14	*SCIENCE	0036-8075	203375	21.911	4.738	1037	5.6
15	*PHYSIOL REV	0031-9333	9132	20.545	1.357	28	8.1
16	*TRENDS NEUROSCI	0166-2236	11190	19.972	3.111	81	4.8
17	*ENDOCR REV	0163-769X	6097	19.921	2.613	31	5.1
18	*REV MOD PHYS	0034-6861	10112	19.407	1.235	17	> 10.0
19	*ADV IMMUNOL	0065-2776	3333	19.000	1.810	21	6.2
20	*GENE DEV	0890-9369	23474	18.793	2.762	248	3.6
21	*TRENDS PHARMACOL SCI	0165-6147	9391	17.556	2.220	50	4.4
22	*LANCET	0099-5355	89957	17.490	3.929	490	6.3
23	*TRENDS BIOCHEM SCI	0968-0004	11769	17.217	2.898	108	3.9
24	*NEURON	0896-6273	22885	16.619	2.395	271	3.7
25	*BEHAV BRAIN SCI	0140-525X	2579	15.625	0.600	20	7.5
26	*CA-CANCER J CLIN	0007-9235	1639	15.500	7.857	21	3.0
27	*IMMUNITY	1074-7613	1653	15.354	2.730	141	1.3
28	*J EXP MED	0022-1007	55708	15.126	2.516	461	5.0
29	*CHEM REV	0009-2665	14913	14.513	0.966	88	6.5
30	*STRUCT BOND	0081-5993	1145	14.000	1.667	6	> 10.0

Abb. 122

Ausschnitt aus den Journal Citation Reports 1995, Teil: Journal Rankings by Impact Factor, unter Angabe der Zitierhäufigkeiten, der zugrundeliegenden Originalartikel und des daraus errechneten Zeitschrifteneinflußfaktors

Autor im jeweiligen Aufsatz zitiert, so werden diese Informationen in den Journal Citation Reports nach Zeitschriften zusammengefaßt. Auf diese Weise läßt sich ablesen, welche Zeitschrift am häufigsten zitiert wurde. Da die Zitierhäufigkeit wiederum von der Zahl der in ihr veröffentlichten Aufsätze abhängt (je mehr Aufsätze publiziert werden, desto mehr von ihnen können anderswo zitiert werden), errechnet Garfield den sogenannten Impact-Faktor. Ins Deutsche läßt sich der Begriff mit Einflußfaktor oder Zeitschriften-Reichweite übersetzen. Er errechnet sich aus dem Quotienten der Zahl der Zitate auf Aufsätze in einer Zeitschrift und der Zahl der Aufsätze, die in dieser Zeitschrift veröffentlicht wurde. Wurden etwa 1 000 Zitate auf Aufsätze in einer Zeitschrift registriert und in dieser Zeitschrift selbst erschienenen 100 Aufsätze, so beträgt der Impact-Faktor der Zeitschrift 10. Die Rangfolge der in Abbildung 122 wiedergegebenen Zeitschriften bildet die Grundlage für die Beurteilung wissenschaftlicher Zeitschriften. Die im Impact-Faktor ausgedrückte relative Maßzahl für die jeweilige Zeitschrift gilt, analog zur Zitierhäufigkeit eines Autors, als Indikator für die Beachtung oder Reputation der Zeitschrift in ihrem Fachgebiet.

Der Impact-Faktor einer Zeitschrift etwa von 1995 berücksichtigt dabei lediglich die Zitate, die 1995 zu Artikeln aus den beiden vorausgehenden Jahren (1993 und 94) gezählt wurden, dividiert durch die Anzahl der Artikel, die 1993 und 94 in der gleichen Zeitschrift erschienen. Dieser Definition liegt die (nicht immer zutreffende) Annahme zugrunde, daß der durchschnittliche Artikel am häufigsten während der zwei Jahre nach Erscheinen zitiert wird. Der relativ kurze Zeitraum sorgt dafür, daß neu erscheinende Zeitschriften rasch in der Rangfolge berücksichtigt werden können, ohne die Gültigkeit der Maßzahl wesentlich zu beeinträchtigen.

Der Immediacy Index (Abb. 122) gibt Auskunft über die Schnelligkeit, mit der Artikel in einer Zeitschrift durchschnittlich zitiert werden. Er bezieht nur Zitate ein, die auf Artikel entfallen, die im gleichen Jahr publiziert wurden. Zeitschriften mit einem hohen Immediacy Index ziehen im allgemeinen die Aufmerksamkeit von Autoren auf sich, denen an einer raschen Verbreitung ihrer Forschungsergebnisse besonders gelegen ist.

Insbesondere für bibliothekarische Auswertungen ist die sogenannte Halbwertszeit einer Zeitschrift (Cited Half-Life) von Interesse. Sie bezieht sich auf die Altersstruktur der Zitate eines Periodikums und bezeichnet den Zeitraum, in dem – vom aktuellen Jahrgang aus betrachtet – 50 Prozent aller Zitate dieser Zeitschrift liegen. Sie repräsentiert annäherungsweise den zeitlichen Wertverlust einer Zeitschrift. Die Halbwertszeit kann in gewissem Rahmen mit dem Zeitschriftenfachgebiet korrelieren.

Von besonderer Bedeutung für Autoren sind die nach Impact-Faktoren geordneten Fachgebietslisten von Zeitschriften. Sie lassen auf einen Blick die hochran-

Journal Citation Reports (JCR) on CD-ROM -- 1995 Science Edition
Journal Rankings Sorted by Impact Factor
(Filtered by CELL BIOLOGY)

Rank	Journal Abbreviation	ISSN	1995 Total Cites	Impact Factor	Immed. Index	1995 Articles	Cited Half-Life
1	*CELL	0092-8674	139106	40.481	7.373	475	4.6
2	*ANNU REV CELL BIOL	0743-4634	5223	30.548			5.1
3	*EMBO J	0261-4189	59817	13.505	2.281	638	4.6
4	*TRENDS CELL BIOL	0962-8924	2704	12.748	2.104	77	2.3
5	*J CELL BIOL	0021-9525	65782	12.480	2.078	514	6.0
6	*MOL CELL BIOL	0270-7306	55869	10.498	2.206	751	4.4
7	*MOL BIOL CELL	1059-1524	3997	9.376	1.246	134	2.7
8	*NAT STRUCT BIOL	1072-8368	1458	8.738	2.293	140	1.3
9	*STRUCTURE	0969-2126	1409	8.082	1.462	143	1.5
10	*ONCOGENE	0950-9232	16403	7.991	1.041	608	3.2
11	*CURR OPIN STRUC BIOL	0959-440X	2487	7.376	0.942	86	2.6
12	*INT REV CYTOL	0074-7696	3762	5.292	0.276	29	9.3
13	*CRIT REV ONCOGENESIS	0893-9675	443	4.940	0.500	4	2.8
14	*J CELL SCI	0021-9533	11757	4.827	0.820	377	4.0
15	*MATRIX BIOL	0945-053X	880	4.375	0.167	36	3.5
16	*CELL DEATH DIFFER	1350-9047	97	4.250	0.813	32	
17	*CELL GROWTH DIFFER	1044-9523	2663	4.179	0.486	179	3.1
18	*J BIOENERG BIOMEMBR	0145-479X	1823	4.102	0.390	59	3.9
19	*AM J RESP CELL MOL	1044-1549	3986	4.014	0.571	170	3.4
20	*DNA CELL BIOL	1044-5498	3335	3.788	0.342	111	5.0
21	*EXP CELL RES	0014-4827	13084	3.525	0.410	400	7.3
22	*RECEPTOR CHANNEL	1060-6823	234	3.516	0.438	16	1.9

Abb. 123
aus Journal Citation Reports 1995, Teil: Subject Category Listing by Impact Factor, Ausschnitt zellbiologischer Zeitschriften

Abb. 124
aus Journal Citation Reports 1995, Teil: Subject Category Listing by Impact Factor, Zeitschriften der Medizininformatik

Journal Citation Reports (JCR) on CD-ROM -- 1995 Science Edition
Journal Rankings Sorted by Impact Factor
(Filtered by MEDICAL INFORMATICS)

Rank	Journal Abbreviation	ISSN	1995 Total Cites	Impact Factor	Immed. Index	1995 Articles	Cited Half-Life
1	MED DECIS MAKING	0272-989X	785	2.082	0.317	41	6.0
2	ACAD MED	1040-2446	1380	1.090	0.214	248	3.4
3	STAT MED	0277-6715	2043	1.084	0.241	191	5.5
4	ARTIF INTELL MED	0933-3657	92	0.850	0.040	25	
5	INT J TECHNOL ASSESS	0266-4623	400	0.726	0.083	60	5.1
6	M D COMPUT	0724-6811	192	0.704	0.640	25	4.2
7	INT J BIOMED COMPUT	0020-7101	321	0.667	0.088	91	4.0
8	METHOD INFORM MED	0026-1270	367	0.631	0.543	46	4.8
9	MED BIOL ENG COMPUT	0025-696X	1325	0.551	0.179	145	8.3
10	MED EDUC	0308-0110	673	0.543	0.146	103	6.7
11	BIOMED TECH	0013-5585	167	0.478	0.180	50	5.3
12	IEEE ENG MED BIOL	0739-5175	156	0.352	0.011	91	4.8
13	MED INFORM	0307-7640	118	0.344	0.000	14	5.4
14	COMPUT METH PROG BIO	0010-468X	594	0.264	0.000	91	9.9
15	J MED ENG TECHNOL	0309-1902	98	0.200	0.000	16	
16	INT J CLIN MONIT COM	0167-9945	91	0.185	0.000	23	
17	J AM MED INFORM ASSN	1067-5027	9	0.027	0.028	36	

gigen Periodika des einzelnen Fachgebiets erkennen und beantworten eine der am häufigsten an den Index gestellten Fragen: welche Bedeutung haben die Zeitschriften, in denen ein bestimmter Autor oder eine Forschergruppe publiziert? Abbildung 123 zeigt einen Ausschnitt der zellbiologischen Fachzeitschriften mit Impact-Faktoren, beginnend mit der Zeitschrift „Cell" – mit einer durchschnittlichen Zitierhäufigkeit von 40 pro Aufsatz innerhalb von zwei Jahren. Die Liste zur Medizininformatik (Abb. 124) beginnt hingegen (mit dem Titel „Medical Decision Making") bei einem Einflußfaktor zwei. Diese Diskrepanz weist exemplarisch auf die völlig unterschiedlichen Zitierpraktiken (und Publikationsraten) innerhalb der einzelnen Fachgebiete hin, selbst im Rahmen der Biowissenschaften. Ein Vergleich der Zitierraten von Zeitschriften aus verschiedenen Disziplinen (ebenso wie von Autoren unterschiedlicher Fachgebiete) ist deshalb nicht möglich. Vergleiche auf der Basis des Zeitschriften-Einflußfaktors wie der persönlichen Zitierhäufigkeit sind ausschließlich im Rahmen der Fachgebietsgrenzen aussagefähig und zulässig.

Die Zitieranalyse

Die zweite häufig an die Indices gestellte Frage lautet: Welchen Rang nimmt ein Autor (bibliometrisch betrachtet) in seinem Fachgebiet ein? Wie erwähnt, ist hierfür das Grundwerk, der Science Citation Index, heranzuziehen. Die Addition der Impact-Faktoren aller Zeitschriften, in denen ein Autor publiziert hat, ist dafür kaum ausreichend. Der Autor profitierte von der Reputation (oder litte unter der Schwäche) der anderen im gleichen Organ publizierenden Autoren. Als adäquates Maß gilt hingegen die Anzahl der im SCI-Band (Citation-Teil) beziehungsweise in der Datenbankversion erfaßten Zitierungen seiner Publikationen (Abb. 125). Der SCI gibt in Großschrift den Autor wieder, darunter in Fettdruck seine im Erfassungszeitraum des Index zitierten Publikationen, beginnend mit Publikationsjahr, Zeitschrift in internationaler Kurzform, Band- und Seitenangabe. Darunter erscheinen in Magerschrift die jeweils zitierenden Autoren beziehungsweise Publikationen. Zitierungen in Büchern werden vom Index grundsätzlich nicht berücksichtigt.

Der in Abbildung 125 mit einem Ausschnitt seiner Zitierungen wiedergegebene Autor James F. Holland erhielt demnach den Wert 18. Von ihm werden zehn Publikationen aus den Jahren 1989 bis 1993 18 mal zitiert. Darunter ist eine Selbstzitierung sowie eine Doppelzitierung durch einen Fachkollegen.

```
HOLLAND JE ————————————————————————
 80 4TH INT C EXP SOILS       1   302
  CHENG Y        SOIL SCI SO      57 1542 93
HOLLAND JF ————————————————————————
 89 AUST J EXP AGR       29   843
  FELTON WL      AUST J EX A      34  229 94
  LAWRENCE PA    SOIL TILL R      28  347 94
 91 REV SCI INSTRUM      62    69
  BURLINGA.AL    ANALYT CHEM      66 R634 94 R
  COULSON LD     APPL SPECTR      48 1125 94
  DODONOV AF     ACS SYMP S      549  108 94 R
  HOLLAND JF          "          549  157 94 R
  MIRGOROD.OA    ANALYT CHEM      66   99 94
  WOLLNIK H      INT J MASS      131  387 94
 92 AUST J AGR RES       43   123
  GARSIDE AL     AUST J EX A      34  647 94
 93 CANCER MED
  JAIN RK        SCI AM          271   58 94
  LUK GD         ALIM PHARM        7  661 93
  ZUHOWSKI EG    J CHROMAT B     655  147 94 N
 93 CANCER BIOL      p1
  OLIVERO OA     CANCER RES       54 6235 94
 93 CANCER MED     p618
  GUTHEIL JC     J BIOL CHEM     269 7976 94
 93 CANCER MED    p1182
  BEAUREGA.P     TR MED REV        8  184 94 R
 93 CANCER MED       v1
  OVERBEEK F     EUR J NUCL       21  997 94 R
 93 J CLIN ONCOL          1    75
  FENNELLY D     SEMIN ONCOL      21   21 94
 93 41TH P ANN C AM SOC   A 14
  BURLINGA.AL    ANALYT CHEM      66 R634 94 R
HOLLAND JG ————————————————————————
 58 SCIENCE    128    61
    SEE SSCI FOR 1 ADDITIONAL CITATION
  TAKAHASH.M     BEHAV PROC       32  133 94
```

Abb. 125
Ausschnitt aus dem Science Citation Index 1994, Eintragungen (Ausschnitt) zum Autor J. F. Holland

Im folgenden soll auf einige Schwächen und Fallstricke dieses Verfahrens hingewiesen werden. Dies impliziert die Frage, inwieweit die in einer Zitierung zum Ausdruck kommende Beachtung eines anderen Autors (Publikation, Forschungsergebnis) gleichbedeutend mit fachlicher Bedeutung oder Qualität ist. Eine Gleichsetzung setzte sicherlich voraus, daß ausschließlich aus sachlichen Gründen zitiert wird. Wie publizierende Wissenschaftler jedoch wissen, wird das Zitieren anderer Veröffentlichungen – als sozialer Akt – nicht nur von rein sachlichen Erwägungen bestimmt:

Wissenschaftler zitieren sich selbst oder bilden unter Umständen sogenannte „Zitiergemeinschaften" unter Ausschluß anderer Autoren, um bestimmte Lehrmeinungen durchzusetzen. Sie unterliegen der Gefahr, diejenigen mit dem größten Bekanntheitsgrad auszuwählen und diese somit zu begünstigen. Völlig neue Forschungsgebiete brauchen gelegentlich unverhältnismäßig lang, bis sie aufgegriffen und zitiert werden. Junge Wissenschaftler können im allgemeinen nicht die gleiche Zitierhäufigkeit wie Autoren mit langjähriger akademischer Karriere aufweisen. Schließlich haben Reviews (zusammenfassende Forschungsberichte) und methodische Arbeiten eine überproportional hohe Chance, zitiert zu werden.

Einige dieser Unwägbarkeiten lassen sich mit der von Siegfried Lehrl entwickelten Science Impact Index (SII)-Methode ausschließen. Der SII schließt Reviews, Selbstzitierungen und Mehrfachnennungen durch andere Autoren innerhalb eines Jahres (als Indikator von Zitiergemeinschaften) aus. Der Zitierwert von Holland im gewählten Beispiel liegt gemäß SII nicht bei 18, sondern bei 16. Mit Rücksicht auf junge Autoren kann in Vergleichsstudien der (der Zitierrate zu Grunde liegende) Publikationszeitraum auf die aktive Zeit aller berücksichtigten Publizierenden eingeschränkt werden. Der SII trägt auf diese Weise zu einer objektiveren statistischen Erhebung und einer optimierten Vergleichbarkeit von Zitierraten bei. Er erlaubt auf Grund der Fortentwicklung der Zitieranalyse darüber hinaus fachspezifische Normierungen. Für westdeutsche Autoren der medizinischen Fachgebiete bestimmte Lehrl 1991 zum Beispiel die durchschnittlichen fachtypischen Zitierhäufigkeiten pro Jahr. Sie reichten (im nicht-stationären Bereich) von 1,7 für Nuklearmediziner bis 10,1 für Immunologen.

Generell kann man festhalten, daß die Zuverlässigkeit von Zitieranalysen mit der Anzahl der einbezogenen Wissenschaftler und Veröffentlichungen (oder mit der Größe der entsprechenden

Abb. 126
Modell des Zusammenhangs zwischen dem quantitativen (Publikationsrate) und qualitativen Aspekt der Forschungskapazität (aus: S. Lehrl)

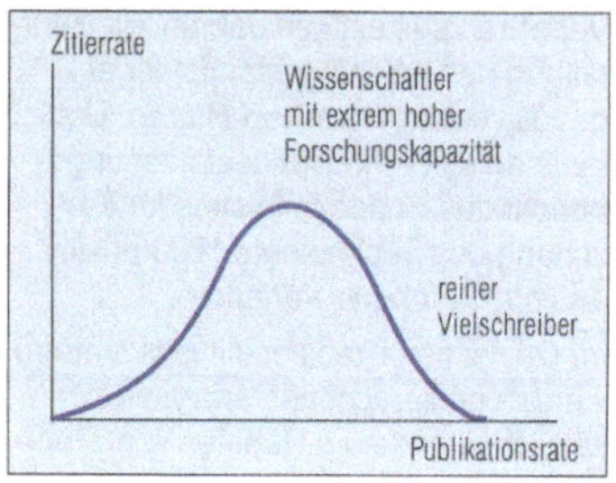

„scientific community") deutlich steigt – und insoweit weitgehend anerkannt ist. Bei kleinen Spezialgebieten können sich auf Grund einer zu geringen Datenbasis verfälschende Einflüsse sehr viel stärker bemerkbar machen. Als Gegensatzpaare seien hier stellvertretend die Fächer Molekularbiologie und Genetik auf der einen, die Medizininformatik auf der anderen Seite genannt. Die Aussagekraft der Zitieranalyse liegt unter den genannten Voraussetzungen weit über der reiner Publikationsraten (Abb. 126).

Grundvoraussetzung für hohe Zitierraten ist freilich das Publizieren in Englisch, der weltweit anerkannten Wissenschaftssprache der Naturwissenschaften und Biomedizin. Deutsch publizierte Beiträge etwa in der biomedizinischen Grundlagenforschung sind a priori klar benachteiligt.

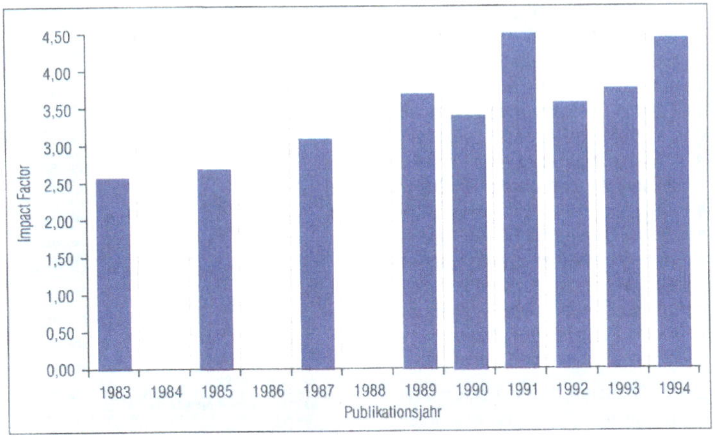

Abb. 127
Durchschnittlicher Einflußfaktor der wissenschaftlichen Zeitschriften (1993-1994), in denen Wissenschaftler des Deutschen Krebsforschungszentrums ihre Ergebnisse publiziert haben. Zu beachten ist: Das Krebsforschungszentrum repräsentiert den Typ einer multidisziplinären Forschungseinrichtung, in der sowohl Fachgebiete mit typischerweise hohen (zum Beispiel Zellbiologie) wie niedrigeren (Medizininformatik) Zeitschriften-Impact-Faktoren vertreten sind

Die Zitieranalyse in der Praxis

In anglo-amerikanischen Ländern sind die besprochenen quantitativen Verfahren seit rund 20 Jahren anerkannt. Sie ergänzen dort die Begutachtung von Wissenschaftlern und Forschungsgruppen durch Gutachtergremien (Peer-Reviews) sowie die Bewertung nach der relativen Höhe der eingeworbenen Drittmittel.

Der Wissenschaftsrat in Bern zieht das Verfahren seit einigen Jahren zur Beurteilung des Leistungsstands der eidgenössischen Forschung heran. Erstmals erwähnt der Bundesforschungsbericht des Bundesministers für Forschung und Technologie 1993 positiv das beschriebene Verfahren.

Im Deutschen Krebsforschungszentrum werden entsprechende Analysen zusätzlich zu (oder im Rahmen von) Peer-Reviews zur Begutachtung herangezogen. Mit Hilfe des Zeitschriften-Impact-Faktors wurde 1994/95 eine Verlaufsuntersuchung zum Publikationsverhalten der Autoren aus dem Krebsforschungszentrum durchgeführt, die aufzeigt, daß am Zentrum ein deutlicher Trend zur Publikation in hochrangigen Zeitschriften zu verzeichnen ist (Abb. 127).

Innerhalb der Helmholtz-Gemeinschaft Deutscher Forschungszentren, deren Mitglied das Krebsforschungszentrum ist, ziehen weitere Einrichtungen Zitieranalysen als Bewertungsverfahren heran.

Darüber hinaus können Zitieranalysen zur vergleichenden Leistungsbeurteilung von Forschungseinrichtungen oder auch zur fachspezifischen Beurteilung ganzer Länder erstellt werden. Die Forschungsgruppe des ISI (Institute for Scientific Information) veröffentlicht laufend entsprechende kleinere und umfangreichere Analysen, Ranglisten von Autoren oder hochzitierten aktuellen sogenannten „Hot Papers" in der Zeitschrift Science Watch. Sie gibt auch spezielle Produkte wie den Topical Citation Report oder die National Science Indicators heraus. In Deutschland führen unter anderem die Deutsche Zentralbibliothek für Medizin in Köln und das Institut für Wissenschafts- und Technikforschung (IWT) an der Universität Bielefeld Untersuchungen auf der Basis des SCI durch. Die Ergebnisse des IWT – insbesondere zu Effektivität und Einfluß deutscher Forschungsinstitute – erscheinen regelmäßig als Forschungs-Index in „Bild der Wissenschaft". Auch die Zeitschriften „Science“ und „Nature“ greifen immer wieder bemerkenswerte Untersuchungsergebnisse auf. Die meisten genannten Publikationsorgane sind in der Zentralbibliothek des Krebsforschungszentrums einsehbar.

Der Science Citation Index liegt in der Bibliothek in gedruckter Form von 1945 bis 1994 vor, als Datenbank (verfügbar für alle an das interne Netz angeschlossenen PCs) ab 1988 bis heute. Die Journal Citation Reports (JCR) sind in Druckform ab 1976, als Datenbank ab 1994 verfügbar. Bei Bedarf, aus Anlaß von Publikationen oder Begutachtungen, hat jeder Mitarbeiter Gelegenheit zu entsprechender Information. Im Zweifelsfall ist die Konsultation der JCR mit ihren Impact-Faktoren für einen Autor schon deshalb ratsam, weil bekannt ist, daß 90 Prozent aller Zitierungen in der Biomedizin sich auf 10 Prozent aller Zeitschriften konzentrieren. Über 40 Prozent der im SCI erfaßten Veröffentlichungen erhalten nicht mehr als eine Zitierung. In der Biomedizin (einschließlich Grundlagenforschung) sind in aller Regel Zeitschriften mit einem Einflußfaktor von über drei für Publikationen erstrebenswert. Werte von eins bis drei entsprechen lediglich durchschnittlicher Beachtung. Auf Ausnahmedisziplinen wurde hingewiesen. Sie sind aus den Fachgebietslisten der JCR ersichtlich.

Die Zentralbibliothek unterstützt Mitarbeiterinnen und Mitarbeiter mit Rat und Tat bei der Erstellung persönlicher Zitieranalysen und natürlich (falls erforderlich) vor der Einreichung von Publikationen bei Verlagen bei der Suche nach geeigneten Zeitschriften mit hohen Einflußfaktoren. Einige wenige Ratschläge zur Erstellung persönlicher, eventuell vergleichender, Zitieranalysen mit Hilfe des SCI, der an nahezu jeder Universitäts-Bibliothek verfügbar ist, seien hier beigefügt:

- Da der SCI zitierte Arbeiten nur unter dem ersten Autor einer Publikation nachweist, ist für die Erstellung der vollständigen Zitierrate eines Autors, soweit er als Co-Autor unter den Verfassern erscheint, die vollständige Publikationsliste zugrunde zulegen. Bei der Suche nach der Zitierhäufigkeit jeder einzelnen Veröffentlichung ist vom jeweils ersten Autor auszugehen.
- Namen mit Umlauten (zum Beispiel Möller) sind in allen denkbaren Schreibweisen zu recherchieren, insbesondere unter „Moller" (US-Schreibweise) und „Moeller".
- Bei Doppelnamen (zum Beispiel Alsen-Hinrichs) kann es vorkommen, daß der zweite Namensbestandteil entfällt oder mit dem ersten verschmolzen wird. Zur Vermeidung von Informationsverlust sind beide Schreibweisen zu berücksichtigen.
- Vornamen sind mit Initialen wiedergegeben. Hans-Günter wird „HG". Zur Sicherheit ist auch die Variante „H" zu berücksichtigen. Die im Deutschen üblichen Bindestriche entfallen.
- Mehrere Autoren gleichen Namens (zum Beispiel D.Meyer, H.Schulz etc.) können durch die Heranziehung des Fachgebiets, der Anschrift und, wenn nichts anderes hilft, wiederum mit Hilfe der Publikationsliste differenziert werden.

Eine abschließende Bemerkung: So wenig sich ambitionierte Wissenschaftler dem „publish or perish" (publiziere oder gehe unter) entziehen können, so sehr werden sie in Zukunft auch auf dem „Kontinent" mit dem Zeitschriften-Impact-Faktor und der Zitieranalyse zu rechnen haben. Diese quantitativen Methoden können allerdings traditionelle qualitative und subjektive Verfahren wie Peer-Reviews oder Bewertungen durch anerkannte Experten nicht ersetzen. Sie sind dazu gedacht, herkömmliche Verfahren zu ergänzen und bei Bedarf – etwa zwischen Begutachtungen – „Momentaufnahmen" von der Resonanz einzelner Wissenschaftler oder Forschergruppen im Fachkollegenkreis zu ermöglichen. Nicht zuletzt trägt der Einsatz der besprochenen Verfahren über die Notwendigkeit zum englischsprachigen Publizieren zum Wettbewerb der deutschen Biomedizinforschung mit der internationalen, weltweiten Forschung bei.

Rolf-Peter Kraft, M.A.
Zentralbibliothek

Ausgewählte Publikationen

Science Citation Index: an international multidisciplinery index to the literature of science, medicine, agriculture, technology, and the behavioral sciences. ISI Press, Philadelphia (1945 ff.)

Science Citation Index, annual: Journal Citation Reports; a bibliographic analysis of science journals in the ISI data base. ISI Press, Philadelphia (1976 ff.)

Garfield, E.: Citation indexing: its theory and application in science, technology, and humanities. Wiley, New York (1979)

Bundesbericht Forschung 1993, Hrsg.: Bundesministerium für Forschung und Technologie, Bonn (1993)

Lehrl, S.: Der Science Impact Index als Maß der Durchsetzung sowie der Forscherqualität und -kapazität von Wissenschaftlern. Anwendung und Güteeigenschaften. Media Point Verlagsgesellschaft, Nürnberg (1991)

Kahl, M.: Zitatenanalyse mit den Journal Citation Reports des Institute for Scientific Information. Bibliothek, Forsch. u. Praxis 19, 30-63 (1995)

Korwitz, U.: Welchen "Rang" hat ein Wissenschaftler? Nachr. f. Dok. 46, 267-272 (1995)

17

Bewertung wissenschaftlicher Arbeit – Kriterien und Strukturen

von Harald zur Hausen

Der Einsatz finanzieller Mittel gerade dann, wenn sie in erster Linie vom Steuerzahler aufgebracht werden, erfordert den Nachweis ihrer sinnvollen Verwendung – auch in der Forschung. Was aber ist in der Forschung „sinnvoll", was ist „unsinnige" Forschung und wer vermag hier eine Kontroll- und Leistungserfassungsfunktion auszuüben?

Ich will im folgenden versuchen, am Beispiel des Deutschen Krebsforschungszentrums auf diese Fragen einzugehen, ohne dabei den Anspruch zu erheben, daß meine Aussagen Allgemeingültigkeit haben.

Das Deutsche Krebsforschungszentrum als Großforschungseinrichtung hat einen Forschungsauftrag: durch seine Untersuchungen zur Abklärung der Krebsursachen, ihrer Mechanismen, zur Krebsvorbeugung, -diagnostik und -therapie seinen Beitrag zur Lösung des Krebsproblems zu erbringen. Mit diesem Auftrag sind der Freiheit der hier arbeitenden Wissenschaftler vorgegebene Grenzen gesetzt, auch wenn im Eigenverständnis der Einrichtung diese Grenzen nicht zu eng sein dürfen. Gerade fachliche Randgebiete haben sich auf vielen Forschungsgebieten immer wieder als besonders fruchtbar für die auf den ersten Blick vielleicht fernliegende Fragestellung erwiesen.

Wie läßt sich die Übereinstimmung mit dem Forschungsziel überprüfen? Wie lassen sich darüber hinaus Kriterien finden, die die wissenschaftliche Leistungsfähigkeit, ja sogar die Leistung im Verhältnis zu den eingesetzten Aufwendungen ermitteln?

Es gibt zumindest in der Wissenschaft weitgehend akzeptierte Bewertungsmaßstäbe: In erster Linie betreffen sie das Publikationsverzeichnis, das ausweist, ob der Autor in der Lage war, seine Ergebnisse in wissenschaftlichen Zeitschriften zu publizieren, die einem strengen Überprüfungsprozess durch Fachkollegen („peer review") unterliegen. Je rigider dieser Überprüfungsprozess abläuft, umso besser ist zumeist das Ansehen des Journals. Wie gut die Veröffentlichung von der Fachwelt aufgenommen wird, läßt sich aus der Zahl der Zitierungen in den Jahren nach dem Erscheinen der Arbeit ablesen.

Im strikten Sinne ist dies natürlich kein wirklich objektives Kriterium, eine originelle neue Idee oder ein völlig neues experimentelles Ergebnis werden nicht immer von den Fachkollegen in ihrer Bedeutung erfaßt und können sicherlich auch einmal in Vergessenheit geraten. Dabei ist allerdings ein solches Risiko größer, wenn die Veröffentlichung in einer wenig bekannten Zeitschrift publiziert wurde.

Ein weiteres Bewertungskriterium ist die erfolgreiche Einwerbung von Drittmitteln. In der Krebsforschung sind dies bevorzugt Mittel, die über die Deutsche Forschungsgemeinschaft, die Deutsche Krebshilfe, die Europäische Union, die Bundes- und Landesministerien, private Stiftungen und die Industrie in der Regel kompetitiv, im Wettstreit mit anderen Antragstellern, eingeworben werden. Je härter der Wettbewerb, je strenger die Auswahlkriterien, um so bedeutsamer der Erfolg. Nicht alle diese Gelder unterliegen einem Wettbewerb: Wenn zum Beispiel ein Forschungsprogramm der Interessenlage der pharmazeutischen Industrie entspricht, wird diese von sich aus finanzielle Unterstützung dann anbieten, wenn die Ergebnisse für sie verwendbar sind.

Ein weiterer Punkt betrifft den erfolgreichen Aufbau und die Führung einer Arbeitsgruppe. In der Regel entspringt wissenschaftlicher Erfolg dem Teamwork, dem Zusammenwirken von Wissenschaftlern untereinander und mit dem technischen Personal. Das erfordert experimentelle Planung wie auch fachliche Betreuung. Auch der erfolgreiche Abschluß von Doktorarbeiten und von Habilitationen muß in die Bewertung einfließen, mehr aber noch der „Teamgeist", die Begeisterung, mit der die Mitglieder der Gruppe das gemeinsame Ziel verfolgen. Gerade dieses ist kein eindeutig objektivierbares Kriterium; es wird dennoch als zusätzlicher Faktor eine Gesamtbewertung beeinflussen.

Schließlich sollte der Wissenschaftler in der Lage sein, ein nachvollziehbares Konzept für seine Studien vorzutragen, das auf der einen Seite Problembewußtsein aufzeigt, auf der anderen aber auch planerische Ansätze zur Problemlösung beinhaltet, und das gleichzeitig belegt, daß es im Rahmen vorgegebener oder beantragter finanzieller Unterstützung auch durchgeführt werden kann.

Jungen Wissenschaftlern am Anfang ihrer Karriere wird man einen Bonus einräumen müssen und die originelle Idee bei ihnen nicht nur vor dem Hintergrund bisher geleisteter Arbeit werten können.

Die geschilderten Bewertungsmaßstäbe sind die Grundlage eines mehrschichtigen Bewertungssystems im Deutschen Krebsforschungszentrum, das drei Ausführungsebenen enthält:

- die externe Evaluation von Forschungsschwerpunkten
- die hausinterne Abteilungspräsentation
- die jährliche leistungsbezogene Mittelvergabe.

Seit 14 Jahren werden im Krebsforschungszentrum in Fünfjahresabständen externe Begutachtungen – früher von Instituten, nach deren Auflösung von Forschungsschwerpunktprogrammen – durchgeführt. Zu diesen Anlässen bereiten die beteiligten Wissenschaftler eine ausführliche Dokumentation in englischer Sprache über bisherige Arbeiten, künftige Planungen, über Mitteleinsatz und Drittmitteleinwerbung vor, die mit deutlichem zeitlichen Vorlauf den Gutachtern übermittelt werden. Bei den Gutachtern handelt es sich um acht bis zwölf international anerkannte Experten, überwiegend aus dem angelsächsischen Bereich, die von einem unabhängigen Gremium, dem Wissenschaftlichen Komitee des Kuratoriums, ausgewählt werden und die für zwei bis drei Tage nach Heidelberg anreisen, um sich vor Ort ein Bild von der Leistungsfähigkeit des verfolgten Forschungsprogramms zu machen. Ein abschließender Bericht, der Stärken und Schwächen des Programms wertet, geht mit spezifischen Empfehlungen an Stiftungsvorstand und Wissenschaftliches Komitee. Die betroffenen Gruppen erhalten die Möglichkeit, zu dem Bericht Stellung zu nehmen, der dann in der Regel – nach Diskussion in den Gremien des Hauses – zu den Empfehlungen weitgehend entsprechenden Konsequenzen führt.

Einen ganz anderen Verlauf nehmen die hausinternen Abteilungspräsentationen, die ebenfalls seit 14 Jahren im Zentrum durchgeführt werden. Sie betreffen jede Abteilung in Zeitabständen von anfangs zwei, durch die inzwischen gewachsene Zahl von Abteilungen bedingt heute zumeist von drei Jahren. An diesen „Begehungen" nimmt grundsätzlich der Wissenschaftliche Stiftungsvorstand teil, ebenso sind die Mitglieder des Wissenschaftlichen Rats dazu eingeladen. Besonders wichtig ist hier die Teilnahme von vier Wissenschaftlern des Zentrums, die gemeinsam mit dem Stiftungsvorstand die Entscheidung über die leistungsbezogene Mittelzuweisung treffen. Für diese Gruppe bedeuten diese Begehungen, sich in etwa 14tägigem Abstand einen Nachmittag lang über Arbeiten und Ziele jeweils einer Abteilung zu informieren.

Bei den internen Präsentationen sollen vor allem auch die jüngeren Mitarbeiter zu Wort kommen. Außer dem Literaturverzeichnis seit der vorausgegangenen Begehung, einer Personalliste und dem Drittmittelnachweis sind keine weiteren schriftlichen Dokumentationen erforderlich – der Aufwand hält sich mithin in Grenzen. Über diese Begehungen wird kein schriftlicher Bericht angefertigt, für Kritik bietet die anschließende Diskussion Raum, und Einzelgespräche mit den Abteilungsleitern können in Änderungsvorschläge einmünden.

Externe Begutachtungen und interne Präsentationen machen nur Sinn, wenn sie Konsequenzen nach sich ziehen: besondere Förderung gut beurteilter Gruppen bis hin zur Gründung neuer Abteilungen als positives Signal, das Herunterfahren von Personal-, Sach- und Investitionsmitteln, die Reduktion der Raumzuweisung bis hin zur Abteilungsschließung im Extremfall – bei negativer Bewertung – zeigen das Spektrum der Möglichkeiten auf. Dies sind alles Maßnahmen, die als Konsequenz aus diesen Verfahren gezogen worden sind.

Einen besonderen Platz in der Ausführung der Empfehlungen der externen Evaluation, aber auch in der Bewertung der hausinternen Begehungen, nimmt die kleine Gruppe von wissenschaftlichen Repräsentanten des Zentrums ein, die gemeinsam mit dem Wissenschaftlichen Stiftungsvorstand jährlich die Maßstäbe für die leistungsbezogene Mittelvergabe festlegt. Hier werden in sorgfältiger Diskussion alle vorgenannten Kriterien für jede Abteilung und Arbeitsgruppe geprüft, darüber hinaus auch noch die Publikationsliste des letzten Jahres angefordert. Die Diskussion endet mit der Festlegung von einer von fünf Bewertungskategorien für den betreffenden Bereich, wobei die niedrigste Kategorie ein deutliches Herunterfahren der Förderung bedeutet, die höchste analog dazu eine deutliche Steigerung darstellt. Die vergleichende Bewertung wird nicht veröffentlicht. Jede Gruppe kann jedoch ihr Ergebnis erfahren.

Die hier geschilderten Maßnahmen mögen immer noch nicht ausreichen, um in jedem Einzelfall eine wirklich gerechte Bewertung durchzuführen. Vermutlich wird jedes Verfahren gewisse Schwächen aufweisen. Wenn Einzelbewertungen jedoch in Jahresabständen stattfinden, wird die Bereinigung vereinzelter Fehlurteile leichter, auch sind deren Folgen dann weniger gravierend.

Das sicherlich sehr aufwendige Bewertungssystem des Deutschen Krebsforschungszentrums hat für die Einrichtung eine Reihe von Konsequenzen gehabt, die weit über die Beurteilung von Einzelprojekten hinausreichen. Es hat das Leistungsbewußtsein der Mitarbeiter gestärkt und damit auch ein gesundes Selbstbewußtsein erzeugt, es hat insgesamt eine objektivierbare Leistungssteigerung zur Folge gehabt, vor allem aber auch das internationale und nationale Ansehen des Zentrums nachhaltig gefördert. Die Bewertung der Arbeit durch ausländische Spitzenwissenschaftler, die – trotz gelegentlich auch harscher Kritik – bisher fast immer einen sehr positiven Eindruck von den Aktivitäten des Zentrums mitnahmen, erweist sich nicht zuletzt auch als eine bedeutsame Maßnahme zur internationalen Verbreitung der Leistungen des Zentrums. Wer kann mehr zur Reputation geleisteter Arbeit in der Krebsforschung beitragen als auf diesem Gebiet international hoch angesehene Experten?

Begutachtungen und Bewertungen sind kein statischer Prozeß, sie bedürfen der konsequenten Fortführung (auch deren Überwachung durch Zentrumsleitung und ihr übergeordnete Gremien). In ihrer Dynamik sind sie die besten Garanten für den „sinnvollen" Mitteleinsatz, zur Sicherung und Verbesserung der Qualität wissenschaftlicher Arbeit. Sie schaffen im Deutschen Krebsforschungszentrum die Grundlage dafür, daß sein Forschungsauftrag, zur Erkenntnis der Krebsursachen und auslösender Faktoren, zur Vorbeugung von Krebserkrankungen und zum Wohl des Krebspatienten beizutragen, auch erfüllt wird.

Prof. Dr. Harald zur Hausen
Vorsitzender und Wissenschaftliches Mitglied des Stiftungsvorstandes

Presse- und Öffentlichkeitsarbeit

Medien

Die Jahre des Berichtszeitraums 1994, 1995 und 1996 waren in der Pressearbeit durch ein anhaltendes Interesse der Journalisten insbesondere an Fragen der Genomforschung, der Genforschung und des im Deutschen Krebsforschungszentrum neu etablierten Bereichs Krebschemoprävention gekennzeichnet. In diesen Jahren wurden rund 700 Interviews mit Wissenschaftlern, Hintergrundgespräche und Aufnahmen für Fernsehfilme vermittelt. Zusätzlich wurden rund 2500 Anfragen von Journalisten bearbeitet und etwa die gleiche Zahl aus der breiten Bevölkerung und von Institutionen. Anfragenden Journalisten wurden Gesprächspartner innerhalb und außerhalb des Deutschen Krebsforschungszentrums vermittelt, Unterlagen zugeschickt oder Hinweise auf relevante Materialien gegeben. Mit 155 Pressemitteilungen informierte die Abteilung „Presse- und Öffentlichkeitsarbeit" über wissenschaftliche Ergebnisse, strukturelle und personelle Veränderungen, wissenschaftliche Symposien und Preisverleihungen. Das Presseecho auf die Aktivitäten des Krebsforschungszentrums, das sich aus der Summe der einzelnen Auflagen der berichtenden Zeitungen und Zeitschriften ergibt, belief sich auf eine Auflage von jeweils jährlich 100 bis 120 Millionen.

Unter den acht durchgeführten Pressekonferenzen nahmen diejenigen im Jahr 1995 und 1996 mit dem Schwerpunkt Erforschung des menschlichen Genoms einen besonderen Raum ein. Vom 11. bis 12. Juni 1995 informierten sich rund 50 Wissenschafts- und Medizinjournalisten aus dem ganzen Bundesgebiet über Projekte der Genomforschung und Überlegungen zur Beteiligung des Deutschen Krebsforschungszentrums an einem Genomförderprogramm des Bundes. Das Presseseminar endete mit einem Gespräch mit Dr. Jürgen Rüttgers, Bundesminister für Bildung, Wissenschaft, Forschung und Technologie, über Aspekte der Förderung der Genomforschung in Deutschland und ihre internationale Einbindung und schloß mit einem Rundgang des Ministers mit Journalisten zu Präsentationen einzelner Projekte vor Ort ab.

Die Information über Genomforschung wurde anläßlich des International Human Genome Meeting der Human Genome Organization (HUGO) vom 21. bis 24. März in Heidelberg vertieft, zu dem die Presseabteilung die internationale Pressearbeit übernommen hatte. Für das HUGO-Meeting wurden drei Pressekonferenzen mit Medienvertretern aus dem In- und Ausland veranstaltet, zu denen nicht nur entsprechende Pressemitteilungen vorgelegt wurden, sondern außerdem eine Serie von sieben Hintergrundpapieren zu den verschiedenen Aspekten der Genomforschung, die auf der Konferenz von den Teilnehmern aus aller Welt behandelt wurden. Anläßlich dieser Konferenz wurden 80 Interviews und Hintergrundgespräche zwischen Journalisten und Wissenschaftlern vermittelt. Themen der Pressekonferenzen waren „Ziele und Inhalte der Genomforschung", „Gesellschaft und Gene – Determiniert die Genforschung die Zukunft unserer Gesellschaft?" und „Krankheit und Gene". Über 80 Journalisten aus dem Ausland und Deutschland nutzten das eingerichtete Pressezentrum und nahmen am Kongreß teil. Einen besonderen Schwerpunkt der Berichterstattung stellte das internatio-

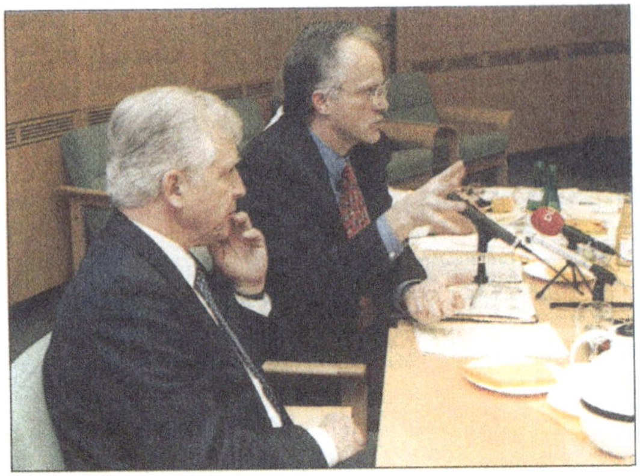

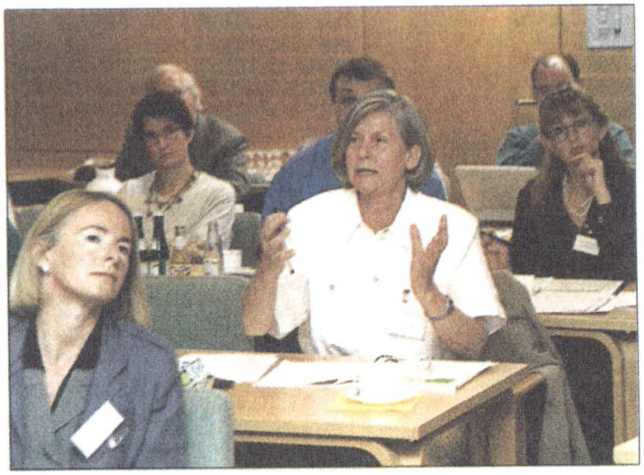

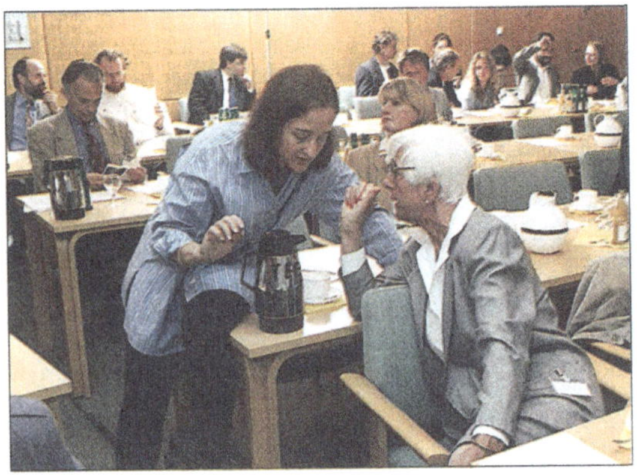

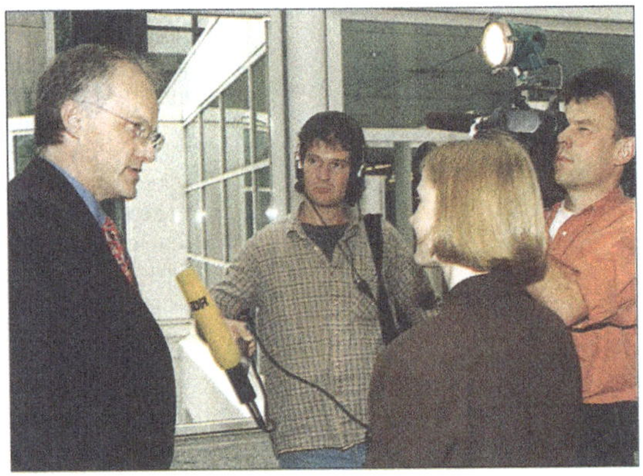

Abb. 128, 129, 130, 131
Eine zweitägige Informationsveranstaltung für Journalisten 1995 mit dem Thema „Erforschung des menschlichen Genoms" war verbunden mit einer Pressekonferenz zu Aspekten der Förderung der Genomforschung in Deutschland und ihrer internationalen Einbindung, in der Bundesforschungsminister Dr. Jürgen Rüttgers über seine Pläne und Vorstellungen informierte

nale Symposium „Krebschemoprävention: Molekulare Grundlagen, Mechanismen und Studien" vom 9. bis 11. September 1996 mit einer Pressekonferenz am 10. September dar. Über 100 Pressemappen mit schriftlichem Material wurden zur Verfügung gestellt und auf Anforderung verschickt. Das Interesse an der Chemoprävention steht auch im Zusammenhang mit der europäischen Studie „Krebs und Ernährung", die vom Deutschen Krebsforschungszentrum in Heidelberg durchgeführt wird und die die Klärung eines Zusammenhangs zwischen Ernährung und der Entstehung von Krebserkrankungen zum Ziel hat.

Zur Unterstützung einer fundierten Wissenschaftsberichterstattung und gleichzeitig als eine Möglichkeit der Fortbildung von Wissenschafts- und Medizinjournalisten vergibt das Deutsche Krebsforschungszentrum seit 1993 das Wolfgang-Rieger-Stipendium, das aus

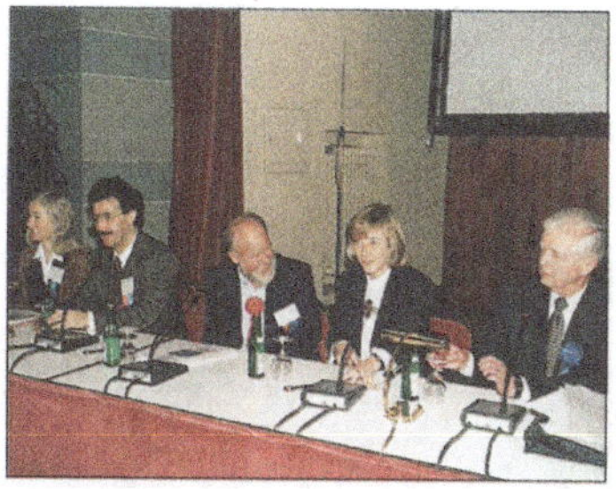

Abb. 132
Eröffnung des Human Genome Meetings 1996 in Heidelberg. In der Mitte Oberbürgermeisterin Beate Weber

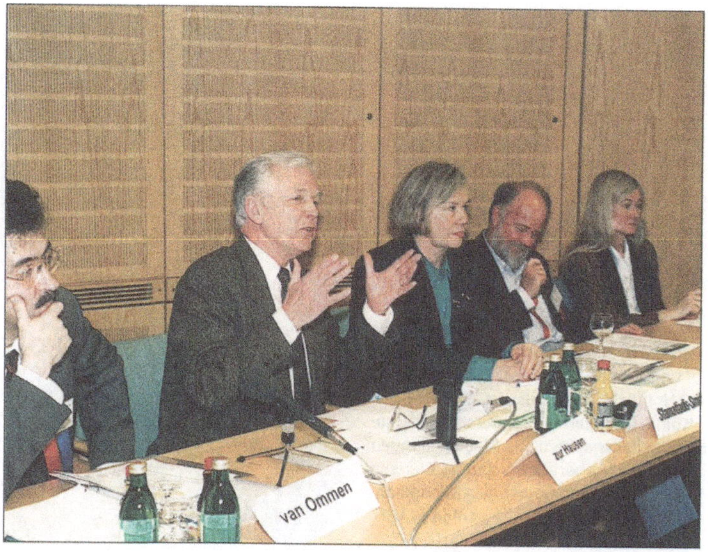

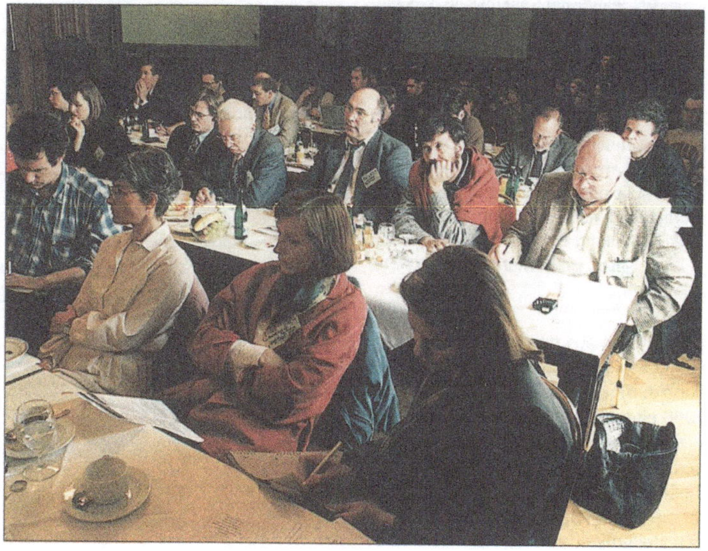

Abb. 133, 134
Eröffnungspressekonferenz (von links nach rechts): Prof. Dr. Gert-Jan van Ommen, Vizepräsident von HUGO Europa, Prof. Harald zur Hausen, Vorsitzender des Vorstands des Deutschen Krebsforschungszentrums, Hilke Stamatiadis-Smidt, Leiterin der Abteilung Presse- und Öffentlichkeitsarbeit, Prof. Bernd Sutherland, Präsident der Human Genome Organization, Prof. Kay E. Davies, Vorsitzende des wissenschaftlichen Organisationskomitees der Heidelberger Tagung

einem ein- bis vierwöchigen Aufenthalt in den Labors des Zentrums besteht. Es soll insbesondere die Möglichkeit bieten, sich Kenntnisse von molekularbiologischen Techniken und Methoden anzueignen. Damit wird die Ausbildung im Rahmen der „European Initiative for Communicators of Science (EICOS)“ – ein Programm der Max-Planck-Gesellschaft – ergänzt. 1994 wurde das Stipendium erstmalig an zwei ausländische Journalisten aus Ungarn und Spanien vergeben, 1995 hielten sich zwei

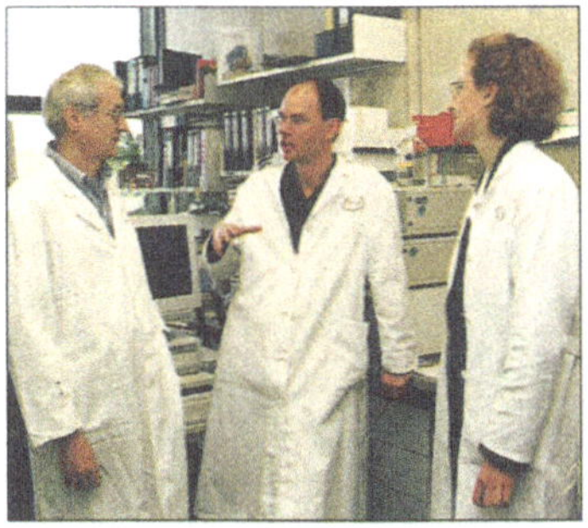

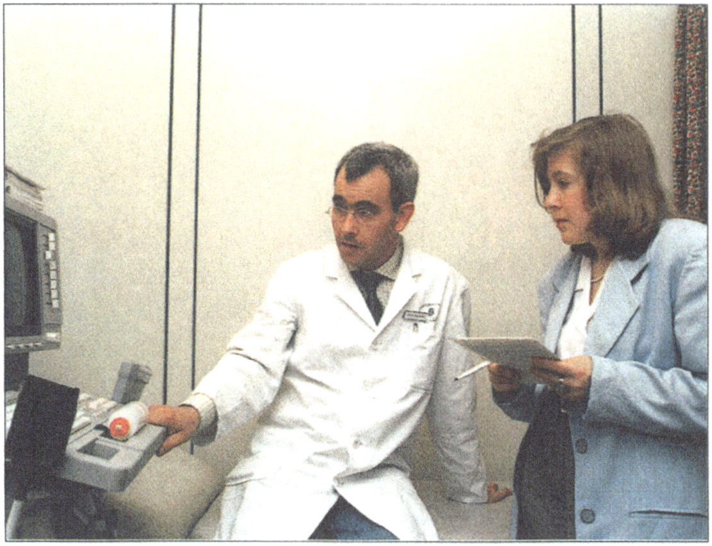

Abb. 135
Die Arbeiten der Abteilung Toxikologie und Krebsrisikofaktoren interessierten Holger Hank von der Deutschen Welle Köln (Mitte) ganz besonders. Hier diskutiert er wissenschaftliche Fragestellungen mit Dr. Norbert Frank und Dr. Clarissa Gerhäuser während seines Stipendienaufenthalts 1997

Abb. 136
Dr. Jekaterina Kalikinskaja, Wissenschaftsjournalistin aus Moskau, im Gespräch mit Dr. Stefan Delorme, Abteilung Onkologische Diagnostik und Therapie

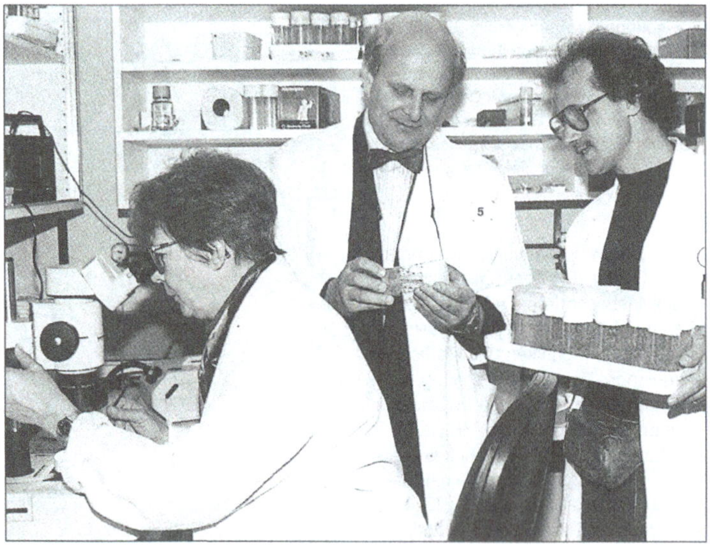

Abb. 137
Die Wissenschaftsjournalisten Dan Stoica aus Bukarest (rechts) und Susanne Lilli Bräm-Leemann aus Zürich (sitzend) verbrachten einen Forschungsaufenthalt in der Abteilung Entwicklungsgenetik von Prof. Dr. Bernard Mechler (Mitte)

Journalisten aus der Schweiz und aus Rumänien zur Recherche und Fortbildung in den Labors des Zentrums auf, 1996 eine russische und eine deutsche Wissenschaftsjournalistin. Nach Aussagen der Stipendiaten erweisen sich diese Aufenthalte als äußerst nützlich für die Berichterstattung in den jeweiligen Heimatländern. Nicht unterschätzt

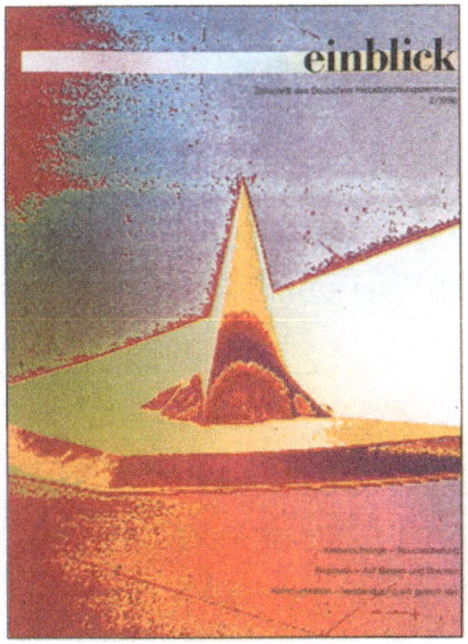

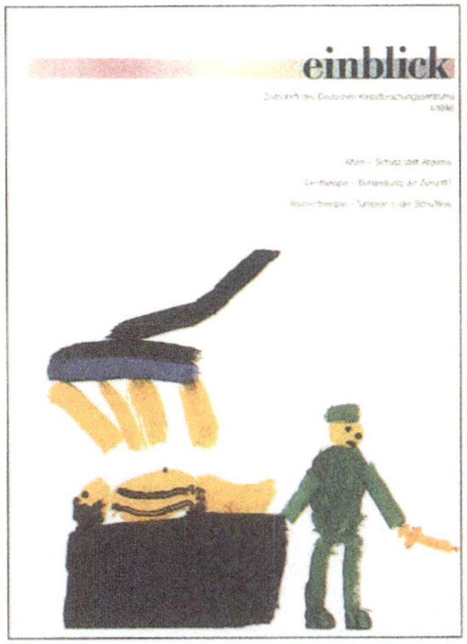

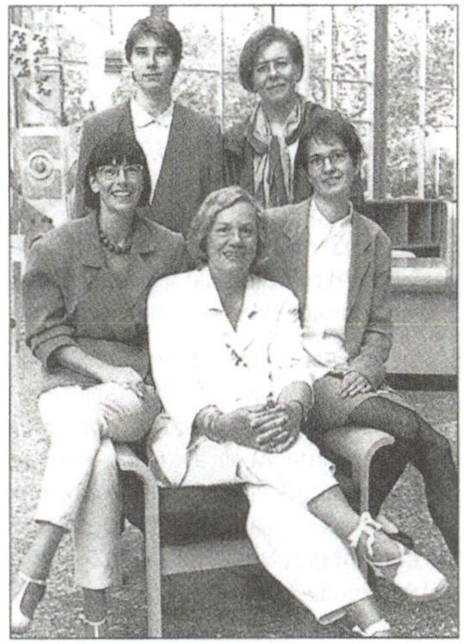

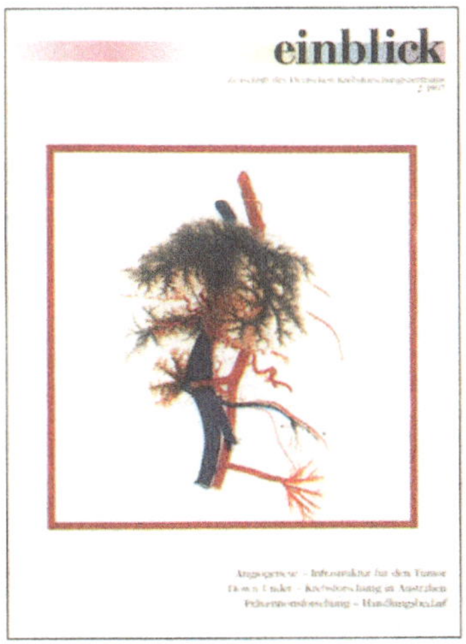

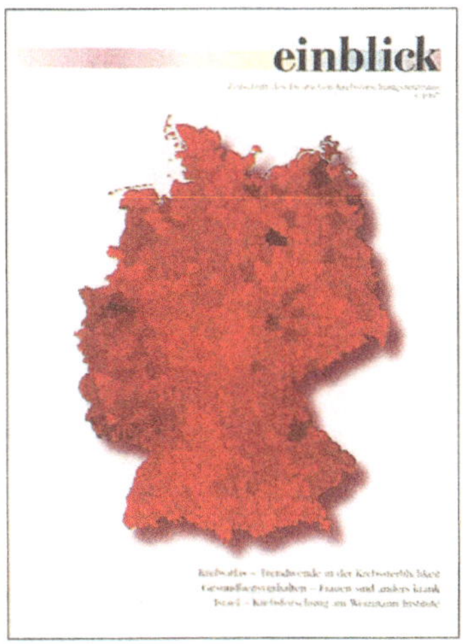

Abb. 138a, b, c, d
Titelbilder der Zeitschrift „einblick"

Abb. 139
Das Redaktionsteam der Zeitschrift "einblick", das mit dem Publizistikpreis der Smithkline Beecham-Stiftung ausgezeichnet wurde. Von links nach rechts: Dr. Luise Wagner-Roos, Susanne Glasmacher, Hilke Stamatiadis-Smidt, Dr. Birgitt Sickenberger, Renate Ries

werden darf auch die Bedeutung der Kontakte zu Wissenschaftlern aus verschiedensten Forschungsbereichen.

Zeitschrift „einblick"

Die Redaktion der Zeitschrift des Deutschen Krebsforschungszentrums „einblick" wurde 1995 mit dem Publizistikpreis 1995 der SmithKline Beecham Stiftung in Göttingen ausgezeichnet. Der Preis würdigte insbesondere die gelungene Umsetzung medizinischer Grundlagenerkenntnisse in für die breite Öffentlichkeit verständliche Sprache und ansprechende Form. Grundlage der Preisvergabe war die Ausgabe von „einblick – Krebs und Gene", ein Projekt, das mit Unterstützung der Europäischen Union und in Zusammenarbeit mit dem Imperial Cancer Research Fund in London erarbeitet wurde. Der Publizistikpreis ist bis dahin noch nie für die Publikation einer staatlich finanzierten Institution vergeben worden.

Im Berichtszeitraum sind 11 Hefte von „einblick" erschienen. Die Nachfrage nach Abonnements ist außerordentlich groß und macht eine kontinuierliche Erhöhung der Auflagenzahlen notwendig. Im Jahr 1996 wurde anläßlich des zehnjährigen Bestehens der Zeitschrift 1997 ein Doppelheft, das Heft 1/1997, konzipiert, das insbesondere die Umsetzung der Forschungsleistungen des Krebsforschungszentrums in klinische und praxisnahe Anwendungen sowie in

Abb. 140

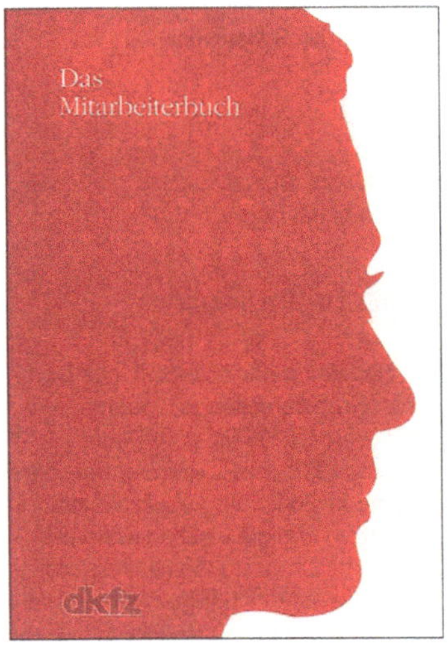

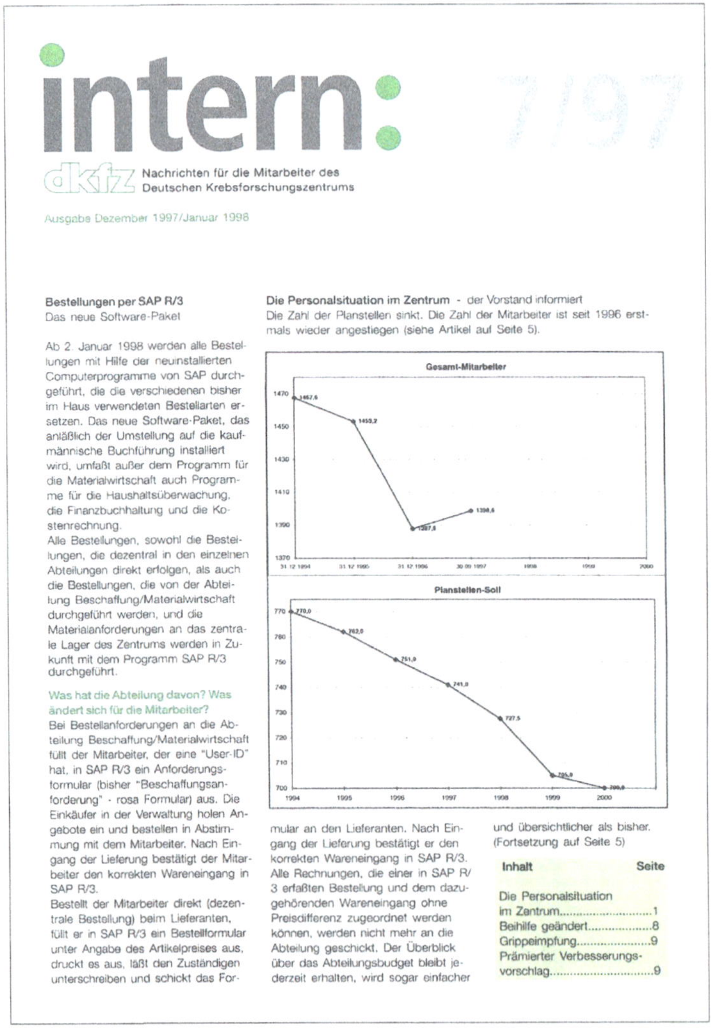

intern:

7/97

dkfz Nachrichten für die Mitarbeiter des Deutschen Krebsforschungszentrums

Ausgabe Dezember 1997/Januar 1998

Bestellungen per SAP R/3
Das neue Software-Paket

Ab 2. Januar 1998 werden alle Bestellungen mit Hilfe der neuinstallierten Computerprogramme von SAP durchgeführt, die die verschiedenen bisher im Haus verwendeten Bestellarten ersetzen. Das neue Software-Paket, das anläßlich der Umstellung auf die kaufmännische Buchführung installiert wird, umfaßt außer dem Programm für die Materialwirtschaft auch Programme für die Haushaltsüberwachung, die Finanzbuchhaltung und die Kostenrechnung.
Alle Bestellungen, sowohl die Bestellungen, die dezentral in den einzelnen Abteilungen direkt erfolgen, als auch die Bestellungen, die von der Abteilung Beschaffung/Materialwirtschaft durchgeführt werden, und die Materialanforderungen an das zentrale Lager des Zentrums werden in Zukunft mit dem Programm SAP R/3 durchgeführt.

Was hat die Abteilung davon? Was ändert sich für die Mitarbeiter?
Bei Bestellanforderungen an die Abteilung Beschaffung/Materialwirtschaft füllt der Mitarbeiter, der eine "User-ID" hat, in SAP R/3 ein Anforderungsformular (bisher "Beschaffungsanforderung" - rosa Formular) aus. Die Einkäufer in der Verwaltung holen Angebote ein und bestellen in Abstimmung mit dem Mitarbeiter. Nach Eingang der Lieferung bestätigt der Mitarbeiter den korrekten Wareneingang in SAP R/3.
Bestellt der Mitarbeiter direkt (dezentrale Bestellung) beim Lieferanten, füllt er in SAP R/3 ein Bestellformular unter Angabe des Artikelpreises aus, druckt es aus, läßt den Zuständigen unterschreiben und schickt das Formular an den Lieferanten. Nach Eingang der Lieferung bestätigt er den korrekten Wareneingang in SAP R/3. Alle Rechnungen, die einer in SAP R/3 erfaßten Bestellung und dem dazugehörenden Wareneingang ohne Preisdifferenz zugeordnet werden können, werden nicht mehr an die Abteilung geschickt. Der Überblick über das Abteilungsbudget bleibt jederzeit erhalten, wird sogar einfacher und übersichtlicher als bisher.
(Fortsetzung auf Seite 5)

Die Personalsituation im Zentrum - der Vorstand informiert
Die Zahl der Planstellen sinkt. Die Zahl der Mitarbeiter ist seit 1996 erstmals wieder angestiegen (siehe Artikel auf Seite 5).

Gesamt-Mitarbeiter

Planstellen-Soll

Inhalt Seite

Abb. 141
Zur Information der Mitarbeiter des Deutschen Krebsforschungszentrums wird monatlich ein achtseitiges Informationsblatt mit intern interessierenden Nachrichten veröffentlicht

industrielle Verwendungen behandeln sollte. Ebenfalls anläßlich des langjährigen Bestehens der Zeitschrift wurde durch einen der Ausgabe 4/1996 beigefügten Fragebogen eine Leserumfrage durchgeführt. 1024, 14 Prozent der Abonnenten, haben den Fragebogen ausgefüllt bis zum Einsendeschluß zurückgeschickt. 72 Prozent lesen „einblick" aus privaten und 62 Prozent aus beruflichen Gründen (Mehrfachankreuzungen waren möglich). 60 Prozent sind Männer, von ihnen haben fast drei Viertel einen Universitätsabschluß; von den Frauen verfügt die Hälfte über eine akademische Ausbildung. Alle anderen Abschlüsse sind in etwa ebenso häufig vertreten. Zwei Drittel der Antwortenden kreuzten im Fragebogen an, daß sie eine medizinisch/naturwissenschaftliche Vor- oder Ausbildung besitzen. Fast jeder fünfte Leser ist oder war selbst an Krebs erkrankt, und mehr als die Hälfte hat einen krebskranken Angehörigen. Neunzig Prozent der Antwortenden bewerteten die Lesbarkeit der Artikel als gut bis sehr gut. Gleichzeitig gaben 96 Prozent an, durch „einblick" etwas dazuzulernen. 18 Prozent arbeiten in der Forschung, 13 Prozent in einer Bildungseinrichtung, elf Prozent sind Journalisten, elf Prozent behandeln Krebspatienten, acht Prozent sind im psychosozialen Bereich tätig und sieben Prozent erarbeiten Krebsinformationen für den Bürger, vier Prozent der Antwortenden sind in der Verwaltung tätig, alle anderen machten keine genauen Angaben. Je vier Prozent der Antwortenden sind oder waren Mitarbeiter des Zentrums, drei Prozent sind Kooperationspartner, 46 Prozent geben an, nichts mit dem Zentrum zu tun zu haben. Die Hälfte der Einsender zählt zu den 20- bis 50jährigen, die andere Hälfte ist über 50 Jahre alt. Immerhin

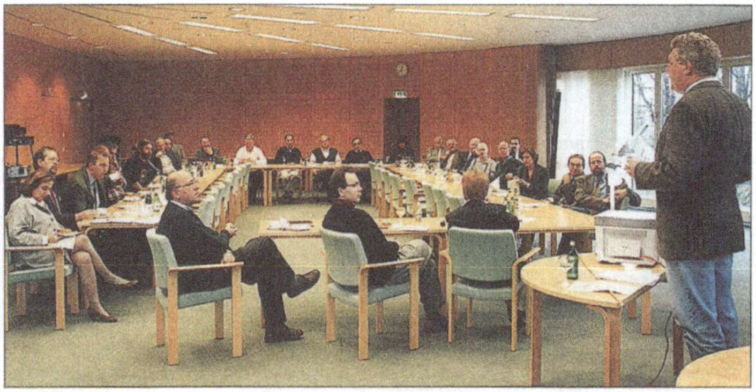

Abb. 142
Priv.-Doz. Dr. Hans-Peter Meinzer trägt auf einem Jour Fixe der Abteilungsleiter über die Gründung eines Steinbeis-Zentrums für Medizinische Informatik vor

drei Viertel aller Antwortenden geben „einblick" an Familienmitglieder und an Freunde, Bekannte oder Arbeitskollegen weiter. 97 Prozent derer, die den Fragebogen eingeschickt haben, halten die Forschungsaktivitäten in der Krebsforschung für gerechtfertigt. 85 Prozent würden sie sogar noch steigern. Grundlagenforschung in der Onkologie interessiert die Abonnenten am meisten, und Artikel über sie werden am häufigsten gelesen (80 Prozent), es folgen Artikel zu neuen Therapien und neuen diagnostischen Methoden, Risikofaktoren, Vorbeugung und Früherkennung. Informationen über psychosoziale Betreuung und alternative Methoden lesen 55 beziehungsweise 46 Prozent der Einsender.

Interne Kommunikation

Ein neuer Schwerpunkt der Aktivitäten des Jahres 1995 war die Verstärkung der internen Kommunikation. Erstmalig wurde „Das Mitarbeiterbuch – Leben und arbeiten im Deutschen Krebsforschungszentrum: Das DKFZ von A bis Z" unter Mitarbeit von Praktikanten und in Zusammenarbeit mit der Personalabteilung konzipiert und veröffentlicht. Es stellt einen ersten Versuch dar, Informationen für Mitarbeiter leserlich und verständlich sowie grafisch ansprechend zu vermitteln, um insbesondere neuen Mitarbeitern einen schnellen Zugang beispielsweise zu Angeboten, Regeln, Zuständigkeiten möglich zu machen. Ein jederzeit aktualisierbares Einlegeblatt vermittelt Ansprechpartner mit ihren Räumen und ihren Telefonnummern im Hause. Zusätzlich wurde ein interner Newsletter mit dem Namen „dkfz intern" konzipiert und Ende 1995 erstmalig herausgebracht. „dkfz intern" umfaßt in der Regel acht Druckseiten, wird im Desktop-Publishing-Verfahren erstellt, erscheint monatlich und enthält Nachrichten und Informationen aus Wissenschaft und Verwaltung, die für die Mit-

Abb. 143
Tapisserien von Yolande von Plato

Abb. 144
Im Rahmen der Veranstaltungsreihe „Kunst und Wissenschaft" stellte Gisela Debatin ihre Figurinen aus Fayence vor

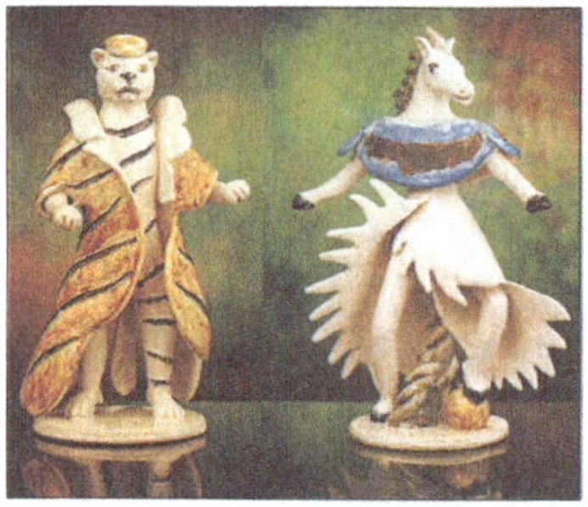

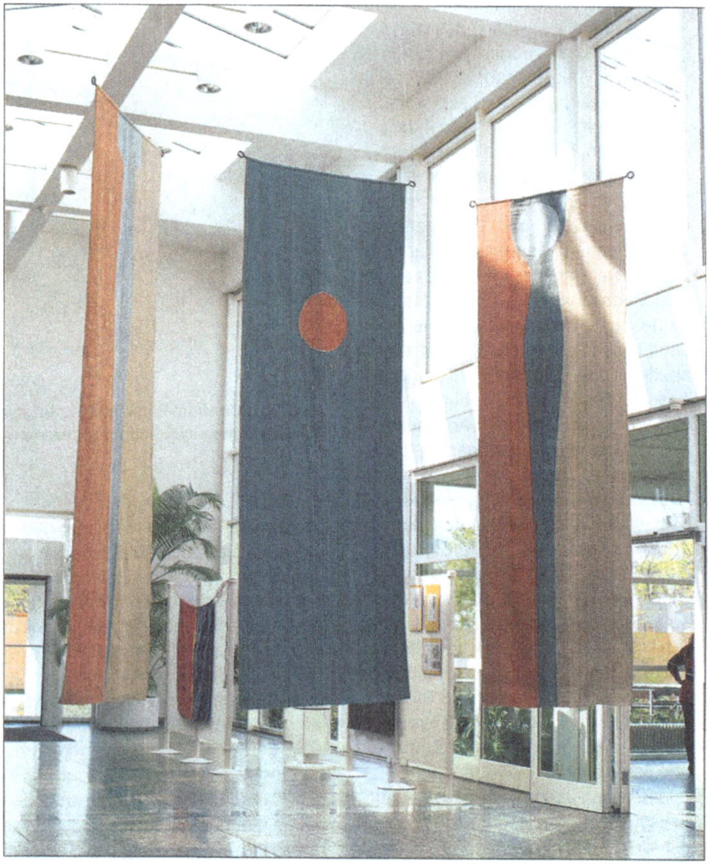

arbeiter relevant sein können. „dkfz intern" wird inzwischen in einer Auflage von 2100 Heften gedruckt und geht jedem Mitarbeiter und auch interessierten Rentnern und Pensionären zu.

Neben diesen Instrumenten der internen Kommunikation wird in der Abteilung Presse- und Öffentlichkeitsarbeit eine alle vierzehn Tage aktualisierte Übersicht über „Biowissenschaftliche Vorträge im Heidelberger Raum" erstellt, die seit 1996 auch über Internet (www.dkfz-heidelberg.de/kid/kolloq.htm) bezogen werden kann. Darüber hinaus werden alle interessierten Mitarbeiter etwa vierzehntägig durch Herausgabe eines Pressespiegels mit den Schwerpunkten Berichterstattung über das Deutsche Krebsforschungszentrum, Lokales, Forschungspolitik, Forschung und Gesundheit, Krebs, Umwelt, Raumfahrt, Personelles und Verschiedenes (Hinweis: Text setzt sich fort) chen über Themen in der öffentlichen Diskussion informiert. Grundlage sind eine tägliche Auswertung von Tages-, Wochen- und Monatszeitungen und Zeitschriften und krebsspezifische Artikel, die über einen Ausschnittdienst bezogen werden.

Eine 1994 gegründete Arbeitsgruppe „Arbeits- und Betriebskultur im Deutschen Krebsforschungszentrum" hat sich in den darauffolgenden Jahren intensiv mit einer Situationsanalyse und der Frage befaßt, wie das Zusammenleben der Mitarbeiter im Zentrum verbessert werden kann. Ein alle Funktionsträger und Multiplikatoren im Zentrum einbeziehendes Konzept mit konkreten Vorschlägen zu umzusetzenden

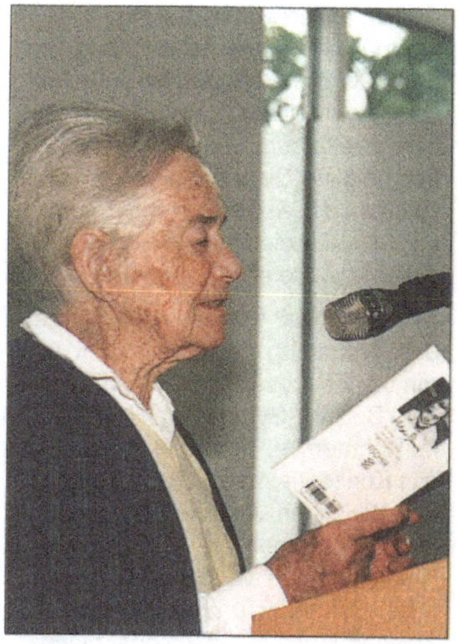

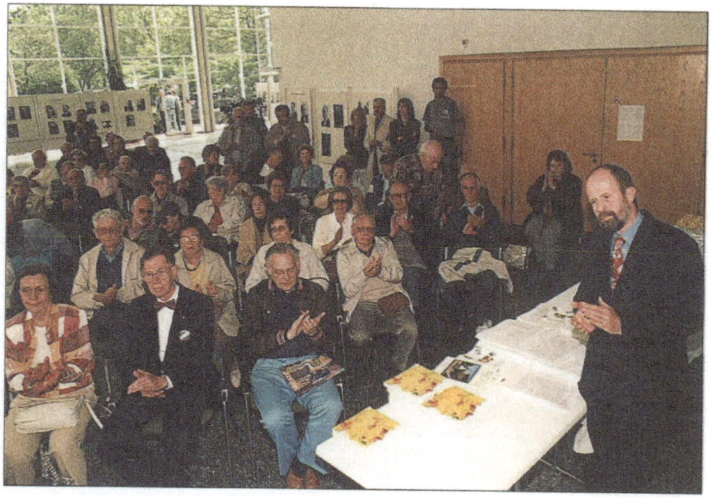

Abb. 145, 146
Anläßlich des Besuchs ehemaliger jüdischer Mitbürger Heidelbergs in der Ausstellung „Entlassen – die vertriebenen Heidelberger Dozenten" las Hilde Domin aus ihren Gedichten. Dr. Wolfgang Henkel (rechts im Bild) vermittelte eine Überblick über Geschichte und Inhalt der Ausstellung

Maßnahmen wurde erarbeitet und soll im Hause im einzelnen diskutiert und anschließend umgesetzt werden. Bereits im Verlauf der Erarbeitung dieses Konzepts wurden einzelne Initiativen begleitend von der Presse- und Öffentlichkeitsarbeit und der Personalabteilung umgesetzt. Zum Beispiel findet seit 1996 regelmäßig ein monatlicher „jour fixe" der Abteilungsleiter statt, der vom Pressereferat organisiert wird und auf dem allgemein interessierende oder zur Diskussion stehende Themen miteinander besprochen werden. Die Vorschläge der Arbeitsgruppe Arbeits- und Betriebskultur beziehen sich auf Mitarbeiterführung, Kommunikation und Aspekte des räumlichen Umfelds.
In den Kontext der internen Kommunikation gehören auch die von der Abtei-

Abb. 147
Der Kunstlehrer Ludwig Schmeisser vom Heidelberger Bunsen-Gymnasium stellt Entwürfe seiner Schüler zur künstlerischen Gestaltung des Patientenbereichs im Krebsforschungszentrum vor

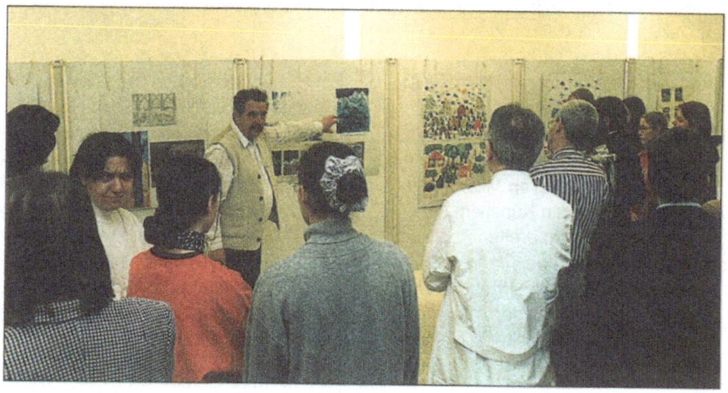

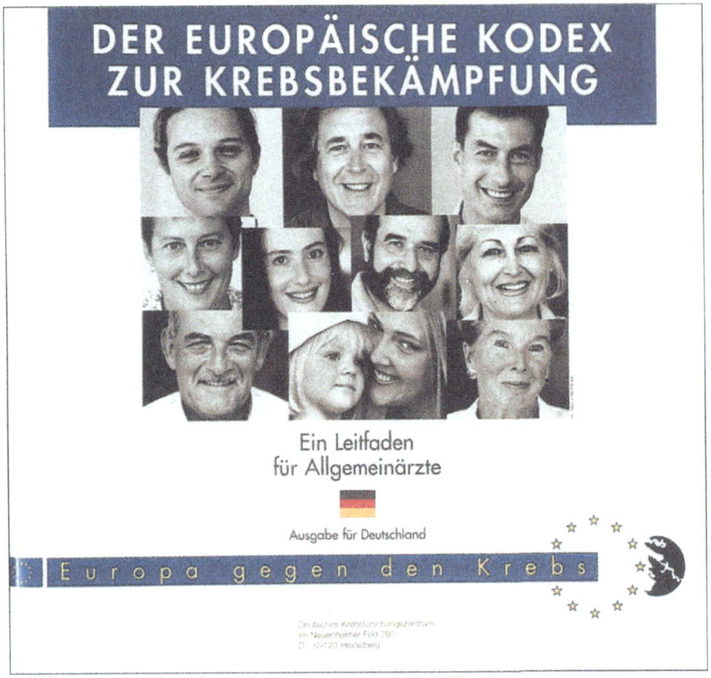

Abb. 148
Ein europäisches Projekt zur Information niedergelassener Ärzte in Deutschland über Möglichkeiten der Krebsvorbeugung und Krebsfrüherkennung

lung seit 1981 durchgeführten Kunstausstellungen. Sie dienen der Belebung von Kontakten zwischen Heidelberger Bürgern, Kooperationspartnern, ehemaligen und aktiven Mitarbeitern und geben jüngeren Künstlern die Chance, sich einem breiten Publikum zu präsentieren. In den Jahren 1994, 1995 und 1996 wurde erneut zu 15 Ausstellungen eingeladen, darunter auch zu solchen mit zeitgeschichtlichem oder wissenschaftlichem Charakter.

Ein Höhepunkt war die Ausstellung „Entlassen - die vertriebenen Heidelberger Dozenten", die, initiiert von Dr. Wolfgang Henkel, anläßlich des Besuchs ehemaliger jüdischer Mitbürger in Heidelberg im Rahmen der 800-Jahrfeier gezeigt wurde und den tiefen Einschnitt deutlich machte, den die Verfolgung der jüdischen Wissenschaftler an der Heidelberger Universität bewirkt hat. Die Ausstellung geht auf Recherchen der Heidelberger Historikerin Dr. Dorothee Mußgnug zurück.

„Heilen mit schweren Teilchen" war Thema einer Wanderausstellung des Europäischen Laboratoriums für Teilchenphysik (CERN), die im gleichen Jahr im Zentrum Station machte. Den humanitären Einsatz einer Ärztin im Rahmen der Aktivitäten der Organisation „Ärzte für die Dritte Welt" in Kalkutta dokumentierte eine Fotoausstellung.

Das Jahr 1996 gab auch den Start für die Fortführung einer bereits seit Jahren bestehenden Zusammenarbeit mit dem Bunsen-Gymnasium Heidelberg. Im Rahmen des Kunstunterrichts wurde das Konzept einer Bebilderung und künstlerischen Veränderung von Gängen und Räumen entwickelt, in denen Krebspatienten sich für diagnostische Untersuchungen und therapeutische Anwendungen aufhalten oder bewegen. Die Entwürfe der Schüler aus der Unter-, Mittel- und Oberstufe wurden im März 1997 im Foyer des Krebsforschungszentrums allen Mitarbeitern vorgestellt.

Internet

Über eine Home-Page (www.dkfz-heidelberg.de) informiert das Deutsche Krebsforschungszentrum über seine Ziele und vermittelt detaillierte Informationen über die Schwerpunkte der Forschungsarbeit in den verschiedenen Abteilungen. Die Pressemitteilungen des Zentrums sind ebenfalls über Internet aufrufbar (www.dkfz-heidelberg.de/presse/). Um den steigenden Bedarf nach Krebsinformation in der breiten Bevölkerung noch besser berücksichtigen zu können, hat das Krebsforschungszentrum das National Cancer Institute der USA um die Lizenz für die Verbreitung ausgewählter Informationen der amerikanischen Krebsdatenbank PDQ (Physician Data Query) gebeten. Basisinformationen über die verschiedenen Tumorlokalisationen, ihre Diagnostik und Standardtherapie werden in die deutsche Sprache übersetzt und sollen voraussichtlich 1998 über Internet abfragbar sein. Diese Texte wären für die Bürger, die wegen hoher Besetztfrequenz den telefonischen Krebsinformationsdienst KID nicht erreichen können, eine erste Basisinformation.

Veröffentlichungen

Nachdem eine Auflage von 40 000 Exemplaren der Broschüre „Die zehn Regeln zur Bekämpfung des Krebses und ihre wissenschaftlichen Grundlagen", die mit Mitteln der Europäischen Union für die breite Bevölkerung publiziert wurde, innerhalb kürzester Zeit vergriffen war, wurde die Unterstützung einer zweiten Broschüre für niedergelassene Allgemeinärzte bei der Europäischen Union beantragt. Dieses Projekt wurde als Kooperationsprojekt mit fünf weiteren Partnern aus Frankreich, Großbritannien, Irland und Italien durchgeführt und zur „Europäischen Woche gegen den Krebs" im Oktober 1995 bei einer Gesamtauflage von 500 000 Exemplaren in zehn Sprachen und in dreizehn Ländern Allgemeinärzten zur Verfügung gestellt. Der Leitfaden vermittelt den Ärzten aktuelle wissenschaftliche Erkenntnisse zum Europäischen Kodex zur Krebsbekämpfung und zu Möglichkeiten der Krebsvorbeugung und Krebsfrüherkennung. Im jeweils eigenen nationalen Teil der Broschüre werden Erläuterungen zu nationalen Präventions- und Früherkennungsaktivitäten vermittelt.

12 Broschüren über die Diagnose, Therapie und Nachsorge bei bestimmten Tumorformen sind von Mitarbeitern des Krebsinformationsdienstes für Patienten und Angehörige erarbeitet und von der Bundeszentrale für gesundheitliche Aufklärung publiziert und in Millionenauflage verbreitet worden. 1996 wurde mit einem Gemeinschaftsprojekt (Deutsches Krebsforschungszentrum, Krebsinformationsdienst, Charité Berlin, Firma Lilly Deutschland GmbH, Institut und Poliklinik für Psychosomatische Medizin, Psychotherapie und Medizinische Psychologie, München, Psychosoziale Beratungsstelle Trier, Robert-Rössle-Klinik, Berlin, Krankenanstalt Mutterhaus der Borromäerinnen, Trier) ein neuartiges Broschürenset mit dem Titel: „Betroffen – Behandlungsmöglichkeiten bei Krebserkrankungen" entwickelt. Das Projekt „Sprechende Medizin" hat das Ziel, die Kommunikation zwischen niedergelassenem Arzt und Patienten und Angehörigen im onkologischen Bereich zu intensivieren und den fachlichen Hintergrund hierfür zu liefern. Begonnen wurde bei KID außerdem mit einer vollständigen Überarbeitung des 1993 veröffentlichten Buches „Thema Krebs – Fragen und Antworten", das wieder im Springer Verlag Berlin, Heidelberg, New York erscheinen wird. Zusammen mit freien Wissenschaftsjournalisten wird an einem allgemeinverständlichen Buch über die Erforschung des menschlichen Genoms gearbeitet.

Eine Broschüre zum 20jährigen Bestehen der deutsch-israelischen Zusammenarbeit in der Krebsforschung, die reich bebildert und in verständlicher Sprache die wissenschaftlichen Ergebnisse dieser Zusammenarbeit vermitteln soll, ist in Zusammenarbeit mit dem israelischen Ministry of Science entwickelt worden und ist in der redaktionellen Bearbeitung.

Informationsstände

Mit Informationsständen auf ausgesuchten Kongressen werden ausgewählte Aktivitäten des Deutschen Krebsforschungszentrums konkret vorgestellt. 1994 und 1995 war das Zentrum auf der Hannover Messe mit dem Thema Gentechnik und zwei Projekten zu neuen Ansätzen in der Krebstherapie beteiligt. Außerdem wurden Informationsstände zum Beispiel auf dem Deutschen Krebskongress in Hamburg im Jahr 1994 und in Berlin 1996, auf der Interhospital und auf dem Röntgenkongreß in Würzburg 1995 präsentiert. Der Krebsinformationsdienst nahm zusätzlich an acht Veranstaltungen mit einem Informationsstand teil, unter anderem in Heidelberg, Mannheim, Hamburg, Berlin, Wiesbaden und Bielefeld.

Veranstaltungsorganisation

1994 wurde von der Abteilung Presse- und Öffentlichkeitsarbeit die Klausurtagung für leitende Wissenschaftler des Hauses auf der Reisensburg vorbereitet und durchgeführt, die zur Entwicklung des Forschungsprogramms in den nächsten fünf Jahren diente. Organisatorisch wurden darüber hinaus in den Jahren 1994, 1995 und 1996 39 wissenschaftliche Symposien und Veranstaltungen unterstützt. Herausragend waren die organisatorische Betreuung des Human Genome-Kongresses im März 1996 in Zusammenarbeit mit dem europäischen Büro von HUGO in London und die Durchführung des Jubiläumssymposiums zum zwanzigjährigen Bestehen der Zusammenarbeit

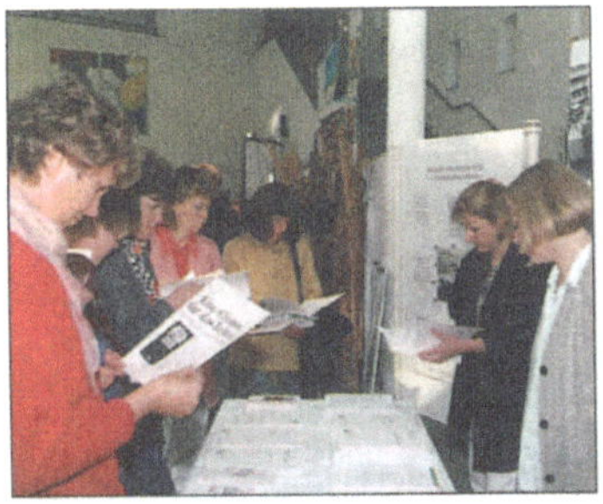

Abb. 149
Patientinnen informieren sich anläßlich eines Patiententags am Informationsstand des Krebsinformationsdienstes

des Deutschen Krebsforschungszentrums mit israelischen wissenschaftlichen Institutionen 1997. Die Verleihungen des Meyenburg-Preises, des Walther- und Christine-Richtzenhain-Preises, des Dr. Emil-Salzer-Preises sowie des Ernst-von-Leyden-Preises wurden organisatorisch und pressemäßig betreut (vgl. Kapitel Ergebnisbewertung und Schwerpunktsetzung).

Besucherdienst

Der Besucherdienst in der Abteilung Presse- und Öffentlichkeitsarbeit bemüht sich, interessierten Gruppen und Einzelpersonen Besuchsprogramme anzubieten, die auf ihr jeweiliges Profil zugeschnitten sind. In den Jahren 1994, 1995 und 1996 wurde insgesamt rund 3000 Personen in Vortrags- und Diskussionsveranstaltungen und vor Ort in den Labors die Möglichkeit der Information über einzelne Aspekte des Forschungsprogramms des Krebsforschungszentrums und die Gelegenheit zum persönlichen Gespräch mit Wissenschaftlern verschiedener Disziplinen geboten.

Es handelt sich einmal um Schülerforen mit dem Titel „Krebsforschung heute – Wissenschaftler im Gespräch mit Schülern", von denen zehn für Gymnasien und Realschulen veranstaltet wurden. Sie bestehen nicht nur aus Vorträgen über besonders aktuelle und interessante Arbeitsbereiche (AIDS-Forschung, Krebspräventionsforschung), sondern außerdem aus einem zweistündigen Besuch in den Labors beziehungsweise aus Gesprächen mit Wissenschaftlern über ihre Ausbildung und ihren Forschungsalltag. Diese Schülerforen wurden ergänzt durch eine Veranstaltungsreihe in Schulen der Stadt Heidelberg und ihrer Umgebung zum Thema „Ohne Rauch geht's auch". Ziel war es, die Aufklärungsbemühungen der Schule über die langfristige Schädlichkeit des Rauchens zu unterstützen. Diese Veranstaltungen umfaßten in der Regel drei Vorträge und im Dialog gestaltete Darstellungen der wissenschaftlich-medizinischen Kenntnis über die Auswirkungen des Rauchens. 1995 wurden in Zusammenarbeit mit sechs Gymnasien sieben solcher Veranstaltungen durchgeführt, und zwar für Schülerinnen und Schüler der fünften bis zwölften Klassen.

Informationsforen speziell für Patienten und ehemalige Patienten, größtenteils

Abb. 150
Dr. h.c. Diemut Theato und Dr. Renate Heinisch, Mitglieder des Europäischen Parlaments, informierten sich in Begleitung von Werner Pfisterer, Mitglied des Landtags von Baden-Württemberg, über neuartige Bestrahlungsverfahren bei Ingenieur Otto Pastyr (Mitte), Abteilung Medizinische Physik, und Oberarzt Dr. Dr. Jürgen Debus, Klinische Kooperationseinheit Strahlentherapeutische Onkologie

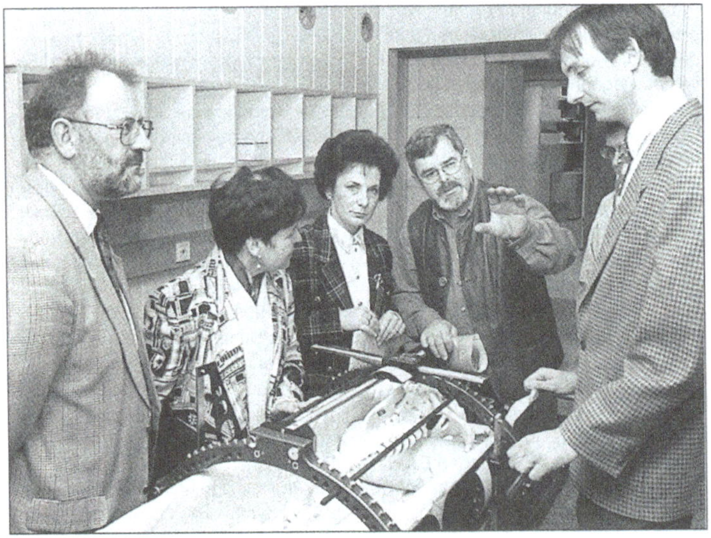

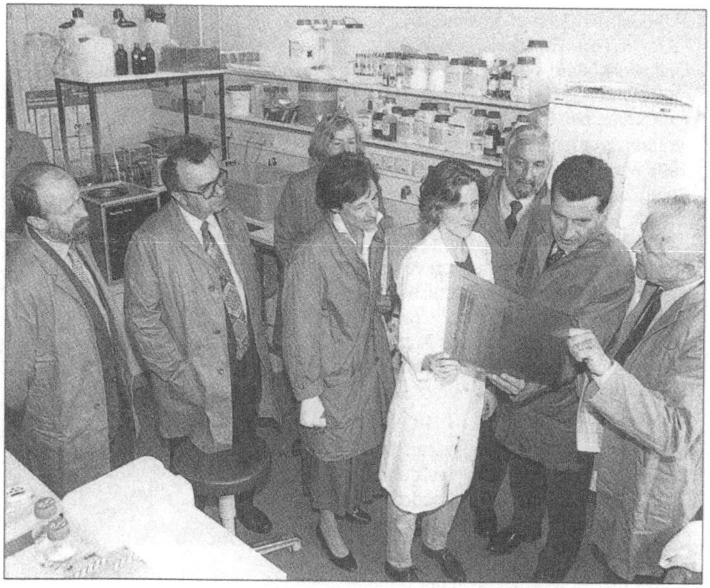

Abb. 151
Informationsbesuch von Mitgliedern der CDU-Landtagsfraktion Baden-Württemberg und der Landespressekonferenz. Prof. zur Hausen erklärt dem Fraktionsvorsitzenden Günther H. Oettinger Besonderheiten des Erbguts eines Virus

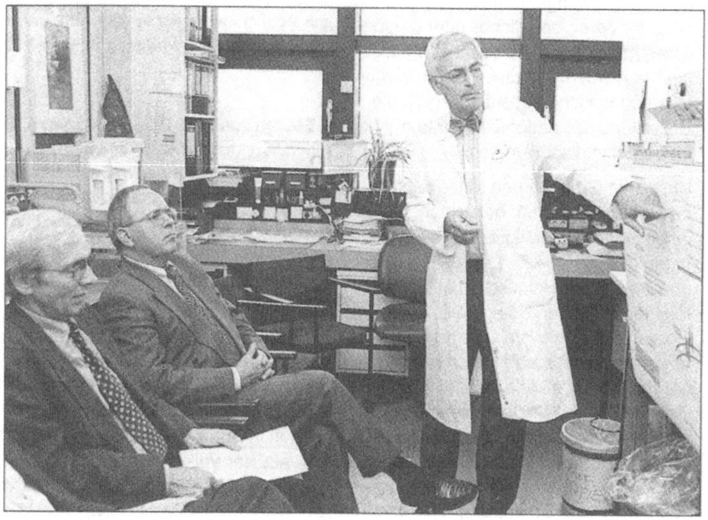

Abb. 152
Staatssekretär Dr. Fritz Schaumann vom Bundesministerium für Bildung, Wissenschaft, Forschung und Technologie, begleitet von Ministerialrat Dr. Michael Hackenbroch, informiert sich bei Prof. Dr. Manfred Wießler, Leiter der Abteilung Molekulare Toxikologie, über ein neuartiges Verfahren zur Verbesserung der Krebschemotherapie, das in Zusammenarbeit mit der Firma Asta Medica zur klinischen Reife entwickelt wird

in Selbsthilfegruppen organisiert, führen in neue Entwicklungen in der Onkologie oder in Diagnostik- und Therapiestandards für verschiedene Tumorformen ein. Sechs solcher Patientenforen wurden in den Jahren 1994, 1995 und 1996 durchgeführt. Auch die Patientenforen stoßen auf außergewöhnliches Interesse. Busse mit Mitgliedern aus Selbsthilfegruppen reisen von Orten bis zu zwei Stunden von Heidelberg entfernt an. Das Deutsche Krebsforschungszentrum sieht in diesen Foren ein Modell, das als Anregung für andere medizinische Einrichtungen, insbesondere die Tumorzentren, dienen kann.

Insgesamt vier Fortbildungsveranstaltungen für Biologielehrer, Physiklehrer, Krankenpflegepersonal und medizinisch-technische Assistenten wurden 1995 und 1996 veranstaltet.

Zahlenmäßig überwiegen in der Betreuung durch die Presseabteilung Gruppen aus der Umgebung von Heidelberg, für deren berufliches oder persönliches Interesse Veranstaltungen durchgeführt werden. Auf diese Weise identifizieren Menschen aus der Region die Bedeutung des nationalen Zentrums für ihr Leben in dieser Region.

Unter den Gruppen und Einzelpersonen, die das Zentrum besuchten, wären insbesondere die Mitglieder des Europaparlaments Dr. h.c. Diemut Theato und Dr. Renate Heimisch, die Bundestagsabgeordneten Edelgard Bulmahn, Gudrun Schaich-Walch, Dr. Karl Lamers, der Landtagsabgeordnete Werner Pfisterer, die Ministerin für Arbeit, Gesundheit und Sozialordnung des Landes Baden-Württemberg Helga Solinger, der Bundesforschungsminister Dr. Jürgen Rüttgers, die Staatssekretäre Josef Dreier, Dr. Fritz Schaumann, Beamte des Bundeswissenschaftsministeriums, des Bundesgesundheitsministeriums, die Wissenschaftsattachés ausländischer Vertretungen in Bonn, hochrangige Delegationen aus der Volksrepublik China, aus Rußland, Japan, aus Indien und Mexiko zu nennen. Prinzessin Dr. Chulabhorn Mahidol von Thailand besuchte im November 1996 das Zentrum zum zweiten Mal und informierte sich insbesondere über Krebsrisikoforschung.

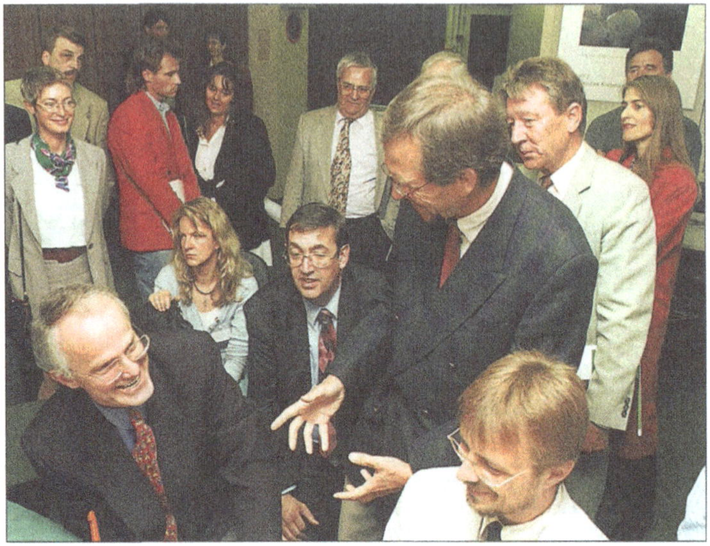

Abb. 153
Bundesforschungsminister Dr. Jürgen Rüttgers diskutiert, begleitet von dem Bundestagsabgeordneten Dr. Karl A. Lamers und einer Gruppe von Wissenschaftsjournalisten, die Möglichkeiten der im Zentrum entwickelten dreidimensionalen Bestrahlungsplanung mit Prof. Dr. Wolfgang Schlegel, Leiter der Abteilung Medizinische Physik

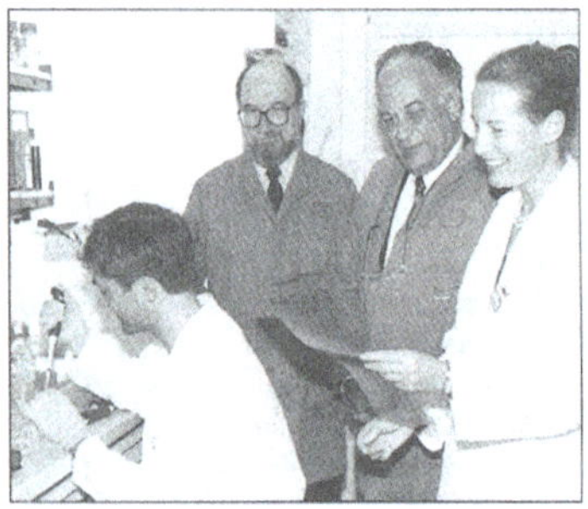

Abb. 154
Besuch von Prof. Dr. Gustavo Kouri, Generaldirektor des Instituts „Pedro Kouri" in Havanna auf Kuba, in Begleitung von Jörge Fuchs vom Deutschen Akademischen Austauschdienst. Rechts im Bild Priv.-Doz. Dr. Valerie Bosch

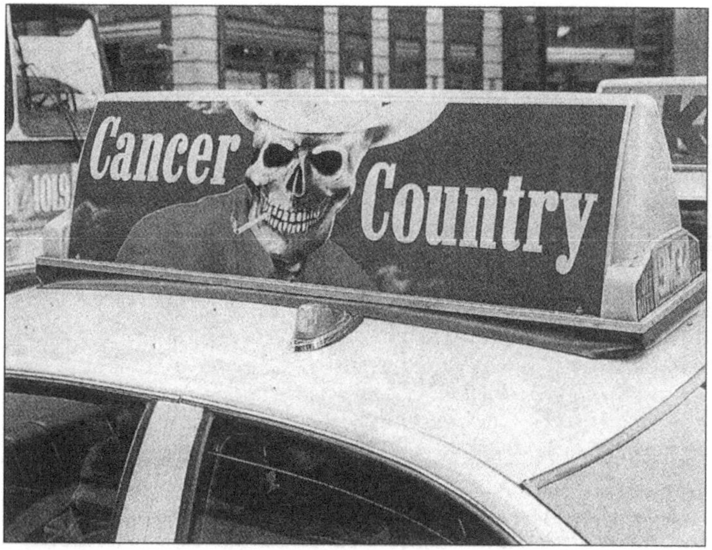

Abb. 155
Die Nichtraucherschutzbewegung gewinnt in den USA immer mehr Durchsetzungskraft und Boden; in Deutschland kämpfte die „Koalition gegen das Rauchen" erfolgreich für einen europäischen Konsens über ein Werbeverbot für Tabakwaren

Nichtraucherschutz/Tabakprävention

Auf einer Sitzung am 26. November 1996, an der Wissenschafter, Ärzte und Experten der Öffentlichkeitsarbeit teilnahmen, ist unter Federführung des Deutschen Krebsforschungszentrums eine „Heidelberger Erklärung zur Tabakprävention für Kinder und Jugendliche in Deutschland" unter anderem zur Unterstützung eines Nichtraucherschutzgesetzes erarbeitet worden. Diese Erklärung stellt eine Zusammenfassung der Empfehlungen der Europäischen Union zum Nichtraucherschutz dar. Sie wurde sehr breit im parlamentarischen und exekutiven Raum bekanntgemacht und ist auch von den Medien mit großem Interesse aufgenommen worden. Am gleichen Tag referierte Prof. Dr. Klaus Hurrelmann, Bielefeld, auf einer Veranstaltung des Deutschen Krebsforschungszentrums, an der über 300 Lehrer, Eltern und Experten aus dem öffentlichen Gesundheitswesen teilnahmen, über den augenblicklichen Kenntnisstand zur Tabakprävention bei Kindern und Jugendlichen. Das Deutsche Krebsforschungszentrum ist weiterhin in der 1992 gegründeten „Koalition gegen das Rauchen" engagiert, die inzwischen über 100 Mitglieder hat. Nach der dritten Tagung der Koalition im Jahr 1994 zu dem Thema „Armut und Rauchen in Deutschland" fand 1995 ein Symposium zur spezifischen Aufgabe niedergelassener Ärzte in der Krebsprävention statt mit dem Thema „Ärzte gegen das Rauchen? Ärzte gegen das Rauchen!". Die Pressearbeit für beide Veranstaltungen hatte das Deutsche Krebsforschungszentrum übernommen. 1996 konzentrierte sich das Symposium der Koalition auf die Nichtraucherschutzgesetzgebung in Deutschland.

Zur Ergänzung der bisher vorliegenden Kenntnisse über die Möglichkeit der Aufklärung von Kindern und Jugendlichen über die Schädlichkeit des Rauchens und der Beeinflussung von familiären Lebensformen wurden im November 1996 in Heidelberg und im Rhein-Neckar-Kreis 3852 Kinder im Alter von neun bis elf Jahren nach ihren Einstellungen zur Gesundheit und ihrem Lebensstil befragt. Grundlage dieser Befragung war als Modell ein Fragebogen der amerikanischen Health Foundation (Präsident: Prof. Ernest Wynder), mit deren Untersuchungsergebnissen in den USA das Ergebnis der Heidelberger Befragung verglichen werden soll. Die Ergebnisse sollen dazu dienen, noch mehr Anhaltspunkte für zielgruppenspezifische Aufklärung und Empfehlungen für Institutionen der gesundheitlichen Aufklärung zu erarbeiten als bisher aus der internationalen Literatur vorliegen.

Die Koalition gegen das Rauchen ist unter anderem durch eine Mitarbeiterin der Presseabteilung des Krebsforschungszentrums im europäischen Netzwerk für Tabakprävention (European Network for Smoking Prevention) vertreten, das im Jahr 1996 die Antitabak-Arbeitsgruppe der Europäischen

Union abgelöst hat. Eine andere Mitarbeiterin der Abteilung wurde im gleichen Jahr zur deutschen Vertreterin in das Advisory Board des Europäischen Netzwerks Jugendliche und Tabak (European Network Young People and Tobacco) berufen.

Die aktive Unterstützung durch Praktikanten im Bereich des Wissenschaftsjournalismus und der Öffentlichkeitsarbeit ermöglicht vielfach erst das breite Spektrum der Aktivitäten. In den Jahren 1994 bis 1996 haben erneut 28 Praktikanten in der Abteilung gearbeitet, unter ihnen 18 Biologinnen und Biologen, ein Biochemiker, ein Physiker, eine Volkswirtin und eine Präsentationsgrafikerin. Die Praktikanten, die schwerpunktmäßig in der Redaktion „einblick" eingesetzt werden, sind in die tägliche Arbeit eingebunden und unterstützen die Mitarbeiter der Abteilung insbesondere in der Informationsrecherche, in journalistischen Aufgaben und in der Journalistenbetreuung. In der Regel handelt es sich um einen drei- bis sechsmonatigen Aufenthalt, der häufig sehr schnell in die Übernahme einer Tätigkeit in der Presse- und Öffentlichkeitsarbeit anderer Institutionen oder in den Journalismus einmündet.

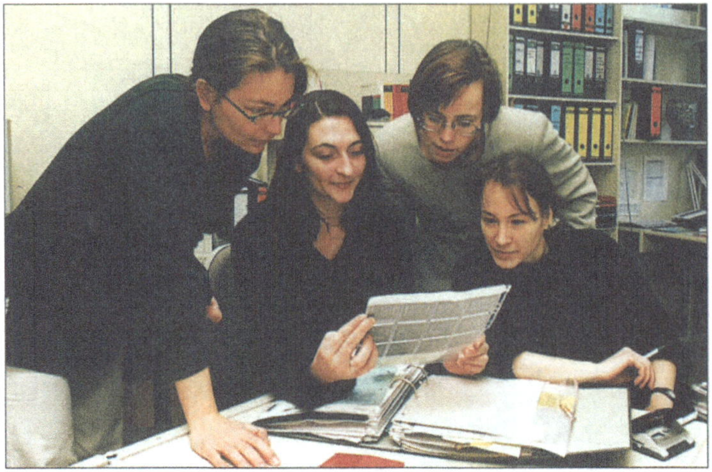

Abb. 156
Praktikantinnen und Praktikanten sammeln in der Regel jeweils für drei Monate in der Abteilung Presse- und Öffentlichkeitsarbeit redaktionelle Erfahrungen. Ohne ihre zusätzliche Leistung wäre die regelmäßige Herausgabe der Zeitschrift „einblick" kaum möglich. Die Redakteurinnen Dr. Claudia Walther und Monika Mölders (von links nach rechts, hintere Reihe) diskutieren mit den Praktikantinnen Christine Hesse und Kerstin Ansorge (von links nach rechts, vordere Reihe) die Fotoauswahl für eine Ausgabe

Der Krebsinformationsdienst

Ein neues erfolgreiches Konzept im Gesundheitswesen ist die individuelle Vermittlung von Information am Telefon. Als Beispiel für eine gelungene Umsetzung in Deutschland kann der Krebsinformationsdienst (KID) im Deutschen Krebsforschungszentrum dienen.

1986 gegründet mit der Zielsetzung, durch Information die Krankheitsbewältigung und den Umgang mit entstehenden Problemen zu unterstützen im Sinne des Abbaus von Ängsten und Vorurteilen sowie der Förderung eigener Aktivitäten, erfüllt KID seither eine Brückenfunktion zwischen Fachwelt und Öffentlichkeit.

Dem Bedürfnis nach sachlicher, verständlicher, aktueller und umfassender Information in diesem sensiblen Gebiet der Medizin Rechnung zu tragen und jedem Bürger den Zugang zu den in der Bundesrepublik Deutschland in diesem Bereich für Versorgung und Unterstützung zuständigen Institutionen zu erleichtern – diesen Rahmen hat sich KID für seine Arbeit gesteckt.

KID wird als Projekt vom Bundesministerium für Gesundheit finanziert, seit 1989 unterstützt auch das Land Baden-Württemberg den Dienst mit einem jährlichen Beitrag. KID arbeitet seit 1986 im Deutschen Krebsforschungszentrum und ist integriert in das Tumorzentrum Heidelberg/Mannheim.

Im Jahr 1996 hat der Krebsinformationsdienst sein zehntes Jahr des Bestehens begangen. Das Deutsche Krebsforschungszentrum lud anläßlich dieses Datums alle mit KID kooperierenden Institutionen und Vertreter von Bund, Land, Kliniken, niedergelassenen Ärzten, Selbsthilfegruppen und der Medien ein, die die bisher von KID er-

Abb. 157
Ablauf der Informationssuche für die Anfrage eines Anrufers beim Krebsinformationsdienst

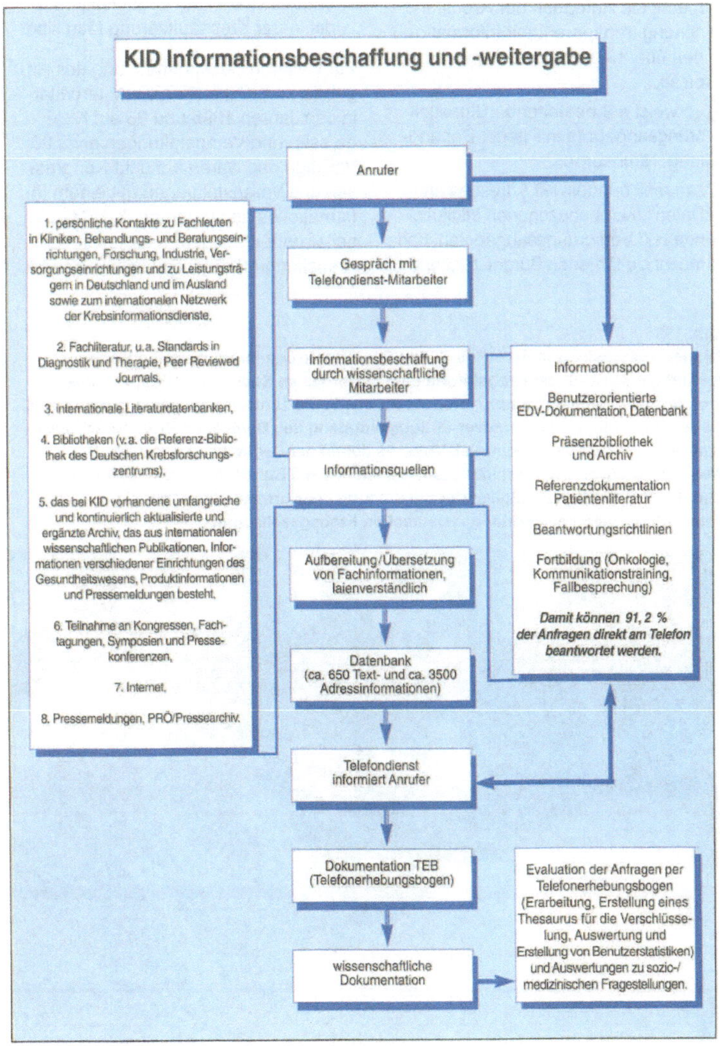

brachte Leistung in der Aufklärung und Information der Bürger bilanzierten und KID als unverzichtbares Instrument der Zugangssicherung zu Angeboten der onkologischen Versorgung im Gesundheitssystem definierten.

Information in der Krankheitsbewältigung

Information kann, so zeigt eine Vielzahl von Untersuchungen, den Prozeß der Krankheitsbewältigung unterstützen. Patienten, die sich ungenügend informiert fühlten, klagten vermehrt über Erlebnisse von Diskriminierung und Zurücksetzung wegen ihrer Krebserkrankung in Alltag und Beruf.

Effiziente Kommunikation beinhaltet persönliche Interaktion, Berücksichtigung der Zugehörigkeit des Gesprächs -partners zu sozialen Gruppen mit spezifischen Sprachebenen und Verhaltensweisen. Je enger die Beziehung zwischen dem Informationsgeber und der Zielgruppe im Sinne eines Dialogs ist, desto leichter ist die Verständigung. Insbesondere Informationen, die komplexe Lebenssituationen betreffen, können, als „objektives" Wissen vermittelt, ohne Bezug zur individuellen Situation des Einzelnen oder der Gruppe und ohne die geforderte Dialogmöglichkeit in der Regel nicht „ankommen.

KID informiert individuell

KID erfüllt hier als flankierende Maßnahme eine wichtige Funktion: Die Besonderheit dieses Angebots liegt in der persönlichen Information, im Reagieren auf im Gespräch geäußerte Bedürfnisse. Das zu diesem Zweck gewählte Medium Telefon unterstützt die Möglichkeit der direkten Kommunikation und des individuellen Eingehens auf den Anfragenden, der dabei anonym bleiben kann. KID versteht sich als Drehscheibe für aktuelles Wissen im Bereich der Onkologie; KID erteilt keinen Rat und äußert keine eigene Meinung, sondern vermittelt aktuelle wissenschaftliche Erkenntnisse und durchaus auch ein Bild von in der Wissenschaft kontrovers diskutierten Sachverhalten. Auf diese Weise soll die Grundlage geschaffen werden, die dem Anrufer eigene Entscheidungen in Selbstbestimmung und in partnerschaftlicher Kommunikation mit dem behandelnden Arzt ermöglichen. Das Gespräch mit dem Arzt kann und will KID nicht ersetzen, sondern versucht, im Vorfeld eines solchen Gesprächs bei der Klärung der Fragestellungen zu helfen.

Der Dienst

- ist bekannt durch die Medien, die die Telefonnummer veröffentlichen;
- ergänzt die Medienberichterstattung über Krebs durch Hintergrund-Information;
- evaluiert und interpretiert diese Information für den individuellen Anrufer;
- verweist auf Broschüren, die von verschiedenen Organisationen herausgegeben werden, oder evaluiert sie;
- kann Teil von Interventionskampagnen sein, die auf eine verbesserte Inanspruchnahme von Früherkennungsmaßnahmen, zielgruppenorientierte Information zu Krebsprävention oder Krebsursachen oder auf die Teilnahme an klinischen Studien zielen;
- unterstützt die Kommunikation zwischen Arzt und Patient durch Hilfe bei der Vorstrukturierung der Fragen an den Arzt, durch Übersetzung und Erklärung der vom Arzt gegebenen Informationen und durch Unterstützung des Anrufers bei der Einholung einer zweiten Meinung;
- macht die Aufgaben der Krebsforschung transparent mit Informationen über neueste Forschungsergebnisse;
- verweist auf bestehende Dienstleistungsangebote in Pflege, Behandlung, Nachsorge;
- sammelt bundesweit Adressen und Daten zu krebsbezogenen Institutionen und Versorgungsangeboten, und macht sie für jeden Bürger zugänglich;
- gibt Feed-back zu den Bedürfnissen der Anrufer, ihrem Wissensstand über Krebs, ihren Überzeugungen und Aktivitäten, an Organisationen, die in der Krebsaufklärung tätig sind.

Zur weiteren Bekanntmachung des Angebots von KID hielten die Mitarbeiter in den Jahren 1995 und 96 auf Kongressen und Veranstaltungen etwa 20 Vorträge und waren auf acht Kongressen und Veranstaltungen mit einem Informationsstand vertreten. KID-Mitarbeiter haben auf dem Internationalen Krebskongreß, dem Deutschen Krebs-

Abb. 158
Bundestagspräsidentin Prof. Rita Süßmuth eröffnete den Internationalen Kongreß zukünftiger Aspekte der Krebsinformation in Europa im September 1997; von links: Prof. Michael Wannenmacher, Vorsitzender des Tumorzentrums Heidelberg/Mannheim, Dr. Josef Puchta, Administrativer Stiftungsvorstand des Deutschen Krebsforschungszentrums, Prof. Sabine von Kleist, Vizepräsidentin der Deutschen Krebshilfe, Beate Weber, Oberbürgermeisterin der Stadt Heidelberg, die Bundestagspräsidentin, Lilly Christensen, Vorstandsmitglied der Vereinigung der Europäischen Krebsligen, Prof. Peter Drings, Generalsekretär der Deutschen Krebsgesellschaft

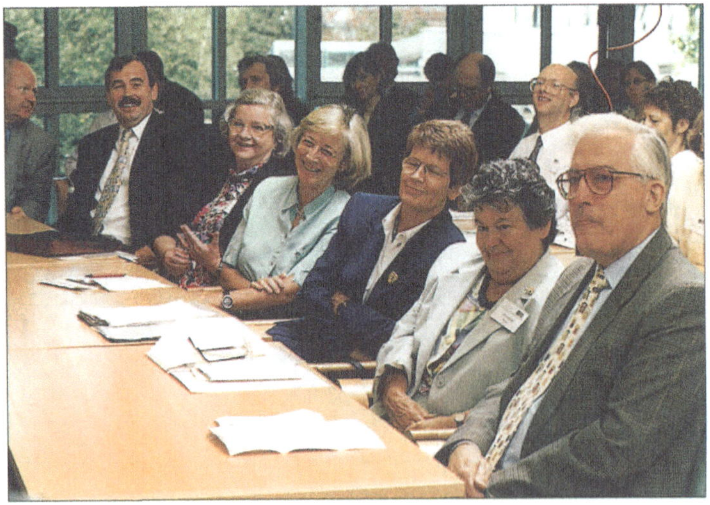

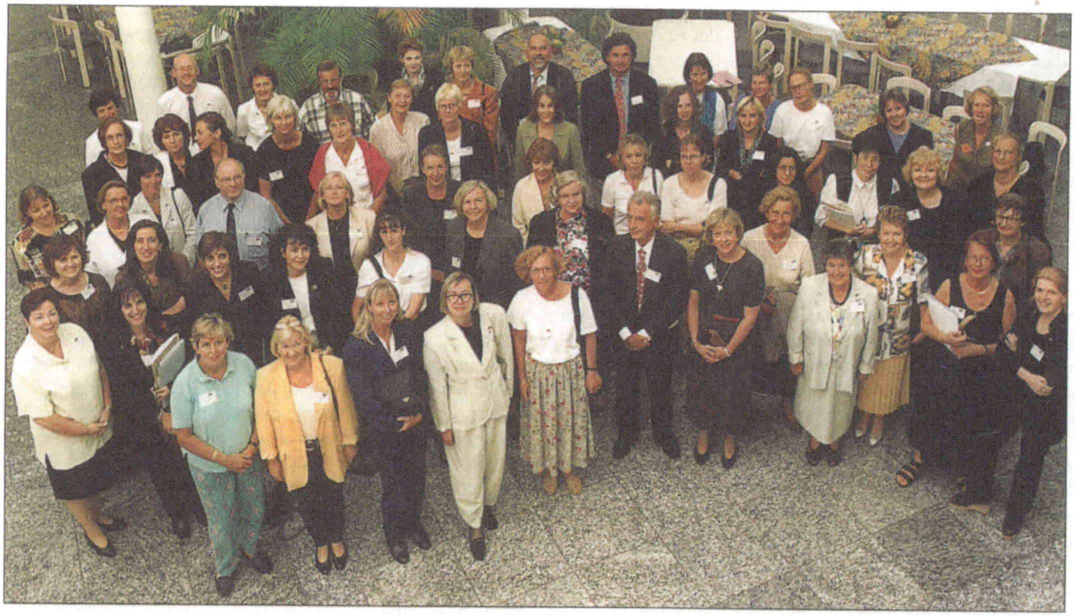

Abb. 159
In Heidelberg trafen sich Repräsentanten von Krebsinformationsdiensten in Europa und Übersee aus 38 Ländern

kongreß, der World Conference of Cancer Organisations und dem Kongreß der Organisation Europäischer Krebsforschungsinstitute (OECI) vorgetragen, unter anderem über Untersuchungen zum Thema „Krebs und Alter".

Wer ruft an? Über 45 Prozent der Anrufer sind Patienten, 40 Prozent nahe Angehörige der Betroffenen. Zwei Drittel sind Frauen. Auch Ärzte und andere Professionelle im Gesundheitswesen nehmen KID in Anspruch: Rund sieben Prozent der Anfragen kommen aus diesem Bereich. Der Anteil der interessierten Bürger, die weder direkt noch indirekt betroffen sind und die zu erreichen im Sinne des Präventionsgedankens ein wesentliches Anliegen ist, beträgt bisher etwa sieben Prozent des Anruferaufkommens.

Europäisches und internationales Netzwerk

Ausgehend von einer ersten Einladung von Vertretern anderer europäischer Länder, insbesondere ihrer Krebsligen, durch KID vor zehn Jahren hat sich bis heute ein europäisches Netzwerk von Krebstelefonen entwickelt, dessen Fernziel es sein muß, jedem Bürger in jedem Land möglichst die gleichen Chancen der Entscheidung und Mitsprache im Zusammenhang mit einer Krebserkrankung auf der Basis international erarbeiteten Wissens zu geben und zur Verringerung der Krebsinzidenz durch Information über Krebsrisikofaktoren beizutragen.

Im vergangenen Jahrzehnt fand im europäischen Raum geradezu ein Boom neu entstehender Krebsinformationsdienste statt. KID leistete individuelle Starthilfe für die Dienste in Österreich, der Schweiz und der Türkei. Mit den deutschsprachigen Krebsinformationsdiensten in Österreich und der Schweiz verbindet KID eine besonders enge Kooperation. In jährlichen „Dreiländertreffen" werden die Inhalte dieser Zusammenarbeit weiterentwickelt. Ein zentrales Thema war die Darstellung und Analyse der Dokumentationsbögen und darauf basierend die Entwicklung eines gemeinsamen Bogens als Basis für gemeinsame Auswertungen. Derzeit findet eine vergleichende Auswertung der Dienste zu Anfragen mit unbewiesener Wirksamkeit statt.

Über die Entwicklung und Ergebnisse dieser Kooperation wird auch auf den Treffen der europäischen Krebsinformationsdienste berichtet, die dem Erfahrungsaustausch der nunmehr 36 telefonischen Krebsinformationsdienste in Europa dienen. Das Treffen 1997 fand mit Unterstützung der Europäischen Union vom 7. bis 9. September 1997 in Heidelberg statt und stand unter dem Motto „Future Aspects of Cancer Communication in Europe". Dies spannt den Bogen zum allerersten Treffen, das vor genau zehn Jahren von KID in Heidelberg initiiert wurde und an dem Vertreter der damals existierenden sechs europäischen und zwei außereuropäischen Krebsinformationsdienste teilnahmen.

Seit einigen Jahren gibt es nun auch Bestrebungen in weiteren außereuropäischen Ländern, Krebsinformationsdienste einzurichten. 1996 wurde im Rahmen der World Conference of Cancer Organisations in Melbourne/ Australien ein weltweites Netz unter der Schirmherrschaft der Union Internationale Contre le Cancer (UICC) unter Mitwirkung von KID initiiert.

Im März 1996 wurde in San Francisco der „International Partner Award" des National Cancer Institute, Cancer Information Service der USA, an Hilke Stamatiadis-Smidt, Leiterin des KID, übergeben. Der Preis wurde dem Krebsinformationsdienst verliehen für seine beispielhaften Bemühungen um den Aufbau eines internationalen Netzwerks der Kommunikation über Krebs zum Nutzen aller Bürger.

Mit Unterstützung der Firma Lilly Deutschland GmbH wurde 1997 das Annelies-Schleich-Stipendium begründet, das in Absprache zwischen dem Deutschen Krebsforschungszentrum und dem National Cancer Institute der USA in Bethesda/ Washington jährlich einem Mitarbeiter des deutschen Krebsinformationsdienstes und einem Mitarbeiter des amerikanischen Krebsinformationsdienstes Gelegenheit zu einem vierwöchigen Aufenthalt in Europa beziehungsweise USA gibt mit dem Ziel, die internationale Vermittlung des aktuellen Wissens in der Krebsforschung und Krebsbekämpfung zu fördern und insbesondere durch einen Austausch an Erfahrungen zu einer kontinuierlichen Verbesserung der Information der breiten Öffentlichkeit beizutragen. Das Stipendium ist benannt nach der 1990 verstorbenen Dr. Annelies Schleich, die im Deutschen Krebsforschungszentrum die Abteilung Invasion und Metastasierung leitete und Ende 1978 bis 1980 geschäftsführende Direktorin des früheren Instituts für Zellforschung war. Sie hat, nachdem sie in den Ruhestand getreten war, den Krebsinformationsdienst vom ersten Tag seines Arbeitsbeginns an mit ihrem vielfältigen Wissen als Ärztin und Krebsforscherin im Telefondienst unterstützt.

Akzeptanz

Da Telefondienste unmittelbar auf individuelle Informationsbedürfnisse reagieren, ist die Akzeptanz in der Bevölkerung ungewöhnlich hoch. Als eine Stichprobe von 297 Anrufern des deutschen Krebsinformationsdienstes zu diesem Thema befragt wurde, drückten 91 Prozent ihre Zufriedenheit mit den von KID gegebenen Informationen aus. Im Vergleich dazu waren nur 47 Prozent mit Broschüren und anderem Informationsmaterial zufrieden. Die Arbeit eines Telefondienstes kann flexibel an das Potential bestehender Informationskanäle, den Bedarf zu decken, angepaßt werden.

In den elf Jahren seiner Arbeit hat KID fast 120 000 Anfragen individuell beantwortet. Von Montag bis Freitag, 8 Uhr bis 20 Uhr, kann jeder unter der Nummer 06221/410121 anrufen. Ein Vielfaches an Anrufversuchen, die nicht durchkamen, wurde auf dem Zählgerät registriert und zeigt, wie groß der Bedarf ist und wie dringend eine Kapazitätserweiterung des Dienstes notwendig wäre.

Dreimal in der Woche – dienstags, mittwochs, donnerstags, von 18–20 Uhr – bietet KID zusätzlich Informationen in türkischer Sprache an.

Damit ist beabsichtigt, der größten Minderheit in Deutschland, die durch besondere kulturelle, soziale und sprachliche Barrieren behindert ist, bessere Möglichkeiten zur Partizipation am Angebot des Gesundheitswesens in Deutschland zu bieten.

Publikationen

Um den großen Informationspool von KID trotz der beschränkten Personalkapazität so vielen Menschen wie möglich zugänglich zu machen, haben KID-Mitarbeiter das Buch „Thema Krebs – Fragen und Antworten" 1993 im Springer Verlag herausgegeben, dessen Neuauflage demnächst erscheinen wird. Außerdem erarbeiteten sie für die Bundeszentrale für Gesundheitliche Auf-

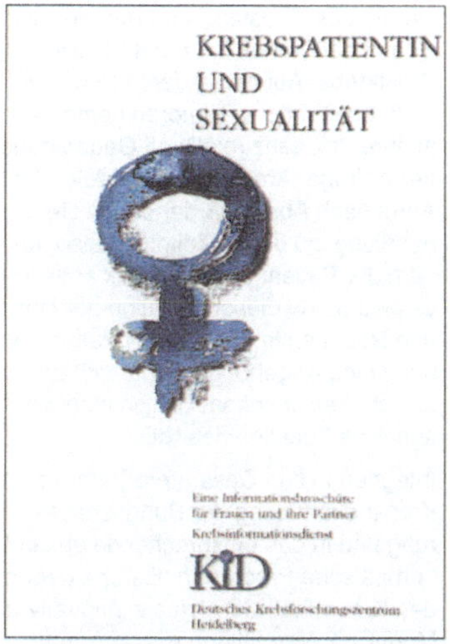

Abb. 160
Die erste Ausgabe einer neuen Broschürenreihe des Deutschen Krebsforschungszentrums. Eine Broschüre „Krebspatient und Sexualität" wird folgen

Abb. 161
Zum Thema „Sprechende Medizin – Arzt und Patient im Dialog" ist diese mehrteilige Veröffentlichung für behandelnde Ärzte und ihre Patienten als Gemeinschaftswerk entstanden

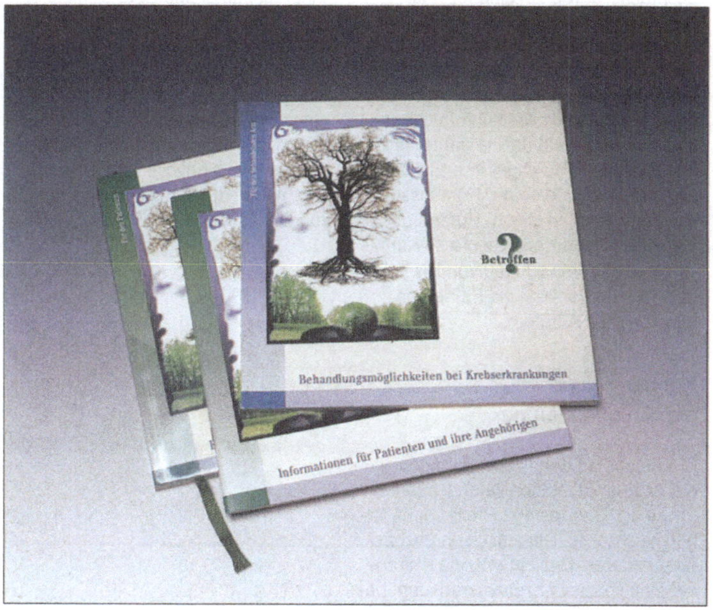

klärung bisher 12 Broschüren über Tumorlokalisationen, die seit 1990 in hohen Auflagen verbreitet werden, und vier ausführlichere patientenorientierte KID-Broschüren. Zwei weitere Broschüren für Patienten und ihre Partner zum Thema Sexualität und Krebs, „Krebspatientin und Sexualität" sowie „Krebspatient und Sexualität" wurden erarbeitet, deren Druck durch die Meyenburg-Stiftung sichergestellt werden konnte. In Zusammenarbeit mit der Firma Lilly Deutschland GmbH wurde im Berichtszeitraum eine Arzt-Patienten-Broschüre zur Förderung der Arzt-Patienten-Kommunikation mit dem Titel „Sprechende Medizin – Patient und Arzt im Dialog – Betroffen? Behandlungsmöglichkeiten bei Krebserkrankungen" konzipiert und im Verbund mit Klinikern und Psychologen erarbeitet. Diese Broschüre ist 1997 erschienen und steht bundesweit den Arztpraxen zur Verfügung.

Von der Grundlagenforschung zum Bürger

Mehr als 20 Mitarbeiter aus verschiedenen Berufen des Gesundheitswesens – Psychologen, Ärzte, Krankenschwestern, Biologen und andere – sind im Schichtdienst an bis zu vier Telefonplätzen gleichzeitig im Telefondienst tätig, die meisten von ihnen sind von Anfang an dabei. Die Mitarbeiter absolvieren jährlich ein umfangreiches Trainingsprogramm, in denen Wissenschaftler und Kliniker aller Fachgebiete onkologisches Basiswissen vermitteln, das ergänzt und vertieft wird durch kontinuierliche Fortbildung zu aktuellen Entwicklungen.

Auch Seminare in Gesprächsführung sowie regelmäßige psychologische Supervision, die Gelegenheit zur Aufarbeitung schwieriger und belastender Gespräche und zur weiteren Verbesserung der Gesprächskompetenz bietet, gehören zur Fortbildung der Mitarbeiter.

Etwa drei Viertel der eingehenden Anfragen können auf der Grundlage des bei KID vorhandenen Informationspools jeweils sofort beantwortet werden. Neue Fragen, die sich zum Beispiel auf allerneueste Daten aus der Forschung oder neue Verfahren mit bisher unbewiesener Wirksamkeit beziehen, werden an das Rechercheteam, ein kleines Team von wissenschaftlichen Mitarbeitern aus den Bereichen Medizin, Biologie und Psychologie, weitergegeben, dessen Aufgabe die Recherche und Bereitstellung von Antworten in allgemeinverständlicher Form ist. Diese Mitarbeiter haben Zugang zu einer Vielzahl von Informationsquellen onkologischen Wissens: internationale onkologische Literatur, Diagnostik- und Therapieempfehlungen unterschiedlicher Tumorzentren, die bei KID vorhandene umfangreiche Sammlung von Dokumenten und Artikeln, zahlreiche Bibliotheken (besonders die wissenschaftliche Bibliothek des Deutschen Krebsforschungszentrums), internationale Literaturdatenbanken, Internet, sowie der persönliche Kontakt mit Klinikern und Wissenschaftlern in Deutschland und im Ausland. Besonders durch die enge räumliche und strukturelle Anbindung an das Deutsche Krebsforschungszentrum und die Kliniken des Tumorzentrums Heidelberg/Mannheim ist Fachwissen jederzeit zugänglich. Dabei verfolgt KID keine „Pro-domo-Information", sondern vielmehr das Prinzip der flächendeckenden und integrativen Information: Die bundesweite Vermittlung von Adressen soll dem Anrufer den Zugang zu möglichst wohnortnahen Versorgungsangeboten erleichtern. Die inhaltlichen Informationen basieren auf dem „State of the Art" in der onkologischen Prävention, Diagnostik, Behandlung, klinischen Forschung und Grundlagenforschung.

Wichtige Basisinformationen in Textform sowie rund 3 000 Adressen und Angaben über das Angebot krebsbezogener Institutionen – von Tumorzentren über Nachsorgekliniken bis hin zu psychosozialen Beratungsstellen – werden in einer ständig erweiterten und aktualisierten Datenbank verwaltet. Das speziell auf die Bedürfnisse des Dienstes zugeschnittene System wird auf vernetzten Personalcomputern betrieben, die Informationen sind direkt am Telefonarbeitsplatz abrufbar. Die Telefongespräche werden in einem Erfassungsbogen dokumentiert, der Grundlage der statistischen Auswertung und von Projekten der Begleitforschung ist. Eine Vielzahl von Begleituntersuchungen zur Arbeit des Krebsinformationsdienstes wurden in den 11 Jahren seines Bestehens durchgeführt. Ein Beispiel ist die 1996 von der Kommission der Europäischen Union „Europa gegen den Krebs" geförderte Studie zu Kenntnissen und Vorstellungen von Risikofaktoren, Prävention und Früherkennung bei KID-Anrufern.

Nach der Klinik die Neuorientierung

Die Fragen an den Krebsinformationsdienst sind vielfältiger Natur. Hauptthema ist die Therapie (62 Prozent), es folgen Nachsorge, Diagnostik und Krebsrisikofaktoren. Bezieht sich die Anfrage auf eine spezielle Krebserkrankung, betrifft sie bei Männern am häufigsten Darmkrebs, Prostata- und Bronchialkarzinom, bei Frauen in über 45 Prozent Brustkrebs. Auf der anderen Seite sind auch eher seltene Tumoren gemessen an ihrer Inzidenz relativ oft Gegenstand der Anfrage. Am häufigsten erfolgt der Anruf nach Abschluß der ersten Behandlung, zu einem Zeitpunkt also, an dem der Patient aus der Klinik entlassen wurde. In dieser Situation der Um- und Neuorientierung für den Patienten und seine Angehörigen Unterstützung zu schaffen, ist offensichtlich eine wesentliche Funktion des KID.

Integriert in das Gesamtprogramm zur Krebsbekämpfung der Bundesregierung und in das entsprechende gesamteuropäische Programm „Europa gegen den Krebs" hat KID sich als innovatives Modell der Vermittlung wissenschaftlicher Inhalte an die Öffentlichkeit bewährt. Die starke Resonanz auf das KID-Angebot untermauert die Konzeption des Dienstes als unabhängige zentrale Anlaufstelle, als ein neues und notwendiges Bindeglied zwischen Experten und allgemeiner Öffentlichkeit und als eine sinnvolle Ergänzung der Information durch Institutionen der Gesundheitsaufklärung und die Medien.

Veranstaltungen

Das Deutsche Krebsforschungszentrum führt seit Jahren einen intensiven Informationsaustausch mit Wissenschaftlern des In- und Auslands durch.

Besonders zu erwähnen sind folgende in den Jahren 1994 bis 1996 durchgeführten Veranstaltungen:

3rd Colloquium on Cellular Signal Transduction "Cell Cycle Signalling"
Kolloquium des Deutschen Krebsforschungszentrums

14.01.1994

„Transport in the Liver"
Falk Symposium No. 74, Falk Foundation e.V., Freiburg, in Zusammenarbeit mit dem Deutschen Krebsforschungszentrum

27.–28.01.1994

„Gesunde Schule – Lebensraum Schule" – Konzepte und Modelle für die Zukunft
Fachtagung für Schulleiterinnen und Schulleiter der Grund- und Förderschulen in Heidelberg und im Rhein-Neckar-Kreis
Veranstaltet vom Staatlichen Gesundheitsamt Heidelberg, dem Amt für Umweltschutz und Gesundheitsförderung der Stadt Heidelberg und dem Deutschen Krebsforschungszentrum

17.03.1994

„Health Effects of Internally Deposited Radionuclides"
Internationales Seminar der Kommission der Europäischen Gemeinschaften, des US Department of Energy und des Bundesamts für Strahlenschutz in Zusammenarbeit mit dem Deutschen Krebsforschungszentrum

18.–22.04.1994

5th X Chromosome Workshop des Deutschen Krebsforschungszentrums

24.–27.04.1994

„EURONEU 2" Human Neuroblastoma, Recent Advances in Clinical & Genetic Analysis
Tagung des Deutschen Krebsforschungszentrums im Rahmen des BIOMED 1-Programms der Europäischen Union

09.–10.06.1994

„7. Heidelberger Zytometrie-Symposium"
Tagung der Gesellschaft für Zytometrie in Zusammenarbeit mit dem Deutschen Krebsforschungszentrum

20.–22.10.1994

4th Colloquium on Cellular Signal Transduction – Liquid Mediators, Signal Transduction and Transport
Kolloquium des Deutschen Krebsforschungszentrums

20.01.1995

Deutsch-Taiwanesischer-Workshop zum Thema „Tumorprävention"
Workshop der Deutschen Forschungsgemeinschaft und des Deutschen Krebsforschungszentrums

23.–24.02.1995

Technologiekongreß „Biotechnik" der Industrie- und Handelskammer Rhein-Neckar-Kreis in Zusammenarbeit mit dem Deutschen Krebsforschungszentrum

27.03.1995

8. Symposium der „Sektion experimentelle Krebsforschung (SEK)" der Deutschen Krebsgesellschaft e.V. in Zusam-

menarbeit mit dem Deutschen Krebsforschungszentrum und dem Pathologischen Institut der Universität München

29.–31.03.1995

„Cell Interactions in Malignancy, Development and Differentiation"
Internationale Konferenz der Gesellschaft für Zell- und Gewebezüchtung e.V. und der Deutschen Sektion der European Tissue Culture Society in Zusammenarbeit mit dem Deutschen Krebsforschungszentrum

02.–05.04.1995

„Praktische Aspekte bei der Durchführung von krebsepidemiologischen Studien, insbesondere Fall-Kontrollstudien, in der Bundesrepublik Deutschland"
Workshop des Deutschen Krebsforschungszentrums in Zusammenarbeit mit der Deutschen Gesellschaft für Medizinische Dokumentation und Statistik und der Deutschen Gesellschaft für Sozialmedizin und Prävention

27.–28.04.1995

„Grundlagen der dreidimensionalen Strahlentherapieplanung"
Workshop des Deutschen Krebsforschungszentrums

27.–29.04.1995

„Molecular Dynamic Simulations on Biopolymers"
Workshop des Deutschen Krebsforschungszentrums

06.09.1995

4th International Symposium on „Nucleo-Cytoplasmatic Transport"
Symposium des Deutschen Krebsforschungszentrums in Zusammenarbeit mit der Deutschen Forschungsgemeinschaft

01.–04.10.1995

1. Eurokonferenz „Viral Oncogenesis and Cell Cycle Control"
Tagung des Deutschen Krebsforschungszentrums

05.–07.10.1995

„8. Heidelberger Zytometrie-Symposium"
Tagung der Gesellschaft für Zytometrie in Zusammenarbeit mit dem Deutschen Krebsforschungszentrum

19.–21.10.1995

„Molekulare Mechanismen intrazellulärer Transportprozesse"
Wissenschaftliches Kolloquium des Deutschen Krebsforschungszentrums

15.01.1996

„Risk Factors for Adult Leukaemias and Lymphomas"
Symposium des Deutschen Krebsforschungszentrums

15.–16.01.1996

„Computational Analysis of Eukaryotic Transcriptional Regulatory Elements"
Symposium des Deutschen Krebsforschungszentrums

18.–20.01.1996

5th Colloquium on Signal Transduction „Transcriptional Regulation"
Kolloquium des Deutschen Krebsforschungszentrums

19.01.1996

„Klinische und epidemiologische Krebsregister"
Seminar des Deutschen Krebsforschungszentrums in Zusammenarbeit mit der Universität Heidelberg, der Deutschen Gesellschaft für Medizinische Informatik, Biometrie und Epidemologie, dem Berufsverband Medizinischer Informatiker und dem Deutschen Verband Medizinischer Dokumentare

06.–07.02.1996

„Aktuelle Trends in der Virologie"
Symposium des Deutschen Krebsforschungszentrums

19.03.1996

Internationaler HUGO-Kongreß (Human Genome Project)
HUGO Europe in Zusammenarbeit mit dem Deutschen Krebsforschungszentrum

22.–24.03.1996

„Theoretical and Computational Genome Research"
Internationales Symposium des Deutschen Krebsforschungszentrums

25.–27.03.1996

Meeting on Cancer Chemoprevention „Molecular Basis, Mechanisms and Trials" des Deutschen Krebsforschungszentrums

09.–11.09.1996

„9. Heidelberger Zytometrie-Symposium"
Tagung der Gesellschaft für Zytometrie in Zusammenarbeit mit dem Deutschen Krebsforschungszentrum

17.–19.10.1996

„Dioxins and Furans: Epidemiologic Assessment of Cancer Risks and Other Human Health Effects"
Symposium des Deutschen Krebsforschungszentrums in Zusammenarbeit mit der Deutschen Forschungsgemeinschaft, dem National Institute of Environmental Health Sciences, USA, und dem Umweltbundesamt, Berlin

07.–08.11.1996

Satzung der Stiftung Deutsches Krebsforschungszentrum, Heidelberg

Genehmigt und veröffentlicht vom Ministerium für Wissenschaft und Kunst Baden-Württemberg als Stiftungsaufsichtsbehörde mit Erlaß vom 12. Juli 1991 Az.: II 730.11/32 im Gesetzblatt für Baden-Württemberg vom 12. Juli 1991 mit Berichtigung vom 30. September 1991 (Gesetzblatt für Baden-Württemberg Nr. 23 S. 595)

I. Allgemeine Bestimmungen

§ 1 Rechtsform, Sitz

Das „Deutsche Krebsforschungszentrum", Stiftung des öffentlichen Rechts des Landes Baden-Württemberg, hat seinen Sitz in Heidelberg.

§ 2 Stiftungszweck

(1) Zweck der Stiftung ist es, Krebsforschung zu betreiben.

(2) Die Stiftung kann weitere damit im Zusammenhang stehende Aufgaben übernehmen, unter anderem solche der Fort- und Weiterbildung, insbesondere die Förderung des wissenschaftlichen Nachwuchses.

(3) Die Forschungsergebnisse sollen veröffentlicht werden.

§ 3 Gemeinnützigkeit

(1) Die Stiftung dient ausschließlich und unmittelbar gemeinnützigen, insbesondere wissenschaftlichen Zwecken im Sinne der steuerlichen Bestimmungen.

(2) Etwaige Gewinne dürfen nur für die satzungsmäßigen Zwecke verwendet werden. Die Stiftung darf keine Personen durch Ausgaben, die dem Stiftungszweck fremd sind, oder durch unverhältnismäßig hohe Vergütungen begünstigen.

§ 4 Stiftungsvermögen

Das Vermögen der Stiftung besteht aus den Sachen und Rechten, die mit den Mitteln geschaffen oder erworben sind und werden, welche die Bundesrepublik Deutschland, im folgenden Bund genannt, das Land Baden-Württemberg, im folgenden Land genannt, oder Dritte der Stiftung zur Verfügung stellen. Das Stiftungsvermögen ist für die in § 2 bestimmten Zwecke zu verwenden.

§ 5 Finanzierung der Stiftung

(1) Der Bund und das Land werden die notwendigen Ausgaben der Stiftung, soweit sie nicht durch andere Einnahmen oder durch eigene oder fremde Mittel – ausgenommen Spenden und deren Erträgnisse – gedeckt werden, nach näherer Vereinbarung durch Zuwendungen aufbringen.

(2) Die nach Absatz 1 aufzubringenden Mittel werden der Stiftung nach den haushaltsrechtlichen Bestimmungen im Rahmen der genehmigten Haushaltspläne der Stiftung und der Haushaltspläne des Bundes und des Landes zugewendet.

§ 6 Stiftungshaushalt

(1) Der Haushaltsplan der Stiftung muß alle im Haushaltsjahr zu erwartenden Einnahmen, voraussichtlich zu leistenden Ausgaben und voraussichtlich benötigten Verpflichtungsermächtigungen

enthalten. Er ist in Einnahme und Ausgabe auszugleichen.

(2) Der Haushaltsplan bedarf der Genehmigung der Stiftungsaufsichtsbehörde.

(3) Die Zuwendungen an die Stiftung sind in einer Anlage zur Stiftungsrechnung festzuhalten.

II. Stiftungsorgane

§ 7 Organe

Die Organe der Stiftung sind:

a) das Kuratorium,

b) der Stiftungsvorstand,

c) der Wissenschaftliche Rat.

§ 8 Aufgaben des Kuratoriums

(1) Das Kuratorium überwacht die Rechtmäßigkeit, Zweckmäßigkeit und Wirtschaftlichkeit der Führung der Stiftungsgeschäfte. Es entscheidet über die allgemeinen Forschungsziele und die wichtigen forschungspolitischen und finanziellen Angelegenheiten der Stiftung. Es beschließt Bewirtschaftungsgrundsätze und die Grundsätze für die Erfolgskontrolle. Es kann dem Stiftungsvorstand in besonderen forschungspolitischen und finanziellen Angelegenheiten und für die Durchführung der Erfolgskontrolle Weisungen erteilen.

(2) Das Kuratorium stellt die jährlichen Haushalts- und die mehrjährigen Finanzpläne einschließlich der Ausbau- und Investitionsprogramme fest. Es entscheidet über die Satzungsänderungen und die Aufhebung der Stiftung sowie in den sonst in dieser Satzung bestimmten Fällen.

(3) Der vorherigen Zustimmung des Kuratoriums bedürfen

a) die jährlichen und mehrjährigen Forschungsprogramme,

b) die Übernahme weiterer und die Einstellung bisheriger Aufgaben,

c) die Gründung, Auflösung und Zusammenlegung von Forschungsschwerpunkten, Abteilungen und Zentralen Einrichtungen, der Beginn und die Beendigung von Projekten sowie die Verlängerung von Forschungsschwerpunkten und Projekten,

d) die Berufung und Abberufung der Abteilungsleiter, des Leiters der Verwaltung sowie der Leiter von Zentralen Einrichtungen und Projekten sowie die Bestellung der Forschungsschwerpunktssprecher,

e) die Forschungsschwerpunkts- und Projektordnungen,

f) die Wahl- und Geschäftsordnungen,

g) die Berufungsordnung,

h) Grundsätze für die Verwendung der Forschungsergebnisse der Stiftung,

i) außergewöhnliche, über den Rahmen des laufenden Geschäftsbetriebs hinausgehende Rechtsgeschäfte und Maßnahmen, die die Stellung und Tätigkeit der Stiftung erheblich beeinflussen können; bedeutende Vereinbarungen über eine Zusammenarbeit mit anderen inländischen und Vereinbarungen über eine Zusammenarbeit mit ausländischen Unternehmen und sonstigen Stellen; der Abschluß von Verträgen, die der Stiftung Verpflichtungen über eine Zeit von mehr als einem Jahr auferlegen, soweit sie nicht im Rahmen der üblichen Geschäfte liegen oder im genehmigten Haushaltsplan vorgesehen sind,

k) der Abschluß, die Änderung und Kündigung von über- oder außertariflichen Anstellungsverträgen, die Gewährung sonstiger über- oder außertariflicher Leistungen sowie der Abschluß von solchen Honorarverträgen, die einen vom Kuratorium festgesetzten Betrag übersteigen,

l) Maßnahmen der Tarifbindung oder -gestaltung und allgemeine Vergütungs- und Sozialregelungen sowie die Festlegung von Richtlinien für die Gewährung von Reisekosten- und Umzugskostenvergütungen, von Trennungsgeld und für die Benutzung von Kraftfahrzeugen.

(4) Das Kuratorium kann für bestimmte Arten von Rechtsgeschäften und Maßnahmen seine Zustimmung allgemein erteilen.

(5) In Eilfällen genügt die vorherige schriftliche Zustimmung des Vorsitzenden und des stellvertretenden Vorsitzenden des Kuratoriums. Die übrigen Mitglieder des Kuratoriums sind unverzüglich vom Vorsitzenden zu unterrichten.

§ 9 Zusammensetzung des Kuratoriums

(1) Das Kuratorium besteht aus höchstens achtzehn Mitgliedern, die ihr Amt ehrenamtlich ausüben.

(2) Von diesen werden

a) vier Mitglieder – eines davon als Vorsitzender – vom Bund entsandt und abberufen,

b) zwei Mitglieder – eines davon als stellvertretender Vorsitzender – vom Land entsandt und abberufen,

c) drei wissenschaftliche Mitarbeiter der Stiftung, die nicht dem Stiftungsvorstand angehören – mindestens einer davon Abteilungsleiter – vom Land im Einvernehmen mit dem Bund aus einer von allen wissenschaftlichen Mitarbeitern vorgelegten Vorschlagsliste mit sechs Bewerbern berufen. Das Nähere regelt eine vom Stiftungsvorstand im Benehmen mit dem Wissenschaftlichen

Rat und mit Zustimmung des Kuratoriums zu erlassende Wahlordnung. Gehören die Berufenen dem Wissenschaftlichen Rat an, endet ihre Mitgliedschaft im Wissenschaftlichen Rat mit der Annahme der Berufung zum Kuratoriumsmitglied,

d) sieben externe Mitglieder (überwiegend Fachwissenschaftler) nach Anhörung des Stiftungsvorstands und Wissenschaftlichen Rats vom Land im Einvernehmen mit dem Bund berufen,

e) zwei Mitglieder als Vertreter der Universität Heidelberg, und zwar eines auf gemeinsamen Vorschlag der Medizinischen und der Naturwissenschaftlichen Gesamtfakultät sowie der Rektor für die Dauer seiner Amtszeit oder ein von ihm beauftragter Professor vom Land im Einvernehmen mit dem Bund berufen.

(3) Die Mitglieder nach Absatz 2 Buchstaben c, d und e werden längstens auf die Dauer von drei Jahren berufen. Wiederberufung ist zulässig. Nach Ablauf der Amtszeit bleiben sie im Amt, bis die Neuberufungen nach Absatz 2 Buchstaben c, d und e durchgeführt sind. Die Mitglieder können aus wichtigem Grund abberufen werden. Mitglieder, die vor Ablauf ihrer Amtszeit ausscheiden, müssen unverzüglich aus den nicht berufenen Bewerbern der Vorschlagsliste nach Absatz 2 Buchstabe c oder durch Neuberufung nach Absatz 2 Buchstaben d und e ersetzt werden. Bei Erschöpfung der Vorschlagsliste ist das Verfahren entsprechend Absatz 2 Buchstabe c durchzuführen. Vorschlag und Berufung gelten für den Rest der Amtszeit.

§ 10 Wissenschaftliches Komitee des Kuratoriums

(1) Das Wissenschaftliche Komitee bereitet die Entscheidungen des Kuratoriums in allen wissenschaftlichen Angelegenheiten im Rahmen des § 8 vor.

(2) Das Wissenschaftliche Komitee trägt die Verantwortung für die fortlaufende Ergebnisbewertung der Forschungsschwerpunkte, Abteilungen und Projekte durch wissenschaftliche Begutachtung. Es bildet hierfür in der Regel Ad-hoc-Kommissionen mit externen Wissenschaftlern.

(3) Das Wissenschaftliche Komitee des Kuratoriums besteht aus dessen externen wissenschaftlichen Mitgliedern gemäß § 9 Absatz 2 Buchstabe d. Es wählt aus seiner Mitte einen Vorsitzenden und einen stellvertretenden Vorsitzenden. Der Vorsitzende und der stellvertretende Vorsitzende des Kuratoriums können als Gäste an seinen Sitzungen teilnehmen. Das Wissenschaftliche Komitee kann sich eine Geschäftsordnung geben, in der auch Zuständigkeit und Verfahren der Ad-hoc-Kommissionen näher geregelt werden.

§ 11 Geschäftsordnung des Kuratoriums und seiner Ausschüsse

(1) Das Kuratorium kann sich eine Geschäftsordnung geben, in der auch Zuständigkeit und Verfahren der Ausschüsse näher geregelt werden. Den Ausschüssen können auch Personen angehören, die nicht Mitglieder des Kuratoriums sind; sie wirken bei der Beschlußfassung in entscheidungsbefugten Ausschüssen nicht mit. Den Vorsitz führt ein Vertreter des Bundes.

(2) Das Kuratorium kann Ausschüsse zur Vorbereitung seiner Entscheidungen und für bestimmte Angelegenheiten mit eigener Entscheidungsbefugnis einsetzen. Jedem Ausschuß muß mindestens je ein Mitglied nach § 9 Absatz 2 Buchstaben a bis d angehören.

§ 12 Sitzungen des Kuratoriums und seiner Ausschüsse

(1) Das Kuratorium wird vom Vorsitzenden in der Regel einmal im Kalenderhalbjahr, mindestens jedoch einmal im Kalenderjahr einberufen.

(2) Die Mitglieder des Stiftungsvorstands sowie der Vorsitzende des Wissenschaftlichen Rats und der Vorsitzende des Personalrats beziehungsweise deren Vertreter sind berechtigt, an den Sitzungen des Kuratoriums und seiner Ausschüsse mit beratender Stimme teilzunehmen, soweit nicht im Einzelfall das Kuratorium beziehungsweise der Ausschuß etwas anderes beschließt.

§ 13 Beschlüsse des Kuratoriums und seiner Ausschüsse

(1) Das Kuratorium ist beschlußfähig, wenn zwei Drittel seiner Mitglieder anwesend oder nach Maßgabe von Absatz 2 vertreten sind. Der Vorsitzende oder sein Stellvertreter muß anwesend sein. Ausschüsse mit Entscheidungsbefugnis sind beschlußfähig, wenn je ein Mitglied nach § 9 Absatz 2 Buchstaben a bis c anwesend oder vertreten ist.

(2) Im Falle der Verhinderung können sich die vom Bund und vom Land entsandten Kuratoriumsmitglieder durch Angehörige ihrer Verwaltungen, andere Mitglieder durch ein mit schriftlicher Vollmacht für den Einzelfall versehenes Kuratoriumsmitglied vertreten lassen.

(3) Beschlüsse des Kuratoriums werden mit der Mehrheit der abgegebenen gültigen Stimmen gefaßt. Der Vorsitzende und der stellvertretende Vorsit-

zende haben doppeltes, übertragbares Stimmrecht. Bei Stimmengleichheit entscheidet die Stimme des Vorsitzenden. In wichtigen forschungspolitischen Fragen, in finanziellen Angelegenheiten, in Angelegenheiten nach § 8 Absatz 2 und 3 sowie bei der Bestellung der Mitglieder und der Entlastung des Stiftungsvorstands können Beschlüsse nicht gegen die Stimmen der vom Bund oder Land entsandten Kuratoriumsmitglieder gefaßt werden.

(4) Die Absätze 2 und 3 gelten für die Ausschüsse entsprechend.

(5) In Einzelfällen kann der Vorsitzende, im Verhinderungsfall sein Stellvertreter, Beschlüsse auf schriftlichem, fernschriftlichem oder telegraphischem Wege herbeiführen, sofern kein Kuratoriumsmitglied unverzüglich widerspricht.

§ 14 Aufgaben des Stiftungsvorstands

(1) Der Stiftungsvorstand leitet die Stiftung.

(2) Der Stiftungsvorstand ersucht den Wissenschaftlichen Rat um vorherige Zustimmung zu den Angelegenheiten nach § 8 Absatz 3 Buchstaben a bis g sowie zu

- den jährlichen Haushalts- und mehrjährigen Finanzplänen einschließlich der Ausbau- und Investitionsprogramme,
- Maßnahmen zur Durchführung der Erfolgskontrolle der wissenschaftlichen Arbeiten,
- Maßnahmen zur Förderung des wissenschaftlichen Informationsflusses innerhalb der Stiftung (Arbeitsberichte, Kolloquien, Anhörungen),
- der Zusammenarbeit mit Hochschulen, anderen Forschungseinrichtungen sowie internationalen Stellen,
- der Vorlage des wissenschaftlichen Tätigkeitsberichts an das Kuratorium.

(3) Soweit in diesen Angelegenheiten der Wissenschaftliche Rat einen abweichenden Vorschlag macht, leitet der Stiftungsvorstand eine erneute gemeinsame Erörterung mit dem Wissenschaftlichen Rat ein. Kommt es dabei nicht zu einer Übereinstimmung, entscheidet der Stiftungsvorstand. Weicht der Stiftungsvorstand von einer Empfehlung des Wissenschaftlichen Rats ab, so muß die Ablehnung schriftlich gegenüber dem Wissenschaftlichen Rat und dem Kuratorium begründet werden.

§ 15 Zusammensetzung des Stiftungsvorstands, Vertretungsbefugnis

(1) Der Stiftungsvorstand besteht aus mindestens einem Wissenschaftlichen und einem Administrativen Mitglied. Das Administrative Mitglied soll die Befähigung zum höheren Verwaltungsdienst haben. Die Amtszeit der Mitglieder des Stiftungsvorstands ist befristet und beträgt in der Regel fünf Jahre. Wiederbestellung ist zulässig. Die Bestellung kann jederzeit widerrufen werden.

(2) Der Vorsitzende des Stiftungsvorstands und die weiteren Mitglieder werden vom Kuratorium nach Anhörung des Wissenschaftlichen Rats bestellt und abberufen. Für wissenschaftliche Mitglieder und für den Vorsitzenden hat der Wissenschaftliche Rat ein Vorschlagsrecht.

Die Mitglieder des Stiftungsvorstands können nicht zugleich Sprecher von Forschungsschwerpunkten oder Mitglieder des Wissenschaftlichen Rats sein.

Der Vorsitzende des Kuratoriums, der insoweit die Stiftung vertritt, schließt, ändert oder kündigt die Verträge mit den Mitgliedern des Stiftungsvorstands.

(3) Der Vorsitzende des Stiftungsvorstands ist wissenschaftlicher Repräsentant der Stiftung. Er vertritt die Stiftung zusammen mit dem Administrativen Mitglied gerichtlich und außergerichtlich. In Geschäften der laufenden Verwaltung kann das Administrative Mitglied die Stiftung allein vertreten.

(4) Der Stiftungsvorstand gibt sich eine Geschäftsordnung, die der Zustimmung des Kuratoriums bedarf. Die Geschäftsordnung regelt auch die Vertretungsbefugnis nach Absatz 3 Satz 2 und 3 im Falle der Verhinderung der Vertretungsberechtigten.

(5) Das Administrative Mitglied des Stiftungsvorstands ist „Beauftragter für den Haushalt" im Sinne des § 9 der Landeshaushaltsordnung Baden Württemberg.

§ 16 Aufgaben des Wissenschaftlichen Rats

(1) Der Wissenschaftliche Rat berät das Kuratorium und den Stiftungsvorstand in allen bedeutsamen Angelegenheiten wissenschaftlicher Art. Er berät insbesondere über

a) die jährlichen und mehrjährigen Forschungsprogramme,

b) Berufungsverfahren, insbesondere bei der Erstellung von Berufungslisten,

c) die Berufung und Abberufung der Abteilungsleiter sowie der Leiter von Zentralen Einrichtungen und Projekten,

d) die Übernahme weiterer und die Einstellung bisheriger Aufgaben,

e) die Gründung, Auflösung und Zusammenlegung von Forschungsschwerpunkten, Abteilungen und Zentralen Einrichtungen, den Beginn und die Beendigung von Projekten sowie die Verlängerung von Forschungsschwerpunkten und Projekten,

f) den Erlaß von Forschungsschwerpunkts- und Projektordnungen,

g) die Berufungsordnung,

h) Grundsätze für die Verwendung der Forschungsergebnisse der Stiftung,

i) die jährlichen Haushalts- und mehrjährigen Finanzpläne einschließlich der Ausbau- und Investitionsprogramme,

k) Maßnahmen zur Durchführung der Erfolgskontrolle der wissenschaftlichen Arbeiten,

l) Maßnahmen zur Förderung des wissenschaftlichen Informationsflusses innerhalb der Stiftung (Arbeitsberichte, Kolloquien, Anhörungen),

m) die Zusammenarbeit mit Hochschulen, anderen Forschungseinrichtungen und internationalen Stellen sowie

n) den wissenschaftlichen Tätigkeitsbericht.

In diesen Angelegenheiten beschließt der Wissenschaftliche Rat, soweit nach § 14 Absatz 2 erforderlich, über seine Zustimmung zu den beabsichtigten Entscheidungen des Stiftungsvorstands. Kommt es dabei nicht zu einer Übereinstimmung, wird entsprechend § 14 Absatz 3 verfahren.

(2) Der Wissenschaftliche Rat kann vom Stiftungsvorstand Auskunft über wissenschaftliche und forschungspolitische Angelegenheiten verlangen.

§ 17 Zusammensetzung und Beschlüsse des Wissenschaftlichen Rats

(1) Der Wissenschaftliche Rat setzt sich zusammen aus

a) den Sprechern der Forschungsschwerpunkte,

b) einer gleichen Anzahl von Vertretern der wissenschaftlichen Mitarbeiter.

(2) Die Mitglieder nach Absatz 1 Buchstabe b werden für drei Jahre von den wissenschaftlichen Mitarbeitern der Stiftung nach Maßgabe einer Wahlordnung gewählt. Die Wahlordnung wird vom Stiftungsvorstand im Einvernehmen mit dem Wissenschaftlichen Rat und mit Zustimmung des Kuratoriums erlassen.

(3) Der Wissenschaftliche Rat wählt aus seiner Mitte einen Vorsitzenden und einen stellvertretenden Vorsitzenden.

(4) Die Mitglieder des Stiftungsvorstands, der Vorsitzende des Kuratoriums oder ein von ihm zu bestimmendes Mitglied des Kuratoriums sowie ein Mitglied des Personalrats können an den Sitzungen des Wissenschaftlichen Rats mit beratender Stimme teilnehmen, sofern nicht im Einzelfall der Wissenschaftliche Rat etwas anderes beschließt.

(5) Der Wissenschaftliche Rat ist beschlußfähig, wenn zwei Drittel seiner Mitglieder, darunter der Vorsitzende oder der stellvertretende Vorsitzende, anwesend sind. Beschlüsse bedürfen der Mehrheit der abgegebenen gültigen Stimmen.

(6) Der Wissenschaftliche Rat gibt sich im Benehmen mit dem Stiftungsvorstand und mit Zustimmung des Kuratoriums eine Geschäftsordnung, die auch die Vertretung der Mitglieder regelt.

III. Forschungsschwerpunkte, Abteilungen, Projekte und Zentrale Einrichtungen

§ 18 Forschungsschwerpunkte und Abteilungen

(1) Forschungsschwerpunkte sind die thematisch definierte, zeitlich befristete Zusammenfassung von Abteilungen.

(2) Abteilungen sind wissenschaftlich selbständige Forschungseinheiten, die in Forschungsschwerpunkten zusammenarbeiten. Es gibt zeitlich unbefristete und zeitlich befristete Abteilungen. Sie werden von Abteilungsleitern geleitet, die entsprechend unbefristet oder befristet berufen werden.

Abteilungen dienen als betriebliche Organisationseinheiten der Erfüllung des Stiftungszwecks.

In den Abteilungen können Arbeitsgruppen eingerichtet werden.

(3) Die Leitung des Forschungsschwerpunkts besteht aus den Abteilungsleitern des Forschungsschwerpunkts. Sie koordiniert die wissenschaftlichen Arbeiten der Abteilungen des Schwerpunkts und trifft die hierfür erforderlichen Entscheidungen.

(4) Die Leitung des Forschungsschwerpunkts schlägt aus ihrer Mitte im Benehmen mit dem Wissenschaftlichen Rat und dem Stiftungsvorstand einen Sprecher vor. Der Sprecher wird nach Zustimmung des Kuratoriums vom Stiftungsvorstand bestellt. Die Amtszeit beträgt drei Jahre; Wiederbestellung ist möglich. Die Aufgaben der Forschungsschwerpunktssprecher sind in der Forschungsschwerpunkts-Ordnung geregelt, die auch einen Forschungsschwerpunktsausschuß und eine For-

schungsschwerpunktsversammlung vorsieht.

(5) Der Stiftungsvorstand erläßt nach Zustimmung des Wissenschaftlichen Rats und des Kuratoriums eine Ordnung für die Abteilungen und Forschungsschwerpunkte.

§ 19 Projekte

(1) Die Stiftung kann Teile des Forschungsprogramms als Projekte durchführen. Als Projekt wird eine weitgehend in Einzelheiten strukturierte, zeitlich und finanziell begrenzte, auf ein bestimmtes Ziel gerichtete Forschungsaktivität verstanden, die über den Rahmen eines Forschungsschwerpunkts hinausgeht und wegen ihres Umfangs und ihrer wissenschaftlichen Bedeutung eine eigene Organisationsstruktur erfordert.

(2) Organisation und Durchführung von Projekten werden in einer Projektordnung geregelt, die der Stiftungsvorstand mit Zustimmung des Wissenschaftlichen Rats und des Kuratoriums aufstellt.

§ 20 Zentrale Einrichtungen

(1) Zentrale Einrichtungen dienen der Erledigung von Aufgaben des gesamten Krebsforschungszentrums oder mehrerer Forschungsschwerpunkte und Projekte. Sie unterstehen dem Stiftungsvorstand.

(2) Die Mitwirkung der wissenschaftlichen Mitarbeiter der Zentralen Einrichtungen bei den Wahlen zum Wissenschaftlichen Rat und Kuratorium regelt der Stiftungsvorstand in den jeweiligen Wahlordnungen mit Zustimmung des Kuratoriums und des Wissenschaftlichen Rats.

IV. Verwaltung und Personalangelegenheiten

§ 21 Rechnungslegung, Rechnungsprüfung und Entlastung

(1) Über die Einnahmen und Ausgaben sowie über das Vermögen und die Schulden der Stiftung ist alljährlich durch den Stiftungsvorstand Rechnung zu legen. Unbeschadet des gesetzlichen Prüfungsrechts des Bundesrechnungshofs und des Rechnungshofs Baden-Württemberg ist die Jahresrechnung von einem Wirtschaftsprüfer oder einer Prüfungseinrichtung zu prüfen. Den Prüfer bestimmt das Kuratorium.

(2) Dem Kuratorium, der Stiftungsaufsichtsbehörde und den Rechnungsprüfungsbehörden ist zum Schluß des Kalenderjahres ein Geschäfts- und Rechenschaftsbericht vorzulegen.

(3) Für die Entlastung gilt § 109 Absatz 3 der Landeshaushaltsordnung Baden-Württemberg. Beschlußorgan ist das Kuratorium.

§ 22 Wissenschaftliche Mitarbeiter

Wissenschaftliche Mitarbeiter im Sinne dieser Satzung sind alle Mitarbeiter der Stiftung, die entweder eine abgeschlossene Hochschulausbildung besitzen oder die auf Grund gleichwertiger Fähigkeiten und Erfahrungen eine entsprechende Tätigkeit im wissenschaftlichen Bereich ausüben und in einem Dienst- oder Arbeitsverhältnis zur Stiftung stehen.

§ 23 Personalwesen

(1) Vor der Berufung von Abteilungsleitern und der Einstellung von wissenschaftlichen Mitarbeitern nach § 8 Absatz 3 Buchstabe d ist ein Berufungsverfahren nach näherer Regelung einer von dem Stiftungsvorstand im Einvernehmen mit dem Wissenschaftlichen Rat und mit Zustimmung des Kuratoriums zu erlassenden Berufungsordnung durchzuführen.

(2) Die beamtenrechtlichen Entscheidungen für die bei der Stiftung tätigen Beamten treffen die nach landesrechtlichen Vorschriften zuständigen Stellen auf Grund von Anträgen, die von den zuständigen Organen der Stiftung beschlossen werden.

§ 24 Satzungsänderung und Aufhebung der Stiftung

Beschlüsse über Satzungsänderungen und die Aufhebung der Stiftung können ohne die Stimmen der vom Bund und vom Land entsandten Mitglieder des Kuratoriums, die in diesen Angelegenheiten doppeltes Stimmrecht haben, nicht gefaßt werden. Der Stiftungsvorstand und der Wissenschaftliche Rat sind vorher zu hören. Die Beschlüsse werden erst mit Genehmigung der Stiftungsaufsichtsbehörde rechtswirksam.

§ 25 Vermögensbildung

(1) Bei Aufhebung der Stiftung fällt das Stiftungsvermögen dem Bund und dem Land im Verhältnis des Werts der von ihnen geleisteten Zuschüsse anheim, soweit es den Wert der gewährten Zuschüsse und etwa geleisteten Sacheinlagen im Zeitpunkt der Aufhebung nicht übersteigt. Ein dann noch vorhandener Überschuß ist im Einvernehmen mit dem Bund für gemeinnützige Zwecke im Sinne des Abschnitts „Steuerbegün-

stigte Zwecke“ der Abgabenordnung zu verwenden.

(2) Diese Bestimmung kann nur mit Zustimmung der Vertreter des Bundes und des Landes im Kuratorium geändert werden.

§ 26 Inkrafttreten und Übergangsbestimmungen

(1) Diese Satzung tritt am Tage nach ihrer Verkündung im Gesetzblatt Baden-Württemberg in Kraft.

(2) Mit Inkrafttreten dieser Satzung tritt die Satzung in der Fassung der Bekanntmachungen vom 7. Februar 1983 (GBl. S. 86) und 9. Juli 1986 (GBl. S. 278) außer Kraft.

(3) Die Mitgliedschaft der geschäftsführenden Institutsdirektoren und wissenschaftlichen Mitarbeiter im Wissenschaftlichen Rat besteht im Rahmen ihrer Amtszeit bis zur Bestellung der Sprecher der Forschungsschwerpunkte und Neuwahl der wissenschaftlichen Mitarbeiter fort.

(4) Die Amtszeit der geschäftsführenden Institutsdirektoren endet mit Inkrafttreten dieser Satzung.

21

Register

GPSR Compliance

The European Union's (EU) General Product Safety Regulation (GPSR) is a set of rules that requires consumer products to be safe and our obligations to ensure this.

If you have any concerns about our products, you can contact us on ProductSafety@springernature.com

In case Publisher is established outside the EU, the EU authorized representative is:

Springer Nature Customer Service Center GmbH
Europaplatz 3
69115 Heidelberg, Germany

Batch number: 10578399

Printed by Printforce, the Netherlands